Auf die Plätze, fertig, Bachblüten!

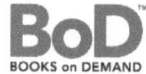

Teilen Sie Ihre Erfahrungen mit anderen Interessierten und erfahren Sie mehr auf:

www.neue-ganzheit.de

Senden Sie Ihre Fragen und Anregungen zum Buchinhalt über das Kontaktformular der Homepage!

Ich freue mich auf Ihre Nachricht!

Giuliano Sannicolò

Auf die Plätze, fertig, Bachblüten!

Endlich gesund durch Eigenverantwortung

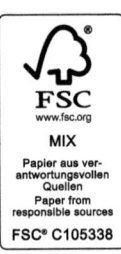

Bibliografische Information der Deutschen Nationalbibliothek:
Die Deutsche Nationalbibliothek verzeichnet diese Publikation in der Deutschen Nationalbibliografie; detaillierte bibliografische Daten sind im Internet über http://dnb.dnb.de abrufbar.

© 2016 Giuliano Sannicolò

Illustration: **Janine Strugala**
weitere Mitwirkende: **Gina & Cindy**

Herstellung und Verlag:

BoD – Books on Demand, Norderstedt

ISBN: 978-3-7431-1486-9

Inhaltsverzeichnis

	Seite
Einleitung	**7**
Teil I - Nachschlagewerk	
Dr. Bach und seine Vision	**13**
Psycho-Neuro-Immunologie	**19**
12 Heiler	**23**
7 Helfer	**60**
Baumessenzen	**82**
Überblick und Listen	**165**
Numerische Liste	166
Die 7 Gruppen nach Dr. Bach	168
Übersicht Gemütszustände	169
Übersicht Qualitäten	173
Auswahl und Anwendung	**177**
Auswahl geeigneter Essenzen	178
Einnahme persönlicher Mischungen	182
Anwendungsmöglichkeiten	184
Wissenswertes	**192**

	Seite
Teil II - Einstieg Coaching	
Coaching mit Essenzen	197
Heiler & Helfer	201
Baumessenzen	276
Nachwort	353
Danksagung	357
Über den Autor	358

Einleitung

Was würden Sie sagen, wenn es ein Mittel gäbe, das all Ihre negativen Gemütszustände wie z. B. Angst, Traurigkeit, Hoffnungslosigkeit, Kummer, Neid, Willensschwäche, etc. in das positive Gegenteil umwandelt?

Und was würden Sie sagen, wenn dieses Mittel

- keine Neben- und Wechselwirkungen verursacht?
- einfach in der Handhabung ist?
- ohne medizinische Kenntnisse anwendbar ist?
- in jeder Apotheke kostengünstig zu erhalten ist?
- in allen Lebensbereichen anwendbar ist?

Das alles klingt zunächst sicherlich unglaubwürdig, vielleicht sogar utopisch. Genau diese sind aber die Eigenschaften der Blütenessenzen, die Dr. Bach entwickelte. Mit der Einschränkung, dass es sich nicht um ein einziges Mittel, sondern um ein System von 38 verschiedenen Essenzen handelt, das unzählige Einsatzmöglichkeiten für die Herausforderungen des Lebens bietet:

Im Berufsleben:

Erfolgsdruck, Terminstress, Mobbing, Angst vor Jobverlust ...

In der Schule:

Prüfungsangst, Lernschwierigkeiten, Unentschlossenheit bei der Berufswahl, Motivationsverlust ...

Im Privatleben:

Zukunftsängste, Gefühl der Überforderung, Zeitmangel, Motivationsdefizit, Aufschieben von Aufgaben, Unsicherheit, Gefühl der Einsamkeit, Rastlosigkeit, innere Sorgen und Qualen, ...

All das stellt nur einen kleinen Auszug von Einsatzmöglichkeiten dar, die uns die Bach-Blütenessenzen eröffnen. An uns selbst liegt es nun, die Verantwortung für unser Dasein und das aktive Beschreiten unseres Lebenswegs in die Hand zu nehmen, um zu dem Menschen zu werden, der wir bestimmt sind, zu sein. Dies war die Philosophie des Dr. Bach, denn er sah das Leben als ein Orchester und die Menschen als seine Instrumente, die den für sie bestimmten Platz einnehmen soll(t)en.

Eine Geige kann niemals klingen wie eine Pauke, eine Klarinette niemals wie eine Gitarre, ein Kontrabass niemals wie ein Fagott. Auch wir Menschen müssen unsere individuelle Klangfarbe zunächst entdecken und uns ihrer bewusstwerden, um dann unsere ganz besondere Fähigkeit weiter zu entwickeln und so ein unverzichtbares Mitglied eines harmonischen Orchesters der Begabungen zu werden.

Versuchen wir aber, wie ein Instrument zu klingen, das wir gar nicht sind, werden wir uns bald unwohl und fehl am Platz fühlen. Wir werden von anderen Instrumenten übertönt, müssen uns vermehrt anstrengen, um gehört zu werden oder gehen sogar gänzlich unter in der lauten Menge. Ist dies der Fall, beginnt ein Prozess, der uns immer mehr Energie abfordert und uns an unsere physischen und psychischen Grenzen bringt: Unsere Saiten werden vom harten Anschlag spröde und drohen zu reißen, unsere Melodie klingt nicht mehr beflügelt und rein sondern schwer und gepresst, es schleichen sich schiefe Töne ein und unser Einsatz liegt nicht mehr im Takt sondern stört die anderen Orchestermitglieder.

Für uns Menschen ist es enorm wichtig, die Balance zwischen individueller Lebensgestaltung und dem Beitrag zur Gesellschaft zu finden. Jeder einzelne von uns ist mit ganz besonderen Fähigkeiten und Talenten ausgestattet worden, die es gilt, zu fördern, weiter zu entwickeln und zum Wohle der Gesellschaft einzusetzen. Auf diese Weise werden wir – einer Blume gleich – die für uns geeignete Umgebung finden, dort Fuß fassen und im Lauf der Zeit vom Sprössling zu einer prächtigen Blume heranwachsen, die ihre Individualität in ihrer farbig schillernden Blüte präsentiert.

Dr. Bach erkannte während seiner Studien als renommierter Unfallchirurg und Immunologe, dass Patienten mit ähnlichem Charakter mit fast identischen Gemütszuständen auf Krankheit reagieren. Diese Tatsache veranlasste ihn, sich auf die Suche nach geeigneten Mitteln zu machen, deren Wirkung am Gemüt – heute würde man sagen: an der Psyche – ansetzt. Für Dr. Bach war Krankheit keine Strafe oder unbeeinflussbares Schicksal. Er definierte Krankheit als ein Werkzeug, dessen sich unsere Seele bedient, um uns vor größerem Schaden zu bewahren und uns zurück auf den für uns bestimmten Lebensweg zu führen.

Der medizinische Wissenschaftszweig der Psychoneuroimmunologie beschäftigt sich intensiv mit der Frage, wie sich positive Gefühle und Gedanken auf unser Immunsystem auswirken. Man kam dabei zu dem erstaunlichen Ergebnis, dass die Immunzellen des menschlichen Körpers (also die Zellen, die für die Gesunderhaltung des Körpers zuständig sind) während des Empfindens angenehmer Emotionen wesentlich aktiver sind und Interferone – das sind Botenstoffe, die für die Kommunikation der Immunzellen untereinander zuständig sind und damit für die Effektivität des Immunsystems sorgen – in höherem Maße ausgeschüttet werden. Auch das Gegenteil, also eine Zunahme der Trägheit und Reduzierung der Interferonausschüttung während negativer Gefühle konnte nachgewiesen werden.

Natürlich ist dies nicht der einzige Faktor für die Entstehung von Krankheit. Heute sind wir einer Vielzahl von Umwelteinflüssen ausgesetzt, denen sich unser Organismus erwehren muss. Darum sind eine ausgewogene Ernährung, ein gewisses Maß an Bewegung (vorzugsweise an der frischen Luft) und prophylaktische Maßnahmen enorm wichtig, um unseren Körper stark und widerstandsfähig zu halten.

Nicht selten werden die Bach-Blütenessenzen mit der Homöopathie verglichen, was gar nicht so weit hergeholt ist, da es sich in beiden Fällen um energetische Methoden handelt, die im Organismus einen Impuls setzen. Im Unterschied zur Homöopathie können die Bach-Blütenessenzen jedoch auch von Laien in Eigenregie angewendet werden, ohne Gefahr zu laufen, dass bei der Anwendung eines für die entsprechende Situation ungeeigneten Mittels, unerwünschte Symptomatiken auftreten. In solch einem Fall tritt ganz einfach keine Wirkung ein, die Situation bleibt unverändert.

Entgegen der leider noch weit verbreiteten Meinung, dass die Bach-Blütenessenzen niemals in Zusammenhang mit anderen Medikamenten oder naturheilkundlichen Präparaten angewendet werden dürften, eignen sich die Essenzen optimal zur Kombination mit und Förderung von jeglicher Art der Therapie wie Akupunktur, Homöopathie, Mineralstoffe nach Dr. Schüßler, Physiotherapie, Vorbereitung und Nachsorge bei Operationen u.v.m.! Natürlich sollte in jedem Fall der behandelnde Therapeut über die Einnahme der Essenzen informiert werden.

Eine besondere Eigenschaft der Bach-Blütenessenzen ist die Tatsache, dass sie auch im Alltag gezielt und effektiv eingesetzt werden können, z. B. wenn wieder eine Steuererklärung auf den St. Nimmerlein-Tag hinausgeschoben wird, wir unter Prüfungsängsten leiden, sich Motivationslöcher vor uns auftun, eine wichtige Entscheidung ansteht, wir uns über gewisse Dinge unschlüssig sind, wir nachts nicht schlafen können, weil uns quälende Gedanken plagen.

Diese Besonderheit macht die Essenzen des Dr. Bach zu optimalen Begleitern und Unterstützern für alle Alters- und Berufsgruppen. Ganz gleich, ob Ihr Kind Schwierigkeiten hat, sich im Unterricht zu konzentrieren oder Sie nicht wissen, wie Ihre berufliche Zukunft aussehen soll: Mit diesen erstaunlichen Mitteln haben Sie es in der Hand, aktiv Hilfe zu leisten und für Erleichterung zu sorgen. Ich möchte Ihnen an dieser Stelle viel Spaß und Erfolg mit den Blütenessenzen des Dr. Bach wünschen. Trauen Sie sich, Neues auszuprobieren, sich auf evtl. ungewohntes Terrain zu begeben und Ihr Leben so farbenfroh wie eine Bergblumenwiese zu gestalten! Werden

Sie selbst zur Bach-Blüte und unterstützen Sie dort, wo Hilfe benötigt und gewünscht wird!

Wer ist Dr. Edward Bach?

Dr. Edward Bach wird am 24. September 1886 in Moseley (nahe Birmingham) als Ältestes von drei Geschwistern einer Familie walisischer Herkunft geboren. Seine Eltern besitzen eine Messinggießerei. Schon als Kind besitzt Dr. Edward Bach eine besondere Zuneigung zur Natur und den Menschen. Nachdem er mit 16 Jahren die Schule verlässt, arbeitet er zunächst im elterlichen Betrieb, den er übernehmen soll. Er merkt jedoch früh, dass dies nicht seine Bestimmung ist. Während seiner Arbeit in der Messinggießerei fällt ihm allerdings auf, dass es scheinbar einen Zusammenhang zwischen den Erkrankungen seiner Kollegen im Betrieb und ihren jeweiligen Gemütszuständen geben muss. Er ist von dieser Beobachtung dermaßen fasziniert, dass er beschließt, einfache Heilmittel für die Menschen zu entwickeln.

Von 1906 bis 1913 studiert Edward Bach Medizin in Birmingham und London. Nach seiner Approbation arbeitet er als Unfallchirurg, Bakteriologe und Immunologe am University College Hospital in London. Er erforscht die Zusammenhänge zwischen entarteten Bakterienstämmen im Darm und chronischen Erkrankungen. In einer Studie hält er fest, dass Patienten mit vergleichbarer Persönlichkeitsstruktur fast identisch auf bestimmte Medikamente reagieren. Es gelingt ihm, sieben Bakterienstämme als Impfstoffe aufzubereiten.

Nach einer schweren Erkrankung im Jahr 1917 - einem bösartigen Milztumor -, die ihn dem Tod nahbrachte, arbeitet Dr. Bach von 1918 bis 1922 am London Homoeopathic Hospital. Hier bereitet er seine Impfstoffe als homöopathische Nosoden auf und ordnet jeder Nosode spezifische Gemütssymptome der Patienten zu. Bach ist allerdings noch unzufrieden mit seiner Heilmethode, da manche Patienten therapieresistent scheinen.

Im Jahr 1920 eröffnet er eine eigene Praxis mit angrenzendem Labor in London. Er möchte die Darmnosoden durch – wie er selbst sagt – reinere Heilmittel ersetzen und konzentriert sich weiter auf die Beobachtung der Gemütsverfassungen seiner Patienten. Es folgen erste Veröffentlichungen seiner Forschungsergebnisse. Während eines festlichen Banketts wird ihm dann, als er sich die teilnehmenden Gäste während ihrer Gespräche anschaut, plötzlich klar, dass das von ihm gesuchte Heilmittel seine Wirkung am individuelle Gemüt des Patienten entfalten muss.

Getragen von dieser Erkenntnis, verkauft Dr. Bach 1930 seine Praxis, um sich auf die Suche nach geeigneten Pflanzen in der Natur zu machen. Dafür reist er mit nur einigen Habseligkeiten im Gepäck zu Fuß durch England und Wales und entwickelt die erste der beiden Herstellungsmethoden für seine Blütenessenzen: die Sonnenmethode. Auf seiner Reise entdeckt er zunächst 19 Heilmittel, die er die „12 Heiler" und „7 Helfer" nennt. Mit diesen Mitteln behandelt er bereits erfolgreich Menschen und publiziert ein Buch mit dem Titel „Heal Thyself" (Heile dich selbst). Trotz Ärger mit der Ärztekammer, bei der er später in Ungnade fallen wird, hält Dr. Bach an seiner Heilmethode fest und ist überzeugter denn je: In der Blüte der Blume steckt die gesamte Lebenskraft der Pflanze, die dazu geeignet ist, den Menschen Linderung zu verschaffen.

Die restlichen 19 Essenzen entdeckt er von 1934 bis 1935 während seiner Niederlassung im Themsetal in Sotwell. Für diese entwickelt er eine weitere Herstellungsmethode, die er Kochmethode nennt.

Er betrachtet seine Arbeit am System von 38 Blütenessenzen als abgeschlossen und vollendet und beginnt nun, seine gewonnenen Erkenntnisse und die neue Therapiemethode der Öffentlichkeit vorzustellen.

Kurz darauf, am 27. November 1936, stirbt Dr. Edward Bach an Herzversagen. Zuvor hat er seine langjährigen Mitarbeiter Nora Weeks und Victor Bullen zu seinen Nachfolgern bestimmt. Sie führen sein Werk bis 1978 in Sotwell weiter und bestimmen selbst ihre Nachfolger, die bis heute im Bach-Centre in Mount Vernon tätig sind.

Die Vision des Dr. Bach

„Behandle den Menschen, nicht seine Krankheit!"

Trotz seiner akademischen Ausbildung zum vielseitigen und erfolgreichen Mediziner legte Dr. Bach immer sehr großen Wert auf die Psyche seiner Patienten und Mitmenschen. Ihm war intuitiv bewusst, wie wichtig eine geistig-emotionale Stabilität für den gesamten Organismus ist und richtete seine Forschungsarbeit vollkommen auf diese Erkenntnis aus. Der fortwährende Drang, ein einfaches Mittel zu finden, das von jedem Laien ohne Gefahr angewendet werden kann, führte ihn immer wieder hinaus in die Natur, wo er sich intensiv mit den Heilpflanzen beschäftigte und sich ihre Signaturen bis ins Detail anschaute, um dadurch auf ihre Wirkung zu schließen.

Zur Signatur gehören u. a. Merkmale des Wachstums, des Standorts, des Erscheinungsbilds und auch individuelle Eigenschaften wir z. B. die Fähigkeit der Sumpfwasserfeder (Water Violet), sich selbst an einen anderen Standort verpflanzen zu können.

Dr. Bach war nicht nur Arzt und Therapeut, er war vor allem Visionär: Für ihn stand schon damals fest, dass ein Umdenken in unseren Köpfen stattfinden muss. Ein Umdenken in der Hinsicht, dass wir selbst Verantwortung für unsere Gesundheit übernehmen müssen und nicht weiter glauben, Gesundheit könne in Form von Medikamenten konsumiert werden. Das heißt nicht, dass pharmazeutische Arzneien aus unserem Leben verbannt werden sollen, sondern dass sie dort zum Einsatz kommen, wo sie Leben zu retten vermögen und unersetzlich sind. Gleichzeitig gilt es jedoch, die Ursache für unser Leiden herauszufinden. Dr. Bach beschrieb deshalb die Rolle des Arztes in seinem Werk „Heile dich selbst" wie folgt:

„Die erste Pflicht des Arztes in der Zukunft muss sein, dem Patienten zur Kenntnis über sich selbst zu verhelfen und ihn auf fundamentale Irrtümer und Fehler hinzuweisen, die er begehen kann. Aus diesem Grund muss sich der Arzt eingehend mit dem Studium der geistigen Gesetze, die den Menschen beherrschen, sowie mit dem Wesen der menschlichen Natur beschäftigen, damit er bei seinen Patienten jene Faktoren erkennen kann, die einen Konflikt zwischen der Seele und der Persönlichkeit hervorgerufen haben. Er muss imstande sein, dem Leidenden zu raten, welche Arten des Handelns gegen die Einheit er aufgeben und welche notwendigen Tugenden er entwickeln muss. Eine korrekte Behandlung bedeutet, dass er dem Patienten seine Eigenverantwortlichkeit nicht abnehmen darf.

Die zweite Pflicht besteht darin, solche Mittel zu verabreichen, die dem materiellen Körper helfen, Kraft zu gewinnen und dem Geist helfen, ruhig zu werden, seinen Horizont zu weiten und nach Vollkommenheit zu streben; die also helfen, Harmonie in die ganze Persönlichkeit einkehren zu lassen."

Mit diesem ganzheitlichen Ansatz stieß Dr. Bach nicht bei jedem seiner Zeitgenossen auf Verständnis. Eine Lobby aus bekannten Ärzten und auch die Ärztekammer legten ihm nahe, wieder zu seiner Tätigkeit als Bakteriologe und Chirurg zurückzukehren. Zusätzlich erschwerte man ihm seine Tätigkeit in eigener Praxis bis hin zur Verleumdung. Doch nichts von alledem konnte ihn von seiner Vision und Bestimmung abbringen, den Hilfe suchenden Menschen mit Rat und seinen neu entwickelten Essenzen zur Seite zu stehen.

Wir können das Lebenswerk dieses Menschen nicht genug würdigen, der sich bis zur Selbstaufgabe opferte, um uns

Hilfsmittel zu hinterlassen, mit denen wir voller Zuversicht die Verantwortung für unser eigenes Leben und Wohlergehen übernehmen können.

Wahrscheinlich wäre für den stets bescheidenen Dr. Edward Bach die Tatsache, dass seine Essenzen bis heute Anwendung finden und die Kenntnisse darüber weiterverbreitet werden, bereits Würdigung genug.

Psycho-Neuro-Immunologie

Emotionen und Abwehr

Die Psycho-Neuro-Immunologie ist ein relativ junger Wissenschaftszweig der Medizin und Psychologie. Hier wird interdisziplinär gearbeitet, um Wissen aus verschiedenen Bereichen zu sammeln und auszuwerten. Einige dieser Disziplinen sind u. a. die Psychologie und Psychotherapie, Neurologie, Immunologie, Endokrinologie, Soziologie, Anthropologie und sogar Linguistik.

Ziel aller beteiligten Disziplinen ist es, die Bedeutung von psychischen Stressoren und negativen Emotionen auf unser Immunsystem zu erörtern, das einerseits für die Abwehr und Wundheilung zuständig ist, aber auch für nachhaltige Gesundheit sorgt, da es z. B. entartete Zellen frühzeitig erkennt und abbaut.

Interessanterweise gibt die Wissenschaft ihre eigenen Ursprünge mit dem Beginn der 70er Jahre des 20. Jahrhunderts an. Dr. Bachs Forschungsergebnisse und empirische Werte tauchen nirgends auf, obwohl er bereits zu Beginn des 20. Jahrhunderts effiziente und weitreichende Forschung in den Fachbereichen der Bakteriologie, Immunologie und Unfallchirurgie betrieb. Er hat zum Beispiel in einer Studie den Zusammenhang zwischen entarteten Bakterienstämmen im Darm und korrelierten Gemütszuständen dokumentiert und im Weiteren auch die gemütsspezifische Reaktion auf Medikamentengaben dokumentiert. Das Ergebnis sind die bis heute bekannten Bach-Nosoden, die als Impfstoff aufbereitete Darmbakterien sind, mit denen er damals zu einer Verbesserung des Gesundheitszustands seiner Patienten beitragen konnte.

Im Folgenden soll über die „neuen" Erkenntnisse berichtet werden, die auch von der Medizin respektiert werden müssen, da sie mit modernsten Methoden evaluiert wurden.

Bis vor Kurzem ging man davon aus, dass das menschliche Immunsystem reflektorisch auf äußere Reize, wie z. B. Bakterien und andere Erreger, reagiert. Mittlerweile wissen wir dank der Arbeit renommierter Wissenschaftler, dass unser immunologischer Status von mehr als den zugehörigen Immunzellen (T- und B-Lymphozyten, Granulozyten, Makrophagen) abhängt. Wir müssen unser Immunsystem als rezeptorisches Sinnesorgan betrachten, das wie ein Netzwerk aus verschiedenen Subsystemen (Nerven, Drüsen, Knochenmark, Lymphsystem) und über die zugehörigen Botenstoffe (Hormone, Zytokine, Neurotransmitter, Peptide usw.) kommuniziert und gleichzeitig unser Gehirn über Veränderungen informiert. Das heißt, dass es über eine eigene, souveräne Intelligenz verfügt und nicht nur reflektorisch aufgrund der Prägung im Säuglings- und Kindesalter agiert.

Es wurde auch untersucht, welche Wirkung psychosoziale Stressoren wie z. B. Ärger und Zeitdruck am Arbeitsplatz oder Streit in der Familie auf Wundheilung, Infektionsrisiko, Krankheitsverlauf, etc. haben. Die Ergebnisse sind genau so eindeutig wie revolutionär für die bisherige dualistisch ausgerichtete Medizin:

1. Negative Emotionen führen bei einem gesunden Individuum zu einer Schwächung des Immunsystems.

2. Psychosoziale Stressoren beeinflussen die

Immunfunktion. Sie sind maßgeblich an der Pathogenese von Infektionen, Depressionen und kardiovaskulären, gastrointestinalen und rheumatischen Erkrankungen beteiligt.

3. Unsere Wortwahl hat einen entscheidenden Einfluss darauf, wie wir uns fühlen und wie effizient unser Immunsystem arbeitet.

Auch die umgekehrte Wirkungsweise, dass also Veränderungen der immunologischen Abwehr sich direkt auf die Psyche auswirken, ist nachgewiesen. Man spricht in diesem Zusammenhang von der sogenannten *sickness behavior* bzw. *immunologisch vermittelten Depression*. Dieser Terminus beschreibt das bekannte Verhalten eines Erkrankten, der sich wenig bewegt, geringes bis gar kein Interesse an seiner Umwelt zeigt, sich vernachlässigt und die Nahrungsaufnahme trotz gestiegener metabolischer Aktivität (Fieber) deutlich einschränkt. Man weiß jetzt, dass dies eine immunologisch vermittelte und strategische Anpassungsleistung des Organismus ist, um sich selbst zu schonen und Energiereserven für die Auseinandersetzung mit dem Auslöser der Erkrankung ökonomisch zu verwalten.

Wenn wir uns diese Ergebnisse noch einmal ganz genau vor Augen führen – Dr. Bach würde sicherlich schmunzeln und sich wundern, warum die moderne Wissenschaft so lange dafür gebraucht hat – muss uns klarwerden, welche Möglichkeiten die Blütenessenzen ihren Anwendern zuteilwerden lassen und welche Macht sie ihnen über den eigenen Organismus verleihen. Mit ein bisschen Knowhow und Praxiserfahrung wird jeder Gewillte in der Lage sein, Erkrankungen vorzubeugen, manifeste Erkrankungen so zu begleiten, dass ihre Symptome abschwächen und einen Organismus nach überstandener Erkrankung mit entsprechender Nachsorge zu betreuen bzw. nach großen Anstrengungen für eine entsprechende Regeneration zu sorgen.

Leider hat sich bei den meisten Menschen der Habitus eingeschlichen, erst zu warten bis ein Symptom oder eine Erkrankung manifest wird, statt prophylaktisch über ausgewogene Ernährung, ein gerüttelt Maß an Bewegung und Freude am täglichen Dasein eine Basis zu schaffen, die Erkrankungen erst gar keinen Platz bietet. Auch der Bereich der Regeneration, z. B. bei Leistungssportlern und nach überstandenen Operationen und schweren Erkrankungen wird nur sehr selten berücksichtigt und die Patienten so gut wie gar nicht darüber aufgeklärt. So betreiben wir Raubbau an uns selbst und wundern uns eines Tages, dass plötzlich wichtige Funktionen eingeschränkt sind oder völlig brachliegen.

Die hier Genannten und viele andere Forschungsergebnisse müssen uns zwangsläufig zu einer Erkenntnis über uns selbst führen:

Die Ursache einer Erkrankung und damit auch die Auflösung und Heilung sind seltener im Außen (z. B. bei Unfällen) als vielmehr in uns selbst zu suchen!

Das Beste daran: Wir sind nicht dazu verdammt, uns der Abhängigkeit eines Systems von Kassenleistungen und pharmazeutischen Mitteln zu ergeben, sondern haben selbst alle Möglichkeiten in der Hand, unseren Gemütszustand und unsere körperliche Verfassung zu verbessern!

Einziger Haken: WIR müssen aktiv werden und unser Glück selbst in die Hand nehmen!

Sind Sie bereit?

Die 12 Heiler

AGRIMONY
(Odermennig – Agrimonia eupatoria)

Gemütszustand:
Aufgesetzte Fröhlichkeit, Konfliktscheue, innere Qual

AUFRICHTIGKEIT & KONFRONTATION

Agrimony ist sehr fröhlich und fast immer gut gelaunt, mag absolut keine Streitereien und ist gewillt, viel zu tun bzw. aufzugeben, um des lieben Friedens willen. Agrimony leidet unter Konflikten, geht diesen konsequent aus dem Weg und ballt stattdessen lieber eine Faust in der Tasche, während der innere Zorn mit einem Lächeln überspielt wird.

Aufgrund seiner guten Laune ist Agrimony bei Freunden und Bekannten sehr beliebt und hat viele (vermeintliche) Freunde und Bekannte, denen gern mit Statussymbolen wie angesagter Kleidung, einem sportlichen Fahrzeug oder dem neuesten Smartphone imponiert wird.

Dass sich hinter dieser stets lustigen Fassade große innere Qualen verbergen, würde kaum jemand vermuten, zumal es Agrimony sehr schwer fällt, jemandem sein Leid anzuvertrauen. Die Folge sind Rastlosigkeit und Getriebenheit, von denen Agrimony in Essen, Nikotin, Alkohol, Medikamenten oder sogar Drogen Erleichterung zu finden hofft. Leider beginnt an dieser Stelle nicht selten ein Teufelskreis.

Im Kindesalter steht Agrimony meistens im Mittelpunkt, spielt den Klassenkasper und freut sich, wenn Klassenkameraden über seine Späße lachen. Schon im jungen Alter spricht

Agrimony nicht gern über Gefühle und geht ernsten Gesprächen – notfalls mit einer kleinen Schwindelei – aus dem Weg.

AGRIMONY wird krank

Agrimony nimmt selbst schwere Erkrankungen auf die leichte Schulter, ringt sich sogar bei starken Schmerzen ein Lächeln ab. Es scheint, als würde Agrimony seine Erkrankung förmlich ignorieren, was eine Therapie bzw. Mitarbeit oft erschwert und eine Verschlimmerung der Symptome zur Folge haben kann.

„Ach was, das ist halb so wild!" oder „Dieser Gipsverband macht ja einen richtig schlanken Zeh." sind typische Aussagen im Agrimony-Zustand.

AGRIMONY hilft, ...

... wenn wir z. B. im Beruf oft klein beigeben und unseren Ärger mit Freundlichkeit oder einem Witz überspielen (müssen).

... wenn wir uns große Mühe geben, um durch unser Äußeres (teures Outfit, schnelles Auto, etc.) bei anderen Menschen Eindruck zu schinden.

... wenn wir schlecht allein sein können und häufig Gesellschaft suchen, um uns von quälenden Gedanken oder Gefühlen abzulenken.

... wenn es uns schwerfällt, über unsere Sorgen, Ängste, Nöte usw. zu sprechen.

... wenn wir eine emanzipierte Partnerschaft anstreben, in der beide ihre Meinung kundtun und vertreten dürfen.

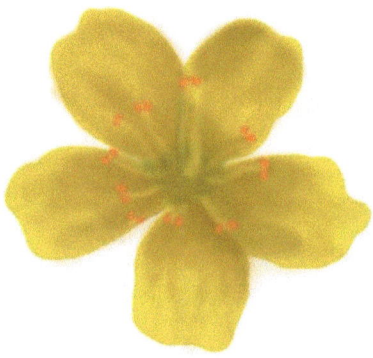

„Immer die Wahrheit sagen bringt einem wahrscheinlich nicht viele Freunde, aber dafür die richtigen."

(John Lennon)

CENTAURY
(Tausendgüldenkraut – Centaurium umbellatum)

Gemütszustand:
Willensschwache Gutmütigkeit, Nachgiebigkeit

DURCHSETZUNGSVERMÖGEN

Centaury ist stets fleißig und ruhig, immer darauf bedacht, anderen zu helfen. Diese Gutmütigkeit und Hilfsbereitschaft wird von Mitmenschen jedoch oft ausgenutzt: Von allen Seiten ertönen Anfragen, Bitten um Gefallen, Wünsche und Befehle. Da es Centaury jedoch sehr schwer fällt, „nein" zu sagen, werden die eigenen Lebensaufgaben und Ziele zugunsten seiner Mitmenschen vernachlässigt. Dabei wird die eigene Leistungsfähigkeit überschätzt, was dazu führt, dass Centaury matt und blass wirkt, sich körperlich schwach und abgekämpft fühlt, obwohl sein Geist hellwach ist.

Als Kind benötigt Centaury sehr viel Anerkennung und Sicherheit und orientiert sich an dem, was in seinem Umfeld gern gesehen wird. Dieser Umstand und die Anfälligkeit für Überredungskünste anderer lässt Centaury schnell zum Mitläufer ohne eigene Meinung werden, der sich zu Streichen, gefährlichen Unternehmungen oder sogar kleinen Delikten verleiten lässt.

CENTAURY wird krank

Typisch für Centaury ist der Zustand während und nach einer schweren Erkrankung bzw. Operation: blass, müde, schwach, ohne jegliche Vitalität und Lebensfreude.

Centaury verhält sich ruhig und zurückhaltend, traut sich kaum, um einen Gefallen zu bitten. Deshalb wird Centaury in Krankenhäusern oft vom Pflegepersonal „vergessen" oder „übersehen".Centaury fehlt einfach die geistige Kraft, um einen Gefallen zu bitten und seine Wünsche konsequent zu verfolgen.

CENTAURY hilft, ...

... wenn wir Wünsche und Bitten unserer Mitmenschen nicht abschlagen können.

... wenn wir in einer Gruppe oft unberücksichtigt bleiben, uns über den Mund gefahren wird.

... wenn wir merken (oft im Nachhinein), dass wir bei Verhandlungen über den Tisch gezogen werden.

... wenn wir Gesten, Meinungen oder Formulierungen einer stärkeren Persönlichkeit annehmen.

... wenn unser Wille gebrochen wurde (z. B. durch autoritäre Erziehung), wir aber noch Wünsche und Ziele haben, die wir verwirklichen wollen.

… wenn wir die Kraft aufbringen wollen, um uns aus einer dubiosen Gruppierung zu lösen.

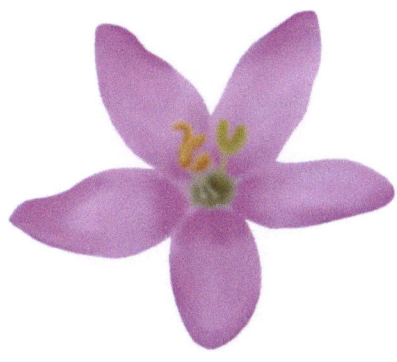

„Jeder Mensch ist ein besonderer Gedanke Gottes."

(Paul de Lagarde)

CERATO
(Bleiwurz – Ceratostigma willmotianum)

Gemütszustand:
Rat suchende Unschlüssigkeit

INTUITION & GEWISSHEIT

Obwohl es Cerato nicht an Intelligenz mangelt, sieht es sich in Situationen der Entscheidungsfindung überfordert. Statt auf die eigene Intuition zu hören, fragt Cerato bald alle möglichen Menschen nach Rat und ist dann ob der unterschiedlichen Antworten meist noch verwirrter als vorher. Meist werden zahlreiche Ratgeber wie Illustrierte, Fachzeitschriften oder das Internet zu Rate gezogen und haufenweise Informationen gesammelt, die anschließend aber kaum ausgewertet werden. Trifft Cerato dann schließlich eine Entscheidung, wird diese im Nachhinein oft bereut oder angezweifelt.

Es ist ein Mangel an Vertrauen in die eigene Intuition, der diesen Zustand der Unsicherheit hervorruft und gleichzeitig Bewunderung für Menschen mit festen Überzeugungen entfacht. Nicht wenige Partnerschaften beruhen auf solch einer Basis, die Cerato zur Übertragung von Verantwortung verleitet. Cerato ist übrigens ein hervorragender Imitator.

Die hier beschriebene Unschlüssigkeit ist auch bei Kindern anzutreffen, wenn sie z. B. eine kleine Ewigkeit benötigen, um eine Sorte für ihre Kugel Eis auszusuchen oder ständig ihre Eltern fragen, was sie spielen oder unternehmen sollen.

CERATO wird krank

Dr. Bach hatte den Eindruck, dass seine Cerato betonten Patienten überhaupt kein rechtes Interesse am Leben zu haben schienen und nicht viel Vertrauen in sich selbst besaßen. Oft fragen sie verschiedene Ärzte und Therapeuten um Rat, befolgen diesen aber nicht und sind am Ende mit den erhaltenen Empfehlungen nie ganz zufrieden. Manchmal möchten sie Dinge tun, die für Außenstehende töricht erscheinen.

CERATO hilft, ...

... wenn wir andere oft um Rat fragen und schließlich verwirrt sind, wenn unsere Intuition mit den Antworten nicht übereinstimmt.

... wenn wir häufig zweifeln, ob wir das Richtige getan haben oder getroffene Entscheidungen bereuen.

... wenn wir uns vor lauter Auswahlmöglichkeiten nicht entscheiden können.

... wenn wir uns in einer uns unbekannten Situation befinden (z. B. erste Schwangerschaft, neuer Arbeitsplatz) und nicht auf eigene Erfahrungen zurückgreifen können.

... wenn wir eine Entscheidungshilfe benötigen.

... wenn wir Wissen und Informationen horten, ohne diese anzuwenden bzw. auszuwerten.

... wenn wir einmal spontan sein wollen.

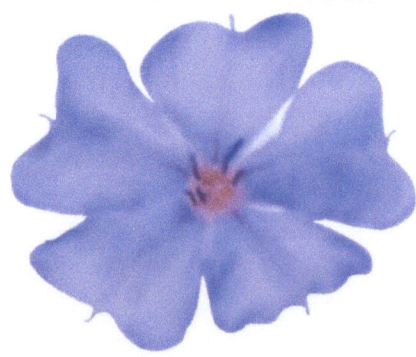

„Die Notwendigkeit zu entscheiden reicht weiter, als die Möglichkeit, zu erkennen."

(Immanuel Kant)

CHICORY
(Wegwarte – Cichorium intybus)

Gemütszustand:
Forderndes Besitzergreifen, Helfer-Syndrom, manipulatives Verhalten

LOSLASSEN & DELEGIEREN

Die landläufige Bezeichnung „Helfer-Syndrom" trifft die betriebsame Charakteristik von Chicory recht gut. Chicory kümmert sich intensiv um die Wünsche und Bedürfnisse seines Umfelds, sorgt sich sehr um das Wohl von Familie, Freunden, Kollegen und unter Umständen auch fremden Menschen und möchte seine Liebsten immer um sich haben. Meistens findet Chicory in seiner Fürsorge auch etwas, das verbessert werden kann. Allerdings übertritt Chicory dabei die Grenzen der Verantwortlichkeit, indem es seinem Umfeld alle Aufgaben abnimmt und ihm somit die Möglichkeit zur eigenständigen Entwicklung nimmt. Chicory geht aktiv auf seine Mitmenschen zu, gibt gern ungefragt gut gemeinte Ratschläge und kann sich generell schlecht vorstellen, dass ohne sein Organisationstalent die Dinge richtig laufen würden. Sollte Chicory einmal nicht nach seiner Meinung gefragt werden, sich also übergangen fühlen, reagiert es schnell beleidigt, vor allem dann, wenn der erwartete Dank für sein aufopferungsvolles Engagement ausbleibt.

Hinter Chicorys großem Wunsch, zu helfen, der übrigens ungeahnte Energiereserven freisetzen kann, verbirgt sich jedoch eine gewisse Portion Egoismus. Denn Chicory fühlt sich nur dann wohl, wenn es das Gefühl hat, gebraucht zu werden. Dabei wird sein eigener Lebensplan zugunsten der Mitmenschen vernachlässigt, eventuell sogar aufgegeben. Gleichzeitig werden diese aber ihrer Chance, sich zu entwickeln und an Aufgaben zu wachsen, beraubt.

Bei Kindern äußert sich Chicory im Bedürfnis, die Eltern (Großeltern, Freunde) immer in der Nähe haben zu wollen. Sollen sie z. B. eine Weile ohne Eltern im Kindergarten verbringen, werden Taktiken wie Klammern oder Protestgeschrei entwickelt. Auch sie spielen schnell die „beleidigte Leberwurst", wenn etwas nicht nach ihrem Kopf geht.

CHICORY wird krank

Chicory benötigt im Krankheitsfall sehr viel Zuwendung und ist ständig über Kleinigkeiten wie eine kratzende Wolldecke oder einen (nach seiner Auffassung) schlechtsitzenden Verband bekümmert. Oft werden mehrere Personen gleichzeitig mit Aufgaben betraut. Ein Außenstehender könnte durchaus den Eindruck bekommen, Chicory finde Gefallen daran, seine Mitmenschen herum zu kommandieren.

CHICORY hilft, ...

... wenn wir lernen wollen, von Herzen zu geben.

... wenn wir nicht mehr nachtragend oder beleidigt sein wollen.

... wenn wir statt einer Partnerschaft vielmehr eine Fürsorgegemeinschaft führen und jedem Partner sein individueller Freiraum zugestanden werden soll.

... wenn wir uns vor lauter selbst auferlegter Aufgaben erschöpft fühlen und lernen wollen, zu delegieren.

... wenn wir das Gefühl haben, dass uns jemand noch etwas schuldet.

... wenn wir über die Pflege eines Menschen die eigenen Bedürfnisse aus den Augen verloren haben.

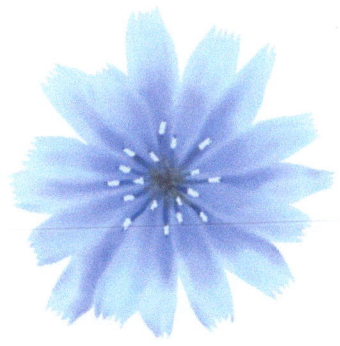

„Ohne die Annahme der eigenen Grenzen ist kein Loslassen möglich."

(Ernst Ferstl)

CLEMATIS
(Gemeine Waldrebe – Clematis vitalba)

Gemütszustand:
Gedankenverlorenheit, geistige Abwesenheit, Realitätsflucht

GEISTESGEGENWÄRTIGKEIT

Dr. Bach beschrieb Clematis als schläfrig, verträumt und nicht ganz wach. Clematis scheint kein großes Interesse an seiner Umwelt zu haben. Mit der harten Realität meist überfordert, lebt Clematis in Tagträumen und der Hoffnung auf bessere Zeiten, in denen es seine Ideale und Träume verwirklichen kann oder flüchtet in Fantasiewelten wie Filme, Musik, Bücher oder (Video-)Spiele. Wie die Pflanze brauchen auch Menschen im Clematis-Zustand jemanden oder etwas, an dem sie sich festhalten können, um nicht den Boden unter den Füßen zu verlieren. Gleichzeitig besitzen sie eine große Kreativität, die nur darauf wartet, in der physischen Welt umgesetzt zu werden. Clematis benötigt viel Schlaf und wirkt in praktischen Dingen gelegentlich unbegabt.

In extremen Fällen kann es geschehen, dass ein Clematis betonter Mensch nach dem Verlust eines geliebten Wesens sich so sehr danach sehnt, dieses wiederzusehen, dass er selbst den Tod in Kauf nehmen würde.

Clematis-Säuglinge und kleine Kinder werden von ihren Eltern meist als angenehm ruhig und pflegeleicht empfunden, da sie eher introvertiert sind. Mit zunehmendem Alter wirken sie dann zerstreut, vergessen häufig wichtige Dinge wie Pausenbrot, Sporttasche oder angekündigte Klassenarbeiten. Dieser Umstand und die Tatsache, dass Clematis im Unterricht lieber aus dem Fenster schaut und an die schönen Dinge des Lebens denkt, machen es nicht einfacher, das Tempo der Klasse mitzuhalten.

CLEMATIS wird krank

Der schläfrig-verträumte Zustand von Clematis intensiviert sich im Krankheitsfall. Auch eine Benommenheit kann sich einstellen, in der die Kommunikation mit Clematis schwerfällt, da es dann nicht wirklich aufnahmefähig, evtl. sogar desorientiert ist. Für die Genesung benötigt Clematis sehr viel Schlaf, zieht sich deshalb meist zurück in ein „stilles Kämmerlein", um dem Trubel draußen zu entgehen. Der Zustand nach einer Narkose ist ein Paradebeispiel für den Clematis-Zustand.

CLEMATIS hilft, ...

... uns auf wichtige Dinge zu konzentrieren, mit allen Sinnen in der Gegenwart zu sein.

... wenn wir viel Schlaf benötigen und nicht so recht wissen, was wir mit unserer Zeit anfangen sollen.

... wenn wir häufig vergessen, wo wir den Schlüssel, die Brille, wichtige Unterlagen, etc. deponiert haben oder es uns generell an Ordnungssinn mangelt.

... unsere kreativen Gedanken und Ideen konstruktiv in der Realität zu verwirklichen.

... wenn wir uns danach sehnen, einen geliebten Menschen wiederzusehen.

... wenn uns die Welt hart und unbarmherzig erscheint und wir an einen harmonischeren Ort fliehen wollen.

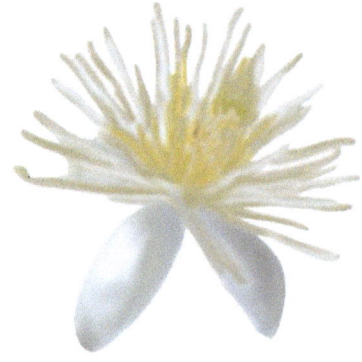

„Die Blumen des Frühlings sind die Träume des Winters."

(Khalil Gibran)

GENTIAN
(Herbstenzian – Gentiana amarella)

Gemütszustand:
Zweifel, Skepsis, Pessimismus

OPTIMISMUS

Typisch für Gentian ist zunächst, seinen Blick generell auf die dunkle Seite, das Negative oder das Fehlende zu richten. Pessimistisch, wie Gentian nun einmal ist, geht es vorab schon davon aus, dass die Dinge schiefgehen werden und wirft allzu gern die Flinte voreilig ins Korn. Selbst wenn Fortschritte zu verzeichnen sind, lässt sich Gentian schnell durch Kleinigkeiten entmutigen.

Gentian neigt zu düsteren und melancholischen Stimmungslagen und scheint (subjektiv!) von Problemen, Schwierigkeiten und Misserfolgen geradezu umgeben zu sein.

Um zukünftig nicht so sehr enttäuscht zu werden, entwickelt Gentian die Strategie, erst einmal vom schlimmsten Szenario auszugehen, und sieht sich dann wieder einmal bestätigt, wenn dieses schließlich eintritt.

Schon bei Kindern tritt der Gentian-Zustand auf: „Das lern' ich nie!" oder „Die Arbeit wird eh wieder 'ne fünf!" sind seine Überzeugungen. Mit dieser fest verankerten Einstellung ist der Geist geradezu blockiert, scheint das Erlernen neuer Fähigkeiten fast unmöglich. Selbst wenn die großen Ferien gerade erst begonnen haben, denkt Gentian bereits an den Schulanfang und trübt damit seine Stimmung ein.

GENTIAN wird krank

Gentian zweifelt daran, wieder gesund zu werden, findet bei jeglicher Art von Arznei oder Therapie ein „aber ..." und hat das Gefühl, dass nichts wirklich hilft bzw. funktioniert. Je länger die Erkrankung anhält, desto mehr sieht sich Gentian mit seiner Einstellung bestätigt und desto stärker wird auch die Skepsis gegenüber Therapeuten und der eigenen Genesung. Dr. Bach empfahl die Essenz, wenn es auf dem Weg der Gesundung zu einem Stillstand oder Rückfall kommt, und der Erkrankte dazu neigt, sich in diesem Stadium entmutigen zu lassen.

GENTIAN hilft, ...

... wenn wir kurz davor sind, aufzugeben.

... wenn wir vor lauter Zweifel keine zuversichtliche Entscheidung mehr treffen können.

... auch als prophylaktische Maßnahme nach herben Schicksalsschlägen und Verlusten.

... wenn wir endlich einmal glauben wollen, dass uns etwas gelingen wird.

... wenn wir mit einem unguten Gefühl in eine Prüfung oder zum Vorstellungsgespräch gehen.

... wenn wir nicht mehr an die Liebe glauben können oder wollen.

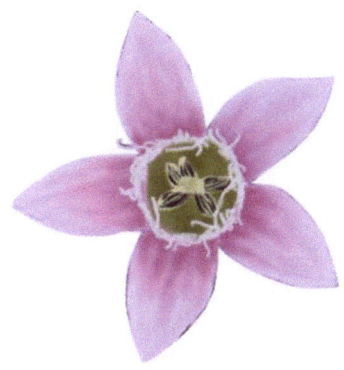

„Wunder erleben nur diejenigen, die an Wunder glauben."

(Erich Kästner)

IMPATIENS
(Drüsiges Springkraut – Impatiens glandulifera)

Gemütszustand:
Eile, Hast, Ungeduld

GEDULD

Im Namen der Essenz steckt bereits der entsprechende Zustand: Ungeduld in eigenen Angelegenheiten und mit anderen Menschen. Das Wesen von Impatiens wirkt durch sein schnelles Denken, Handeln und Reagieren recht ungestüm. Unerträglich ist für Impatiens die meist gemächlichere Vorgehensweise seiner Mitmenschen, weshalb diese dann impulsiv angetrieben werden, eine zügigere Arbeitsweise an den Tag zu legen. Gelingt dies nicht, kann Impatiens auch schon einmal sehr aufbrausend und unkontrolliert reagieren.

Oft zieht es Impatiens deshalb vor, die Dinge selbst in die Hand zu nehmen, statt auf seine Mitmenschen zu warten oder es ihnen lang und breit zu erklären. Dies wäre in den Augen von Impatiens verschwendete Zeit. Die Folge dieser Getriebenheit ist meist eine Vereinsamung, da sich kaum jemand freiwillig in den Dunstkreis solch eines Zeitgenossen begibt.

Auch Impatiens-Kinder sind ungeduldig, können nicht warten und müssen alles sofort haben, spielen und machen. Ist das nicht möglich, fangen sie an zu quengeln und zu schreien. Sie sind schnell in ihren Bewegungen und sobald sie sprechen lernen, reden sie auch hastig. In ihren Hausaufgaben und Klassenarbeiten finden sich Flüchtigkeitsfehler oder in der Eile übersehene und deshalb unvollständig bearbeitete Aufgaben.

IMPATIENS wird krank

Impatiens möchte am liebsten gestern wieder gesund sein. Es kann gar nicht schnell genug gehen, bis Impatiens wieder auf den Beinen steht. Notfalls werden auch Medikamente überdosiert oder medizinisch nicht vertretbare Medikamentencocktails eingenommen.

Dr. Bach definierte die Patienten im Impatiens-Zustand als reizbar, mürrisch, verdrießlich und ungeduldig. Die Umwelt hat es nicht leicht mit ihnen. Verordnete Ruhe bzw. Schonung scheint sie fast verrückt werden zu lassen, da sie einen ständigen Bewegungsdrang verspüren.

IMPATIENS hilft, ...

... wenn wir ständig auf die Uhr schauen, evtl. sogar unter Zeitdruck arbeiten müssen.

... wenn es uns schwerfällt, auf andere zu warten.

... wenn uns z. B. auf der Arbeit oder im Berufsverkehr leicht der Geduldsfaden reißt.

... wenn wir schnell an die Decke gehen, uns aber auch genauso schnell wieder beruhigen.

... während Genesungsphasen, die schon einmal länger anhalten können und Ungeduld in uns hervorrufen.

... uns zu verdeutlichen, dass Zeit eine Illusion ist, der wir mit Muße begegnen sollten.

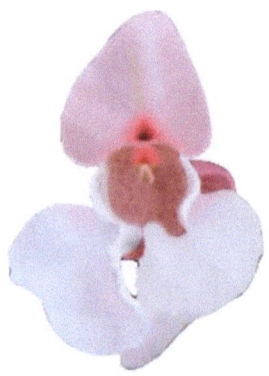

„Wir haben genügend Zeit, wenn wir sie nur richtig nutzen."

(Altes Sprichwort)

MIMULUS
(Gefleckte Gauklerblume – Mimulus guttatus)

Gemütszustand:
Konkrete Angst, Schüchternheit

MUT & TAPFERKEIT

Mimulus ist ein schüchterner Zeitgenosse, der schnell errötet oder schweißige Hände bekommt, wenn er von fremden Menschen angesprochen wird oder sogar vor ihnen reden soll bzw. muss. Laute Geräusche und extreme Sinnesempfindungen (z. B. kaltes Wasser) meidet Mimulus lieber und sucht sich einen friedvollen Arbeitsplatz, an dem nicht viel Trubel herrscht.

Jeder von uns kennt und hat wahrscheinlich Ängste, die für andere unter Umständen nicht nachvollziehbar sind, da sie die Angstobjekte als eher harmlos betrachten. Die Mimulus-Essenz hilft bei allen Ängsten vor alltäglichen Dingen wie Tieren (Spinnen, Hunde, etc.), Krankheit, Unfällen, Fliegen, Alleinsein, Dunkelheit, Enge, fremde Menschen, Arbeitslosigkeit,

finanzielle Not, Versagen usw.

Auch Kinder können Ängste haben. Sie schreien oder wehren sich mit Händen und Füßen, wenn eine Untersuchung beim Arzt ansteht oder sie auf dem Arm der Eltern schwimmen lernen sollen. Mimulus-Kinder sind sehr sensibel, schüchtern und wünschen häufig, dass ein Licht im Zimmer an bleiben soll, bis sie eingeschlafen sind. Eventuell schauen sie sogar unter dem Bett nach, bevor sie sich unter die Bettdecke verkriechen oder wachen nachts aus Angstträumen auf. Vor unliebsamen Situationen, wie z. B. einer anstehenden Klassenarbeit, bekommen sie wie aus heiterem Himmel einen Schnupfen, Bauchschmerzen oder ähnliche Symptomatiken.

MIMULUS wird krank

Mimulus verhält sich im Krankheitsfall sehr ruhig und wird sich zurückziehen, grelles Licht und Lärm meiden. Wärme bekommt ihm meistens gut, denn sie hilft, (muskuläre) Verspannungen zu lösen. Insgeheim kann sich Mimulus manchmal davor fürchten, nicht mehr gesund zu werden, dass die Erkrankung schlimmer werden könnte oder Komplikationen auftreten. Von sich aus wird Mimulus kaum jemandem seine Ängste anvertrauen. Auf dem Weg der Genesung ist Mimulus eher zaghaft und übervorsichtig, wenn es darum geht, den Körper bzw. das erkrankte Körperteil wieder zu belasten.

MIMULUS hilft, ...

... wenn wir unsere konkreten Ängste mutig überwinden wollen.

... in fremder Umgebung leichter „aufzutauen" und selbstsicher auf fremde Menschen zuzugehen.

... wenn wir vor wichtigen Anlässen von großer Nervosität oder Lampenfieber überrumpelt werden.

... wenn uns vor Prüfungen häufig Bauchschmerzen, Infekte o. ä. plagen.

... wenn wir sehr empfindlich gegenüber starken Sinnesreizen sind (Kälte, helles Licht, Lärm, etc.).

... wenn uns auf dem Weg der Genesung plötzlich Ängste plagen.

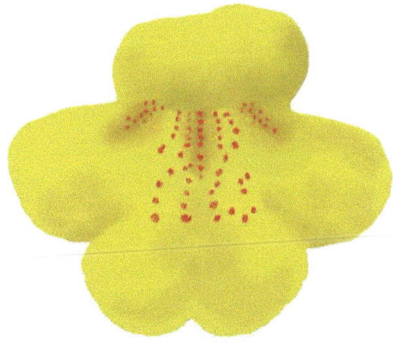

„Das Leben beginnt dort, wo die Furcht endet."

(Osho)

ROCK ROSE
(Gelbes Sonnenröschen – Helianthemum nummularium)

Gemütszustand:
Schreckhaftigkeit, schwaches Nervenkostüm

NERVENSTÄRKE

Von Dr. Bach als das Erste Hilfe-Mittel unter den Einzelessenzen definiert, ist Rock Rose eine sehr wichtige Essenz für alle Lebenslagen, die ausweg- oder hoffnungslos erscheinen und für plötzlich eintretende Situationen, die eine starke emotionale oder physische Not oder Panik hervorrufen.

Panik ist eine intensive Potenzierung der Angst, die den Menschen wie das sprichwörtliche Kaninchen vor der Schlange erstarren oder weglaufen lässt. Meistens ereilt Rock Rose betonte Menschen jedoch die Schock-Starre, in der sie sich völlig unfähig zu irgendeiner Handlung oder Reaktion sehen. Generell ist ihr Nervenkostüm flatterig und schwach, schnell gelangen sie in einen nervlichen Erregungszustand, der ihnen die Kehle zuschnürt und die Luft zum Atmen raubt. Der Zustand kann auch als emotionale Labilität bezeichnet werden, die Besitz des Bewusstseins ergreift und dieses so stark dominiert, dass kein klarer Gedanke mehr gefasst werden kann, ein rationales Reagieren zur Sichtung eines Lösungswegs nicht mehr möglich ist.

Ähnlich wie Mimulus reagiert Rock Rose als Kind empfindlich bis ängstlich auf äußere Reize, mit dem Unterschied, dass die Nerven von Rock Rose sichtlich zu zerreißen drohen.

Panisches umklammern der Eltern und ein den ganzen Körper erfassendes Zittern (z. B. bei Gewitter) sind typische Reaktionen. Auch das Verstecken hinter Möbelstücken oder kaum zugänglichen Bereichen in der Wohnung.

ROCK ROSE wird krank

Rock Rose ist die Essenz für große Gefahr und Dringlichkeit, für scheinbar ausweglose Situationen und wenn eine Erkrankung lebensbedrohlich zu werden scheint. Wenn der Verstand bar jeglicher Rationalität zu agieren scheint und Wahnsinn, Nervenzusammenbrüche oder Todesängste drohen.

Auf der körperlichen Ebene ist Rock Rose an weit geöffneten Augen und hervorstehenden Augäpfeln zu erkennen, die Muskulatur ist bretthart angespannt bis hin zur Starre. Als Reaktion auf den auslösenden Reiz ist häufig zu beobachten, dass der Mund, die Augen oder Ohren mit den Händen bedeckt werden, ganz so, als solle jegliche Wahrnehmung über diesen Sinneskanal blockiert werden.

ROCK ROSE hilft, ...

... wenn wir gern ein stärkeres Nervenkostüm hätten.

... bei grauenvollen Albträumen.

... bei plötzlich auftretenden Blockaden (Blackouts) in unerwarteten Situationen.

... wenn während der Schwangerschaft aufgrund von Komplikationen Panik aufkommt.

... wenn wir oft Herzrasen und/ oder schweißnasse Hände bekommen und gelassener reagieren wollen.

... wenn uns eine Schrecksituation noch in den Knochen steckt.

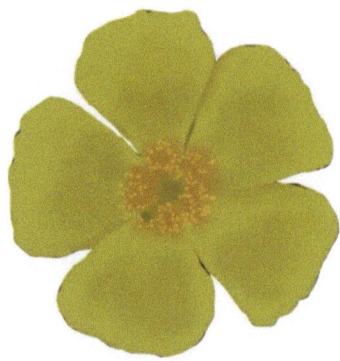

„Krise ist ein produktiver Zustand, man muss ihr nur den Beigeschmack der Katastrophe nehmen."

(Max Frisch)

SCLERANTHUS
(Einjähriger Knäuel – Scleranthus annuus)

Gemütszustand:
Sprunghaftigkeit, Ablenkbarkeit, innere Zerrissenheit

BALANCE & BESTÄNDIGKEIT

Scleranthus tut sich schwer mit Entscheidungen, da ihm zunächst das Eine und später wieder das Andere richtig zu sein scheint. Im Scleranthus-Zustand unterliegt die gesamte Existenz dem „hin-und-her"-Prinzip. Körperliche Symptome kommen und gehen, Meinungen und Entscheidungen werden bald wieder ad acta gelegt, Stimmungen schwanken und wechseln häufig. Scleranthus leidet sehr unter dieser inneren Zerrissenheit, wird aber kaum mit jemandem
darüber sprechen.
Dr. Bach beschrieb diesen Zustand als Grashüpfermentalität. Wie das Insekt scheint auch Scleranthus sich nie lange an einem Ort aufhalten zu können und lässt sich selbst von zaghaften Reizen zu großen Sprüngen verleiten. Diese Sprünge können durchaus auch gedanklicher Natur sein.
Aufgrund seiner Natur tanzt Scleranthus natürlich gern auf zwei oder auch mehr Hochzeiten, sieht kein Problem darin, mehreren (Neben-)Jobs nachzugehen oder für eine Fernbeziehung zwischen weit entfernten Orten zu pendeln.
Auch wenn der Mangel an innerer Balance meist erst im Schulalter auffällt, können schon kleine Kinder unter Stimmungsschwankungen leiden, launisch und unausgeglichen sein. Haben sie gerade noch friedlich gespielt, fangen sie im

nächsten Moment an, zu toben. Später haben sie Schwierigkeiten, sich zu konzentrieren und sind der Zappelphilipp in der Klasse. Ihre Gedankensprünge erschweren ihnen erheblich das Zuhören, was dem Lernen von neuem Schulstoff nicht gerade zuträglich ist. Auch in der Freizeit können sich ihre Vorhaben teilweise minütlich ändern.

SCLERANTHUS wird krank

Scleranthus fällt es auch im Krankheitsfall extrem schwer, sich für eine Liegeposition, Arznei, Zimmertemperatur, etc. zu entscheiden und sich darüber klar zu werden, was es eigentlich will. Körperliche Symptome ändern sich schnell, kommen und gehen. Verständlich, dass auch seine Umwelt unter diesen Schwankungen leidet und bald völlig ratlos dasteht.

SCLERANTHUS hilft, ...

... wenn unsere Stimmungen und Vorlieben rasch wechseln und wir dadurch Schwierigkeiten haben, das für uns Richtige zu finden.

... wenn Kinder zwischen zwei Haushalten pendeln.

... wenn wir auf zwei Hochzeiten tanzen müssen oder wollen, z. B. als Berufspendler, in mehreren Sprachen denken müssen, mehr als einen Job haben.

... wenn wir viel im Auto unterwegs sind oder generell „springen" müssen und uns nach Beenden der Arbeit am liebsten nur noch „berieseln" lassen.

... wenn Krankheitssymptome häufig wechseln, z. B. Durchfall mit Verstopfung, Heißhunger mit Appetitlosigkeit, Gleichgewichtsstörungen, Wärme- und Kühlungsbedürfnis, etc.

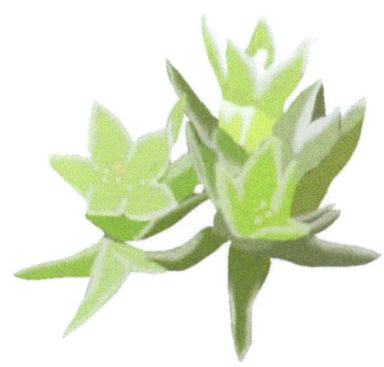

„Strebe nach Ruhe, aber durch Gleichgewicht, nicht durch den Stillstand deiner Tätigkeit!"

(Friedrich Schiller)

VERVAIN
(Echtes Eisenkraut – Verbena officinalis)

Gemütszustand:
Übereifer, Maßlosigkeit, Schwärmerei, Fanatismus

MAßHALTIGKEIT & SACHLICHKEIT

Vervain ist der Verkäufer unter den Essenzen. Es ist von einem inneren Feuer getrieben, äußerst willensstark und vollkommen von seinen fixen Ideen und dogmatischen Vorstellungen überzeugt. Von diesen will Vervain dann seine Umwelt auch mit aller Gewalt überzeugen, koste es, was es wolle, denn immer steht die Sache im Vordergrund.

Kein Einsatz ist zu hoch, keine Hürde zu schwierig, selbst auf die Gesundheit wird nicht geachtet. Auch dann nicht, wenn bereits erste körperliche Symptome wie Herzrasen oder Migräne auftreten. Weitermachen um jeden Preis, das ist die Devise, deshalb kämpft sich Vervain auch dann noch auf die Arbeit, wenn Kollegen längst zu Hause bleiben würden, um sich auszukurieren.

Die enorme Begeisterungsfähigkeit ist dafür verantwortlich, dass für Vervain auch nach Feierabend noch lange nicht Schluss ist. Diese ständige Überforderung der mentalen und physischen Kräfte macht Vervain zu einem Kandidaten für Erschöpfungszustände bis hin zum Burn-Out.

In seinem Eifer merkt Vervain gar nicht, wie diese Vorgehensweise seine Mitmenschen in ihrer Freiheit beschneidet, manchmal sogar tief verletzt.

Kinder im Vervain-Zustand sind abends nach einem aufreibenden Tag überdreht und können schlecht bis gar nicht einschlafen. Auch sie haben bereits diese enorme Begeisterungsfähigkeit und sind die geborenen Anführer für abenteuerliche Unternehmungen. Beim Sprechen kann die Begeisterung schon einmal übersprudeln und zum Verhaspeln oder Stottern führen. Eltern können evtl. daran verzweifeln, wenn ihr Kind einfach kein Ende (z. B. beim Spielen) findet und sein Spielzeug nicht aus der Hand geben will, denn der Vervain-Dickkopf steuert sein Übriges hinzu.

VERVAIN wird krank

Vervain ist nur schwer zu helfen, wenn es einmal krank ist, denn Vervain will keine Ratschläge annehmen, auch nicht von Fachleuten oder Spezialisten. Es ist der festen Überzeugung, dass es selbst am besten weiß, was gut und angebracht ist. Seine Hartnäckigkeit und Willensstärke lässt Vervain auch mit schweren Erkrankungen noch weiterarbeiten bzw. lange durchhalten. Selbst dort, wo andere schon längst aufgegeben hätten, bis zur völligen Erschöpfung.

VERVAIN hilft, ...

... wenn wir sehr viel Kraft in ein Projekt gesteckt haben und jetzt völlig erschöpft sind.

... wenn uns Ungerechtigkeiten auf die Palme bringen.

... wenn wir beim Sport, Essen, Arbeiten, Fernsehen usw. ein geeignetes Maß für uns finden wollen.

... wenn wir uns in einer guten Sache engagieren wollen, um Grenzen einzuhalten und zu erkennen, wie wir der Sache weise dienen können.

... wenn wir abends das Tagesgeschehen (gedanklich) nicht loslassen können und innerlich noch stark angespannt sind.

... wenn wir eine Gruppe leiten müssen oder wollen, damit wir ein offenes Ohr für die Anliegen der Gruppenmitglieder behalten.

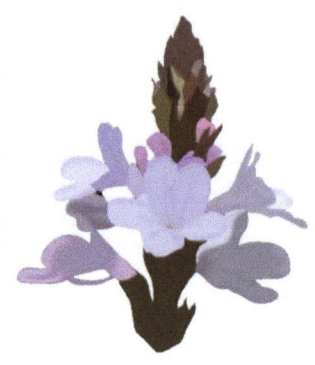

„Fanatiker lassen sich schon aus Überzeugung nicht überzeugen."

(Gerhard Uhlenbruck)

WATER VIOLET
(Sumpfwasserfeder – Hottonia palustris)

Gemütszustand:
Distanzwahrung, Reserviertheit, Hochmut, Stolz

NÄHE & ZUNEIGUNG

Water Violet ist in seiner Ausrichtung eher introvertiert, scheint unnahbar, und lebt gern zurückgezogen und ohne viele Kontakte zu pflegen. Der ein oder andere mag sogar denken, Water Violet sei arrogant, denn die distanzierte Überlegenheit kann durchaus herablassend oder verachtend wirken. Mit seiner stoischen Ruhe und Selbstsicherheit schreitet Water Violet durchs Leben, spricht in sanftem aber bestimmten Ton und käme niemals auf die Idee, einem anderen zu nahe zu treten, im Gegenteil: Seine Unabhängigkeit liebend und viel Freiraum benötigend ist es der geborene Einzelgänger, dem es außerordentlich schwerfällt, auf andere zuzugehen. Um Hilfe zu bitten, käme ihm niemals in den Sinn, dafür müsste Water Violet sein Gegenüber wesentlich besser kennen. Es dauert lange, bis Water Violet Vertrauen fasst und sich jemandem öffnet, um sein Leid zu klagen, lieber zieht es sich mit seinem Kummer zurück und genießt die Einsamkeit und Ruhe.

Water Violet fällt als Kind höchstens durch seine guten Manieren und seine adrette Art auf. Es kapselt sich im Klassenverband gerne ab, um seine eigenen Interessen zu verfolgen. Spiele und Unfug anderer Kinder interessieren Water Violet nicht wirklich. Manche Eltern machen sich Sorgen, dass ihr Kind dadurch zum Eigenbrötler werden könnte.

WATER VIOLET wird krank

Water Violet wird sich im Fall einer Erkrankung leise und still zurückziehen und an der Ruhe gesunden. Plötzlicher oder unaufgeforderter Besuch wird ihm unangenehm sein oder es überfordern. Wenn überhaupt, wird höchstens der beste Freund oder ein nahe stehender Verwandter in die Situation eingeweiht oder um Hilfe gebeten.

Water Violets Wunsch nach Stille und Einsamkeit sollte man unbedingt respektieren. Es wird schon zu selbst gewähltem Zeitpunkt Bescheid sagen, dass es ihm wieder bessergeht.

Man sollte Water Violet nicht böse sein, wenn es eine ernsthafte Erkrankung selbst im Kreis der Familie für sich behält, denn es kennt meist keine andere Lösung, damit umzugehen.

WATER VIOLET hilft, ...

... wenn wir uns einsam fühlen und gern kontaktfreudiger und offener auf unsere Mitmenschen zugehen möchten.

... wenn es uns schwerfällt, um Hilfe zu bitten.

... wenn unser Stolz keine Entschuldigung zulässt.

... wenn wir meinen, Probleme immer mit uns selbst ausmachen zu müssen.

... wenn wir uns in der Gesellschaft „außen vor" fühlen.

... wenn wir uns häufig missverstanden fühlen.

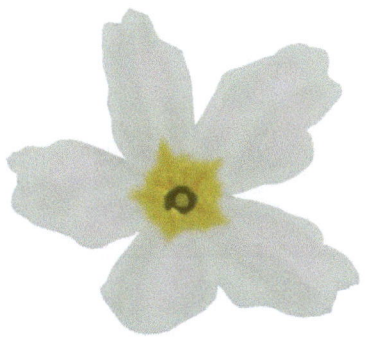

„Viele Menschen sind nur deshalb einsam, weil sie Dämme bauen statt Brücken."

(Maurice Chevalier)

Die 7 Helfer

GORSE
(Stechginster – Ulex europaeus)

Gemütszustand:
Hoffnungslosigkeit, Resignation

HOFFNUNG

Gorse befindet sich im Zustand der tiefen Hoffnungslosigkeit und hat den Glauben so gut wie aufgegeben, dass ihm noch von irgendeiner Seite geholfen werden kann. Gelegentlich lässt sich Gorse zwar überreden, eine Lösungsmöglichkeit auszuprobieren, dies geschieht jedoch eher, um anderen einen Gefallen zu erweisen. Innerlich hat Gorse den glauben an eine Verbesserung bereits aufgegeben.

Diesem Zustand gehen zahlreiche Enttäuschungen, Rückschläge und Misserfolge voraus, und irgendwann scheint der Zug der Hoffnung dann endgültig abgefahren zu sein. Gorse läuft dann Gefahr, zum Außenseiter zu werden, da sein Umfeld ab einem bestimmten Zeitpunkt keinen Sinn mehr darin sieht, ihm helfen zu wollen. Auch junge Menschen sind anfällig für die „No future"-Stimmung und geraten in eine Abwärtsspirale, die zur Folge hat, dass sie irgendwann nicht mehr in der Lage sind, ihren Alltag zu bewältigen. Leider gibt es viele Kinder, die in so genannten schwierigen Familienverhältnissen aufwachsen und schon früh unter körperlicher Misshandlung, finanzieller Not der Eltern oder liebloser Behandlung leiden, aber keine Möglichkeiten haben, dieser Situation zu entfliehen. Doch auch gut behütete Kinder können von Mitschülern unterdrückt oder von Lehrern abgelehnt werden und fühlen sich dann links liegen gelassen. Für Eltern ist dieser Zustand oft nur schwer zu erkennen, da Gorse als Kind sein Leid meist mit sich selbst ausmacht und sich selten anvertraut.

GORSE wird krank

Da Gorse der festen Überzeugung ist, dass ihm in seinem Zustand niemand mehr helfen kann, alle Mühe vergebens sei, ist es für sein Umfeld äußerst schwierig, einen Zugang zu bekommen. Jede weitere Maßnahme scheint zum Scheitern verurteilt, da Gorse sich seiner Erkrankung ergibt und damit sich selbst aufgibt.

Dr. Bach bemerkte, dass viele seiner Gorse-Patienten einen leicht gelblichen Teint und dunkle Linien unterhalb der Augen hatten. Andere wirkten blass und müde.

GORSE hilft, ...

... wenn sich Krankheiten oder Gesundungsphasen lange hinziehen und von Rückschlägen bzw. Stagnation begleitet werden.

... wenn wir herbe Rückschläge hinnehmen mussten und Gefahr laufen, die Welt ausschließlich negativ zu betrachten (z. B. durch andauernde Arbeitslosigkeit).

... wenn wir schwer erkranken und uns von Therapeuten keine gute Prognose diagnostiziert wird.

... wenn viele Therapien fehlgeschlagen sind.

... wenn wir mit Freude und Kraft einen Neuanfang wagen wollen.

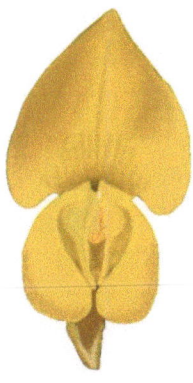

„Wenn wir zu hoffen aufhören, kommt, was wir befürchten, bestimmt."

(Ernst Bloch)

HEATHER
(Heidekraut – Calluna vulgaris)

Gemütszustand:
Schwatzhaftigkeit, Geltungssucht, Mitteilungsbedürfnis, Egozentrik

EMPATHIE & MITGEFÜHL

Heather hat ein enorm gesteigertes Bedürfnis, sich seiner Umwelt mitzuteilen. Dabei macht es keinen Unterschied, ob es um wichtige oder unwichtige Dinge geht, doch meistens sind es Belanglosigkeiten, die förmlich aus Heather herauszuplatzen scheinen und in epischer Breite vorgetragen werden. Oft beginnen seine Sätze mit „Ich".

Heather wird deshalb ständig auf der Suche nach Gesellschaft sein, in deren Mittelpunkt es sich wohl fühlt und die ungeteilte Aufmerksamkeit genießt, fast wie Schauspieler auf einer Bühne. Umgekehrt ist Heather allerdings ein schlechter Zuhörer, weil es fast ausschließlich mit sich selbst beschäftigt ist. Gesprächspartner haben nach einer Unterhaltung mit Heather oft das Gefühl, energetisch ausgesaugt worden zu sein.

Es gibt auch einen passiven Heather-Zustand, in dem die Gedanken nur um einen selbst kreisen und nach innen gerichtet sind, also über die eigene Person gegrübelt wird und ihr auch die gesamte Aufmerksamkeit gilt. Nach außen hin wirkt Heather dann ruhig und introvertiert.

Für Kinder sind ein gesunder Egoismus und ein ordentliches Maß an Aufmerksamkeit essentiell für die individuelle Entwicklung. Heathers Bedürfnis geht weit darüber hinaus:

Es mischt sich auch in die Angelegenheiten der Eltern ungefragt mit ein, redet ohne Punkt und Komma und will partout nicht alleine bleiben. Während Schwangerschaften oder nach Geburt des Geschwisterchens, versucht sich Heather dann kontinuierlich in Szene zu setzen und lässt seine Eltern nicht mehr zur Ruhe kommen, weil es unentwegt ihre Aufmerksamkeit fordert.

HEATHER wird krank

Am Bett von Heather-Patienten ist immer etwas los, oft finden sich kleine Menschentrauben ein, denen Heather dann von seinen meist zahlreichen Beschwerden berichten kann. Auch von den Therapien, Medikamentendosierungen, Anwendungen, Essen, Besuch von eventuellen Zimmernachbarn usw. weiß Heather viel zu berichten. Kein Detail wird dabei außer Acht gelassen. Natürlich bleibt da nicht viel Platz und Zeit für den Besuch, zur Abwechslung etwas von sich zu erzählen. Im passiven Heather-Zustand beobachten und verfolgen wir die Entwicklung unserer Erkrankung äußerst kleinlich und neigen dazu, hypochondrische Züge zu anzunehmen.

HEATHER hilft, ...

... wenn wir anderen Menschen Aufmerksamkeit neiden und selbst im Mittelpunkt stehen möchten.

... wenn Eltern nach einer Trennung um die Gunst der Kinder rivalisieren.

... wenn wir uns mehr auf unsere Krankheitssymptome konzentrieren als auf die Möglichkeiten zur Genesung und hypochondrische Züge zeigen.

... wenn ein Geschwisterchen unterwegs ist.

... wenn wir uns zu guten Zuhörern entwickeln möchten.

... wenn wir ständig die Gesellschaft anderer suchen, weil wir uns unbedingt mitteilen wollen bzw. müssen.

... wenn die meisten unserer Sätze mit „ich" beginnen.

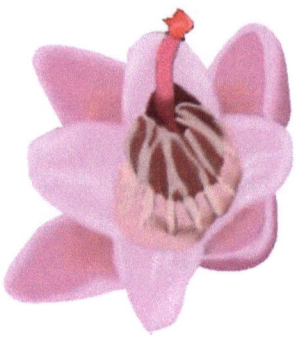

„Das Maul ist wie ein Gaul: Beide haben den Zaum nötig."

(Deustches Sprichwort)

OAK
(Stieleiche – Quercus robur)

Gemütszustand:
Unermüdlichkeit, übertriebenes Pflichtgefühl

PAUSE & REGENERATION

Oak hat ein intensiv ausgeprägtes Pflichtgefühl und ist im alltäglichen Leben gewohnt, hart zu kämpfen, um alle Herausforderungen zu meistern. Was Oak einmal begonnen hat, führt es auch zu Ende, auch wenn es spürt, dass seine Kräfte sich dem Ende entgegen neigen. Aufgeben kommt für Oak einfach nicht in Frage, denn sein Pflichtgefühl und Wille sind stärker. Grundlage dieser Unermüdbarkeit sind seine unerschütterliche Geduld auch in schwierigen Situationen und seine zähe Physis. Gelegentlich übernimmt Oak auch die Aufgaben oder Verantwortung seiner Mitmenschen bzw. Kollegen, wenn es merkt, dass diese nicht so ausdauernd sind. Die Konsequenz: Oak neigt dazu, sich zu überarbeiten, da es keine Rücksicht auf seine körperlichen Reserven nimmt.

Bei Kindern ist der Wesenszug von Oak selten zu beobachten. Aber es gibt natürlich auch Kinder, die ein extremes Pflichtgefühl zeigen und sehr ehrgeizig sind, bei allem, was sie in die Hand nehmen und nicht eher zufrieden sind, bis sie das selbst gesteckte Ziel erreicht haben. Bei den Hausaufgaben lassen sie sich nicht gern helfen und neigen dazu, sich in der Schule und in Vereinen zu viele Aufgaben aufzuerlegen.

OAK wird krank

Oak wird alles ihm Mögliche unternehmen, um wieder gesund zu werden, da es unzufrieden und unglücklich ist, wenn es krankheitsbedingt seinen Pflichten nicht nachkommen kann. Die Zwangspause wird oft als persönliche Niederlage empfunden. Daher wird Oak schon aus purem Selbstzweck den Anweisungen seines Therapeuten folgen, um bald wieder leistungsfähig sein Arbeitspensum bewältigen zu können.

Dr. Bach stellte fest, dass Oak-Patienten häufig während der Ausübung ihrer Pflichten krank wurden.

OAK hilft, ...

... wenn wir uns in einem Übermaß an Pflichten und Aufgaben befinden.

... wenn wir uns im Team immer besonders viel Arbeit aufladen.

... mit Mehrfachbelastungen (Familie, Beruf, Verein, etc.) umzugehen und Pausen bzw. Regenerationsphasen einzuplanen.

... um auch der Freude im Leben Platz zu lassen.

... wenn körperliche Symptome akut während der Arbeitszeit auftreten.

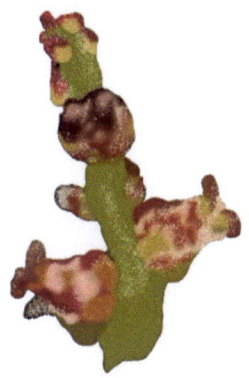

„Unsere Pflichten, das sind die Rechte anderer auf uns."

(Friedrich Nietzsche)

OLIVE
(Olivenbaum - Olea europaea)

Gemütszustand:
Totale Erschöpfung, energetischer Offenbarungseid

ENERGIE & VITALITÄT

Vielleicht ging der Erschöpfung und Müdigkeit von Olive eine Phase des Leidens oder der Anstrengung – sowohl körperlich, als auch psychisch – voraus, jedenfalls hat Olive absolut keine Kraft mehr, irgendetwas zu beginnen. Meist blass und ausgezehrt, befindet sich Olive im Zustand der totalen Erschöpfung und weiß auch nicht, woraus es neue Energie schöpfen soll. Was für andere alltägliche Kleinigkeiten sind, ist für Olive Schwerstarbeit.

Es klingt paradox, doch manchmal ist Olive zu müde, um einschlafen zu können oder schläft unruhig, weshalb ihr Körper mit der Regeneration nicht nachkommt. Einmal in diesen Teufelskreis geraten, ist Olive vor lauter Erschöpfung kaum noch in der Lage, sich an etwas zu erfreuen.

Bei Kindern entsteht der Olive-Zustand ebenfalls durch eine Überforderung der Kraftressourcen. Manche sind z. B. nach einer schweren Erkältung noch länger schlapp, können sich zu nichts wirklich aufraffen. Andere spielen am Wochenende bis in die Nacht Videospiele oder haben einen umfangreichen Terminkalender (z. B. Schule, Hausaufgaben, Nachhilfe, Sportverein, Instrumenten-Unterricht, etc.). Manche Säuglinge quengeln, wenn sie in der Nacht unruhig schlafen, weil sie nicht in der Lage sind, die Tageseindrücke geistig zu verarbeiten.

OLIVE wird krank

Olive ist meist an seiner sehr blassen Hautfarbe zu erkennen, fühlt sich ausgelaugt und erschöpft. Sein Körper besitzt keine Spannkraft mehr. Manchmal fällt es Olive sogar schwer, sich auf den Beinen zu halten, um z. B. zur Toilette zu gehen. Generell wird Olive lieber die waagerechte Position bevorzugen und ist oft auf die Hilfe seines Umfelds angewiesen.

Auch seine Haut wirkt trocken und runzelig, im Extremfall spricht man von der Pergamenthaut, weil sie so ledrig und ausgezehrt erscheint.

OLIVE hilft, ...

... wenn wir nur noch unsere Ruhe haben wollen.

... wenn wir uns in letzter Zeit sehr verausgabt haben und uns müde fühlen.

... wenn wir an Schlafstörungen leiden, weil wir z. B. im Schicht- oder Nachtdienst arbeiten.

... wenn wir für die Herausforderungen des Alltags Kraft tanken wollen.

... als Regenerationsmaßnahme nach körperlichen und geistigen Höchstleistungen.

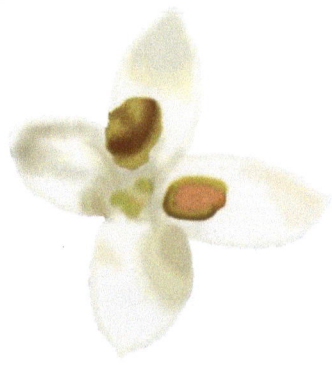

„Nirgends strapaziert sich der Mensch mehr, als bei der Jagd nach Erholung."

(Laurence Sterne)

ROCK WATER
(Wasser aus heilkräftigen Quellen)

Gemütszustand:
Prinzipienreiterei, uneingeschränkte Diszipliniertheit, Perfektionismus, Askese

FLEXIBILITÄT & SPONTANEITÄT

Rock Water geht sehr streng mit sich selbst und anderen um und verfährt nach strikten, unumstößlichen Moralvorstellungen. An diesen Idealen hält Rock Water geradezu verbissen fest und ist bereit, (fast) alles dafür zu opfern.

Rock Water versagt sich prinzipiell die Freuden und Vergnügungen des Lebens, um fanatisch an seiner Selbstvervollkommnung bzw. Perfektionierung zu arbeiten. Oft wird mit dieser disziplinierten Härte ein konkretes Ziel verfolgt, das als vorbildhaft angesehen wird und mit jedem Schritt der Annäherung ein Gefühl der Überlegenheit generiert.

In Unterhaltungen reitet Rock Water häufig auf Prinzipien herum, und das Genießen alltäglicher Freuden fällt ihm äußerst schwer, da Rock Water Angst hat, dass seine Ideale und Prinzipien dadurch für den außenstehenden Betrachter einen geschwächten Eindruck vermitteln könnten.

Der Rock Water-Zustand beginnt bei Kindern meist im Kindergarten oder in der Schule, wo sie beim Bilder malen, bei den Hausaufgaben oder in ihrem Schreibmäppchen die absolute Perfektion in Ordnung und Schönheit anstreben und sehr unzufrieden sind, wenn das hoch gesteckte Ziel nicht erreicht wird. Nie sind sie mit ihren Leistungen zufrieden, wenn es darum geht, eine Sportart, ein Musikinstrument oder andere Fähigkeiten zu erlernen. Diese Verhaltensweise erschwert Rock Water das Knüpfen neuer Kontakte und das Pflegen bzw. Entstehen von Freundschaften.

ROCK WATER

Da sich Rock Water bereits im gesunden Zustand sehr viele Annehmlichkeiten untersagt, um unbedingt gesund zu bleiben, ist ein Krankheitsfall für Rock Water fast schon so etwas wie eine Niederlage. Weiterhin wird es sehr streng mit sich selbst sein und äußerst diszipliniert allen Anweisungen Folge leisten, um schnellst möglich wieder zu funktionieren. Einzige Bedingung: Rock Water muss von der Nützlichkeit überzeugt sein.

Dr. Bach empfahl, dass die Rock Water-Essenz so lange eingenommen werden soll, wie sich der Zustand bessert, erst bei Stagnation sollte dann eine weitere Essenz ergänzt werden.

ROCK WATER hilft, ...

... wenn wir frei von einengenden Vorstellungen, flexibel und lebenslustig werden wollen.

... wenn wir merken, dass wir innerlich und/ oder äußerlich verkrampfen.

... wenn wir gar nicht mehr wissen, was es heißt, zu genießen und wir uns dem Fluss des Lebens anvertrauen wollen.

... wenn uns unser selbst auferlegter Perfektionismus bei der Fertigstellung einer Aufgabe im Weg steht.

... wenn wir immer wieder merken, dass unsere Messlatte zu hoch angesetzt ist.

... wenn wir als Musiker, Tänzer, Sportler, etc. dazu neigen, unseren Körper oder Geist durch ein Übermaß an Disziplin zu überfordern.

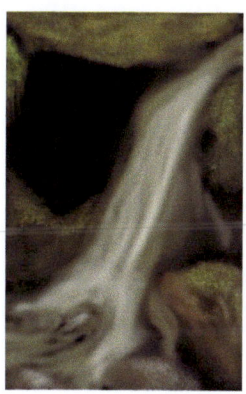

„Manchen Menschen fehlen nur einige Laster, um vollkommen zu sein."

(Madame de Sévigné)

VINE
(Weinrebe - Vitis vinifera)

Gemütszustand:
Rücksichtslosigkeit, Dominanzverhalten, Strenge

RESPEKT

Vine besitzt aufgrund seiner ausgeprägten Selbstsicherheit die Fähigkeit, andere Menschen und Gruppen anzuführen und ist sich seiner Fähigkeiten und Stärken durchaus bewusst. Vine versucht, andere zu überreden, seine Meinung zu übernehmen und sollte das nicht funktionieren, schreckt Vine im äußersten Fall auch nicht vor Sanktionen, Zwangsmaßnahmen oder sogar Gewalt zurück.

Sich unterzuordnen, kommt für Vine absolut nicht in Frage, denn das eigene Handeln in Frage zu stellen oder für ein übergeordnetes Ziel aufzugeben ist diesem ehrgeizigen und von sich überzeugten Zeitgenossen völlig fremd. In einer Gruppe Menschen wird Vine umgehend die Führung anstreben und von seinen „Untergebenen" uneingeschränkten Gehorsam verlangen. Vine reizt das Gefühl der Macht und diese skrupellos ausüben zu können. Macht hat leider die Eigenart, häufig in ein Abhängigkeitsverhältnis zu führen, das einer Sucht nahkommt.

Als Kind ist Vine der Tyrann der Familie und verbreitet in Kindergarten und Schule seinen Schrecken. Immer versucht es, seinen Willen um jeden Preis durchzusetzen und ist häufig in Raufereien verwickelt. Vine bestimmt, was gespielt wird, wo es langgeht und gibt generell den Ton an. Tadel und andere Kritik scheinen Vine völlig unbeeindruckt zu lassen, Respekt gegenüber Eltern und Lehrern ein Fremdwort.

VINE wird krank

Vine ist sehr eigen, auch dann, wenn es krank wird. Selbst geschwächt ist Vine dominant, befehligt Mitmenschen und strahlt eine große Selbstsicherheit aus. Alles muss nach seiner Pfeife tanzen und nach seinen Ansichten ablaufen.

Auch wenn Vine gepflegt wird, wird es den helfenden Menschen noch Anweisungen in barschem Ton erteilen, sich besserwisserisch zeigen oder sie schroff in die Schranken weisen. Außerdem ist Vine nur sehr schwer zufrieden zu stellen.

VINE hilft, ...

... wenn wir uns in einem Ehe- oder Partnerschaftskonflikt befinden.

... wenn andere Menschen uns als skrupellos, rücksichtslos, starrsinnig oder unnachgiebig bezeichnen.

... wenn wir das Gefühl haben, im Konkurrenzkampf zu stehen oder uns behaupten zu müssen.

... wenn wir immer das letzte Wort haben wollen bzw. müssen.

... wenn wir den inneren Drang verspüren, unsere Kräfte messen zu wollen.

... wenn wir mehr Interesse für die Meinungen und Ansichten anderer Menschen entwickeln wollen.

... um andere Menschen mit Respekt und Toleranz zu führen.

... wenn wir uns häufig im Straßenverkehr aufregen.

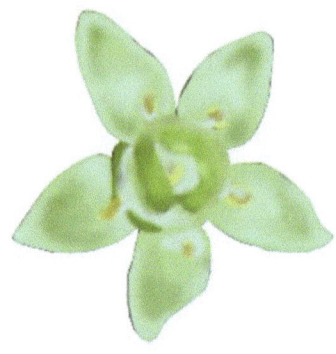

„Wer die Gewalt hat, doch ihr Wirken hemmt, der ist des Himmels Liebling."

(William Shakespeare)

WILD OAT
(Waldtrespe - Bromus ramosus)

Gemütszustand:
Orientierungslosigkeit, unklare Ziele, Verzettelung

ORIENTIERUNG & ZIELFINDUNG

Wild Oat ist getrieben von dem Wunsch, möglichst viele Erfahrungen im Leben zu sammeln, so intensiv wie nur möglich das Leben zu genießen und Großes zu vollbringen. Meist besitzt Wild Oat gleich mehrere Begabungen und möchte am liebsten auch allen nachgehen. Obwohl Wild Oat bei seinen Talenten einen großen Ehrgeiz an den Tag legt, fühlt es sich für keine Tätigkeit wirklich berufen. Leicht auszumalen, dass es Wild Oat deshalb schwerfällt, sich für einen Beruf bzw. ein Studienziel zu entscheiden und es Gefahr läuft, sich unterwegs zu verzetteln.

Dadurch kommt seine persönliche Entwicklung ins Stocken, Unzufriedenheit und Unentschlossenheit nehmen im Lauf der Zeit zu.

Für Kinder ist die Wild Oat-Essenz in allen Situationen der Entscheidungsfindung ein Segen, da es meist schon in der Schulzeit beginnt, dass wir uns für oder gegen die unterschiedlichsten Dinge entscheiden müssen: Studien- und Berufswahl, Ausziehen oder bei den Eltern bleiben, Familie oder Karriere, Arbeitsplatz usw. sind nur eine kleine Auswahl.

WILD OAT wird krank

Dr. Bach beschrieb Wild Oat als eine Essenz, die für jeden Menschen irgendwann erforderlich werden kann, z. B. wenn der Erkrankte selbst nicht mehr weiß, woran er eigentlich ist oder körperliche Symptome so zahlreich sind, dass es selbst für einen erfahrenen Arzt schwierig ist, eine klare Diagnose zu stellen. Auch, wenn eine scheinbar korrekt ausgewählte Essenz keine Besserung verschafft, solle man Wild Oat einsetzen.

Wild Oat spielt sozusagen eine Joker-Rolle innerhalb der Essenzen, wenn man sich unsicher ist oder außerordentlich viele Informationen gefiltert werden müssen und sich keine der anderen Persönlichkeitsstrukturen für die Wahl der Essenz heraus zu kristallisieren scheint.

WILD OAT hilft, ...

... wenn wir schon lange auf der Suche nach einer uns erfüllenden Lebensaufgabe sind, aber nicht genau definieren können, wie diese aussehen soll.

... wenn wir mehrere Interessen verfolgen und uns treiben lassen, deshalb aber nicht in dem Tempo vorwärtskommen, das wir uns eigentlich wünschen.

... wenn wir unsere Talente entdecken und aktiv leben möchten.

... wenn wir von unserer Arbeit gelangweilt sind, weil diese uns geistig oder emotional nicht befriedigt.

... wenn wir uns – z. B. im Coaching – ein klares Ziel stecken wollen.

... wenn wir generell mit der aktuellen Situation unzufrieden sind.

... bei der Wahl von Beruf, Studiengang, Arbeitsplatz, Wohnort, Partner, ...

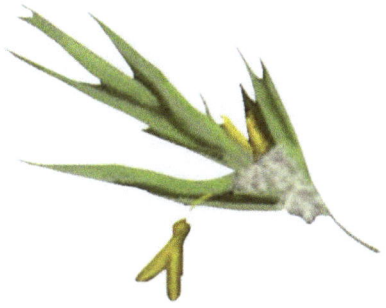

„Kein Wind ist demjenigen günstig, der nicht weiß, wohin er segeln will."

(Michel de Montaigne)

Die Baumessenzen

Die Baumessenzen - 19 Freunde

Die Geschichte der Bäume

Bäume existierten auf dieser Welt bereits, als von unserem menschlichen Bewusstsein noch jede Spur fehlte. Spielt sich die Geschichte der Menschen über die letzten 100.000 bis 200.000 Jahre ab, sind es bei den Bäumen über 300.000.000 Jahre an Evolution, die uns heute auf die unterschiedlichsten Arten und Wachstumsformen blicken lassen. In der Botanik werden Bäume grundlegend als ausdauernde und verholzende Samenpflanzen mit dominierender Sprossachse und sekundärem Dickenwachstum definiert.

Sie haben durch die Sauerstoffsynthese erst die Grundlage für die weitere Entwicklung tierischen und menschlichen Lebens an Land geschaffen und sind zusammen mit den Ozeanen die größten Kohlenstoffsenker unseres Planeten und sorgen für eine ausgeglichene Kohlendioxyd-Bilanz in unserer Erdatmosphäre.

Diese majestätischen Gewächse, die eine Höhe von über 100 Metern erreichen, dienen uns aber noch mit viel mehr:

Sie schenken uns nährende Früchte, liefern Holz als Baustoff für ganze Häuser, Werkzeuge, Möbel und als Brennstoff für kalte Winter. Auch einzelne chemische Bestandteile nutzen wir zur Herstellung von Kautschuk, Zucker, Terpentin, uvm..

Auf der ganzen Welt wurden Bäume in antiken Kulturen verehrt und geschätzt. Sie dienten z. B. als Richtbaum, unter dem Gericht gehalten und Urteile gesprochen wurden. Bis heute setzen wir in der Nacht zum 1. Mai Bäume für eine Angebetete und auf dem zentralen Dorfplatz, um darunter gemeinsam zu feiern. Zum Richtfest, der Feier zur Errichtung eines Hauses, wird ein Baum auf den Dachstuhl aufgesetzt und sicherlich alle von uns sind mit dem Brauch des Weihnachts- oder Christbaums groß geworden, unter dem die lang ersehnten Geschenke drapiert wurden. In einem Stammbaum halten wir unsere eigenen, familiären Wurzeln fest und rufen uns mit ihm unsere Herkunft in den Sinn, gedenken derer, die mit ihren Mühen dafür gesorgt haben, dass wir dieses Leben unser Eigen nennen dürfen.

Auch in Religion und Mythologie hat der Baum eine zentrale Rolle der Symbolik: Kelten und Germanen verehrten die Bäume als heilige Geschöpfe und brachten in Hainen ihren wichtigsten Göttern Opfer das. Der sogenannte Weltenbaum war die zentrale Achse im Kosmos der Druiden und Schamanen und diente als Vorbild für die späteren Säulen in Tempeln. Im Alten Testament ist vom Baum der Erkenntnis von Gut und Böse die Rede und von Feigenblättern, mit denen Adam und Eva ihre Scham bedeckten. Jesus Christus selbst ist in der Nacht vor seiner Kreuzigung im Garten Gethsemane verraten und verhaftet worden, als er unter Olivenbäumen betete.

Anders als die Heiler & Helfer

Dr. Bach war schon während der Suche und Entwicklung der Baumessenzen sehr schnell klargeworden, dass es sich bei den Blüten der Bäume um ein ganz besonderes Potenzial handelt. Er bezeichnete die Wirkkraft als eine höhere Oktave der Schwingung.

Es ist schwer, den Unterschied in Worte zu fassen und ihn jemandem zu erklären, der noch keine Erfahrungen mit den Essenzen gemacht hat. Schauen wir uns aber die einzelnen Prinzipien und Qualitäten der Baumessenzen an, wird deutlich, dass es sich um Gemütszustände handelt, die tiefer in unserer Psyche begründet liegen und sich in den meisten Fällen (unter Umständen als chronischer Heiler- oder Helfer-Zustand) im Verlauf von Jahren entwickelt haben. Der Ursprung kann in der Kindheit und der damit verbundenen Erziehung liegen oder auf Ereignisse zurückzuführen sein, die schon pränatal erfolgt sind.

Es sind Gemütszustände, die ein sehr großes Entwicklungspotenzial für unsere Persönlichkeit bergen, wenn wir sie mit Hilfe der Baumessenzen, Coachings, Psychotherapie und anderen unterstützenden Maßnahmen in Angriff nehmen und gewillt sind, bis zum auf- und erlösenden Moment durchzuhalten.

Die zu entwickelnden Qualitäten stehen in einem engen Zusammenhang mit unserem Dasein als Mensch, Glauben an und Vertrauen in eine große und übergeordnete Schöpfung, in deren Dienst wir unsere persönlichen Begabungen stellen sollen und dafür von einem Mehrwert partizipieren, der uns in Form von Freude und tiefer Erfüllung geschenkt wird. Versuchen wir, uns dagegen zu stellen und auf eigene Faust, ohne Rücksicht auf diese Wechselwirkungen und die Bedürfnisse unserer Mitmenschen, unsere persönlichen Ziele zu verwirklichen, kann es durchaus geschehen, dass unser Organismus uns, mit kleinen Wehwehchen beginnend, auf den richtigen Pfad zurückleiten will. Auch Ereignisse, die uns Kraft, Nerven oder Geld rauben, können eine Folge sein.

Wirkung der Baumessenzen

Lassen wir unseren Blick an einem ausgewachsenen Baum bis zu seiner Krone hoch wandern, wird uns sicherlich ein Gefühl der Demut ereilen. Das Ende der Krone nicht zu erkennen, verweilen wir eine Zeit lang in dieser Haltung und verfallen schon fast in eine meditative Stimmung.

Es sind der Charakter und die Ausstrahlung der Bäume, die uns erden, sobald wir uns in ihrer Nähe aufhalten. Sie sind große und starke Freunde, die uns Schatten an heißen Tagen spenden, uns zum Verweilen an ihrem majestätischen Stamm einladen und Trost spenden, wenn wir ihnen unser Leid klagen und keine Menschen um uns haben wollen. Sind wir verliebt möchten wir dieses erhabene Gefühl in ihre Rinde schnitzen, weil wir auf ihre Ausdauer vertrauen, die unser Kunstwerk für Jahrzehnte, manchmal sogar Jahrhunderte bewahrt und uns immer an diese Zeit der jungen Liebe erinnern wird.

Wie viel Energie muss wohl ein Baum aufbringen, um allen Widrigkeiten wie Unwettern, Frost, Stürmen, Schädlingen, Menschen u. v. m. die Stirn zu bieten und zu solch einer Größe empor zu steigen. All diese Energie findet sich konzentriert in seinen Blüten wieder, die – gemeinsam mit den daraus entstehenden Früchten – sein übergeordnetes Entwicklungsziel darstellen. Schließlich kann er sich nur durch sie vermehren, dient aber unterdessen vielen Lebewesen wie Dachsen, Füchsen, Eichhörnchen, Vögeln und Menschen als Wohnsitz, Nahrungsspender, Ausguck, und guter Freund.

Ähnlich dem Baum sollen auch wir uns ent-wickeln, zu wahrer Größe aufsteigen und einem übergeordneten Zweck zu dienen, indem wir uns selbst treu bleiben, Bedürftige nähren und Freude schenken. Kommt es auf dem Weg zu diesem

Ziel zu Rückschlägen, Enttäuschungen, Phasen der Trauer oder Verzweiflung, helfen uns die Baumessenzen, indem sie Trost spenden und uns zu Unbekümmertheit, Heiterkeit und Neugier führen, wie in unseren Kindertagen, als wir im Herbst in bunten Blättern tobten, auf Ästen so hoch wie möglich geklettert sind oder uns in den rieselnden Blütenregen gestellt haben. Dieses innere Kind gilt es zu pflegen, sein Grundvertrauen in die übergeordnete Fügung zu schützen und weiter zu stärken, um in einer emotional verarmenden Gesellschaft glücklich und zuversichtlich leben zu können.

Der Blick nach oben in die Baumkrone verhilft uns sicherlich auch zum Respekt vor dieser einzigartigen Schöpfung, in der nichts ohne Grund geschieht und alles einem höheren Zweck dient. Ohne Respekt, ohne das Gefühl der Verbundenheit und Zugehörigkeit, wird es schwierig auf unserem Weg der Heilung, denn sie sind die Bedingung für eine positive Entwicklung. Kapseln wir uns ab, trennen wir auch die Verbindung zu der uns versorgenden Lebensenergie, die mit keinem Geld der Welt zu erwerben ist.

Ist es nicht ein wunderbares und erdendes Gefühl, wenn wir uns vergegenwärtigen, dass der Baum und wir selbst einer großartigen Schöpfung entstammen?

ASPEN
(Espe – Populus tremula)

Gemütszustand:
Undefinierbare Ängste, mysteriöse Ahnungen

SENSITIVITÄT & SCHUTZ

Unter der o. g. Sensitivität ist hier eine hochempfindliche Feinfühligkeit gemeint. Eine Feinfühligkeit, die sich durch einen höchst aufmerksamen Sinn auszeichnet für die Dinge, die nicht offensichtlich sind. Dies sind z. B. zukünftige Veränderungen und Ereignisse, Gefühle anderer Menschen, Stimmungen und Atmosphären an bestimmten Orten, etc.

Bezeichnend für den Aspen-Zustand ist die Tatsache, dass die soeben aufgelisteten Empfindungen völlig irrational, ohne greifbaren Grund einen Platz in uns einnehmen. Unser Verstand ist hierdurch völlig überfordert und reagiert mit den typischen Symptomen der Furcht wie Kälteschauer, Zittern, Schockstarre, vorsichtiges Umherblicken usw. Nicht umsonst hat sich im Volksmund das geflügelte Wort „zittern wie Espenlaub" etabliert, das Bezug nimmt auf die Blätter der Espe, die sich sogar bei Windstille bewegen und leise Geräusche von sich geben.

Auf Grund der Unerklärbarkeit für unser Bewusstsein treiben uns diese ominösen Empfindungen und dunklen Vorahnungen häufig in esoterische, mystische oder okkulte Kreise, da wir uns dort mit Gleichgesinnten austauschen können und den Schutz der Gruppe nutzen. Solche tief verwurzelten Urängste sind schließlich in der Sicherheit, die eine Gruppe vermittelt, leichter zu ertragen. Aus diesem Grund möchten Aspen-Kinder häufig, dass jemand in ihrer Nähe ist, bevor sie einschlafen oder mindestens ein kleines Licht eingeschaltet bleibt. Auch Schlafwandeln, Albträume und selektives Fremdeln bei Säuglingen und Kleinkindern fallen hierunter. Zeitweise kann unsere Furcht im Aspen-Zustand so intensiv sein, dass wir evtl. unter einer Art Verfolgungswahn leiden, wenn wir etwa hinter einer Tür die Anwesenheit einer Person vermuten oder Stimmen zu hören glauben, obwohl wir wissen, dass wir allein sind.

ASPEN - Potenzial

Die Essenz der Espe - auch Zitterpappel genannt - eröffnet uns die Möglichkeit, einen kognitiven (bewussten) Zugang zu unserer Sensitivität zu erlangen und diese für uns und andere Menschen nutzbar zu machen. So kann unsere Intuition z. B. ein nützlicher Helfer sein, wenn wir bereits ahnen, dass eine bestimmte Straße ungünstig für uns werden kann und wir im Nachhinein (nachdem wir eine alternative Route gewählt haben) erfahren, dass dort ein schwerer Unfall stattgefunden hat.

Wir lassen mit Aspen einen individuellen Entwicklungsprozess zu, der zur Bildung und Stärkung unserer Persönlichkeit verhilft. Wir lernen, unsere Ahnungen als Geschenk und Gabe anzunehmen und verlieren die ursprüngliche Angst vor ihnen. Denn mit dem Bewusstwerden der Zusammenhänge verlieren die Ahnungen ihr mysteriöses Gewand und eröffnen ganz neue Möglichkeiten, v. a. in Heil-, Pflege- und Rettungsberufen, in denen Empathie und Instinkt täglich von Nutzen sein und Leben retten können.

ASPEN hilft, ...

... wenn uns irrationale Ängste plagen und durch unseren Alltag begleiten, wie z. B. Angst vor schweren Unfällen, vor unheilbaren Erkrankungen, vor Heimsuchungen und Flüchen, ...

... wenn wir befürchten, dass uns Erkrankungen, die kürzlich in unserem Bekannten-, Freundes- oder Familienkreis vorgefallen sind, heimsuchen könnten.

... wenn wir durch unsere empfindsame Natur sehr stark auf äußere Reize wie Licht, Geräusche, Kälte, etc. reagieren und uns diesen am liebsten entziehen.

... wenn wir uns so gut in unsere Mitmenschen hineinversetzen können, dass wir deren Gefühle bzw. Schmerzen internalisieren und uns selbst am Ende krank und geschwächt fühlen.

... wenn wir uns am liebsten ein „dickes Fell" zulegen würden, um nicht so empfänglich für die Außenwelt zu sein.

... wenn wir schlafwandeln, mondsüchtig sind oder häufig im Schlaf sprechen.

... wenn Bilder aus Filmen, Büchern oder der Realität uns weiterverfolgen und evtl. zu Horrorvisionen werden.

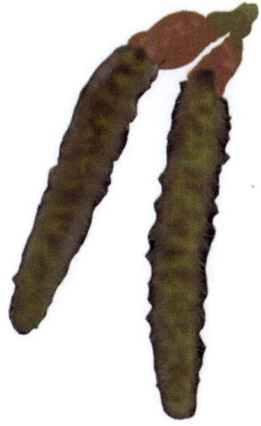

„Überall geht ein früheres Ahnen dem späteren Wissen voraus."

(Alexander von Humboldt)

BEECH
(Rotbuche – Fagus sylvatica)

Gemütszustand:
Intoleranz, Kritiksucht, Engstirnigkeit

TOLERANZ

Im Beech-Zustand versuchen wir stets, unsere Arbeit absolut fehlerfrei zu verrichten und sind sehr akribisch in unserem Denken, Handeln und Sprechen. Wir sind personifizierte Detektoren für Fehler, v. a. Anderer, denn wir sind überzeugt davon, dass uns niemals ein solcher unterlaufen würde. Mit dieser Einstellung treten wir dann unseren Mitmenschen gegenüber und vergessen nur allzu leicht die Subjektivität, die im Auge des Betrachters liegt. Wir übergehen alternative Sichtweisen ganz einfach und finden Freude daran, Fehler von anderen Personen aufzudecken und scheuen auch nicht die Konfrontation, um auf unserer Meinung zu beharren. Im extremen Fall führt diese Haltung bis zum Zynismus und zur Schadenfreude, wenn z. B. unserem Nachbar ein Missgeschick oder etwas Unangenehmes widerfährt.

Wir laufen unentwegt mit einem imaginär erhobenen Zeigefinger durch die Welt und bringen es mit unserem messerscharfen Verstand sogar fertig, die romantische Stimmung eines Candlelight-Dinners mit unserer Nörgelei vollkommen zu zerstören. Schließlich hat Beech noch immer ein Haar in der Suppe gefunden!

Schaut man einmal genauer hin, so hat es den Anschein, als wollten wir geradezu von uns ablenken, damit niemand auch nur auf den Gedanken kommt, uns zu kritisieren oder in Frage zu stellen. Trotz unseres ausgeprägten und oft geschulten Intellekts - oder vielleicht gerade deswegen - lassen wir uns leicht zu Vorurteilen gegenüber Andersartigem (Essen, Kultur, Beruf, Hautfarbe, ...) hinreißen.

Im Kindesalter wirken wir im Beech-Zustand mit unserer Besserwisserei überheblich und altklug auf Mitschüler und müssen uns dies nicht selten vorwerfen lassen. Dabei meinen wir es doch nur gut, wenn wir uns in Gespräche und Angelegenheiten einmischen, um unsere Wahrheiten zu verkünden und jeden von unserem „Wissen" partizipieren zu lassen.

BEECH - Potenzial

Die Beech-Essenz schafft es, unseren Intellekt wieder zugänglich für die leisen Signale unserer Emotio zu machen, die wir sonst allzu gern überhören oder vielleicht schon gar nicht mehr wahrnehmen. Schließlich sind Gefühle nicht einfach an harten Fakten oder Parametern zu messen, sondern verlangen nach Vertrauen in uns selbst und nach Mut, um sich einem Gefühl öffnen, ihm nachgeben und folgen zu können. So, wie die starken Wurzeln einer Buche erdet uns Beech und schenkt uns die Einsicht, dass doch gerade in der Vielfalt unserer Schöpfung ihr Reichtum und ihre Einzigartigkeit bestehen. Es sind die Gegensätze, sie sich in der Physik anziehen und sich im menschlichen Zusammenwirken bis hin zur Perfektion ergänzen können.

Beech verschafft unserem viel beschäftigten und Ordnung liebenden Verstand eine wohlverdiente Pause und wird bei gegebenem Anlass wie von selbst das Steuer wieder an ihn übergeben, wenn es darum geht, analytisch und strukturiert zu arbeiten.

BEECH hilft, ...

... bei jeglicher Art von Vorurteilen, z. B. gegenüber unseren Kollegen, Mitschülern, Verwandten, etc.

... wenn wir uns bei einem Projekt in Detailsucht verzetteln und wieder einen Überblick über das große Ganze benötigen.

... während einer Paartherapie, um analytisch, unvoreingenommen und gemeinsam die Ursachen und mögliche Lösungswege zu erörtern.

... wenn wir von unseren Mitmenschen als Besserwisser, Nörgler, Pedanten usw. bezeichnet werden.

... wenn wir lernen wollen, mit Kritik (besser) umgehen zu können und uns damit neuen Perspektiven öffnen möchten.

... wenn wir in leitenden Positionen milde und gütige Urteile treffen möchten, um unser Team produktiv und motivierend auf Verbesserungsmöglichkeiten hinzuweisen.

... wenn ein Übermaß an geistiger Leistung uns nicht gut bekommen ist, lüftet Beech (evtl. mit einem Spaziergang unter Buchen) unser „Oberstübchen" und sorgt für geistige Frische.

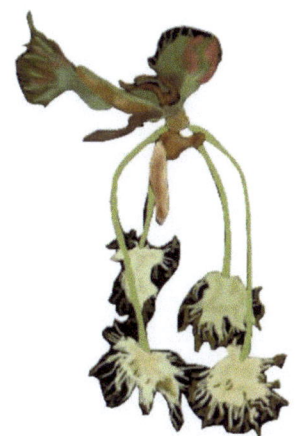

„Es ist jedem heilsam, sich auch einmal als Karikatur sehen zu können."

(Karl Ferdinand Gutzkow)

CHERRY PLUM
(Kirschpflaume – Prunus cerasifera)

Gemütszustand:
Verlust der Beherrschung, emotionale Explosionsgefahr

ENTSPANNUNG & GELASSENHEIT

Von den Betroffenen wird der Cherry Plum-Zustand unterschiedlich beschrieben: Manche haben das Gefühl, innerlich kurz vor dem explodieren zu stehen, andere sprechen von einem extrem intensiven Gefühl des Getriebenseins und wieder andere sind so angespannt, dass sie Angst davor haben, sich selbst oder ihren Mitmenschen ein Leid anzutun. Letztere sind manchmal so verzweifelt, dass sie keinen anderen Ausweg sehen, als sich selbst durch Suizid von ihrer permanenten Qual zu erlösen.

Der Ursprung solch großen Leides ist häufig in einer Ansammlung von Emotionen zu finden, die mit aller Mühe und großem Kraftaufwand hinter einer scheinbar unbewegten Fassade gebändigt werden müssen, um Außenstehenden den Einblick in diese tobende und rasende Gefühlswelt zu verwehren.

Solch ein Druck kann an sehr unterschiedlichen Orten und auch diversen Situationen des täglichen Lebens aufgebaut werden: In Partnerschaften fressen wir negative Gefühle in uns hinein, um unseren Gegenüber nicht zu verletzen oder gar die Beziehung aufs Spiel zu setzen. Am Arbeitsplatz können extremer Zeitdruck, z. B. in der Akkordproduktion, eventuell gekoppelt mit einem autoritären Vorgesetzten, zu einer geistigen und emotionalen Überforderung führen, denn schließlich wollen wir nicht unsere Meinung offen kundtun, wenn wir damit den Verlust unseres Einkommens befürchten.

Wird ein solcher Zustand chronisch, wachsen Menge und Intensität der unterdrückten Gefühle, Kurzschlusshandlungen, cholerische Ausbrüche oder die sogenannte „ausgerutschte Hand" können die Folge sein. Dann sind unsere extremen Gefühlswelten für unseren Verstand nicht mehr strukturiert zu verarbeiten und die emotionale Eruption nimmt ihren unaufhaltbaren Lauf. Der Vergleich mit einem elektronischen Sicherungskasten liegt nah, in dem die Hauptsicherung plötzlich und unerwartet durch eine kleine Ladungsspitze rausfliegt. „Bei dem sind plötzlich alle Sicherungen rausgeflogen!" ist dann oft von Beobachtern zu hören.

CHERRY PLUM - Potenzial

Durch die Einnahme von Cherry Plum erfahren wir vielleicht zum ersten Mal in unserem Leben eine Erleichterung von unserer extremen, emotionalen Anspannung und dem über lange Zeit angestauten Druck. Als würden wir nach einem langen Tauchgang wieder den Kopf an die Wasseroberfläche bringen, schaffen wir es, befreit durch zu atmen und eine ordentliche Portion Sauerstoff bis in die letzten Winkel unseres Körpers zu befördern. Endlich wird es uns möglich, unsere Gefühle bewusst wahr zu nehmen, statt von ihnen beherrscht zu werden, und Situationen, Menschen, Verhaltensweisen können mit der notwendigen Distanz betrachtet werden, ohne uns beim geringsten Anlass wie das bekannte Maskottchen eines Zigarettenherstellers an die Decke gehen zu lassen.

Die empfundene Ausweglosigkeit weicht einem konzentrierten Fokus auf alternative Möglichkeiten, Wege und Lösungen, wodurch der Drang, mit dem Kopf durch die Wand zu müssen, verfliegt. Oft wird dieses Erlebnis mit einem Vorhang oder Schleier verglichen, der durch die Einnahme der Essenz wie mit Zauberhand gelüftet wird und ungeahnte Möglichkeiten zum Vorschein bringt.

CHERRY PLUM hilft, ...

... wenn wir häufig durch unser (mitunter aggressives) Verhalten auffällig werden und Gefahr laufen, Abmahnungen oder Kündigungen zu provozieren.

... wenn wir das Gefühl haben, unsere Gefühle unter Kontrolle haben zu müssen, damit niemand in uns hineinschauen kann.

... wenn sich in unserer Partnerschaft, im Beruf, in der Schule und anderswo ein unausweichlicher Druck immer weiter aufbaut und wir verzweifelt einen Ausweg suchen.

... wenn wir mit dem Gedanken spielen, uns das Leben zu nehmen.

... wenn wir Angst haben, den Verstand zu verlieren.

... wenn unsere Träume von Gewalt und Aggressionen handeln.

... wenn wir auf eine wichtige Entscheidung (z. B. eine Diagnose) warten müssen und es kaum noch aushalten können.

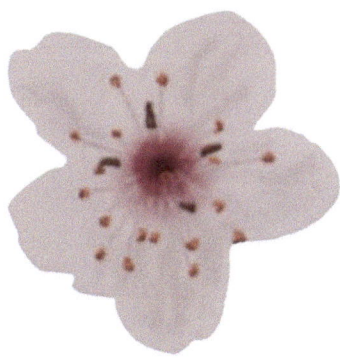

„Einen Wahn verlieren macht weiser, als eine Wahrheit finden."

(Ludwig Börne)

CHESTNUT BUD

(Knospe der Rosskastanie – Aesculus hippocastanum)

Gemütszustand:
Wiederholung von Fehlern, Gedächtnisschwäche, Oberflächlichkeit

KONZENTRATION & LERNERFAHRUNG

Sprechen wir über die Essenz von Chestnut Bud, so muss uns sofort klarwerden, dass es sich hierbei um DIE Lernessenz handelt! Was, wann, wo, wie, mit wem oder für welches Ziel wir lernen, spielt dabei keine Rolle. In jedem Fall vermittelt uns Chestnut Bud die essentielle Aufmerksamkeit und Konzentration auf und für das Wesentliche und die tieferen Zusammenhänge.

Bereits im Kindesalter kann es geschehen, dass wir uns beim Erreichen eines Ziels verzetteln und den zweiten oder dritten Schritt vor dem Ersten machen. Während wir die gedankliche Ziellinie schon längst durchschritten haben und uns vorstellen, wie wir ein(e) berühmte(r) Musiker oder Sportler(in) werden, vergessen wir, dass auf unserem Weg dorthin viele kleine Etappen liegen wie z. B. intensives Training und auch Hingabe. Später planen wir eventuell schon den Umzug, bevor wir den Vertrag für den neuen Arbeitsplatz unterschrieben haben oder bauen Luftschlösser, obwohl der Lottogewinn noch auf sich warten lässt.

Dies ist wahrscheinlich auch der Grund, warum wir im Chestnut Bud-Zustand viele Dinge anfangen, aber nur selten zum Abschluss bringen oder bis zum Ende verfolgen. Wir schaffen es nicht, unsere Erfahrungen zu verarbeiten und uns eigen zu machen, sondern verdrängen sie lieber, um uns nicht mit ihnen auseinander setzen zu müssen. Auf der körperlichen Ebene kann sich Chestnut Bud z. B. in ständig wiederkehrenden Erkrankungen manifestieren.

CHESTNUT BUD - Potenzial

Ziel ins Auge fassen, strukturiertes Voranschreiten und konsequente Hingabe: Dies sind die Eigenschaften und Potenziale, die wir dank der Knospe der Rosskastanie entwickeln, um unsere – vorerst nur imaginär existierenden – Ziele zu erreichen und uns unterwegs dorthin nicht durch Unaufmerksamkeit zu verzetteln.

Die Chestnut Bud-Essenz steigert unsere geistige Aufnahmefähigkeit und bündelt unseren Fokus. Uns wird bewusst, dass jeder Wunsch ein gewisses Maß an Vorarbeit und Hingabe erfordert. Die dafür erforderliche Zeit nehmen wir uns folglich im Bewusstsein, dass selten ein Meister vom Himmel gefallen ist und die Erfahrungen entlang unseres Weges mindestens genauso wichtig sind, wie das Ziel selbst und der Entwicklung unserer Persönlichkeit unabdingbar sind. So können wir uns auch immer wieder neu aufstellen und reflektieren, ob wir unseren Wunsch eventuell ein wenig modifizieren wollen.

In Schule und Studium ist Chestnut Bud die Essenz, die uns täglich begleiten sollte, damit wir unser gesamtes Potenzial, geistig, emotional, psychisch und menschlich nutzen und ausbauen können, ganz wie die Knospe der Rosskastanie, die unter ihren Schutzblättern den ganzen Winter lang darauf wartet, bis der richtige Zeitpunkt gekommen ist, um sich zu voller Pracht zu entfalten.

CHESTNUT BUD hilft, ...

... unsere Energie gezielt und effektiv auf unsere Ziele zu richten und uns damit zum gewünschten Erfolg zu verhelfen.

... bei Lernschwierigkeiten in Schule, Studium und Beruf.

... unsere Aufmerksamkeit auf das Wesentliche zu konzentrieren.

... bei jeglicher Art von (Psycho-)Therapie und Coaching.

... wenn uns immer wieder Oberflächlichkeit und/ oder Interessenlosigkeit vorgeworfen wird.

... Ausdauer zu bewahren, wenn wir einen längeren Weg mit mehreren Etappen vor uns haben und in der Vergangenheit schon einmal gescheitert sind.

... wenn wir uns in neuen Situationen zurechtfinden und neue Arbeitstechniken, Kollegen, Maschinen, etc. kennen lernen wollen.

... wenn wir bemerken, dass unser Gedächtnis nachlässt oder überfordert ist.

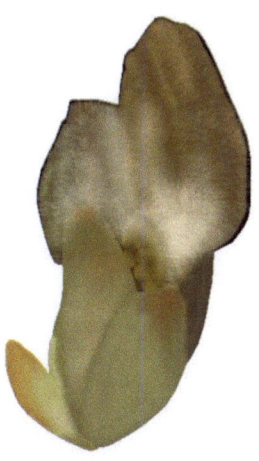

„*Lernen ist wir rudern gegen den Strom. Hört man damit auf, treibt man zurück.*"

(Laozi)

CRAB APPLE
(Holzapfel – Malus pumila)

Gemütszustand:
Übertriebener Ordnungssinn, zwanghafter Reinlichkeitsdrang

REINHEIT & REINIGUNG

Gibt es nicht bei jedem von uns die ein oder andere Ecke in der Wohnung oder im Haus, mit der er bzw. sie nicht zufrieden ist? Eine dieser Ecken, in denen der „Unrat" zusammengekehrt oder nicht benötigte Dinge gelagert werden, weil wir momentan nichts damit anzufangen wissen?

Hat nicht ein jeder von uns etwas an seinem Körper auszusetzen, etwas, mit dem er bzw. sie nicht zufrieden ist? Ein Speckpölsterchen, eine Falte, eine zu große oder krumme Nase, unschöne Füße?

Diese Liste könnte beliebig weitergeführt werden, denn kaum jemand ist vollkommen zufrieden mit seiner serienmäßigen Ausstattung. Für die Situationen und Phasen unseres Lebens, in denen solche Gefühle der Abneigung Überhand nehmen, gibt es Crab Apple. Aber auch für den übertriebenen Ordnungs- und Reinigungssinn jener, die im Außen eine hygienische Perfektion schaffen wollen und sich nur an die Öffentlichkeit wagen, wenn Sie wie aus dem Ei gepellt gekleidet und geschminkt sind. Auch akribisch gepflegte Vorgärten und durch Politur glänzende Kraftfahrzeuge gehören hierzu.

Im Crab Apple-Zustand ist es tatsächlich möglich, dass wir uns vor uns selbst ekeln, wenn wir z. B. einen Lippenherpes oder Hauterkrankungen mit florierenden Ekzemen entwickeln. Wir verstecken diese dann nach allen Regeln der Kunst, damit niemand sie sieht. Überhaupt sind unsere Sinne sehr sensibel, was üble Gerüche, Geschmäcker oder taktile Empfindungen angeht und reagieren überaus empfindlich, wenn sie mit solchen konfrontiert werden.

Crab Apple ist die Essenz der Reinigung und und kann deshalb entweder allein oder zur Unterstützung jeglicher Art von Ausleitung dienen.

CRAB APPLE - Potenzial

Durch die Einnahme von Crab Apple schaffen wir es, unsere Pedanterie zu zügeln und unseren Tagesablauf nicht mehr der Sorge um Reinlichkeit zu unterjochen. Wir sehen ein, dass es diese Art der von uns angestrebten Perfektion gar nicht geben kann und das der Wechsel zwischen Reinigung und Benutzung ein ewiger Kreislauf ist. Wir pendeln uns ein zwischen einem gesunden Maß an Ordnung, Struktur und Sauberkeit und einer nonchalanten Lebendigkeit, die auch mal ein paar Abdrücke von Hundepfötchen im Wohnzimmer oder einen noch mit etwas Gras und Erde behafteten Fußball im Flur toleriert. Wir stellen unser Wohlbefinden und die Liebe zu unserer Familie und Freunden nicht mehr über die vermeintliche Perfektion der materiellen Welt. Wir bekommen ein Gespür für die Situationen, in denen es von Vorteil ist, fünfe einmal gerade sein zu lassen. Auch können wir mit den abweichenden Vorstellungen von Sauberkeit unserer Mitmenschen besser umgehen und begreifen, dass „sauber" und

„schmutzig" subjektive Empfindungen sind, die nicht nach einem einheitlichen Maß gemessen werden können.

Oft liegt unserem extremen Wunsch nach Reinlichkeit eine streng und autoritär dominierte Kindheit oder ein traumatisches Erlebnis zugrunde, die sich in unser Unbewusstes eingraviert haben und eines sanften „Resets" bedürfen.

CRAB APPLE hilft, ...

... z. B. bei der Zahnsanierung, nach Narkosen und Operationen, während einer Darmsanierung und nach Einnahme von Antibiotika, im Verlauf von chronischen Erkrankungen und bei täglicher Einnahme von Medikamenten.

... bei beruflichem Umgang mit Giftstoffen, z. B. in der Galvanik, in Zahntechnik & Zahnheilkunde, als Maler und Lackierer, usw.

... bei Zwängen jeglicher Art.

... um uns so akzeptieren zu können, wie wir geschaffen wurden.

... wenn es wieder einmal Zeit für einen Frühjahrsputz oder eine Entrümpelungsaktion wird.

... wenn das Thema Sexualität bei uns ein Unbehagen oder Gefühl der Beschmutzung hervorruft.

... wenn wir uns häufig vor Gerüchen, bestimmtem Essen, Empfindungen, Gedanken o. ä. ekeln.

... wenn wir Angst haben uns bei unseren Mitmenschen anzustecken.

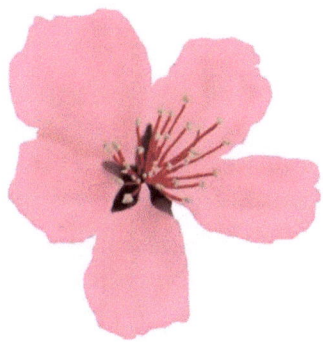

„Lieber Staub aufwirbeln, als Staub ansetzen."

(Hubert Burda)

ELM
(Englische Ulme – Ulmus procera)

Gemütszustand:
Plötzliches Überforderungsgefühl, kurzfristiger Erschöpfungszustand, Sinnkrise

VERANTWORTUNGSBEREITSCHAFT

Situationen, in denen uns Elm helfen kann, entstehen plötzlich und ohne erkennbaren Grund. Fühlten wir uns bis gerade eben (oder bis vor dem Schlafengehen) noch völlig vital und im Besitz unserer Kräfte, haben wir auf einmal das Gefühl, der ganzen Verantwortung nicht mehr gewachsen zu sein oder zweifeln am Sinn unseres ganzen Tuns. Die Aufgaben und Tätigkeiten, die wir uns selbst vorgenommen haben, scheinen plötzlich unüberwindbar und viel zu mächtig. Eine Versagensangst schleicht sich langsam bei uns ein. Manche sprechen von einem tiefen Loch in das sie geistig und emotional fallen, möchten sich am liebsten komplett zurückziehen und warten, bis diese Phase wieder vorbei ist.

Im sogenannten Prodromalstadium, also der Zeit, die diesem Zustand vorausgeht, merken wir noch nichts davon: Wir planen und organisieren eifrig unsere Vorhaben, seien es Geburtstagsfeiern, Prüfungsvorbereitungen, berufliche Projekte, Umzüge, Geburten usw. und sind uns gar nicht darüber bewusst, dass unser geistiger Tatendrang unsere körperlichen Kräfte und Möglichkeiten weit überschreitet. Dadurch geraten wir schnell unter Termindruck, vor allem, wenn dann noch etwas Unvorhergesehenes geschieht.

Wer kennt nicht den Zeitdruck vor einer wichtigen Prüfung, wenn wir zu spät mit dem Lernen angefangen oder ein relevantes Thema vergessen haben? Oder Mütter, die nach der Geburt ihres so lang ersehnten Kindes auf einmal völlig überfordert sind mit der neuen Situation und daran völlig zu verzweifeln drohen, weil sie sich der Verantwortung nicht gewachsen fühlen? Auch die kaltschnäuzigsten Unternehmer machen im Lauf ihrer Karriere sicherlich einmal die Bekanntschaft mit dem Elm-Zustand, wenn sie in die roten Zahlen abrutschen, Verbindlichkeiten nicht mehr bedienen können und sich dem Druck, ihren Mitarbeitern kein Gehalt mehr auszahlen zu können, nicht mehr gewachsen sehen.

Während solcher Phasen ist unser Urteilsvermögen so sehr getrübt, dass wir meist nicht auf die Idee kommen, Aufgaben zu delegieren bzw. nahestehende Menschen um Hilfe zu bitten, um mit gemeinsamen Kräften das Schiff sicher in den Hafen zu bringen.

ELM - Potenzial

Die Elm-Essenz schenkt uns mentale Souveränität, um Wünsche, Ziele und Träume wohl strukturiert zu planen und lehrt uns, zu gegebenem Zeitpunkt Aufgaben zu delegieren und Hilfe in Anspruch zu nehmen. Gemeinsam erreichen wir schließlich entspannter unser Ziel und haben etwas, das uns über die Sache hinaus verbindet. Außerdem lehrt uns Elm, Prioritäten zu setzen, um kontinuierlich an unserem Vorhaben zu arbeiten und voran zu kommen, ohne es aus den Augen zu verlieren.

Haben wir unseren Terminkalender wieder einmal zu vollgepackt und die unvorhersehbaren Dinge des Lebens nicht berücksichtigt, die meistens dazwischenkommen, wenn es sowieso schon nicht rund läuft, sorgt Elm dafür, dass wir nicht den Überblick verlieren und gelassen die Aufgaben unserer To-do-Liste abarbeiten. Prophylaktisch kann uns Elm auch daran erinnern, ein kleines Zeitpolster mit in unsere Planung einzubeziehen.

Vielleicht kommt uns auch die völlig verruchte Idee, unsere Gedanken kurzfristig auf etwas völlig anderes zu richten, z. B. einen kurzen Spaziergang an der frischen Luft oder ein paar Takte auf dem leicht verstaubten Musikinstrument zu spielen, das schon länger unbenutzt in der Ecke steht.

Nach solch einem Intermezzo lässt es sich meist doppelt so effektiv mit geklärtem Geist weiterarbeiten.

Wie auch immer wir verfahren: Durch Elm behalten wir die Freude daran, unser Ziel zu verfolgen und halten unseren einmal erfolgreich eingeschlagenen Kurs bei.

ELM hilft, ...

... wenn uns die Kraft und der Mut fehlen, eine (uns übertragene) Verantwortung zu bewältigen und gelassen damit umzugehen.

... wenn uns bei alltäglichen Tätigkeiten plötzlich das Gefühl der Überforderung überkommt und sich eventuell sogar Fehler einschleichen, die wir sonst niemals machen würden.

... wenn wir kurz vor oder mitten in einer Midlife-Crisis stecken und unsere Werte und Ziele aus den Augen zu verlieren scheinen.

... wenn uns plötzlich der Mut verlässt, obwohl wir doch immer unsere Aufgaben mit Gewissenhaftigkeit und Bravur lösen.

... um vor wichtigen Terminen oder Prüfungen einen kühlen Kopf zu bewahren, rechtzeitig mit den Vorbereitungen zu beginnen und einen Zeitpuffer in die Planung zu integrieren.

... während einer Schwangerschaft, v. a. unmittelbar vor und nach der Niederkunft schenkt Elm Zuversicht und Mut für den kräftezehrenden Vorgang der Geburt und die kommende Verantwortung als Eltern.

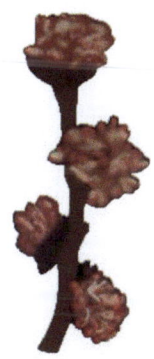

„Beginne mit dem Notwendigen, dann tue das Mögliche – und plötzlich wirst du das Unmögliche tun."

(Franz von Assisi)

HOLLY
(Europäische Stechpalme – Ilex aquifolium)

Gemütszustand:
Eifersucht, Neid, Missgunst, Hass

LIEBE

Klingen die oben genannten Prinzipien auch noch so negativ, niemand von uns kann sich wohl frei davon sprechen, mindestens einen dieser Gemütszustände durchgemacht zu haben. Wer ist nicht morgens schon einmal mit dem falschen Bein aufgestanden und hat diese Übellaunigkeit seine Familie, Kollegen oder Freunde spüren lassen? Wer hat sich nicht schon einmal dabei erwischt, dass er seinem Kollegen oder Nachbar etwas geneidet hat, vor allem wenn jener sich noch nicht einmal anstrengen muss dafür?

Familienstreitereien sind ein typisches Beispiel für Holly-Situationen: Blutfehden finden auch heute noch statt, gerade dann, wenn es um ein großes Erbe, die Pflegevormundschaft oder ein Sorgerecht geht. In der Welt der Märchen hat die Holly-Energie eine Verkörperung in Schneewittchens Stiefmutter gefunden, die nach dem Leben eines Kindes trachtet, weil es schöner und beliebter ist, als sie selbst.

Werden wir emotional verletzt, bauen wir gegebenenfalls eine schützende Mauer um uns, die oft aus Zorn, Aggressionen und giftigen Bemerkungen besteht, um nicht weitere Verletzungen zu riskieren. An der Wirksamkeit dieser Methode besteht kein Zweifel, denn wer möchte sich schon freiwillig mit einem übel gelaunten und mürrischen Zeitgenossen unterhalten?!

Die Gesichter der Menschen in der Straßenbahn, auf dem Wochenmarkt, in Geschäften usw. spiegeln nicht gerade unseren heutigen Wohlstand wider, im Gegenteil: der Überfluss an materiellen Besitzgütern, Lebensmitteln und Freizeit scheint uns missgünstig unseren Mitmenschen gegenüber zu stimmen. Man bekommt leicht den Eindruck, dass niemand dem anderen etwas gönnt.

Wird ein Geschwisterchen geboren oder steht eine Trennung in der Partnerschaft bevor, machen uns der Neid auf das Neugeborene oder die Eifersucht auf mögliche neue Partner argwöhnisch und rufen Misstrauen hervor, dass bis zu perfiden Intrigen führen kann.

Wie weit wir Menschen uns auch entwickeln werden: Das Gras auf der anderen Seite des Zauns und das Schäufelchen unseres Gegenübers im Sandkasten werden wohl nie ihren Reiz verlieren.

HOLLY - Potenzial

Nicht umsonst werden gerade zur Weihnachtszeit Gestecke, Kränze, Türschmuck u. ä. mit den Zweigen der Stechpalme verziert. Mögen wir auch noch so sehr im Streit mit jemand liegen, sehnen wir uns in dieser besonderen Zeit des Jahres nach Versöhnung, Nähe und Geborgenheit.

Die Holly-Essenz nimmt es mit unserem harten und abweisenden Schutzpanzer auf und schickt einen hellen Sonnenstrahl durch unseren mit Wolken verhangenen Himmel und vertreibt, wie ein kräftiger Sturm an der Küste, bei längerer Einnahme auch die letzten Gewitterwolken, damit wir das strahlende Blau des Himmels erblicken. Schließlich war die Sonne niemals verschwunden, lediglich verdeckt. So, wie die Nacht nur die Abwesenheit von Licht bedeutet, so sind Hass, Neid und Eifersucht keine aktiv herbei geführten Emotionen, sondern nur durch die vorübergehende Abwesenheit der Liebe entstanden. Holly hält uns den Spiegel vor und gewährt tiefe Einsicht in unser Gefühlsleben. Es verdeutlicht uns, dass die Eigenschaften, die wir an unserem Gegenüber hassen oder neiden, Themen und Konflikte unserer eigenen Lebensgeschichte aufzeigen. Sind wir dank Holly mit uns im Reinen, können wir dieses Verhalten bei anderen Menschen entspannt belächeln.

HOLLY hilft, ...

... wenn uns Hass, Neid, Ärger, Missgunst, Aggressionen, Eifersucht und andere negative Gefühle begleiten.

... wenn wir in einem (Familien-)Streit den ersten Schritt machen wollen, um die tiefen Bande wieder zu spüren, die uns verbinden.

... wenn wir uns nach einer Kränkung zurückziehen und andere durch giftige Beleidigungen oder eine aggressive Haltung auf Distanz halten wollen.

... wenn wir rasen vor Eifersucht oder misstrauisch werden, weil man uns (evtl. mehrmals) hintergangen hat.

… um uns während Konflikten in der Partnerschaft mit Liebe und Respekt gegenüber zu treten und das jeweils Gute im Andern zu sehen.

… um in Streitereien mit dem Nachbar, den Kollegen, den Mitschülern etc. die Achtung zu wahren, sich auf die Fakten zu beschränken und eine gemeinsame Lösung zu finden.

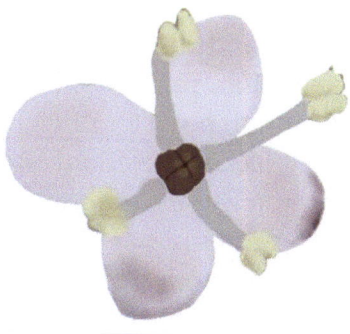

„Der Neid ist die aufrichtigste Form der Anerkennung."

(Wilhelm Busch)

HONEYSUCKLE
(Geißblatt – Lonicera caprifolium)

Gemütszustand:
Fixierung auf die Vergangenheit

VERGANGENHEITSBEWÄLTIGUNG

Sätze und Gedanken wie „Weißt du noch damals?" und „Früher war alles besser!" sind die typischen Indikatoren dafür, dass wir uns in einem Honeysuckle-Zustand befinden. Als vorübergehende Phase finden wir ihn bei Treffen alter Weggefährten wie z. B. bei Klassentreffen oder am Stammtisch. Während einer solchen Zusammenkunft lassen die Beteiligten die damaligen Erlebnisse noch einmal auferstehen und tauchen in die damit verbundenen positiven Gefühle ein, die wie ein Vollbad in einem Jungbrunnen wirken: Die erste Liebe, die Schulabschlussfeier, das Fußballspielen auf dem Bolzplatz mit Freunden oder auch Streiche, die gemeinsam ausgeheckt wurden.

Durch das Abtauchen in die Vergangenheit können wir noch einmal die Unbeschwertheit und das Glück vergangener Tage erleben, vergessen die vielleicht schon etwas müde gewordenen Knochen und Gelenke und haben das Gefühl, ein wenig Macht über die Zeit gewonnen zu haben.

Schauen wir uns die so glorifizierte Vergangenheit einmal etwas nüchterner an, fällt uns wahrscheinlich auf, dass nicht alles so rosig war, wie wir es im Honeysuckle-Zustand erleben. Auch damals mussten wir durch schwierige Zeiten, mussten erleben, wie die erste Liebe erlosch und Freunde wegzogen.

Gerade nach den Weltkriegen war das Leben mehr ein Über-Leben. Jeder musste hart für seine Existenz kämpfen, viele Familien hatten Mitglieder verloren, Mütter mit ihren Kindern waren völlig auf sich allein gestellt.

Die Tatsache, dass wir unsere Vergangenheit immer wieder aufleben lassen, hängt damit zusammen, dass wir sie noch nicht bewältigt haben. Bilder und Gefühle von damals werden uns immer wieder bewusst, weil unser Verstand endlich mit ihnen abschließen möchte, um sich der Gegenwart und ihren Möglichkeiten zu widmen. Oft ist die Ursache für den Honeysuckle-Zustand ein emotionales Trauma, das so stark war, dass wir es nicht verarbeiten konnten und deshalb immer wieder von unserem Unbewussten hervorgeholt wird, um es endlich als Erfahrung in unser aktives Leben zu integrieren und damit zu verarbeiten.

Kurzfristig entstandene Phasen für die Honeysuckle-Essenz sind auch Trennungen, Heimweh, Abschiede aller Art und verpasste Gelegenheiten.

HONEYSUCKLE - Potenzial

Die Honeysuckle-Essenz deckt unsere „blinden Flecke" der Vergangenheit auf und lässt uns noch einmal die unterschiedlichen Gefühle erleben. Gleichzeitig werden das zugehörige Erlebnis und die damit verbundene Erfahrung aktiv in unser Leben integriert. Körperliche und emotionale Verletzungen werden Bestandteil unserer Persönlichkeit. Uns wird bewusst, dass niemand die Zeit anhalten kann und wir jeden Moment der Gegenwart nutzen und auskosten sollen.

Wir erkennen unter Umständen den tieferen Sinn, den Schicksalsschläge unserem individuellen Weg geben. Mit diesem Erfahrungsschatz sind wir gewappnet für die Aufgaben, die da kommen mögen und wissen auch bei Rückschlägen, dass die Zeit auf Erden unser kostbarstes Gut darstellt.

Bei Heimweh hilft Honeysuckle, uns auf die neue Umgebung, neue Kulturen und Menschen einzulassen und auch in der Fremde ein Heim bzw. eine Familie zu finden.

HONEYSUCKLE hilft, ...

... uns von Altlasten zu trennen und das Wichtige vom Entbehrlichen zu unterscheiden.

... wenn wir gezwungenermaßen oder freiwillig in einer neuen Umgebung (z. B. Umzug oder Flucht) zurechtkommen müssen.

... wenn wir Vergangenem (z. B. einem geliebten Menschen, einer schönen Zeit u. ä.) nachtrauern und unsere Gedanken davon immer wieder heimgesucht werden.

... wenn unsere Mitmenschen uns darauf aufmerksam machen, dass wir nur von „früher" erzählen.

... wenn wir nach dem Tod eines geliebten Menschen nicht loslassen können und sein Andenken wahren wollen, indem wir z. B. sein Arbeitszimmer, Haus oder Kleiderschrank „konservieren" wollen.

... bei Heimweh in der Fremde anzukommen und Anschluss zu finden. Honeysuckle kann auch prophylaktisch genommen werden, wenn wir zu Heimweh neigen.

... um verpassten Chancen und Gelegenheiten nicht weiter nachzutrauern und die Möglichkeiten in der Gegenwart zu erkennen.

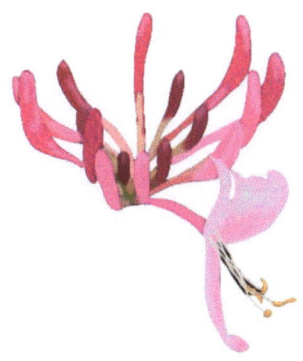

„Jetzt sind die guten alten Zeiten, nach denen wir uns in zehn Jahren zurücksehnen."

(Sir Peter Ustinov)

HORNBEAM
(Hainbuche – Carpinus betulus)

Gemütszustand:
Ständiges Aufschieben, geistige Hängematte

MOTIVATION & GEISTESFRISCHE

„Erst mal einen Kaffee!" oder „Eine Zigarette haben wir immer noch geraucht!" sind die typischen Sätze, mit denen wir im Hornbeam-Zustand am Anfang der Woche bzw. des Tages unsere Arbeit beginnen. Meist sind es die Routinearbeiten, die uns schnell geistig ermüden lassen, da sie unseren Verstand nicht mehr fordern. Beim bloßen Gedanken an die uns bevorstehenden Aufgaben und Tätigkeiten werden wir bereits müde und würden am liebsten schon zu Beginn oder nach ein paar Minuten eine kleine Pause einlegen. Wie leicht finden wir dann eine willkommene Ablenkung, um diese Arbeiten und Pflichten immer wieder aufzuschieben!

Die erlebte Zeit hat immer relativen Charakter: Wie schnell geht ein Tag vorbei, wenn wir mit abwechslungsreichen und interessanten Dingen beschäftigt sind und wie sehr zieht sich Zeit in die Länge, wenn z. B. wenig geschieht und wir uns langweilen oder auf ein bestimmtes Ereignis warten. Müde sein vom Nichtstun ist ein Paradoxon, das in solchen Situationen gerne Wirklichkeit wird. Der Gegensatz hierzu ist die Flut an Reizen in unserer Umwelt: Wir werden ständig von Medien jeglicher Art bombardiert mit den unterschiedlichsten Informationen und Aufforderungen. Daheim wird dann meist das Radio oder der Fernseher eingeschaltet und sogar am Wochenende ist unser Terminkalender angefüllt mit zahlreichen Tätigkeiten. Wir kommen nicht mehr zur Ruhe und unser Großhirn ist überfordert mit solch einer unüberschaubaren Anzahl an Reizen. Jetzt braucht unser Organismus eine Portion Ruhe in Form von Schlaf oder Meditation. Wir fühlen uns vornehmlich geistig erschöpft und müde, gehen mit gespanntem oder angefülltem Kopf ins Bett und wachen am nächsten Tag wahrscheinlich wie gerädert auf, obwohl wir ohne Unterbrechung geschlafen haben.

Wird solch ein Zustand chronisch, werden wir immer wieder Dinge aufschieben, auch wenn sie wichtig sind. Steuererklärungen zum Beispiel werden bis zum Nimmerleinstag hinausgezögert, das Lernen für eine Klausur erst am Abend davor begonnen. Unsere Lieblingswörter werden „später", „nachher", „bald" oder „nicht jetzt".

HORNBEAM - Potenzial

Hornbeam ist geistiges Doping und macht müde Geister munter. Diese Essenz schenkt uns eine gehörige Portion Motivation und Freude an den zu erledigenden Arbeiten und Pflichten, auch wenn sie einmal in Routine ausarten oder langweilig werden. Wir erlangen Einsicht in die Tatsache, dass geistige Tätigkeit am besten mit einer körperlichen ergänzt wird, um den Blutkreislauf wieder in Schwung zu bringen und unser Gehirn mit Sauerstoff zu versorgen. So können z. B. ein kleiner Spaziergang an der frischen Luft, ein Workout in der Mittagspause oder auch eine handwerkliche Tätigkeit hier eine Option bilden. Auch kreatives Gestalten, z. B. in

Form von Musik, Malerei oder Bildhauerei, und Spiele können dazu beitragen, die ermüdende Monotonie zu durchbrechen und eine neue Form der Konzentration zu aktivieren. Mit Hornbeam finden wir die für uns geeignete Ergänzung und schreiten mit geistiger Frische und Tatkraft an unserer To-do-Liste.

HORNBEAM hilft, ...

... beim Montagmorgen-Gefühl.

... bei chronischen und sporadischen Durchhängern geistiger Art.

... wenn sich die Routine einschleicht und wir die Freude an unseren Aufgaben verlieren.

... vor, während und nach geistigen Aufgaben größeren Ausmaßes (z. B. Prüfungsvorbereitungen, umfangreiche Hausaufgaben, Anfertigen von Steuererklärungen), die geistige Spannkraft aufrecht zu erhalten.

... um bei morgendlichen Durchhängern geistige Frische zu erhalten und freudig den Tag zu beginnen.

... wenn wir beim bloßen Gedanken an unsere Arbeit oder zu erledigenden Tätigkeiten müde werden.

... wenn wir eine bestimmte Sache schon längst erledigt haben sollten bzw. immer wieder aufschieben.

... wenn wir vor der Arbeit erst einen Stimulus wie eine Tasse Kaffee brauchen, um in Stimmung zu kommen.

... wenn wir unsere Vorsätze für das neue Jahr nicht umgesetzt bekommen.

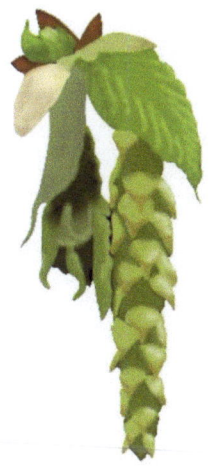

„Wenn die Zeit kommt, in der man könnte, ist die vorüber, in der man kann."

(Marie von Ebner-Eschenbach)

LARCH
(Europäische Lärche – Larix decidua)

Gemütszustand:
Geringes Selbstwertgefühl, Mangel an Selbstvertrauen

SELBSTVERTRAUEN

Oft sind es Äußerlichkeiten, die uns deutlich von der Masse unterscheiden, die uns ein Gefühl der Minderwertigkeit verleihen. Von oben herab musternde Blicke, erschrockene oder auch angewiderte Augen, die uns förmlich zu durchbohren scheinen mit ihrem Unverständnis oder Ekel. Auch das Leiden unter ständigem Tadel und Bestrafung können v. a. im Kindesalter äußerst schnell zu einem Minderwertigkeitskomplex führen. Haben wir niemanden an unserer Seite, der uns unseren wahren Wert vor Augen führt, geschieht es nur allzu schnell, dass wir das Vertrauen in unsere Fähigkeiten und Talente verlieren und uns abschotten von der Gesellschaft, nicht gern im Mittelpunkt stehen und das Urteil der anderen für unsere Selbsteinschätzung übernehmen. Ist dieser Zustand nicht nur vorübergehender Natur, werden wir wahrscheinlich durch eine geduckte Körperhaltung unbewusst versuchen, möglichst klein zu erscheinen, um bloß nicht aufzufallen. In der heutigen Ellenbogenmentalität drohen wir völlig unterzugehen und im schlimmsten Fall als Sündenbock zu dienen. Einige solcher Äußerlichkeiten sind Hautfarbe, Kultur, Handicaps, Sprachakzente, etc.

Die Geschichten berühmter Eroberer, Diktatoren und Schergen zeigen, was bei einem dekompensierten Larch-Zustand geschehen kann: Aufgrund ihrer vermeintlichen Benachteiligung und sicherlich zahlreicher Bloßstellungen haben sie sich dazu entschlossen, durch eine außergewöhnlich hohe Leistungsbereitschaft und Skrupellosigkeit, ihre Mitmenschen zu beherrschen, um ihre durch emotionale Verletzungen als Rache geschwängerten Sadismus ausleben zu können. Beispiele hierfür sind z. B. Napoleon Bonaparte und Joseph Goebbels.

Allerdings kann eine solch übertriebene Leistungsbereitschaft zur Kompensation des Minderwertigkeitsgefühls auch positive Züge – zumindest für Außenstehende – annehmen, wenn wir uns z. B. einem Musikinstrument widmen und durch unser Talent und außerordentlichen Fleiß zu einer wahren Legende werden, die mit ihren Fertigkeiten Scharen von Menschen in einen Bann zieht und nahezu verzaubert.

LARCH - Potenzial

Durch die Einnahme der Larch-Essenz werden wir an unsere ganz individuellen Fähigkeiten erinnert, die uns von der Schöpfung mitgegeben wurden, um sie auf dieser Welt adäquat einzusetzen und uns daran zu erfreuen, einen besonderen Dienst zu leisten, zu dem nur wir fähig sind. Dadurch steigt parallel unser Selbstwertgefühl und schärft sich unser Bewusstsein für das Potenzial, das wir in uns tragen. Vergleiche mit anderen, die bis gestern vielleicht noch weit überlegen schienen, werden hinfällig, da wir uns auf unser Handeln konzentrieren und auch ehemals unerreichbare Ziele, Wünsche und Träume plötzlich greifbar werden.

Dank Larch brauchen wir keine Idole mehr, sind bereit, etwas zu wagen und offen auf andere zuzugehen und wie von selbst Kontakte zu knüpfen, ja vielleicht sogar einen kleinen Vortrag zu halten.

LARCH hilft, ...

... wenn wir das Gefühl haben, dass die großen Erfolge für andere reserviert sind.

... wir uns selbst als Versager, Außenseiter, unattraktiv, hässlich oder auf andere Art und Weise unterlegen bzw. benachteiligt fühlen.

... wenn wir andere um ihren Erfolg beneiden und auch einmal im Mittelpunkt stehen und glänzen wollen.

... uns den Rücken zu stärken, wenn wir in der Schule, Universität oder im Beruf gemobbt werden.

... um unseren Mitmenschen, z. B. während Verhandlungen oder Diskussionen, selbstbewusst und aufrecht entgegen zu treten.

... wenn wir uns als Versager sehen.

... wenn sich Wut und Zorn in uns anstaut, weil ständig auf uns herumgehackt wird.

... wenn wir uns als Familienvater, Mutter, Ehemann, Sohn, Tochter, FreundIn, Vorgesetzter, Chef usw. unfähig fühlen.

... wenn wir uns selbst nicht lieben können.

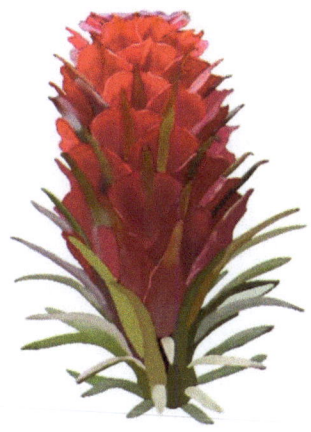

„Das Schlechte an Minderwertigkeitskomplexen ist, dass die falschen Leute sie haben."

(Jacques Tati)

MUSTARD
(Acker-Senf – Sinapis arvensis)

Gemütszustand:
Unvermittelt eintretende Traurigkeit, Schwermut
Melancholie

HEITERKEIT

Plötzlich und unvermittelt ereilt uns der Mustard-Zustand, ohne äußerliche Einwirkung oder Grund. Manchmal werden wir bereits morgens mit einem tief traurigen und wehmütigen Gefühl wach, ein anderes Mal überkommt uns die Melancholie oder depressive Verstimmung während wir harmlosen Tätigkeiten nachgehen, vielleicht sogar auf einer lustigen Feier. Der fehlende Auslöser macht es Außenstehenden schwer, diese Stimmungsschwankung nachzuvollziehen. Entsprechend fallen Kommentare und Aufmunterungsversuche aus, für die wir in diesen Phasen völlig unempfänglich sind. Meistens gehen diese Phasen, in denen uns dann jegliches Interesse für unsere Umwelt fehlt, auch wieder genau so plötzlich, wie sie gekommen sind.

Betroffene beschreiben diese emotionale Trübung oft als tiefes Loch, in das sie hineinfallen, als dunkle Wolke, die nur über ihnen schwebt oder als ein Umhüllt-Sein von Dunkelheit.

Manchmal sind Mütter unmittelbar nach der Entbindung von einer solchen Traurigkeit gefangen, obwohl sie ihr größtes Glück in Händen halten und alle Beteiligten wohlauf sind. Einige Frauen berichten kurz vor oder nach der Menstruation von einer plötzlich eintretenden Stimmungsschwankung hin zur Traurigkeit oder Schwermut. Für Männer hingegen wurde der Begriff Midlife-Crisis sehr populär, wenn der Zeitpunkt naht, in dem sie auf ihr bisheriges Lebenswerk zurückblicken und ihnen bewusstwird, dass die bevorstehende Zeit endlich ist. Auch ein intaktes Familienleben und materieller Wohlstand sind dann keine Garantie für das Ausbleiben von Wehmut oder Melancholie.

Vielleicht verspüren wir von Zeit zu Zeit einen Drang in uns, aus allen Konventionen unserer Gesellschaft auszubrechen und ganz eigene Wege zu gehen. Sind wir dann aber von einer rigiden und autoritären Erziehung geprägt, die uns daran hindern, können sich negative Emotionen anstauen. Dieser Stau gilt in der Psychologie als ein wichtiger Faktor für die Zivilisationskrankheit Depression.

MUSTARD - Potenzial

Die Mustard-Essenz reicht uns eine Hand, wenn wir in ein tiefes Loch gefallen sind, fegt die dunkle Wolke weg und schickt einen Lichtstrahl in die uns umgebende Dunkelheit, der so stark ist, dass wir wieder zu neuer Tatkraft gelangen. Heiterkeit erobert unser Gemüt und verhilft uns, wieder an Bisheriges anzuknüpfen und weiter auszubauen. Wir erkennen, was wir schon alles geleistet haben und noch zu leisten in der Lage sind.

Eventuell hindernde pädagogische Zwänge und gesellschaftliche Normen werden hinfällig und erreichen ihr Verfallsdatum. Wir fühlen uns frei, das zu tun, wofür wir uns geboren fühlen und wollen dies mit unserer Familie, unseren Freunden teilen.

Gleichzeitig rückt unsere eigene Persönlichkeit in den Mittelpunkt unseres Handelns, nicht mehr von außen auferlegte Regeln und Sanktionen. Wir sind nur noch uns selbst und unserer Schöpfung Rechenschaft schuldig. Das Ergebnis ist eine Freiheit, die keine Traurigkeit mehr zulässt.

MUSTARD hilft, ...

... wenn wir plötzlich und ohne Grund traurig, wehmütig oder melancholisch werden.

... wenn wir uns in regelmäßigen Abständen von der Außenwelt zurückziehen, um unserer depressiven Verstimmung zu frönen.

... vor, während und nach der Menstruation bei wehmütiger Stimmungslage.

... beim Beginn neuer Lebensabschnitte, z. B. nach der Pensionierung oder bei Arbeitsplatzverlust, wenn wir hin und wieder schwermütig zurückblicken.

... wenn wir auch inmitten geliebter Menschen oder auf festlichen Veranstaltungen keine gute Laune aufbringen können.

... während der Wechseljahre, um Gemüt und Lebenseinstellung zu stabilisieren.

... in der Midlife-Crisis, um das bisherige Lebenswerk nicht einfach aufzugeben.

... wenn wir für menschliche Wärme und Freude gänzlich unempfänglich oder resistent scheinen.

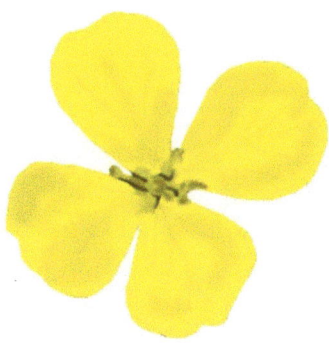

„Der verlorenste aller Tage ist der, an dem man nicht gelacht hat."

(Nicolas Chamfort)

PINE
(Waldkiefer – Pinus sylvestris)

Gemütszustand:
Schuldgefühle, Selbstvorwürfe, schlechtes Gewissen

BESCHEIDENHEIT & SELBSTWERT

Schuldgefühle waren und sind für viele Institutionen unterschiedlicher Couleur ein probates Mittel, um Macht über ihre Mitglieder auszuüben und diese zu kontrollieren. Stehen wir in jemandes Schuld, heißt dies schließlich, dass wir ihm etwas zu geben verpflichtet sind, z. B. einen Dienst oder materiellen Ausgleich. Sollten wir versucht sein, die auferlegte Schuld vergessen zu wollen, wird sich unweigerlich unser Gewissen melden, das uns sehr subtil aber höchst effektiv daran erinnern wird.

Es ist schwer, eine auf Schuldgefühlen basierende Verbindung zu lösen, v. a. wenn ihre Wurzeln in unserer Kindheit liegen, in der wir durch strenge moralische Vorschriften und religiöse Bräuche förmlich indoktriniert werden und kein Platz für eigene Wertvorstellungen bleibt.

Im manifesten Pine-Zustand plagt uns (oft unentwegt) ein schlechtes Gewissen, fühlen wir uns jedem gegenüber und für alles Mögliche schuldig und sind eifrig damit beschäftigt, uns ständig zu entschuldigen.

Vielleicht haben wir auch das Gefühl, eine wichtige Gelegenheit verpasst zu haben, wenn z. B. jemand unerwartet verstorben ist und wir es nicht geschafft haben, noch einmal mit diesem Menschen zu sprechen oder ihn zu besuchen. Oder wir haben das Gefühl, nicht genug als Sohn/ Tochter, Partner, FreundIn etc. getan zu haben in unserer Rolle. Die Folge sind dann unaufhörliche Selbstvorwürfe, die uns sogar nachts aus dem Schlaf holen können oder eine übertriebene Bescheidenheit, da wir überzeugt sind, dass uns von nun an Schönes und Angenehmes nicht zusteht bzw. wir es nicht wert sind und nicht annehmen dürfen.

Es kann durchaus sein, dass wir im Gegenzug zum chronischen Pine-Zustand eine außerordentliche Gewissenhaftigkeit in unserem Alltag entwickeln, wenn es darum geht die Wohnung ordentlich und sauber zu halten, auf der Arbeit 120 prozentige Leistung erbringen wollen und trotzdem unzufrieden mit uns sind, da wir meinen, dass es trotzdem noch eine Stufe besser zu machen geht. Wir sind nie in der Lage, unsere selbst gesetzten Maßstäbe auch nur im Entferntesten zu erfüllen. Harte Selbstkritik und ständiges Entschuldigen als prophylaktische Maßnahme vor Kritik aus der Umgebung sind ebenfalls gängige Strategien unseres Unbewussten.

In unserer Sexualität spielen Schuldgefühle eine sehr große Rolle, wenn wir uns nicht wagen, offen mit unserem Partner über unsere Bedürfnisse, Wünsche und Vorlieben zu sprechen. Vielleicht sind wir aufgrund eines speziellen Fetischs auch schon einmal schief angeschaut worden und waren daraufhin äußerst peinlich berührt. Wer würde dann noch einmal wagen, dies offen anzusprechen?

Jahrhunderte lang wurde in unserem Kulturkreis Sexualität von religiösen Institutionen ausschließlich zum Zweck der Fortpflanzung erlaubt. Dies steht im extremen Gegensatz zum heutigen befreiten Ausleben der Sexualität, mit dem viele Mitmenschen Schwierigkeiten haben.

PINE - Potenzial

Die Essenz der Waldkiefer führt uns zur großen Tugend der wahren Bescheidenheit und Demut, während wir unseren eigenen Wert kennen lernen und in die Lage kommen, uns selbst in vollem Maß akzeptieren und lieben zu können. Diese Akzeptanz macht es uns möglich, aus alten Fehlern und Versäumnissen zu lernen und dieses empirische Wissen in Gegenwart und Zukunft anzuwenden. Dies mag einfach klingen, gestaltet sich aber in der Realität oft schwierig und langwierig ohne entsprechende Hilfe. Schuldkomplexe können auch innerhalb einer Familie auf folgende Generationen weitergegeben werden. Sind wir ein Sprössling solch einer Familie, befähigt uns Pine, diese Schuld offen auszusprechen, für uns selbst anzunehmen und mit den Betreffenden – so weit möglich – zu klären, um Platz für neue Lebensenergie und eine Fülle von Möglichkeiten der persönlichen Entfaltung zu schaffen. Überhaupt bekommen wir dank der Pine-Essenz einen guten Draht zu uns selbst und können auch bei Themen, die für andere eine gewisse moralische Brisanz bergen, offen und ohne schlechtes Gewissen sprechen.

PINE hilft, ...

... wenn wir nicht wissen, wie wir mit unseren Schuldkomplexen umgehen sollen.

... wenn wir anderen keine Unannehmlichkeiten machen wollen oder oft peinlich berührt sind.

... wenn uns ständig ein schlechtes Gewissen plagt oder wir das Gefühl haben, uns für alles Mögliche und bei jedem entschuldigen zu müssen.

... wenn wir unsere Kinder aufklären wollen, aber nicht wissen, wie wir am besten anfangen.

... um unsere Sexualität offen und frei ausleben und darüber sprechen zu können.

... wenn wir meinen, wir hätten etwas gar nicht verdient.

... nach extremen Erlebnissen, die oft mit Schuldgefühlen behaftet sind, wie z. B. sexueller Missbrauch, Abtreibung, Fehlgeburt, Seitensprung, Überleben einer Katastrophe mit Todesopfern usw.

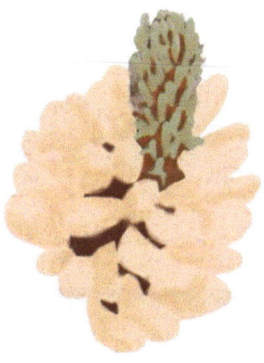

„Die Bescheidenheit ist eine Eigenschaft, die vom Bewusstsein der eigenen Macht herrührt."

(Paul Cézanne)

RED CHESTNUT
(Rote Rosskastanie – Aesculus carnea)

Gemütszustand:
Übermäßige Besorgnis um Mitmenschen

VERTRAUEN & ZUVERSICHT

„Pass auf, dass dir nichts passiert!" Wer kennt nicht die besorgten und mahnenden Worte, wenn wir als Kinder das Haus verließen, auf Schulabschlussfahrten gingen oder als Teenager mit Freunden feiern wollten. Mittlerweile wird der Nachwuchs aufgefordert, sein Mobiltelefon immer am Körper zu tragen und sich regelmäßig zu melden, damit ein steter Kontakt bestehen bleibt. Das verleiht Menschen im Red Chestnut-Zustand zumindest ein kleines Gefühl von Sicherheit und Kontrolle, wenn sie schon nicht persönlich dabei sein können, was ihnen sicherlich am liebsten wäre.

Wenn wir uns die Metapher der besorgten Glucke vor Augen führen, beschreibt deren Bild diesen Zustand sehr gut: Ihr geht es nur dann gut, wenn sie alle ihre Lieben um sich geschart und wohlauf weiß. Schützend breitet sie ihre Flügel aus und steht panische Todesängste aus, wenn ihre Kleinen einen Kratzer oder leichte Schürfwunden mit nach Hause bringen oder sich nicht regelmäßig melden. Überhaupt bekommt man den Eindruck, dass wir im Red Chestnut-Zustand unser eigenes Befinden gar nicht mehr richtig wahrnehmen, sondern es analog an das Befinden unserer Familienmitglieder oder Freunde koppeln, sodass wir unter Umständen sogar ähnliche oder gleiche Symptome wie diese entwickeln. Oft hören wir auch von diesen, dass wir uns nicht so viele Sorgen machen sollen und dass schon alles gut werden wird. Zu einem solch optimistischen und der Fügung vertrauenden Denken, sind wir dann aber nicht mehr in der Lage. Häufig berauben diese Ängste und Sorgen unsere Lieben ihrer Unbekümmertheit und lösen große Unsicherheit und Zweifel in ihnen aus.

Berücksichtigen wir all die negativen Schlagzeilen, Katastrophenmeldungen und Attentate der heutigen Zeit, ist es sicherlich nicht leicht, als Erziehungsberechtigter zuversichtlich in die Zukunft zu schauen. Trotzdem sollten wir unseren Kindern lieber eine schöne, interessante oder freudige Zeit wünschen, statt sie schon vorab mit Eventualitäten zu belasten, die höchst wahrscheinlich gar nicht eintreffen.

Natürlich sind auch männliche Naturen nicht vor einer solch extremen Besorgnis gefeit, allerdings tritt sie bei den Damen der Schöpfung aufgrund der evolutionären und hormonellen Prägung durchaus häufiger auf. Väter neigen eher dazu, ihren Nachwuchs aus Sorge um sein Wohlbefinden mit Geschenken zu überhäufen, während Mütter sich übermäßig um das leibliche Wohl sorgen und rund um die Uhr eine warme Mahlzeit parat haben.

RED CHESTNUT - Potenzial

Die Essenz der Roten Kastanie befreit uns von unnötigen Sorgen und entlastet uns bei übermäßiger Aufopferung für unsere Mitmenschen. Gleichzeitig erhalten wir Kraft und Einsicht, uns auch um unser eigenes Wohlbefinden zu kümmern, denn nur wenn es uns gut geht, können wir unseren Mitmenschen ein Ohr oder eine starke Schulter leihen bzw. eine uneigennützig liebende Umarmung schenken. Red Chestnut hilft auch, zwanghafte Fürsorge zu lockern und emotionale Nabelschnüre zu durchtrennen, um jedem Individuum seine eigene Entwicklung zugestehen zu können. Unser Nervenkostüm und Puls fahren herunter, weil wir Gewissheit bekommen, dass wir uns erst dann sorgen brauchen, wenn es gewünscht bzw. notwendig wird. Dieses Vertrauen in eine übergeordnete Fügung, die unserem Verstand weit überlegen ist, befähigt uns, auch uns selbst ein ordentliches Maß an Zuwendung und Fürsorge zukommen zu lassen, indem wir z. B. wieder Sport treiben, uns die Zeit nehmen für einen Kaffeeklatsch mit Freunden o. ä. Statt mahnender Worte wird uns dann ein beschwingter und zuversichtlicher Wunsch wie „Hab' eine schöne Zeit!" leicht über die Lippen kommen, mit dem wir uns auf das Positive konzentrieren und es gleichzeitig im Gegenüber bestärken. Oder wir stellen uns vor, wie ein warmer Sonnenstrahl unsere Lieben auf ihrem Weg begleitet.

RED CHESTNUT hilft, ...

... wenn wir in ständiger Angst um unsere Familie und Freunde leben.

... wenn uns Katastrophen und Unfälle von Außenstehenden ebenso stark berühren, wie die Beteiligten.

... wenn wir unseren Nächsten mehr lieben als uns selbst.

... wenn wir uns in unserer Fürsorge (z. B. in der Pflege) so sehr aufopfern, dass unsere Nerven oder unser Blutdruck darunter leiden.

... wenn wir mit einem unguten Gefühl der nächsten Klassenfahrt unserer Kinder entgegensehen.

... wenn Sorgen, Nöte und Ängste nahestehender Menschen auf unser Gemüt drücken.

... wenn wir vorgeworfen bekommen, dass wir jemanden zu sehr bemuttern.

... um Vertrauen in die übergeordnete Fügung zu bekommen, die alles nach ihren Vorstellungen arrangiert.

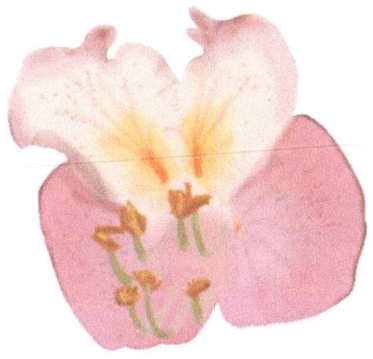

„Du kannst dir Sorgen machen bis du davon tot umfällst. Oder du kannst es vorziehen, das Bisschen Ungewissheit zu genießen."

(Norman Mailer)

STAR OF BETHLEHEM
(Doldiger Milchstern – Ornithogalum umbellatum)

Gemütszustand:
Schicksalsschläge, ehemalige und gegenwärtige Schockzustände, Traumen jeglicher Art

AUFLÖSUNG & BEFREIUNG

Die Bedeutung der Essenz von Star of Bethlehem ist unermesslich groß und veranlasste Dr. Bach sie als wichtigsten Bestandteil den bekannten Notfalltropfen beizufügen. Sie löst sowohl vergangene als auch akute Traumen auf und sorgt dafür, dass diese sich nicht weiter in unserem Organismus und unserer Psyche manifestieren. Dabei spielt es absolut keine Rolle, wie intensiv der Schockzustand ist oder wie Außenstehende ihn empfinden bzw. beurteilen. Der Doldige Milchstern hilft nicht nur bei Todesfällen, fürchterlichen Unfällen oder unheilschwangeren Diagnosen. Oft sind es gerade die subtilen, emotionalen Verletzungen, die sich uns ein Leben lang einprägen und unser Denken, Fühlen und unsere Handlungsweise nachhaltig beeinflussen.

Nach schweren Verletzungen nehmen wir häufig auch noch lange nach der Heilung eine Schutzhaltung ein, um den ehemals verletzten Körperteil nicht zu belasten. Waren wir Zeuge eines schrecklichen Unfalls werden wir diese Straße vielleicht meiden oder von nun an deutlich achtsamer Auto fahren. Verletzen uns Spötterei, Sticheleien und Beleidigungen emotional während unserer Kindheit, laufen wir Gefahr, uns abzuschotten, Kontakte weitgehend zu meiden und emotional zu verkümmern. Es ist auch durchaus möglich, dass uns ein Ereignis prägt, an das wir uns gar nicht mehr aktiv erinnern können. Dann hat der Mechanismus der Verdrängung gegriffen, um uns vor größerem Schaden zu bewahren. Denn findet eine emotionale oder körperliche Verletzung größeren Ausmaßes statt, kann unser Organismus mit einer Spaltung bzw. Verdrängung reagieren. Dies geschieht nur zu unserem Schutz und um uns vor größerem Schmerz zu bewahren. Manche Menschen schildern, dass sie sich selbst z. B. nach einem Unfall auf der Straße haben liegen sehen, während Umstehende ihnen zur Hilfe kamen, und sie trotz gravierender Verletzungen keine Schmerzen empfanden.

Auch wenn uns Erlebnisse aus der Vergangenheit immer wieder einholen, wir es nicht schaffen, diese zu verarbeiten und seit jeher unter einer gedämpften Stimmung leiden, ist der Doldige Milchstern hilfreich.

Die Star of Bethlehem-Essenz eignet sich hervorragend zum Einstieg in die Anwendung der Blütenessenzen, wenn wir uns nicht wirklich schlecht fühlen, trotzdem aber ausprobieren wollen, wie die Essenzen wirken.

STAR OF BETHLEHEM - Potenzial

Star of Bethlehem verbindet, was zusammengehört und getrennt wurde, sowohl auf körperlicher als auch auf geistiger, emotionaler und zwischenmenschlicher Ebene. Die Essenz schafft eine Verbindung, die es ermöglicht, vergangene Erlebnisse in unsere Psyche zu integrieren und uns damit Altlasten von den Schultern zu nehmen. Wir haben endlich wieder das

Gefühl, ein unversehrtes Ganzes zu sein und befreit durchzuatmen.

Es kann durchaus sein, dass vergangene Emotionen noch einmal leicht aufflackern, das eine oder andere Tränchen kullert oder wir uns an schon vergessen Geglaubtes zurückerinnern, um dann endlich mit dem entsprechenden Thema abzuschließen.

Der Doldige Milchstern lässt Energie auch durch Narben wieder fließen und erinnert uns beim Auftragen daran, beim nächsten Mal etwas vorsichtiger in ähnlicher Situation zu sein.

Im Akutfall eingesetzt verhindert Star of Bethlehem von vorn herein eine Spaltung oder Verdrängung und sorgt dafür, dass sich das Trauma gar nicht erst in unserem Organismus manifestiert. Diese Funktion hilft auch bei großen Enttäuschungen oder Rückschlägen.

STAR OF BETHLEHEM hilft, ...

... wenn uns immer wieder Ereignisse oder Bilder aus der Vergangenheit einholen.

... wenn Wunden – egal welcher Art – immer wieder aufreißen und nicht heilen wollen.

... nach Traumen jeglicher Art, um weiteren Schaden zu verhindern und das Erlebte auf allen Ebenen zu verarbeiten und zu integrieren.

... unmittelbar vor und nach einer Operation, um die Wundheilung zu begünstigen.

... vor, während und nach der Geburt, um alle Beteiligten während dieses nervenaufreibenden Ereignisses zu unterstützen und es in guter Erinnerung zu behalten.

... im Badewasser von Neugeborenen und Säuglingen, um die Geburt und zahlreichen Eindrücke optimal zu verarbeiten.

... während einer Gesprächstherapie oder eines Coachings, um alte Wunden und Erlebnisse endgültig hinter uns zu lassen.

... in der Paartherapie, um Verdrängtes aufzudecken und zu transformieren.

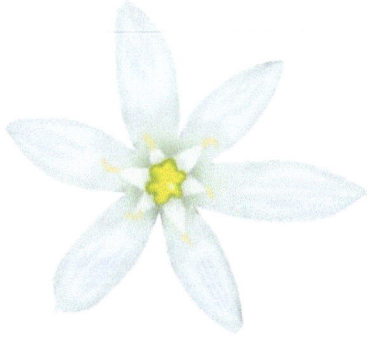

„Wir glauben, Erfahrungen zu machen, aber die Erfahrungen machen uns."

(Eugène Ionesco)

SWEET CHESTNUT
(Edelkastanie – Castanea sativa)

Gemütszustand:
Ausweglosigkeit, Kapitulation, Verlust des Lebenswillens

GLAUBE & LEBENSWILLE

In Situationen, in denen uns die Sweet Chestnut-Essenz helfen kann, ist unser Leidensdruck dermaßen angestiegen, dass wir, beherrscht von totaler Verzweiflung, keinen Ausweg mehr erkennen können. Es ist der Schmerz, wenn wir erkennen, dass all die Dinge, die wir bisher getan haben, völlig umsonst waren. Haben wir bis eben noch gekämpft, weil wir an unsere Fähigkeiten und das Schicksal geglaubt haben, ereilt uns nun ein Gefühl der Ohnmacht und des Ausgeliefertseins, das uns in eine psychische Bedrängnis befördert. Schließlich sind wir evolutionär konzipiert, entweder zu fliehen oder zu kämpfen, wenn eine Gefahr unser Leben bedroht.

Die Essenz der Edelkastanie wurde von Dr. Bach entwickelt, um uns in Phasen beizustehen, in denen wir über unsere emotionale und körperliche Belastbarkeit hinausgegangen sind und diesen Zustand nicht mehr länger zu ertragen meinen. Der daraus folgende Schmerz droht uns völlig einzunehmen, uns zu verschlingen und wegzuspülen. Schiffbrüchige müssen sich genauso fühlen, wenn sie in einem kleinen Rettungsboot auf hoher See treiben und plötzlich ein gewaltiger Sturm aufzieht und weit und breit weder Hilfe noch Land in Sicht sind.

Haben wir ein unsagbar großes Leid durchgemacht, z. B. den Verlust des Kindes an eine unheilbare Krankheit, können wir nicht begreifen, warum dieses Leid ausgerechnet ein unschuldiges Menschlein ereilt, und noch weniger kommen wir damit zurecht, dass wir als Eltern absolut nichts für seine Rettung unternehmen können, sondern hilflos zusehen müssen, wie seine Lebenskräfte langsam erlöschen. Vielleicht ist der Schmerz so groß, dass wir in der Auflösung unserer Existenz die letzte Möglichkeit wähnen, ihm zu entkommen und deshalb mit suizidalen Gedanken spielen. Kurzschlusshandlungen dieser Art sind typisch für Biografien mit solch großem Leid und Schmerz. Bedauerlicherweise reden Menschen mit suizidalen Tendenzen nicht mit anderen darüber, sondern lassen nur zwischen den Zeilen für das geübte Ohr etwas erahnen, wenn es leise heißt: „Die werden schon sehen, was sie davon haben."

Wichtig im Sweet Chestnut-Zustand ist, dass wir uns zunächst aktiv der Situation ergeben und nicht weiter versuchen, dagegen zu kämpfen. Anschließend können wir Kraft sammeln, um unseren Lebensweg weiter zu beschreiten. Es wird nichts mehr so sein wie vorher, aber es wird sein. Wir müssen das Paradoxon des Loslassens erkennen, um etwas Neues zu bekommen und uns dem ewigen Kreislauf von Vergänglichkeit und Neubeginn fügen. Halten wir am Alten fest, gibt es keinen Ausweg aus der emotionalen Bedrängnis.

SWEET CHESTNUT - Potenzial

Die Essenz der Edelkastanie verhilft uns zur Einsicht, dass wir uns der Situation und Fügung völlig ergeben und kapitulieren müssen, wie ein General, der erkennt, dass die Schlacht verloren ist und keine Männer mehr opfern will. Durch diesen Akt kehrt eine spezielle – fast schon meditative – Ruhe in unsere Psyche ein, da wir nun nicht mehr verzweifelt nach einem Ausweg suchen oder unruhig sind, weil wir nicht wissen, von wo die Gefahr droht.

Diese Ruhe lässt uns noch einmal die unermessliche Tiefe unseres Schmerzes spüren, während unser vegetatives Nervensystem diese Zeit nutzt, um mit der Mobilisation der übrig gebliebenen Kraftreserven zu beginnen, die für solch einen Moment gut behütet in uns schlummern.

Mag unsere Situation noch so verzweifelt sein, die emotionale Nacht um uns noch so dunkel, Sweet Chestnut schenkt uns Hoffnung und einen Lichtstrahl, an dem wir uns orientieren können. Sind wir nah am Abgrund unseres Daseins, lässt sie uns einen Sinn oder eine Aufgabe finden, für die es sich weiter zu leben lohnt.

Diese Essenz hat die Wirkung der tröstenden Umarmung einer Mutter, die liebevoll über die Haare ihres Kindes streichelt. Bar aller Worte, ausschließlich mit der Kraft ihrer unermesslich großen Liebe vermittelt sie, dass alles wieder gut wird und es nirgends sicherer sein könnte als in ihrem Schoß.

SWEET CHESTNUT hilft, ...

... wenn wir keinen Ausweg mehr sehen und auch vor einer Kurzschlusshandlung nicht zurückschrecken.

... in allen Situationen, nach denen nichts mehr so sein wird, wie vorher.

... vor, während und nach Verlusten geliebter Menschen.

... wenn wir über die Grenzen unserer psychischen Belastbarkeit hinausgegangen sind.

... wenn sich nach Phasen größter Anstrengung ein tiefer Schmerz einstellt.

... wenn wir gekämpft und uns aufgeopfert haben, aber feststellen, dass alles umsonst war.

... wenn wir Familie und Freunde für immer zurücklassen müssen.

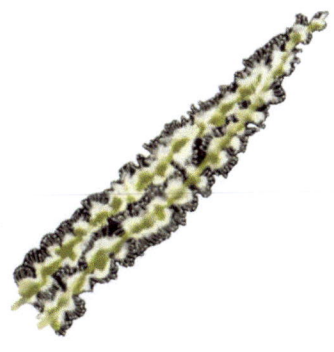

„Aus den Trümmern unserer Verzweiflung bauen wir unseren Charakter."

(Ralph Waldo Emerson)

WALNUT
(Echte Walnuss – Juglans regia)

Gemütszustand:
Zweifelnde, wankende und beeinflussbare Neuorientierung

NEUBEGINN & STANDHAFTIGKEIT

In Phasen des Neubeginns und der persönlichen Umorientierung neigen wir dazu, empfänglich für Einflüsse von außen zu sein. Mögen wir die Entscheidung mit noch so großer Gewissheit getroffen haben, ist es doch schwierig, diese Energie der Überzeugung über einen längeren Zeitraum aufrecht zu erhalten. Gerade wenn wir neue Pfade für uns erkunden und beschreiten wollen, werden uns sicherlich abweichende Meinungen, skeptische Zweifel, ignorantes Unverständnis und abwertende Bemerkungen entgegengebracht werden. Und das auch nicht selten von uns nahestehenden Personen, die wir möglichst nicht verletzen wollen.

Wie ein kräftiger Gegenwind bringen uns diese divergierenden Ansichten schnell ins Wanken, lassen uns von unseren Prinzipien abweichen, wie auch ein Baum nicht jedem Wind standhalten kann und deshalb versucht, sich durch Verbiegen vor dem endgültigen Entwurzeln und Umfallen zu schützen. Die wahrscheinlich größten Wunder der Natur, die Geburt und Metamorphose, sind gleichzeitig auch die Phasen der größten Verwundbarkeit durch Angriffe von außen, sowohl für uns Menschen als auch für die Knospen und Blüten der Pflanzen.

Vielleicht ist es aber auch ein Blick zurück in unsere Vergangenheit, der die Unsicherheit in uns hervorruft und unsere einstige innere Stärke nicht mehr abrufen lässt. Wenn wir uns z. B. beruflich in eine andere Richtung orientieren, als es die Familie oder das Familienunternehmen von uns erwartet haben und viele Jahre der emotionalen Bindung und Erziehung möglicherweise schwerer wiegen als der persönliche Wunsch, kreativ als Künstler zu arbeiten. Dann werden wir unter Umständen verunsichert sein, weil wir nicht wissen, wie die Umwelt auf unsere Entscheidung reagieren wird.

Es gibt so viele Neuanfänge während unseres menschlichen Lebens: Geburt, Einschulung, Schulwechsel, Berufs-und Studienwahl, Umzüge, Wechsel des Arbeitsplatzes, berufliche Selbständigkeit, Pensionierung, Geburt der Enkelkinder u. v. m.; alle sind sie enorm wichtig für die Prägung und Entwicklung unserer Persönlichkeit und werden durch die Essenz der Walnuss unterstützt.

WALNUT - Potenzial

Wie der Walnussbaum sich selbst mit Gerbsäure vor interessierten Insekten schützt, so sind wir mit der Walnut-Essenz in der Lage, einen energetischen Schutzwall aufzubauen, an dem alles das, was uns negativ beeinflussen könnte, einfach abprallt. Dabei spielt es keine Rolle, ob wir uns verändern wollen oder müssen, ob es eine auferlegte Veränderung oder unser sehnlichster Wunsch ist.

Wir spüren instinktiv, aus welchem Grund wir unsere Entscheidungen treffen und schaffen es auch in stürmischen Zeiten, unserer Linie treu zu bleiben. Geistige Flexibilität bleibt erhalten, ohne übermäßig biegsam zu werden. Emotional fühlen wir uns mit festen Wurzeln dem nährenden Boden des Optimismus verhaftet und bleiben unserer Linie treu, ohne skrupel- oder rücksichtslos zu werden.

In allen Zeiten des Neubeginns bleiben wir immun gegenüber Meinungen und Ansichten der Zaungäste unseres Lebens und beschreiten zielstrebig unseren ganz persönlichen und individuellen Pfad, sind aber spontan genug, um uns gegebenenfalls auf widrige Umstände oder Unvorhergesehenes neu einzustellen.

WALNUT hilft, ...

... wenn wir im Zwiespalt zwischen unserem Instinkt und der konventionellen Meinung sind.

... in allen Phasen der Geburt, Metamorphose und Orientierung.

... wenn wir nach einer getroffenen Entscheidung Kraft und Ausdauer benötigen, um an unser Ziel zu gelangen.

... wenn wir zwischenzeitlich wieder in alte Muster verfallen, obwohl wir uns geistig und emotional bereits davon gelöst haben.

... an allen wichtigen Wendepunkten des Lebens.

... wenn ein Gedanke oder eine Idee in uns reifen, wir aber noch nicht den Mut aufbringen, diese weiter zu verfolgen.

... bei Jetlag, Problemen mit der Zeitumstellung und anderen Widrigkeiten, die mit der Anpassung an die Umgebung zusammenhängen.

... zur Vorbereitung, während und nach der Geburt.

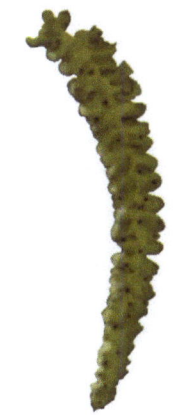

„Nichts ist mächtiger als eine Idee, deren Zeit gekommen ist."

(Victor Hugo)

WHITE CHESTNUT
(Weiße Rosskastanie – Aesculus hippocastanum)

Gemütszustand:
Gedankenkreisen, geistige Fixierung,
unermüdliche Grübelei

GEDANKENRUHE & LÖSUNGSFINDUNG

White Chestnut hilft uns in Zeiten der geistigen Fixierung auf ein bestimmtes Problem, für das wir einfach nicht in der Lage sind, eine Lösung zu finden. Auch beim Kreisen unterschiedlicher Gedanken, das – wenn es nur lange genug anhält – irgendwann in ein Grübeln mit negativem Charakter umschlägt.

Es sind geistige Dialoge mit unserer eigenen Person, die mitunter zwanghafte Züge haben und der Situation einen gefängnisartigen Charakter verleihen, da wir es meist nicht ohne Weiteres schaffen, uns von dieser sich wie ein Karussell drehenden Einengung zu lösen. Oft sind wir so versunken darin und dadurch abgelenkt, dass es für uns und unsere Mitmenschen gefährlich werden kann, z. B. im Straßenverkehr oder während der Arbeit mit gefährlichen Substanzen, denn wir haben dann völlig die Kontrolle über unsere Mentalität bzw. Geisteshaltung verloren.

Das vielleicht beste Beispiel ist der Ohrwurm: Eine geschmeidige und für unseren akustischen Sinn eingängige Melodie schafft es, sich so in unserem Kopf zu verankern, dass wir gar nicht anders können, als sie den ganzen Tag zu summen oder vor uns her zu pfeifen. Vielleicht ist diese sogar am nächsten Tag noch vorhanden, wenn wir morgens die Augen öffnen.

Manchmal haben wir die ganze Nacht kein Auge zu getan, weil wir uns nur in den Federn von links nach rechts gewälzt haben und einfach nicht fähig waren, diese Endlosschleife eines uns beschäftigenden Themas oder Problems, zu verlassen bzw. zu bewältigen.

Die Ursache solcher Phasen ist die Tatsache, dass wir es nicht schaffen, einen Gedanken bis zum Ende – also seiner (vorläufigen) Lösung – zu durchdenken. Immer wieder schiebt sich etwas Anderes gedanklich dazwischen, das uns davon ablenkt und uns von einer Lösung abhält.

Es sind durchaus Fälle von Menschen bekannt, die jahrelang keine Nacht durchgeschlafen haben aufgrund einer solchen Symptomatik. Für die Betroffenen entwickeln die Gedanken dann eine Eigendynamik, von der sie beherrscht, gequält und verfolgt werden, geradezu als würden sie genötigt, endlich eine Lösung oder Antwort darauf zu finden.

WHITE CHESTNUT - Potenzial

Die Essenz der Weißen Rosskastanie hilft uns dabei, unsere mentale Souveränität wieder zu erlangen und den Gordischen Knoten endgültig zu lösen. Zum einen geschieht dies, indem sie die nötige Distanz und Objektivität verleiht, um von außen – als unbeteiligter Betrachter – auf das belastende Thema zu schauen und auf diese Weise ungeahnte Möglichkeiten der Bewältigung zu entdecken. Zum anderen werden unsere Gehirnhälften synchronisiert, damit ein Austausch zwischen Ratio und Emotion, zwischen Verstand und Kreativität erfolgen kann, der so existentiell ist für ein ausgeglichenes Dasein.

White Chestnut ist so etwas wie ein geistiges Abführmittel, das uns von Belastendem befreit, um Platz für Neues und Nährendes zu schaffen. Gleichzeitig erhält unser Denken wieder Struktur, Überblick und Weite, was uns wieder das Gefühl gibt, Herr der eigenen Gedanken zu sein.

Haben uns bislang Signale von außen oder die Worte unserer Mitmenschen nicht erreicht, schenkt uns White Chestnut wieder ein offenes Ohr für die Anliegen unserer Umgebung, können wir mit dieser unsere Probleme besprechen und gemeinsam nach Lösungen suchen.

Vor dem Schlafengehen ist es ratsam, ein paar Tropfen der Essenz in ein Glas mit Wasser zu geben, damit wir zu ruhigem und erholsamen Schlaf finden, auch für den Fall, dass wir mitten in der Nacht von Gedanken gequält aufwachen, reicht ein Griff zum Wasserglas.

Sollte ein unbewusstes Problem die Ursache für unsere Zerstreutheit sein, holt uns die Weiße Rosskastanie aus der Gedankenversunkenheit zurück und macht uns den unterschwelligen Prozess bewusst, der diesen Zustand verursacht, um ihn endlich aufzulösen.

WHITE CHESTNUT hilft, ...

... um Gedanken, Probleme und Themen, die uns völlig in ihren Bann ziehen, in den Griff zu bekommen und zu lösen.

… wenn wir endlich einen Gedanken bis zum Ende durchdenken wollen.

… wenn wir das Gefühl haben, wir seien noch nicht am Ziel unseres Nachdenkens oder Grübelns angekommen und zwanghaft das Ende oder die Lösung suchen.

… wenn wir abends vor lauter Gedanken nicht einschlafen können oder mitten in der Nacht von Gedanken gequält aufwachen.

… wenn wir uns öfter verhaspeln, länger nach Worten suchen oder zum Stottern neigen.

… um in der Schule in den Lese- und Schreibfluss zu kommen.

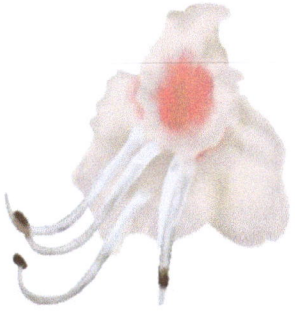

„Gedanken wollen oft – wie Kinder und Hunde –, dass man mit ihnen im Freien spazieren geht."

(Christian Morgenstern)

WILD ROSE
(Hundsrose – Rosa canina)

Gemütszustand:
Apathie, Phlegma, Gleichgültigkeit

INTERESSE & INITIATIVE

Im Wild Rose-Zustand ist uns wirklich alles egal. Wir sind partout für nichts mehr zu begeistern, Dinge gehen uns langsam von der Hand, kein äußerer Reiz könnte auch nur einen Funken Interesse in uns entfachen. Unsere äußerliche Erscheinung wirken aschfahl bis grau, unsere Schläfen sind evtl. schon eingefallen und unser ausdrucksloses Gesicht stützen wir am liebsten auf unsere Hände, da selbst unser Kopf zu schwer geworden scheint.

Man könnte durchaus meinen, wir hätten resigniert und kapituliert vor der Welt da draußen und vor unserem Schicksal. Passiv, ohne jeder Regung, nehmen wir alles hin, was da kommt und noch kommen mag, da wir davon ausgehen, dass wir sowieso nichts dagegen ausrichten können.

Trägt man uns Aufgaben auf, führen wir diese regungslos und ohne Widerstand aus. Kommt uns vielleicht doch einmal der Gedanke, es müsse sich etwas ändern, verwerfen wir ihn gleich wieder, denn für das Hinterfragen oder Widerstand zu entwickeln fehlt uns jede Energie.

Auf diese Weise werden wir von den äußeren Umständen geformt und geprägt, verlieren jegliches Interesse an einer aktiven und individuellen Gestaltung unseres eigenen Lebens. Auch wenn wir gesundheitlich nicht gut dran sind, ergeben wir uns lieber, als selbst die Initiative für eine Besserung unseres Zustands in Angriff zu nehmen. In Partnerschaften nehmen wir ebenfalls lieber das gewohnte Übel hin, als den möglichen Neubeginn auszusprechen. Wir haben uns halt arrangiert.

Menschen, die länger in solch einer Phase feststecken, scheinen sich, wie Dornröschen, in einem Schlaf ohne Erwachen zu befinden.

Bei Kindern und Jugendlichen ist der Wild Rose-Zustand als Null-Bock-Stimmung bekannt. Für nichts und niemanden zu begeistern und zu nichts zu animieren. Sie ziehen sich teilnahmslos zurück, wollen lieber allein sein und bringen es fertig, stundenlang auf eine weiße Wand zu starren. Kommt es zur Berufs- oder Studienwahl, muss man sie förmlich dazu zwingen, eine Entscheidung zu treffen. Meist halten sie dann nicht lange durch und brechen vorzeitig und vielleicht auch mehrmals ihre Ausbildung oder das Studium ab.

WILD ROSE - Potenzial

Mit Wild Rose wachen wir endlich aus unserem Dornröschenschlaf auf. Haben wir uns bislang wie eine Raupe in unseren Kokon eingewebt, sind wir nun bereit für die Metamorphose zum farbenprächtigen Schmetterling, der leicht und von einer sanften Brise getragen, immer einen nährenden Blütenkelch finden wird, der seinen Durst zu stillen vermag. Gleichzeitig erfreuen wir uns des Privilegs, andere Menschen mit unserer Schönheit zu begeistern und in unseren Bann zu ziehen.

Unsere apathische Gleichgültigkeit weicht einem zart aufkeimenden Interesse, das von Neugier geleitet wird. Gleichzeitig empfinden wir wieder Freude am Leben suchen nach Möglichkeiten, dieses aktiv zu gestalten. Vielleicht erinnern wir uns zwischenzeitlich an unseren ehemaligen Zustand und können gar nicht begreifen, dass wir nicht schon viel früher etwas unternommen haben. Wir entdecken Baustellen, auf denen wir schon längst, sei es mit der Abrissbirne oder in einem liebevollen Gespräch, hätten tätig werden sollen.

Eine noch nie gekannte oder vielleicht schon vergessene Vitalität macht sich in uns breit und lässt uns wie die Hundsrose in leuchtenden Farben aufblühen und endlich unsere Fähigkeiten im Dienst der Gemeinschaft einsetzen.

WILD ROSE hilft, ...

... wenn ein Tag dem andern gleicht und wir endlich aus der Monotonie ausbrechen möchten, uns aber die Kraft dazu fehlt.

... wenn wir die Freude an unserem Dasein verloren haben und auf der Suche nach dem Sinn sind.

... wenn wir innerlich bereits kapituliert haben.

... wenn wir unser Leben als gleichgültig und langweilig betrachten und trotzdem keine Lust haben, etwas daran zu ändern.

... während unbefriedigender Lebenssituationen, um trotzdem neugierig zu bleiben und die Gunst des richtigen Moments für die Veränderung zu ergreifen.

... beim Gefühl, dem Schicksal ausgeliefert zu sein.

... bei körperlicher Anfälligkeit und verzögerter Entwicklung.

... wenn wir während der Schulzeit oder des Studiums die Lust verlieren, aber auch keinen Drang verspüren, etwas Neues zu beginnen und uns passiv treiben lassen.

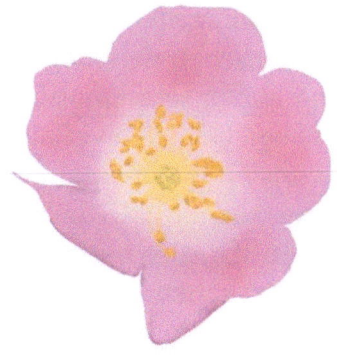

„Mensch: das Lebewesen, das die Zeit totschlägt, bis sie sich revanchiert."

(Unbekannt)

WILLOW
(Dotterweide – Salix vitellina)

Gemütszustand:
Groll, Verbitterung, Unzufriedenheit,
Selbstrechtfertigung

VERSÖHNUNG & VERGEBUNG

Manche Schicksalsschläge treffen uns besonders hart und wie sie es nun einmal mit sich bringen, auch ohne uns nach unserer Zustimmung zu fragen. Gerade dann, wenn sie besonders früh in unserem Leben eintreffen oder uns etwas Kostbares, wie einen geliebten Menschen nehmen, können sie eine lang anhaltende Wirkung auf unsere emotionale Verfassung haben, evtl. sogar ein Leben lang! Wir verfallen dann in eine Opferrolle und fühlen uns vom Schicksal benachteiligt. Außerdem bietet dieser Zustand die Möglichkeit, die Verantwortung und Schuld im Außen, also bei anderen Menschen oder gewissen Umständen zu suchen und natürlich auch zu finden.

Auch mehrere „kleine", negative Erfahrungen können uns verbittern und grollen lassen, wenn wir zurück in die Vergangenheit schauen und feststellen, dass unsere Schulfreunde, Kollegen o. a. Personen ja sowieso einen besseren Start ins Leben hatten und sei es nur finanziell.

Ein chronischer Willow-Zustand macht uns wirklich nicht zu angenehmen Zeitgenossen: Dadurch, dass wir ständig unseren Ärger und Groll in uns hinein „fressen", verarmen wir emotional, werden undankbar, humorlos, nachtragend und auch schnell beleidigt. Wir sind mit nichts wirklich zufrieden und verhärten sowohl auf psychischer als auch auf körperlicher Ebene, was nicht selten eine Erkrankung aus dem rheumatischen Formenkreis zur Folge hat.

Dankbarkeit brauchen wir niemandem entgegen zu bringen, schließlich steht uns aufgrund unserer Benachteiligung selbstverständlich Hilfe zu und unser ständiges Gejammer hat sich gefälligst jeder bis zum Ende anzuhören!

„X ist schuld daran, dass ..." ist unsere Ausrede für die Tatsache, dass wir selbst nicht das Heft in die Hand genommen haben, um unsere Situation zu verbessern. Und so werden viele negative Dinge, die wir uns einreden, auch mit großer Wahrscheinlichkeit eintreten. Man spricht dann wissenschaftlich von der Selbsterfüllenden Prophezeiung (self-fulfilling prophecy). Will heißen, dass unsere Erwartungen an das Verhalten unserer Mitmenschen bzw. an unser Schicksal durch unser eigenes Denken und Handeln begünstigt und gefördert werden.

In der Jugend, während der Pubertät, fühlten wir uns doch fast alle von unseren Eltern oder mindestens einem Lehrer, wenn wir unsere Zeugnisnoten erfahren haben, ungerecht behandelt. Einige werden sich sicherlich mürrisch grollend in ihr Zimmer verkrochen haben und hatten vorübergehend keinen Bedarf mehr an Kommunikation oder Kontakt mit Freunden. Vielleicht machen wir sogar heute noch unseren Eltern Vorwürfe für die ein oder andere restriktive Erziehungsmaßnahme.

WILLOW - Potenzial

Durch die Einnahme von Willow brauchen wir uns nicht

mehr für unsere emotionale Härte oder andere Versäumnisse rechtfertigen, sondern sind in der Lage, unsere arme zu öffnen und liebevolle Umarmungen zu schenken bzw. entgegen zu nehmen. Wir lernen, dass es besser ist, positive Gefühle zu teilen, statt Ärger und Verbitterung mit uns selbst auszumachen.

Alte Wunden können endlich geschlossen und die dadurch freiwerdende Energie in die Gestaltung der Gegenwart und Planung der Zukunft investiert werden. Wir richten unseren Fokus auf die Möglichkeiten, die uns, seien wir auch noch so benachteiligt, immer noch zur Verfügung stehen!

Durch die Versöhnung mit unserer Vergangenheit schaffen wir Platz für Neues, lassen Licht in die verdunkelten Ecken unserer Psyche, wodurch unser gesamtes Gemüt eine Aufhellung erfährt. Als Konsequenz all dieser Veränderungen ist es nun auch nicht mehr nötig, täglich mit dem Schicksal zu hadern. Wir definieren uns selbstbewusst über die Tatsache, dass wir auch nach harten Rückschlägen bzw. trotz geringer Mittel unseren Weg gegangen sind und das Beste daraus gemacht haben. Dadurch stellt sich eine innere Zufriedenheit ein, die mit keinem Geld der Welt zu bezahlen ist.

WILLOW hilft, ...

... wenn wir das Gefühl haben, anderen gegenüber benachteiligt zu sein.

... um erlittene Schicksalsschläge gekonnt zu meistern und nach Niederlagen wieder aufzustehen.

... wenn wir ständig an unseren Mitmenschen oder Situationen herumnörgeln.

... wenn wir voller Groll, Missmut oder Verbitterung auf unsere Kindheit, den letzten Arbeitsplatz, unsere letzte Beziehung o. ä. zurückblicken.

... um Verluste von Menschen, Besitz, Fähigkeiten, Heimat, Status usw. zu überstehen und immer noch zu sehen, was das Leben für uns bereithält.

... wenn wir in der Schule oder an der Uni das Gefühl haben, nicht gerecht für unsere Leistung benotet zu werden.

... wenn unser Leben hart zu uns war und wir für Gefühle keinen Platz mehr zu haben.

... wenn wir meinen, uns für unser Denken und Handeln rechtfertigen zu müssen.

... wenn wir anderen die Schuld an unserer Situation geben.

... wenn wir Krankheit als Strafe bzw. Bestrafung sehen.

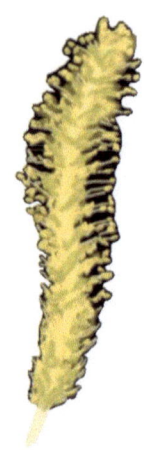

„*Das Schicksal nimmt nichts, was es nicht gegeben hat.*"

(Lucius Annaeus Seneca)

Überblick & Listen

38 Essenzen nach Dr. Bach

Numerische Liste (1 – 19)

01 AGRIMONY (Odermennig)
02 ASPEN (Espe)
03 BEECH (Rotbuche)
04 CENTAURY (Tausendgüldenkraut)
05 CERATO (Bleiwurz)
06 CHERRY PLUM (Kirschpflaume)
07 CHESTNUT BUD (Knospe der Roßkastanie)
08 CHICORY (Wegwarte)
09 CLEMATIS (Gemeine Waldrebe)
10 CRAB APPLE (Holzapfel)
11 ELM (Ulme)
12 GENTIAN (Herbstenzian)
13 GORSE (Stechginster)
14 HEATHER (Heidekraut)
15 HOLLY (Stechpalme)
16 HONEYSUCKLE (Geißblatt)
17 HORNBEAM (Hainbuche)
18 IMPATIENS (Drüsiges Springkraut)
19 LARCH (Lärche)

38 Essenzen nach Dr. Bach

Numerische Liste (20 - 38)

20 MIMULUS (Gefleckte Gauklerblume)
21 MUSTARD (Acker-Senf)
22 OAK (Stieleiche)
23 OLIVE (Olivenbaum)
24 PINE (Kiefer)
25 RED CHESTNUT (Rote Kastanie)
26 ROCK ROSE (Gelbes Sonnenröschen)
27 ROCK WATER (Wasser aus heilkräftigen Quellen)
28 SCLERANTHUS (Einjähriger Knäuel)
29 STAR OF BETHLEHEM (Doldiger Milchstern)
30 SWEET CHESTNUT (Esskastanie)
31 VERVAIN (Eisenkraut)
32 VINE (Weinrebe)
33 WALNUT (Walnussbaum)
34 WATER VIOLET (Sumpfwasserfeder)
35 WHITE CHESTNUT (Weiße Rosskastanie)
36 WILD OAT (Waldtrespe)
37 WILD ROSE (Heckenrose)
38 WILLOW (Dotterweide)

Die 7 Gruppen nach Dr. Bach

Gruppe 1: Angst und Ängstlichkeit
ASPEN, CHERRY PLUM, MIMULUS, RED CHESTNUT, ROCK ROSE

Gruppe 2: Unsicherheit
CERATO, GENTIAN, GORSE, HORNBEAM, SCLERANTHUS, WILD OAT

Gruppe 3: Mangelndes Interesse
CHESTNUD BUD, CLEMATIS, HONEYSUCKLE, MUSTARD, OLIVE, WHITE CHESTNUT, WILD ROSE

Gruppe 4: Einsamkeit und Alleinsein
HEATHER, IMPATIENS, WATER VIOLET

Gruppe 5: Empfindlichkeit gegenüber Reizen
AGRIMONY, CENTAURY, HOLLY, WALNUT

Gruppe 6: Mutlosigkeit, Kummer, Verzweiflung
CRAB APPLE, ELM, LARCH, OAK, PINE, STAR OF BETHLEHEM, SWEET CHESTNUT, WILLOW

Gruppe 7: Übermäßige Autorität und Zuwendung
BEECH, CHICORY, ROCK WATER, VERVAIN, VINE

Übersicht der Gemütszustände

Die 12 Heiler

AGRIMONY	Aufgesetzte Fröhlichkeit, Konfliktscheue, innere Qual
CENTAURY	Willensschwache Gutmütigkeit, Nachgiebigkeit
CERATO	Rat suchende Unschlüssigkeit
CHICORY	Forderndes Besitzergreifen, Helfer-Syndrom, manipulatives Verhalten
CLEMATIS	Gedankenverlorenheit, geistige Abwesenheit, Realitätsflucht
GENTIAN	Zweifel, Skepsis, Pessimismus
IMPATIENS	Eile, Hast, Ungeduld
MIMULUS	Konkrete Angst, Schüchternheit
ROCK ROSE	Panik, Schreckhaftigkeit, schwaches Nervenkostüm
SCLERANTHUS	Sprunghaftigkeit, Ablenkbarkeit, innere Zerrissenheit
VERVAIN	Übereifer, Maßlosigkeit, Schwärmerei, Fanatismus
WATER VIOLET	Reserviertheit, Hochmut, Stolz

Übersicht der Gemütszustände

Die 7 Helfer

GORSE	Hoffnungslosigkeit, Resignation
HEATHER	Schwatzhaftigkeit, Geltungssucht, Mitteilungsbedürfnis, Egozentrik
OAK	Übertriebenes Pflichtgefühl, Unermüdlichkeit
OLIVE	Totale Erschöpfung, energetischer Offenbarungseid
ROCK WATER	Prinzipienreiterei, Diszipliniertheit, Perfektionismus, Askese
VINE	Rücksichtslosigkeit, Egoismus Dominanzverhalten
WILD OAT	Unklare Ziele, Orientierungslosigkeit, Verzettelung

Übersicht der Gemütszustände

Die Baumessenzen (I)

ASPEN	Undefinierbare Ängste, mysteriöse Ahnungen
BEECH	Intoleranz, Kritiksucht, Engstirnigkeit
CHERRY PLUM	Verlust der Beherrschung, emotionale Explosionsgefahr
CHESTNUT BUD	Wiederholung von Fehlern, Konzentrationsschwäche, Oberflächlichkeit
CRAB APPLE	Übertriebener Ordnungssinn, zwanghafter Reinlichkeitsdrang
ELM	Plötzliches Überforderungsgefühl, kurzfristiger Erschöpfungszustand, Sinnkrise
HOLLY	Eifersucht, Neid, Missgunst, Hass
HONEYSUCKLE	Fixierung auf die Vergangenheit
HORNBEAM	Ständiges Aufschieben, geistige Hängematte
LARCH	Geringes Selbstwertgefühl, Mangel an Selbstvertrauen
MUSTARD	Unvermittelt eintretende Traurigkeit, Schwermut, Melancholie

Übersicht der Gemütszustände

Die Baumessenzen (II)

PINE	Schuldgefühle, Selbstvorwürfe, schlechtes Gewissen
RED CHESTNUT	Übermäßige Besorgnis um Mitmenschen
STAR OF BETHLEHEM	Ehemalige und gegenwärtige Schockzustände, Traumen aller Art
SWEET CHESTNUT	Ausweglosigkeit, Kapitulation, Verlust des Lebenswillens
WALNUT	Zweifelnde, wankende und beeinflussbare Neuorientierung
WHITE CHESTNUT	Gedankenkreisen, geistige Fixierung, unermüdliche Grübelei
WILD ROSE	Apathie, Phlegma, Gleichgültigkeit
WILLOW	Groll, Verbitterung, Unzufriedenheit, Selbstrechtfertigung

Übersicht der Qualitäten

Die 12 Heiler

AGRIMONY	Aufrichtigkeit & Konfrontation
CENTAURY	Durchsetzungsvermögen
CERATO	Intuition & Gewissheit
CHICORY	Loslassen & Delegieren
CLEMATIS	Geistesgegenwärtigkeit
GENTIAN	Optimismus
IMPATIENS	Geduld
MIMULUS	Mut & Tapferkeit
ROCK ROSE	Nervenstärke
SCLERANTHUS	Balance & Beständigkeit
VERVAIN	Maßhaltigkeit & Sachlichkeit
WATER VIOLET	Nähe & Zuneigung

Übersicht der Qualitäten

Die 7 Helfer

GORSE	Hoffnung
HEATHER	Empathie & Mitgefühl
OAK	Pause & Regeneration
OLIVE	Energie & Vitalität
ROCK WATER	Flexibilität & Spontaneität
VINE	Respekt
WILD OAT	Orientierung & Zielfindung

Übersicht der Qualitäten

Die Baumessenzen (I)

ASPEN	Sensitivität & Schutz
BEECH	Toleranz
CHERRY PLUM	Entspannung & Gelassenheit
CHESTNUT BUD	Konzentration & Lernerfahrung
CRAB APPLE	Reinheit & Reinigung
ELM	Verantwortungsbereitschaft
HOLLY	Liebe
HONEYSUCKLE	Vergangenheitsbewältigung
HORNBEAM	Motivation & Geistesfrische
LARCH	Selbstvertrauen
MUSTARD	Heiterkeit

Übersicht der Qualitäten

Die Baumessenzen (II)

PINE	Bescheidenheit & Selbstwert
RED CHESTNUT	Vertrauen & Zuversicht
STAR OF BETHLEHEM	Auflösung & Befreiung
SWEET CHESTNUT	Glaube & Lebenswille
WALNUT	Neubeginn & Standhaftigkeit
WHITE CHESTNUT	Gedankenruhe & Lösungsfindung
WILD ROSE	Interesse & Initiative
WILLOW	Versöhnung & Vergebung

Auswahl & Anwendung

Auswahl der geeigneten Essenzen

Seit der Entwicklung der Essenzen haben Therapeuten und Laien eine Vielzahl an Auswahlmöglichkeiten kreiert, von denen jede Einzelne ihre Berechtigung hat.

Sollten Sie noch unerfahren im Umgang mit den Essenzen nach Dr. Bach sein, empfiehlt sich eine Auswahl über die Kurzbeschreibung oder auch mit den Listen der Qualitäten und Gemütszuständen.

Vielleicht machen Sie sich während der Einnahme Notizen zu den Veränderungen, die Sie wahrnehmen und um Sie herum geschehen. Auf diese Weise können Sie die Charakterisierungen in diesem Buch individuell ergänzen und machen dieses Buch zu Ihrem ganz persönlichen Nachschlagewerk! Sie werden im Laufe der Zeit feststellen, dass Sie immer wieder neue Verknüpfungen mit unterschiedlichen Personen, Situationen und Begebenheiten erstellen.

Vielleicht spricht Sie beim Stöbern und Lesen in diesem Buch auch das eine oder andere Blütenbild an. Sei es aufgrund seiner Farbe, Form oder einfach nur so. Dann hat wahrscheinlich Ihr Instinkt gesprochen. Ein Hinweis, dem Sie unbedingt nachgehen sollten! Machen Sie sich einfach mit der Essenz vertraut und überprüfen Sie, ob sich die Essenz für Sie persönlich oder jemanden aus Ihrem Umfeld eignet (Partner, Kinder, beste(r) FreundIn). Nicht immer hat unsere Intuition mit uns persönlich zu tun. Wenn Sie mögen, können Sie mit dieser Person über Ihr Erlebnis sprechen.

Im Folgenden möchte ich Ihnen eine Methode beschreiben, die zwei wundervolle „Nebeneffekte" hat: Einerseits wird Ihr Bewusstsein darin geschult, bestimmte Situationen und Gemütsverfassungen den entsprechenden Essenzen zuzuordnen. Andererseits werden Sie auf diese Art und Weise Ihre Lebensqualität steigern. Vorausgesetzt, Sie ziehen das Ding durch!

Die Auswahl für ein bestimmtes Ziel

Viele Menschen, die ich beobachte, scheinen gar kein wirkliches Ziel vor Augen zu haben. Und wenn ich Ziel sage, dann meine ich nicht etwa die nächste Bushaltestelle oder den Supermarkt. Auch nicht ein neues Auto, den dritten Urlaub des Jahres oder den Ausbau des Eigenheims.

Ich meine vielmehr ein persönliches und emotionales Ziel. Einen Wunsch, der unsere Augen hell erstrahlen lässt und uns auf ein ganz anderes Energielevel hebt, schon beim bloßen Gedanken daran! Kennen Sie solch einen Wunsch? Natürlich kann der Wunsch auch (vermeintlich) einfacher aussehen, wie z. B. der Wunsch nach mehr Gelassenheit im Umgang mit gewissen Situationen oder Mitmenschen.

Niemand käme auf die Idee, mit einem Geldschein zum Fahrkartenschalter zu gehen und zu sagen: Einmal fahren bitte." Umgehend käme die berechtigte Frage nach dem Ziel der gewünschten Reise. Wo sehen Sie sich in einem, in fünf, in zehn Jahren?

Ich möchte gar nicht lange um den heißen Brei herumschreiben, sondern erläutere Ihnen die Vorgehensweise:

1. Ziel definieren

Suchen Sie sich etwas aus, dass Sie schon lange einmal erreichen oder erleben wollten. Nur Mut und trauen Sie sich, auch ein vielleicht ausgefalleneres Ziel aufzuschreiben!

2. Ziel fixieren

Notieren Sie sich dieses Ziel und bewahren Sie es gut sichtbar dort auf, wo Sie öfter vorbeikommen, z. B. am Kühlschrank oder am Armaturenbrett! Alternativ können Sie auch einen symbolischen Gegenstand wählen, der diesen Wunsch repräsentiert. Symbole haben den Vorteil der direkten Verbindung zu unseren Emotionen. Dies hat eine fördernde Wirkung!

3. Zeitplan

Notieren Sie sich, bis wann und mit welchen Zwischenetappen Sie dieses Ziel erreicht haben wollen! Niemand fährt die Tour de France in einem Stück. Bitte planen Sie die einzelnen Etappen in realistischen Zeitfenstern, damit Freude und Spaß auf dem Weg zum Ziel erhalten bleiben!

Bleiben Sie jetzt am Ball und visualisieren Sie Ihr Ziel zwischendurch immer wieder bildlich vor Ihrem geistigen Auge! Spüren Sie, wie Sie sich fühlen werden, nachdem Sie Ihr Ziel erreicht haben! Die meisten Menschen unterschätzen die Kraft der Bilder in Verbindung mit unseren Emotionen. Machen Sie lieber eigene, neue Fehler!

Wenn Sie jetzt wissen möchten, welche Essenzen für Sie in Frage kommen, dann beantworten Sie einfach folgende Fragen:

- Was genau hat Sie bislang am Erreichen Ihres Ziels gehindert?
- Welche Eigenschaft müssten Sie entwickeln, um dieses Ziel zu erreichen?
- Wie würden Sie sich fühlen, wenn Sie dieses Ziel erreicht haben?
- Wie glauben Sie, würden Ihr Partner, Ihr Chef, Ihre Familie und Ihre Freunde Sie charakterisieren?

Vergleichen Sie nun Ihre Antworten mit den Listen der Qualitäten und Gemütszustände und wählen Sie jeweils eine bis drei (insgesamt maximal sieben) Essenzen aus den Heilern, Helfern und Bäumen aus. Schon haben Sie Ihre persönliche Mischung zusammengestellt!

Ihnen fällt einfach kein Ziel oder Wunsch ein? Dann stellen Sie sich vor, es besucht Sie eine gute Fee, die Ihnen drei Wünsche erfüllt, welche wären das? Bitte antworten Sie spontan und schreiben Sie diese auf! Et voilà, da haben Sie gleich drei, suchen Sie sich einen aus!

Sollten Sie immer noch unsicher sein, ist das gar nicht schlimm: Nehmen Sie zu Beginn eine Kombination aus den Essenzen **WILD OAT** (klare Zielsetzung) und **CERATO** (intuitive Gewissheit) und warten Sie, bis sich plötzlich Ihr persönlicher Wunsch herauskristallisiert!

Einnahme der Essenzen

Herstellung Ihrer persönlichen Mischung

Zur Herstellung Ihrer individuellen Mischung füllen Sie zunächst eine Pipettenflasche (üblicherweise in der Größe 30 oder 50 ml)

zu ¼ mit Weinbrand oder Obstessig und zu ¾ mit Quellwasser, alternativ komplett mit Agavendicksaft.

Bitte nehmen Sie Wasser aus einer Quelle ohne Kohlensäure für Ihre Einnahmemischung. In diese werden jeweils vier bis fünf Tropfen aus der Vorratsflasche (stock bottle, Konzentrat) der ausgewählten Essenzen gegeben. Nach einer kurzen Wartezeit von ca. 10 Minuten ist die zubereitete Blütenmischung bereit für die Einnahme. Die Erfahrung hat gezeigt, dass

maximal 6 bis 7 Essenzen

in einer Einnahmeflasche kombiniert werden sollten, um eine optimale Wirkung zu erzielen. Sollten Sie bei der Auswahl der Essenzen unsicher sein oder deutlich mehr als die genannten sechs bis sieben ausgewählt haben, kann mit den prägnantesten begonnen und weitere Essenzen im Lauf der Zeit ergänzt werden.

Die Dosierung

Die Dosierung der Bach-Blütenessenzen erfolgt grundsätzlich über die Häufigkeit der Einnahme und nicht etwa über die Anzahl der Tropfen pro Gabe. Es gibt eine Faustregel, diese gilt sowohl für die Einzelessenzen aus den Vorratsflaschen, als auch für die Blütenmischungen:

4 x 4 Tropfen pro Tag

Die Tropfen sollten vor dem Hinunterschlucken für einige Sekunden im Mund behalten werden. Je nach Bedarf kann die Dosis erhöht werden, d. h. die Einnahme bis zu 8 Mal oder öfter am Tag wiederholt werden. Achten Sie darauf, dass die Glaspipette nicht Ihre Zunge oder Haut berührt! Eine besondere Art und Weise der Einnahme stellt die

Wasserglasmethode

dar. Hierbei werden zehn Tropfen aus der stock bottle oder der individuellen Mischung in ein Glas mit stillem Quellwasser gegeben und in kleinen Schlucken getrunken. Auch hierbei sollten die Schlucke für einige Sekunden im Mund behalten werden. Bei Bedarf wird die Anwendung wiederholt. Diese Vorgehensweise eignet sich besonders in akuten oder wiederkehrenden Situationen (z. B. Lernphasen vor Klassenarbeiten)

Mit den Globuli kann analog verfahren werden, also vier Globuli auf die Zunge oder zehn Globuli in ein Glas mit stillem Quellwasser.

Die Anwendung

Die folgenden Beschreibungen gelten sowohl für die individuellen Einnahmemischungen, als auch für Einzelessenzen (stock bottles). Es gibt verschiedene Möglichkeiten, die Blütenessenzen anzuwenden:

1. Orale Einnahme der Tropfen

Faustregel: 4 x 4 Tropfen pro Tag, alternativ als Wasserglasmethode (ca. 10 Tropfen pro Glas). Eine detailliertere Beschreibung finden Sie im vorangegangenen Abschnitt über die Dosierung.

2. Äußere Anwendung der Tropfen

Hierbei werden die Tropfen auf die Schläfen, den Puls oder das Mastoid (vorstehender Knochen hinter dem Ohr) gegeben. Diese Anwendungsmethode eignet sich sehr gut für Kinder, da der Alkohol nicht eingenommen wird und für Tiere, bei denen sich die orale Verabreichung schwierig gestaltet. Man gibt zunächst einige Tropfen auf ein bis zwei Finger und reibt die Flüssigkeit dann sanft auf der entsprechenden Stelle ein.

3. Bäder, Umschläge und Waschungen

Für Menschen (und natürlich auch Tiere), die Voll- oder Teilbäder mögen, können 15 – 20 Tropfen in eine Wanne oder Schüssel zum Wasser hinzugegeben werden. Das Wasser sollte dabei eine für das persönliche Empfinden angenehm warme Temperatur haben. Die Dauer sollte mindestens 15 – 20 Minuten betragen. Auch Umschläge und Waschungen (mit einem weichen Tuch oder Handschuh) sind empfehlenswert, z. B. bei verspannter Muskulatur des Nackens oder der Extremitäten. In allen Fällen sollten dem Wasser keine weiteren Zusätze beigemischt werden! Bäder, Umschläge und Waschungen können beliebig häufig wiederholt werden.

4. *Cremes & Salben*

Die Rescue-Creme ist mittlerweile sehr bekannt, aber auch aus den einzelnen Essenzen und Mischungen können Cremes und Salben hergestellt werden. Hierfür können Sie sich in der Apotheke eine Grundlage herstellen lassen und dann selbst die gewünschten Essenzen unterrühren. Cremes sind durch ihren erhöhten Fettgehalt gut geeignet, wenn die Anwendung nur ein oder zwei Mal am Tag erfolgen kann. Eine Crème sollte mehrmals täglich aufgetragen werden, da sie durch ihren erhöhten Wasseranteil schneller einzieht. Bitte tragen Sie die Salbe oder Crème niemals auf offene Wunden, sondern immer mit etwas Abstand um die Wunde herum auf.

Anwendungsdauer

Für die Einnahme kann zwischen Akut- bzw. Situationsmitteln und Konstitutionsmitteln unterschieden werden. Erstere werden über den Zeitraum der akut belastenden oder herausfordernden Situation eingenommen und evtl. noch eine kurze Zeitspanne (einige Tage) weiter. Konstitutionsmittel sind die

Mittel, die mit unserer Prägung und unserem Charakter, also tiefer verankerte Wesenszüge und Gemütszustände, in enger Verbindung stehen. Selbstverständlich lassen sich diese nicht von einen auf den anderen Tag vollständig verändern, so dass hier mit hoher Wahrscheinlichkeit eine längerfristige Anwendung über mehrere Monate nötig wird.

Generell sollten die Essenzen und individuellen Mischungen so lange eingenommen werden, bis der gewünschte Gemütszustand erreicht ist. Es empfiehlt sich, die Anwendung noch einige Zeit weiter zu führen, um den erlangten Zustand zu festigen. Gerade bei der langfristigen Anwendung ist es äußerst wichtig, das Mittel schleichend über einen Zeitraum von ca. zwei bis vier Wochen abzusetzen. Dies erleichtert dem Organismus die Umstellung. In diesem Zeitraum wird dann im Zweifelsfall auch deutlich, ob die Essenz bzw. Mischung eventuell doch noch länger eingenommen werden muss.

Manchmal offenbart sich während der Einnahme, dass eine weitere Essenz nötig ist. Diese sollte dann auf jeden Fall ergänzt werden. Im Fall einer individuellen Mischung kann diese einfach nachträglich in die Einnahmeflasche gegeben werden.

Neben-/ Wechselwirkungen

Mittlerweile blicken die Bach-Blütenessenzen auf eine fast hundertjährige Geschichte zurück, die diese Frage mit einem klaren und deutlichen NEIN(!) beantworten lässt. Es bestehen weder Wechselwirkungen mit naturheilkundlichen oder pharmazeutischen Arzneien und Therapien, noch gibt es Nebenwirkungen im Sinne einer medikamentösen Therapie. Im Gegenteil: Die Bach-Blütenessenzen eignen sich ideal zur Kombination mit jedweder Art von Therapie und wirken dann oft als eine Art psychisch-physischer Katalysator.

Natürlich geschieht etwas während der Einnahme bei richtiger Mittelwahl, im optimalen Fall eine Reaktion des Organismus oder des Gemüts. Diese Reaktionen können sehr unterschiedlich ausfallen, evtl. sogar dazu führen, dass die Situation noch intensiver erlebt wird. Oft treten vermehrt Träume auf, vergangene Emotionen oder körperliche Symptome „flackern" in abgeschwächter Form kurz auf. Vielleicht zeigt sich auch, dass eine weitere Essenz nötig wird. Diese Phänomene legen sich aber rasch wieder, wenn die Einnahme fortgesetzt bzw. die fehlende Essenz ergänzt wird. Alle vorab aufgezählten Reaktionen sind Anzeichen dafür, dass ein Veränderungs- und Entwicklungsprozess
in Gang gesetzt wurde.

Neues kann nur dann in ein Leben treten, wenn Altes losgelassen wird. Loslassen heißt auch, den bisherigen Halt für kurze Zeit aufzugeben, sich Neuem zuzuwenden und anzuvertrauen, um anschließend in neuen Gefilden wieder seinen Anker zu setzen und diese mutig zu erkunden. Dieser Prozess braucht Zeit und Muße, zwei Qualitäten, die wir uns bewusst eingestehen und gönnen sollten. Wir besitzen schließlich nur diesen einen Körper und diese eine Lebensspanne, umso wichtiger ist es, sie nachhaltig und mit Respekt zu behandeln.

Sollten Sie während der Einnahme trotzdem einmal völlig verunsichert sein, so empfiehlt es sich, einen qualifizierten Berater oder Therapeuten zu Rate zu ziehen und nicht etwa –

was leider immer wieder vorkommt – die Einnahme der Essenzen/ Mischung komplett abzubrechen.

ACHTUNG:

Zwei Dinge sollten bei der Anwendung der Bach-Blütenessenzen besonders beachtet werden:

1. *Die Essenzen in den Vorratsflaschen enthalten Alkohol!*

Das bedeutet, dass jeder, der seinem Kind oder sich selbst (z. B. Schwangere oder ehemalige Alkoholabhängige) keinen Alkohol zumuten möchte, unbedingt Globuli, alkoholfreie Essenzen (beim Verkäufer/ Hersteller anfragen!) und ggf. die äußeren Anwendungsmethoden in Betracht ziehen sollte.

2. *Die Bach-Blütenessenzen sind energetische Mittel!*

Das heißt, das sowohl die Vorratsflaschen (stock bottles), als auch die Einnahmeflaschen von Handys, Fernbedienungen, Mikrowellengeräten, Funkweckern, etc. ferngehalten werden müssen, um die Wirkung nicht zu beeinträchtigen.

Wenn nach der Einnahme nichts passiert ...

... kann dies unterschiedliche Gründe haben:

1. Die Einnahme erfolgt noch nicht lange genug

In vereinzelten Fällen kann es bis zu einem Monat dauern, bis sich subjektiv wahrnehmbare Veränderungen einstellen. Deshalb sollte vor allem die individuelle Mischung mit der nötigen Portion Geduld eingenommen werden. Vielleicht fragen Sie auch die Menschen, mit denen Sie in regelmäßigem Kontakt stehen, ob diesen etwas aufgefallen ist.

2. Die Dosierung (Häufigkeit der Einnahme) muss erhöht werden

Sollten Sie mit der Faustregel (4 x 4 Tropfen pro Tag) begonnen haben, kann es durchaus sein, dass Sie die Frequenz der Einnahme auf 6 – 8 Mal pro Tag erhöhen müssen oder Sie versuchen es mit der Wasserglasmethode.

3. Es wurden für das angestrebte Ziel unpassende Essenzen gewählt

In diesem Fall sollten Sie eine individuelle Mischung mit den Essenzen WILD OAT und CERATO einnehmen und sich noch einmal entspannt mit dem Thema auseinandersetzen, dass Sie angehen möchten. Sie können die im weiteren Verlauf notwendige(n) Essenz(en) der vorab genannten Mischung einfach hinzugeben.

4. Die Essenzen haben ihre Wirkungskraft verloren

Sowohl die stock bottles als auch die individuellen Einnahmeflaschen enthalten energetische Mittel. Das bedeutet, dass diese niemals (!!) in der Nähe von Mikrowellengeräten, Fernbedienungen, Schnurlos- und Mobiltelefonen, Internetroutern, Computern, etc. aufbewahrt werden dürfen. Dies kann schon nach kurzer Zeit zum Verlust ihrer Wirkungskraft führen. Sie sollten dann eine neue Mischung anfertigen bzw. sich neue stock bottles zulegen.

5. Sie haben einen ungünstigen Bettplatz

In der Praxis zeigt sich eine dauerhafte Resistenz gegenüber den Bach-Blütenessenzen häufig im Fall eines ungünstigen Bettplatzes. Dies ist z. B. der Fall, wenn in der Nähe Ihres Bettes Elektrogeräte wie Fernseher, DVD-Spieler, Computer u. ä. stehen oder Sie einen Funk-, Radio- oder Handywecker verwenden. Auch Steckdosen in der Nähe Ihres Kopfes, Wasserbetten (mit Heizelement), große Spiegel, Wasseradern und einiges mehr können die Ursache sein.

Wenn Sie nachts generell unruhig oder kaum schlafen und/ oder sich morgens wie gerädert fühlen, empfiehlt es sich, Ihren Bettplatz auf eventuelle Störfaktoren von einem fachkundigen Geopathologen oder Radiästhesisten prüfen zu lassen.

6. Der Störfaktor liegt in Ihren Zähnen

Zahnfüllungen aus unterschiedlichen Metallen (Amalgam) oder Legierungen (z. B. Goldfüllungen), chronische Entzündungen, unentdeckte Abszesse u. v. m. sind nachweislich immer wieder für persistierende und oft diffuse Beschwerden verantwortlich. Sie können mit entsprechenden Messinstrumenten vom Zahnarzt lokalisiert und behoben werden. Die Zahl der Zahnärzte, die diesen Aspekt in ihre Arbeit mit einbeziehen wird täglich größer. Auch in Ihrer Umgebung wird es sicherlich solch einen Zahnarzt geben, der Ihnen helfen kann.

Wissenswertes

Wie werden die Essenzen hergestellt?

Für die Herstellung der Essenzen, entwickelte Dr. Bach zwei verschiedene Methoden:

die **Sonnenmethode** und die Kochmethode.

Die Sonnenmethode kommt für alle Blüten zum Einsatz, die während der Sommermonate blühen, wenn die Sonne hoch am Himmel steht und ihre ganze Kraft entfaltet. Hierbei werden die Blüten der wild wachsenden Blumen in eine Glasschale mit Quellwasser gelegt und der Sonne ausgesetzt, bis sie beginnen, ihre Spannkraft zu verlieren. Die so gewonnene Essenz wird mit Weinbrand (Brandy) versetzt, um sie zu konservieren.

Da außerhalb der Sommermonate die Sonne nicht lang genug in ihrem Zenit steht, kommt bei den Blüten, die während der kühlen Monate blühen, die Kochmethode zum Einsatz. Quellwasser wird in einem Topf auf Gas- oder Holzflamme zum Kochen gebracht und die Blüten hineingegeben. Nach kurzer Zeit werden die Blüten wieder herausgenommen und die Essenz gleich der Sonnenmethode konserviert.

Die Einfachheit dieser Herstellungsmethoden beruht auf der Tatsache, dass Dr. Bach, als er sich auf Wanderschaft begab, um die Mittel zu finden, nur einige simple Werkzeuge in einem Koffer bei sich trug. Er war davon überzeugt, dass die Essenzen auch mit einfachen Mitteln herzustellen sein mussten. Das Ergebnis gibt ihm allemal recht.

Das System der 38 Blütenessenzen gliederte Dr. Bach in drei Gruppen, die er die „12 Heiler", die „7 Helfer" und die „Baumenergien" nannte. In dieser Reihenfolge wurden Sie auch von ihm entdeckt und entwickelt.

Eine besondere Ausnahme stellt die Essenz Rock Water dar, da sie nicht aus einer Blüten, sondern aus Quellwasser gewonnen wird.

Was sind Rescue-Tropfen?

Insgesamt gibt es 38 verschiedene Blütenessenzen nach Dr. Bach und die sogenannten Rescue-Tropfen. Diese sind eine Kombination aus fünf seiner Essenzen und als Erste Hilfe-Mittel konzipiert worden. Dr. Bach stellte fünf Blütenessenzen seines Systems zusammen, die speziell für den Einsatz in allen körperlichen, geistigen und seelischen Ausnahmesituationen geeignet sind, z. B. Unfälle, Prüfungen, Schock-Zustände, körperliche und seelische Verletzungen usw.

Er beobachtete bei seinen Patienten fünf Gemütszustände, die immer wieder in solch belastenden Situationen auftraten und wählte dementsprechend folgende Blüten für die Rescue-Tropfen aus:

Star of Bethlehem (allgemeiner Schock oder Trauma)

Rock Rose (Panikgefühl)

Impatiens (Unruhe)

Clematis (Abwesenheit, Bewusstlosigkeit)

Cherry Plum (Angst vor Kontrollverlust)

Die Rescue-Essenz gibt es als Tropfen, Creme, Globuli, Spray, Gelperlen und sogar als Bonbons. Ihre Anwendung ist nicht für einen längeren Zeitraum gedacht, sondern ausschließlich für Ausnahmesituationen!

Wo bekomme ich die Bach-Blütenessenzen?

Bach-Blütenessenzen sind als Vorratsflaschen in den Größen 10 und 20 ml in fast jeder Apotheke erhältlich. Auch im Internet können die Essenzen über Versandapotheken und mittlerweile direkt bei Herstellern und Vertrieben spezialisierter bezogen werden. Der Vorteil der Apotheke vor Ort ist, dass diese meist Ihre individuelle Mischung herstellt, was zunächst natürlich günstiger ist, als der Erwerb mehrerer Vorratsflaschen oder eines ganzen Sets.

Rechtliches

Laut dem Urteil des OLG Hamburg vom 21.02.2008 sind alle Bachblüten-Essenzen gesetzlich als Lebensmittel zu betrachten. Dies bedeutet, dass auch Importierte Essenzen aus Großbritannien nicht mehr als Arzneimittel gelten.

Dieses Urteil hat eine ganz entscheidende Voraussetzung geschaffen: Ab dem Stichtag des Urteils dürfen alle Essenzen auch von Privatpersonen untereinander gemischt werden, z. B. für die Einnahmeflaschen. Diese Handlung hätte ehemals durch das Deutsche Arzneimittelgesetz geahndet werden können.

An dieser Stelle wird ausdrücklich darauf hingewiesen, dass die Diagnostik und Behandlung von Erkrankungen in Deutschland ausschließlich Ärzten und Heilpraktikern obliegt und dies ausnahmslos respektiert werden muss.

Essenzen-Coaching

Geeignete Fragen für das Essenzen-Coaching

In diesem Abschnitt des Buches gehe ich noch einmal genauer auf die Charakteristika der einzelnen Blüten-Essenzen ein und gebe Ihnen Fragen an die Hand, mit denen Sie auf die Suche nach der Ursache für Ihre Handlungen und Verhaltensweisen gehen können.

Da Sie dieses Buch erworben haben, gehe ich davon aus, dass Sie sich entwickeln möchten. Sie möchten Ihr Potenzial ausschöpfen, belastende Emotionen loswerden und hinderliche Verhaltensmuster aufgeben.

Ohne die Ursache zu kennen, werden Sie sich jedoch im Kreis drehen, eventuell ein gewisses Stück voran kommen in Ihrem Vorhaben, letztendlich aber in alte Muster zurückfallen. Erst das Erkennen der Ursache führt zu nachhaltiger und wahrheftiger Veränderung. Alles andere wäre ein symptomatisches Vorgehen.

Zum Vergleich: Wenn Ihr Knie schmerzt und Sie ein Schmerzmittel einnehmen, werden Sie mit etwas Glück den Schmerz lindern können. Der degenerative Prozess, der sich dahinter verbirgt, schreitet jedoch voran. Wahrscheinlich sogar noch schneller, da das Warnsignal Schmerz vorübergehend abgestellt ist und Sie Ihr Knie wie gewohnt belasten. Mit dem Schmerz wollte Ihnen Ihr Organismus lediglich zu verstehen geben, dass sich etwas ändern muss in Ihrem Verhalten.

Mit unserem Gemüt verhält es sich sehr ähnlich: Negative und belastende Emotionen in der Gegenwart sind häufig nur die Spitze des Eisbergs, denn es verbergen sich tiefer sitzende Strukturen dahinter. Häufig liegen die Auslöser in der Vergangenheit und sind verbunden mit einem für unsere Psyche einschneidenden Erlebnis. Dieses Erlebnis muss objektiv betrachtet gar nicht spektakulär sein. Gerade als Kinder sind wir noch sehr empfänglich und labil gegenüber äußeren Umständen. Ein gar nicht einmal böse gemeinter Satz, der „einfach so" dahingesagt wurde, kann sich so tief in unser Unterbewusstsein einprägen, dass er ein ganzes Leben beeinflussen kann.

Ich wünsche Ihnen, dass Sie immer die richtige Blüten-Essenz zur Hand haben und was in meinen Augen enorm wichtig ist: immer mindestens einen Menschen an Ihrer Seite, dem Sie Vertrauen und der Ihnen die Wertschätzung zuteilwerden lässt, die Sie verdienen.

Dieser Wunsch bedeutet nicht, dass Sie dieses Buch und die darin enthaltenen Informationen nicht auch allein anwenden können. Er beruht vielmehr auf meiner Erfahrung, dass Weggefährten mit Ihrer bloßen Anwesenheit (und natürlich auch konstruktiver Kritik) unsere persönliche Entwicklung unterstützen und beschleunigen.

Wir Menschen wurden als soziale Wesen geschaffen und schon viele tausend Jahre vor Erfindung der modernen Medizin war die Gemeinschaft (einer Familie, eines Stammes, eines Dorfes) essentieller Bestandteil des Heilungsprozesses. Für jeden Einzelnen in der Gemeinschaft war es selbstverständlich, sich am Heilungsprozess zu beteiligen, wenn ein Mitglied erkrankt war und mag es nur durch seine Anwesenheit geschehen sein.

Für ein ganzes Dorf oder eine Stadt ist diese Methode heute nicht mehr praktizierbar. Doch eine Gemeinschaft sind bereits zwei Personen, die ein Interesse/ Ziel gemein haben, diese müssen auch nicht verwandt sein oder im gleichen Ort wohnen. Vielleicht gründen Sie eine Bachblüten-Gruppe für regelmäßigen Austausch und Unterstützung...?!

Finden Sie Ihren Weg und werden Sie zum Segen für Ihre Gemeinschaft!

Heiler & Helfer

AGRIMONY – Coaching

„Humor ist, wenn man trotzdem lacht!"

Agrimony sollte in keinem Team, in keinem Freundeskreis und in keiner Familie fehlen! Dieser sympathische Zeitgenosse schafft es immer wieder, seine Mitmenschen zum Lachen zu bringen. Und wir alle wissen, wie wichtig Humor ist: Sei es noch so spät, sei die Debatte oder Verhandlung noch so festgefahren, Agrimony besitzt die Fähigkeit, sowohl als Mediator die Wünsche der betroffenen Parteien auf einen Nenner zu bringen, notfalls auch mit seinem wohl dosierten aber dennoch durchschlagenden Charme.

In viele Berufen profitieren alle Beteiligten von der beschwingten und gut gelaunten Grundhaltung Agrimonys, wie z. B. in Pflegeberufen, im gesamten Dienstleistungssektor (niemand möchte sein Essen von einem schlecht gelaunten Kellner serviert bekommen), Lehrer und Dozenten vermitteln Ihren Schülern mit Spaß und Freude selbst den trockensten Lernstoff usw. Gute Laune wird überall gebraucht und oft unterschätzt.

Aufpassen muss Agrimony nur, dass es nicht zu häufig die Faust in der Tasche ballt oder Ärger in sich hineinfrisst. Irgendwann wird der Punkt erreicht sein, an dem die Psyche einen Kompensationsmechanismus generiert, der wie ein Ventil wirkt, um die angestauten Emotionen, die für den gesamten Organismus Stress pur bedeuten, über einen Stimulus wie z. B. Essen, Alkohol, Medikamente oder Nikotin zu betäuben. Dieses Unterfangen gleicht einer Sisyphusarbeit gleicht oder um es in einem Vergleich auszudrücken:

Stellen Sie sich vor, Sie sitzen in Ihrem Auto und plötzlich geht eine rote Kontrollleuchte im Armaturenbrett an, von der Sie überhaupt nicht wissen, was sie bedeutet. Was werden Sie nun unternehmen?

Sie könnten in der Bedienungsanleitung schauen, was Ihnen Ihr Fahrzeug mit diesem Signal sagen will. Sie könnten auch eine Werkstatt aufsuchen und dort um Rat fragen. Die übliche Lösung im Agrimony-Zustand wäre, die Kontrollleuchte zu ignorieren und mit etwas Undurchsichtigem zu überkleben, damit Sie sie nicht mehr sehen und sich keine Gedanken machen müssen. Der typische Akt einer Verdrängung. Das dies nicht die optimale Lösung ist, wird jedem einleuchten. Entweder es ist die Tankanzeige, die da aufblinkte, dann wird Ihr Fahrzeug einfach irgendwann stehen bleiben. Oder aber es war doch die Ölstandanzeige, was in naher Zukunft einen Kolbenfresser wahrscheinlich macht. Beides keine schönen Gedanken, wobei die Lösung doch in beiden Fällen so einfach gewesen wäre, hätten Sie der Sache (also der Kontrollleuchte) gleich ins Auge gesehen. Der durch das Wegschauen entstandene Schaden steht in keinem Verhältnis zum Aufwand des Tankens oder Ölnachfüllens und ist um einiges aufwendiger zu beheben.

Auch im Fall von Krankheit ist es wichtig, sich selbst der erschütterndsten Diagnose, nach einem kurzen und tiefen Luft holen bzw. Durchatmen, zu stellen und alle möglichen Therapie- und Behandlungsansätze in Betracht zu ziehen. Häufig ist es gerade das bedachte und zeitnahe Handeln in den ersten Wochen nach der Diagnose, die einen positiven und nachhaltigen Heilungsverlauf ermöglichen, oft sogar eine chirurgische Intervention überflüssig machen.

Wann habe ich das letzte Mal offen meinen Standpunkt, meine Meinung oder meine Gefühlslage kundgetan?

Was genau hindert mich daran, meine Gedanken, Gefühle, Standpunkte zu äußern?

Wovor genau habe ich so große Angst, dass ich sogar zu einer Notlüge greife?

Welche Wahrheit ist so schlimm, dass ich sie nicht offen aussprechen kann bzw. will?

Welche Bilder, Gedanken oder Gefühle spielen sich in mir ab, wenn ich zur Ruhe komme?

Warum ist es mir so wichtig, meine Mitmenschen zum Lachen zu bringen und welches Gefühl gibt mir diese Reaktion meiner Umgebung?

Wovon versuche ich mich durch Gesellschaft oder Stimulation abzulenken?

In welchen Situationen greife ich zur Zigarette, zum Alkohol, zum (Beruhigungs-)Medikament oder gehe ich zum Kühlschrank, um mir Erleichterung zu verschaffen?

Diese Fragen können Ihnen helfen, der Ursache für emotionales Unwohlsein, somatische Beschwerden, innere Anspannung, das Gefühl von Getriebensein und ähnliche Befinden im Agrimony-Zustand auf den Grund zu gehen und anschließend mit den entsprechenden Personen ein offenes Gespräch anzustreben, vielleicht auch in einem professionellen bzw. therapeutischen Rahmen. Auf jeden Fall sollten Sie Agrimony bei sich tragen, um ihr Potenzial optimal nutzen zu können.

Manchmal ist es hilfreich, bereits im Vorfeld eines solchen Gesprächs oder auch in regelmäßigen Abständen seine Gefühle und Gedanken aufzuschreiben, z. B. in einem Tagebuch, in einem Brief oder auf Karteikarten. Das kreative Schreiben hat mittlerweile eine etablierte Anerkennung als therapeutische Maßnahme, denn alles, was wir zu Papier bringen, tummelt sich meist nicht mehr in einer solchen Intensität in unserem Kopf und wer sagt, dass man ein und denselben Sachverhalt nicht mehrmals notieren kann?!

Viel Erfolg!

CENTAURY – Coaching

„Bitte, nach Ihnen!"

In unserer heutigen Gesellschaft sind die charakteristischen Eigenschaften von Centaury, nämlich Gutmütigkeit und Hilfsbereitschaft, ein wahrer Segen und eine angenehme Abwechslung im von Habgier, Missgunst und Egoismus geprägten Einerlei, dass unsere Überflussgesellschaft immer mehr dominiert.

Leider stellen genau diese Eigenschaften das kleine und zarte Centaury-Pflänzchen vor eine enorm große Herausforderung, die eines extremen Kraftaufwand bedarf, dem Kraftaufwand, zum richtigen Zeitpunkt und an entsprechender Stelle ein klares und deutliches „nein" zu äußern und auch durchzusetzen.

In jedem Betrieb, in jedem Freundes- und Familienkreis gibt es jemanden, der aufgrund seines guten Herzens schamlos ausgenutzt und bei Schwinden seiner Kräfte auch gern ausgetauscht und links liegengelassen wird. Dankbarkeit hört Centaury eher selten und da es keine Widerworte gibt und kein Wehklagen aus seiner Richtung zu hören sein wird, kommt wahrscheinlich niemand auf den Gedanken, es einmal nach seinem Befinden zu fragen oder im Gegenzug auch einmal Hilfe anzubieten statt nur einzufordern.

Können Sie sich vorstellen, wie man sich fühlen muss, nachdem man alles gegeben hat und niemand sich meldet, kein „danke" ertönt und alles andere wichtiger ist, als ein freundliches und aufrichtiges Wort der Dankbarkeit? Da Centaury niemals Hilfe ablehnt, gewöhnt sich seine Umgebung daran und betrachtet diesen Zustand als physiologisch, also vollkommen natürlich. Dass unser Packesel und Fußabtreter aber seinen kompletten Tages- oder sogar Wochenablauf umstellt, um einem Freund beim Umzug zu helfen oder auf seine Kinder aufzupassen, wird – wenn überhaupt – nur beiläufig und kurz erwähnt. Von Dankbarkeit kaum eine Spur!

Bitte machen Sie sich bemerkbar, auch wenn Sie einmal im Krankenhaus oder anderswo auf fremde Hilfe angewiesen sein sollten! Es muss Ihnen sicherlich nicht unangenehm sein, um Hilfe zu bitten, denn es ist Ihr gutes Recht. Dafür erhält das Pflegepersonal schließlich auch einen Gehaltsscheck am Ende des Monats. Und gehen wir gedanklich noch einen Schritt weiter: Denken Sie einmal darüber nach, wie vielen Menschen Sie bereits geholfen haben, ohne eine Gegenleistung zu verlangen. Ihr Guthaben auf dem Konto des sozialen Zusammenlebens steht voll im Plus, Sie haben einige Reserven „angespart" und können ganz beruhigt auf die eine oder andere „Rücklage" zurückgreifen.

Das Leben ist als steter Ausgleich angelegt, als ein Geben und ein Nehmen. Wenn Sie ausschließlich geben, gelangen Sie zwangsläufig in ein Ungleichgewicht und verstoßen gegen Gesetze, die so alt sind, wie die Schöpfung selbst. Ihr Organismus wird bestrebt sein, dieses Ungleichgewicht wieder in ein ausgewogenes Verhältnis zu bringen, notfalls durch eben solche Situationen, in denen Sie gezwungen sind, andere um Hilfe zu bitten, damit der energetische Ausgleich wieder stattfinden kann. Im somatischen Bereich spricht man in diesem Zusammenhang von einer Osmose bzw. Diffusion.

Die folgenden Fragen sollen eine Hilfestellung geben, damit Sie sich bewusst werden, wie Sie überhaupt in solch eine Lage gekommen sind, denn jedem Prozess liegt eine Ursache zugrunde, die erörtert werden will, um die ersten Schritte auf dem neuen Terrain der Durchsetzungsfähigkeit und Willensstärke zu beschreiten und Freude daran zu finden, im Zuge dieser Persönlichkeitsentwicklung den eigenen Lebensplan, eigene Wünsche und Bedürfnisse zu verfolgen und – auch mit Hilfe der Mitmenschen – zu verwirklichen.

Wie fühle ich mich in dem Moment, in dem man mich um Hilfe bittet?

Welches Gefühl macht sich in mir breit während ich helfe und nachdem ich fertig bin?

Was hoffe ich, mit meiner Hilfe zu erreichen?

Welche persönlichen Anliegen habe ich während meiner Hilfe am Mitmenschen vernachlässigt?

Welche sind meine persönlichen und ganz individuellen Talente und Eigenschaften?

Wie kann ich diese Talente und Eigenschaften sowohl für mich selbst, als auch für meine Mitmenschen einsetzen?

Inwiefern könnte mein Lebensplan aussehen, der sowohl meiner Selbstverwirklichung als auch meiner Umgebung dient?

Sprechen Sie einmal langsam und mit erhobenem Haupt das entscheidende Wort „nein" aus! Was empfinden Sie dabei? Wiederholen Sie es ruhig einige Male, bis es sich nicht mehr unangenehm anfühlt. Gönnen Sie sich in Zukunft eine kurze Zeit des Abwägens und Überlegens, wenn Sie um einen Gefallen gebeten werden, prüfen Sie die Situation für sich und entscheiden Sie dann ganz bewusst und nicht aus einem (konditionierten) Reflex heraus!

Vielleicht möchten Sie Ihr Durchsetzungsvermögen auch in der Gruppe stärken und informieren sich über Selbstverteidigungskurse in Ihrer Nähe...

Viel Erfolg!

CERATO – Coaching

„Was soll ich anziehen?"

Sind Sie ein leidenschaftlicher Sammler? Lieben Sie es, sich wissen anzueignen? Fällt es Ihnen schwer, sich bei einer Vielzahl an Auswahlmöglichkeiten für das Passende zu entscheiden? Stehen Sie ab und zu vor einem Kleiderschrank, der voll mit nichts zum Anziehen ist?

Dann gehören Sie vielleicht zu denjenigen, die gerne Ihre Mitmenschen um Rat fragen aufgrund einer extremen Unsicherheit. Was liegt da näher, als die Entscheidung an den nächstbesten abzugeben, gerade wenn es einen Sachverhalt betrifft, der auch noch eine gewisse Tragweite in sich birgt?

Fakt ist, dass Sie mit dem Abtreten der Entscheidungsgewalt auch Ihre Selbstbestimmung, Unabhängigkeit und Individualität beschneiden. Und sollte sich die Empfehlung Ihres Freundes, Bekannten oder Angehörigen als unglücklich und für Sie unpassend herausstellen, müssen Sie die Konsequenzen einer Entscheidung tragen, die noch nicht einmal auf Ihrem Mist gewachsen ist.

Die Auswahlmöglichkeiten in vielen Lebensbereichen haben in den letzten Jahrzehnten ein fast unermessliches Ausmaß angenommen, sei es in der Studien- und Berufswahl, beim Unterhaltungsprogramm, in den Informationsmedien oder auch bei der oftmals unterschätzten Auswahl eines vulgären Kaffees in einer modernen Rösterei.

Haben wir dann keinen guten Draht zu unserem Instinkt bzw. unserer Intuition, drohen wir uns in einem unüberschaubaren Durcheinander von Fachbegriffen, Angaben, Informationen und Aussagen völlig zu verlieren und fremdgesteuert zu werden.

Wird Cerato krank, werden meist verschiedene Behandlungsansätze ausprobiert und nach kurzer Zeit wieder fallen gelassen, da sie nicht den erwünschten (oder versprochenen) Erfolg brachten, um sich einer neuen Methode oder einem neuen Behandler zuzuwenden. Das Geheimnis in jedweder Art von Erfolg liegt allerdings in der Konstanz und Beständigkeit der Anwendung.

Der häufige Wechsel lässt sich einfach erklären: Unsere Intuition ist permanent in uns existent. Allerdings dringt sie nicht immer in geeignetem Maß zu unserem Bewusstsein hindurch. Dann suchen wir Entscheidungshilfe im Außen, merken aber anschließend relativ schnell, dass wir kein gutes Gefühl mit der erfragten Entscheidung haben und suchen dann eine Alternative, die dieses gute Gefühl (so umschreibt der Volksmund gern das Phänomen des Instinkts bzw. der Intuition) in uns hervorruft. Diese Suche nach Alternativen kann sich unter Umständen viele Jahre hinziehen, wenn wir Lösungen und Antworten weiter im Außen suchen.

Vielleicht wird es einfacher, wenn wir uns vergegenwärtigen, dass wir niemals im Voraus wissen können, ob die nächste Entscheidung, die wir treffen werden, uns zum gewünschten Ziel bringt. Schließlich ist jede einzelne dieser richtungsweisenden Situationen in ihrer Eigenschaft einzigartig für uns und kann weder geprobt noch geübt werden. Es gilt diese zu erkunden, denn hierin liegt der essentielle Entwicklungsprozess unserer Persönlichkeit wie ein Schatz verborgen. Unsere Rationalität und Freiheit gewährt uns jeder Zeit die Möglichkeit, den eingeschlagenen Weg zu überdenken und evtl. zu modifizieren oder an der nächsten Kreuzung eine völlig andere Richtung einzuschlagen. Überlegen Sie einmal, wie Sie Ihren Partner, Ihren Arbeitsplatz oder vielleicht das Grundstück oder Haus gefunden haben, das Sie nun Ihr Zuhause nennen. Hätten Sie vor einem Monat gedacht, dass Sie nun diesen Text lesen? Wie ist es dazu gekommen?

Was erhoffe ich mir von den Ratschlägen meiner Umgebung?

In welchen Situationen frage ich andere um Rat?

Wie genau kennen die anderen meine persönliche Situation und meine Wünsche/ Ziele?

Inwiefern haben sich die Ratgeber schon einmal in einer solchen Situation befunden?

Welche Erfahrungen habe ich bisher mit der Befolgung von Ratschlägen gemacht?

Was befürchte ich, das passiert, wenn ich selbst die Entscheidung treffe?

Welche Möglichkeiten habe ich, eine eventuelle Fehlentscheidung zu korrigieren?

Wie merke ich, dass eine Entscheidung/ Lösung für mich stimmig ist?

Welche ist die letzte gute Wahl, die ich getroffen habe und was habe ich dabei empfunden?

Sie können sich künftige Situationen der Entscheidungsfindung erleichtern, indem Sie Ihre Intuition/ Ihren Instinkt trainieren:

Begeben Sie sich gezielt in eine Situation, in der Sie aus verschiedenen Möglichkeiten auswählen müssen, z. B. ein Restaurantbesuch mit Speisekarte in epischer Länge, ein Besuch in einer Eisdiele oder einem Kaffeehaus mit riesiger Auswahl und nehmen Sie Cerato kurz vorher (bei Bedarf und Umsetzbarkeit auch währenddessen) ein. Lesen Sie das Angebot komplett durch und treffen Sie innerhalb von höchstens 10 Sekunden Ihre Wahl. Verbinden Sie diese Zeitspanne mit einem Ritual. Drehen Sie eine Münze, streichen Sie sich über Ihr Kinn, stellen Sie sich auf ein Bein oder andere, einfach durchzuführende Aktionen. Sie werden feststellen, dass sich die Entscheidungszeit mit jeder Wahl die Sie treffen verkürzen wird!

Viel Erfolg!

CHICORY – Coaching

„Ich mach das schon!"

Wirft man Ihnen schon einmal vor, sich zu sehr in die Angelegenheiten anderer einzumischen? Sind Sie beleidigt, wenn jemand sich nicht in gebührendem Maß bei Ihnen für eine Gefälligkeit, einen gut gemeinten Rat oder ein Geschenk bedankt?

Dann gehören Sie sicherlich zu den Menschen, die gerne die Dinge selbst in die Hand nehmen und über alles, was um sie herum geschieht, informiert sein wollen.

Möchten Sie am liebsten für Ihre Tochter oder Ihren Sohn entscheiden, welcher Studiengang bzw. welcher Ausbildungsplatz angemessen ist? Ist es Ihnen ein Bedürfnis, Ihren Mitmenschen ungefragt zur Hand zu gehen, um Sie von Ihrer Last zu befreien?

Dann achten Sie bitte auf Ihre Lebensplanung und darauf, dass Sie Ihre eigenen Wünsche, Ziele und Bedürfnisse nicht aus den Augen verlieren! Nur allzu leicht geschieht es, dass wir im Eifer des Gefechts oder aufgrund der Bedürftigkeit, z. B. eines Angehörigen, unsere Rolle im großen Spiel des Lebens aus den Augen verlieren. Schnell widmen wir den Fokus unserer Aufmerksamkeit Angelegenheiten, die uns wahrscheinlich nicht betreffen und investieren Unsummen geistiger, emotionaler und körperlicher Energie in Anlagegüter, die uns keine Rendite bescheren werden, ja sogar Ärger und Streit bereiten können.

„Ich liebe dich, weil ..."

Ein interessanter Satz, der genauer betrachtet nicht wirklich von einem Liebenden gesprochen werden kann. Reine

Liebe kennt keinen Grund, keine Ursache und erst recht keine Bedingungen, an die sie geknöpft ist. Liebe ist und lässt frei, gibt Raum für individuelle Entwicklung und akzeptiert bedingungslos. Andernfalls würde die Liebe, sobald das im o. g., unvollständigen Satz erwähnte Adjektiv nicht mehr vorhanden ist, analog dazu schrumpfen.

Generell sind Bedingungen wahrscheinlich eine Vorliebe von uns Menschen, denn es ist eine manipulative Energie von der wir beim Chicory-Zustand sprechen, die so gut wie überall vorkommt und Anwendung findet.

Ein Immobilienmakler, der ein heruntergekommenes Objekt als Traumhaus mit Potenzial stilisiert oder ein aufgeregter junger Mann während seiner Vorbereitungen für das erste Date mit seiner Traumfrau, der wahrscheinlich mehrmals duscht, sein teuerstes Parfum auflegt, glattrasiert und bestens gekleidet am vereinbarten Treffpunkt auftaucht und ihr mit den vornehmsten Manieren den Hof macht. Sind dies nicht alles Formen einer gewissen Manipulation?

Niemand ist so reinlich und vermeintlich perfekt, wie er es bei einer Verabredung vorgibt und wären Verkäufer ehrlich, würden sie den potentiellen Kunden über Vor- und Nachteile des Objekts informieren und ihn nicht zu einem Entschluss drängen.

Ja bis hin zu unverblümt ausgesprochenen Bestechungen reicht der Erfindungsreichtum. Schauen Sie sich bei Gelegenheit das cineastische Sahnestück „Der Pate" an: Sie sehen hier die manipulative Energie in Reinform dargestellt und auch die manchmal fatalen Folgen.

Wir alle können sehr kreativ werden, wenn die Motivation hierzu groß genug ist, niemand kann sich wahrscheinlich davon freisprechen. Fundamental ist das sich bewusst machen der eigenen Grenzen jedoch im Familien- und Freundeskreis.

Niemand hat das Recht, sich in fremde Angelegenheiten einzumischen und sollte seinen wenn auch gut gemeinten Rat nur dann mit einbringen, wenn er danach gefragt wird. Weise ist, wer weniger sagt als vielmehr fragt oder vielleicht vollkommen still ein Ohr oder eine Schulter bietet.

Was genau empfinde ich, nachdem ich geholfen habe?

Inwiefern wurde mir gesagt, dass ich helfen soll?

Woran erkenne ich, dass jemand Hilfe benötigt?

In welchen Situationen übernehme ich einfach das Ruder, ohne zu fragen?

Was empfinde ich, wenn ich nicht in der Lage bin zu helfen?

Wie fühlt sich das Delegieren an?

Was befürchte ich, wenn ich eine Aufgabe delegieren muss?

Was genau bezwecke ich mit meinen Ratschlägen?

Was könnte der Grund sein, dass ich jemandem meinen Rat aufdränge?

Wie könnte meine persönliche Lebensaufgabe aussehen?

Üben Sie das Loslassen und delegieren! Vertrauen Sie auf die Eigenständigkeit und Selbstverantwortung Ihrer Mitmenschen!

Haben Sie schon einmal etwas anonym gespendet/ verschenkt? Oder eine Flaschenpost aufgegeben? Warum schreiben Sie sich nicht einmal etwas von der Seele oder wünschen sich etwas ganz Bestimmtes, dass Sie z. B. auf einem Fluss oder Bach in die Freiheit entlassen und dem Lebensfluss anvertrauen? Es ist sehr interessant, was manchmal passiert, wenn wir die Dinge befreien und gar nicht mehr darüber nachdenken!

Viel Erfolg!

CLEMATIS – Coaching

„Wo hab' ich denn meinen Schlüssel hingelegt?"

Clematis – der Stoff, aus dem die Visionäre sind! Oder wie man unter Künstlern nachmittags um 14 Uhr erst einmal zu sagen pflegt: Guten Morgen!

Dies ist nicht als Angriff oder Beleidigung gemeint, sondern soll zeigen, dass es auch alternative Möglichkeiten der Gestaltung eines Tagesablaufs gibt und diese durchaus effizient und ergiebig sein können.

Dinge vor dem geistigen Auge zu sehen, aus einer Emotion heraus mit wenigen Mitteln wahre Meisterwerke wie Skulpturen, Gemälde, Zeichnungen, Musikstücke uvm. zu erschaffen, die andere Menschen erfreuen, inspirieren und erfüllen ist ein Geschenk, das nicht jedem zuteilwird. Und es hat (mindestens) einen bestimmten Grund, warum Ihnen diese Gabe mit auf den Weg gegeben wurde.

Haben Sie schon einmal darüber nachgedacht, Ihr Hobby bzw. Ihre Kunst zum Beruf zu machen? Oder als Nebenerwerb auszuüben? Dies könnte eine Möglichkeit sein, noch mehr Zeit Ihrer Leidenschaft widmen zu können und ein noch größeres Feedback zu generieren. Und wir alle wissen doch, wie uns die Brust anschwillt, wenn Menschen etwas bewundern und sogar bereit sind, Kunstwerke entsprechend zu honorieren.

Haben Sie schon einmal den meist vorwurfsvoll ausgestoßenen Satz gehört „Du lebst ja in deiner eigenen Welt!"? Dieser dürfte Clematis-Menschen sicherlich bekannt vorkommen. Sie können das nächste Mal getrost und völlig entspannt mit einem selbstbewussten und nonchalanten „Ja, natürlich!"

antworten, denn wir alle leben in unserer subjektiven, von individuellen Erfahrungen geprägten Welt, von denen keine einen Anspruch auf allgemeine Gültigkeit erheben darf. Allerdings gibt es soziale Konventionen, die von zahlreichen Anhängern gepflegt werden. Gibt es für eine Konvention genügend Anhänger, wird diese schnell mit einem übergreifenden Gesetz verwechselt, wie z. B. der Brauch, seinen Pkw oder Kraftrad an einem Samstag zu waschen oder im Sommer ein Mal pro Woche den Rasen zu mähen. „Das macht man halt so!" Seien Sie froh und stolz, dass Ihre eigene Welt so bunt und abwechslungsreich ist!

Verständlich, dass solche Konventionen nicht unbedingt etwas für Sie sind, wo Sie doch die Individualität, die persönliche Freiheit und Entwicklung suchen und pflegen. Auch engstirnige Verhaltensweisen zwischen Nachbarn, Leid, das bewusst anderen Geschöpfen zugeführt wird und die zunehmende Gefühlskälte in modernen Gesellschaften werden Sie bestimmt hart treffen, so dass Sie mit gutem Recht Ihre persönlichen Zufluchtsorte suchen, in denen Sie Erleichterung finden. Wichtig allein ist, dass die Verbindung zur materiellen Welt nicht völlig abreißt und Sie Ihren Verpflichtungen und Verbindlichkeiten in dem Maße nachkommen können, dass Sie nicht in finanzielle oder andere Nöte geraten.

Bewährte und einfach durchzuführende Methoden für eine Erdung sind Naturkontakt und Gruppenaktivitäten, auch in Verbindung miteinander, wie z. B. Spaziergänge in der Natur, das Arbeiten mit natürlichen Materialien wie z. B. Holz und Ton, Gartenarbeit, der Umgang mit Tieren wie Hunde und Pferde und Bewegung im Freien (Wandern, Nordic Walking, Klettern, etc.)

Sollten Sie einmal krank werden und das Gefühl haben, einen langen Schlaf und viel Ruhe zu benötigen, kommen Sie diesem Bedürfnis ruhig nach und lassen Sie sich nichts anderes von selbst ernannten Propheten, Experten oder Therapeuten aufschwatzen. Clematis-Menschen benötigen viel Ruhe, um die benötigten Kräfte zu mobilisieren, die es im Fall einer Erkrankung benötigt. Menschen sind nicht alle gleich und der Erfolg einer Behandlung hängt auch mit dem Respekt zusammen, den man dem jeweiligen Naturell des Erkrankten entgegenbringt.

Welche Situationen/ Bilder treffen mich wie ein Schlag und verletzen mich?

Woran könnte es liegen, dass diese mich so sehr verletzen?

Womit versuche ich mich dann meistens abzulenken?

In welchen Situationen fühle ich mich besonders wohl?

Worin genau liegt mein persönliches Talent?

Welche sind meine Begabungen?

Welche Möglichkeiten gibt es, diesen mehr Zeit zu widmen?

Inwiefern könnte ich meine Kreativität zum Beruf/ Nebenerwerb machen?

Wie würde ich mich fühlen, wenn ich mit meiner Kreativität viele Menschen erreiche?
Welche Schritte müsste ich dafür in die Wege leiten?

Wer einen Traum verwirklichen will, muss zunächst einmal aufwachen! Also, worauf warten Sie noch? Die Welt da draußen wartet schon auf Ihre Kunstwerke, lassen Sie sie nicht länger warten!

Viel Erfolg!

GENTIAN – Coaching

„Das wird schiefgehen!"

Eins müssen wir Gentian lassen, die negative Grundhaltung zieht es wirklich durch, ganz egal, um welche Angelegenheit es sich handelt! Auch die Belange seiner Umgebung werden stets kritisch ins Auge gefasst, angezweifelt und pessimistisch ausgelegt. Als Angehöriger, Freund oder Partner muss man hier schon eine gehörige Portion Optimismus und Lebensfreude mitbringen, um nicht auch in den negativen Sog hinein gezogen zu werden!

Diese Zeilen sollen keine Kritik an der Gabe des kritischen und analytischen Betrachtens sein, ganz im Gegenteil, denn nicht alles, was uns vor allem die Medien und Lobbyisten vorgaukeln, glänzt auch bei näherem Hinsehen. Doch ist es für uns selbst nicht zuträglich, wenn wir immer gleich vom Schlimmsten ausgehen.

In der Psychologie und Hirnforschung weiß man schon seit geraumer Zeit, dass jedes Bild, welches wir vor unserem geistigen Auge entstehen lassen, bestrebt ist, sich zu verwirklichen!

Ein Beispiel dafür ist z. B. unser Anruf bei einer uns nahestehenden Person, sagen wir einmal Tante Erna. Bevor wir zum Telefon greifen werden, um ihr die letzten Neuigkeiten zu erzählen oder einen Besuch zu vereinbaren, kam uns sicherlich erst der Gedanke an unser Tantchen verbunden mit einem – wenn auch flüchtigen – Bild von ihr, vielleicht als Portrait oder gemeinsam mit uns am Kaffeetisch sitzend. Genau dieses Bild bzw. diese Vorstellung möchte sich verwirklichen und lässt uns mit hoher Wahrscheinlichkeit die nächsten

Schritte hierfür einleiten. Genauso verhält es sich aber auch mit den negativen Dingen, die wir uns vorstellen, wenn wir z. B. skeptisch gegenüber unserem Lebensabend sind, und befürchten, dass wir einsam und verlassen, vielleicht sogar krank und gebrechlich in einem Heim dahinvegetieren werden.

Wichtig allein ist hier, wohin unser Blick fällt: Fällt er auf das Schöne und Angenehme oder leitet uns unser Pessimismus immer wieder auf den Weg der Anstrengung und Mühsal? Diese Entscheidung liegt (dem Himmel sei Dank) ganz allein bei uns! Und noch eine gute Nachricht für diejenigen, denen es schwerfällt, die Zweifel abzulegen: Positives Denken ist für jedermann lernbar! Hierfür gibt es mittlerweile ein reichhaltiges und weit gefächertes Angebot an Seminaren, Workshops, Coachings und Übungsgruppen von Vereinen und öffentlichen Einrichtungen.

Übrigens: Die physiologischen Abläufe unserer Schöpfung sind immer bestrebt sich zum Positiven zu entwickeln, weshalb wir nur noch auf den Zug aufspringen müssen, um volle Fahrt in Richtung Erfüllung aufzunehmen! Es benötigt viel mehr Energie, wenn wir in die entgegengesetzte Fahrtrichtung unterwegs sind. Beispiel gefällig? Um zu lächeln sind viel weniger Muskeln notwendig, als um die Stirn zu runzeln!

Lasst uns auch auf unser Vokabular im täglichen Gebrauch achten, denn unser Unterbewusstsein kennt keine Verneinungen, d. h. ein Satz wie „Ich will nicht so werden wie meine Mutter/ mein Vater!" wird uns nicht helfen, wenn wir uns weiter entwickeln wollen. Wünsche und Ziele müssen unbedingt positiv formuliert werden: „Ich möchte meine Kinder liberaler erziehen." wäre eine Alternative.

Was ist in meinem Leben bisher gut gelaufen?

Welche Erlebnisse und welche zwischenmenschliche Beziehungen haben mir gutgetan?

Worin haben sich diese Situationen von meiner heutigen Lage unterschieden?

Was habe ich damals anders gemacht?

Inwiefern könnte meine Einstellung entscheidend für die weitere Entwicklung sein?

Wie weit könnte ich meine persönliche(n) Einschätzung(en) neutraler gestalten?

Wie bekomme ich genügend Abstand zu einer Situation, um sie objektiv zu analysieren?

Was wünsche ich mir in dieser Angelegenheit?

Wo und wie genau sehe ich mich persönlich nach erfolgreichem Abschluss?

Ach ja: Es gibt das Gesetz der Resonanz, das besagt, dass Gleiches sich anzieht. Wir können also davon ausgehen, dass wir im positiven Gemütszustand sowohl positiv gestimmten Menschen als auch glücklichen Momenten öfter begegnen werden! Ist das nicht eine schöne Motivation für einen (Neu-)Anfang?

Viel Erfolg!

IMPATIENS – Coaching

„Lassen Sie mich durch, ich habe keine Zeit!"

Immer mit der Ruhe, wohin wollen Sie denn so eilig? Wussten Sie eigentlich, dass der Begriff der Zeit, in Form einer konkreten Einteilung in Sekunden, Minuten, Stunden, Tage und Jahre, eine Erfindung und ein Konstrukt des Menschen ist?

Es ist noch gar nicht so lange her, da hat der Mensch in viel größeren Zyklen und übergreifenden Zusammenhängen gedacht und sein Leben an Wetter, Jahreszeiten und Gestirnen ausgerichtet. Unsere Auffassung von Zeit ist entstanden, um z. B. Beziehungen zwischen Ereignissen zu beschreiben oder Vereinbarungen zu treffen. Aber schauen Sie einmal um sich, wenn Sie draußen spazieren gehen: Geht es Tieren unbedingt schlechter, wenn sie sich an den Jahreszeiten und dem Sonnenlauf orientieren?

Fasziniert hat uns Menschen die Zeit schon seit dem ersten Tag ihrer Erfindung, was zahlreiche Sprichwörter und Redensarten bezeugen: „Die Zeit heilt alle Wunden.", „Zeit ist Geld." oder „Kommt Zeit, kommt Rat" sind geläufige Beispiele.

Generell ist Zeit wohl das wertvollste Gut auf dieser Welt, da wir sie mit Geld definitiv nicht kaufen und vermehren können, sondern nutzen sollten, so gut es geht, um sie mit Inhalt und Sinn zu füllen. Hierbei müssen wir uns entscheiden, ob wir unsere Priorität auf die Quantität oder Qualität legen. Natürlich kann ich in meinem Urlaub so viele Sehenswürdigkeiten wie möglich besichtigen, mir einen Zeitplan hierfür erstellen und mich rigoros daranhalten. Oder aber ich richte meinen Fokus auf die für mich wichtigen Orte und Gebäude aus, um die Zeit, die ich durch das Umherreisen gespart habe, in den Genuss und das Auskosten dieser wertvollen Momente zu legen.

Wir können auch an einem Abend drei oder vier Geburtstage besuchen, damit wir niemanden vernachlässigen, aber können wir dann jeden einzelnen wirklich auskosten und uns so daran erfreuen, wie wir uns das insgeheim wünschen? Haben wir dann die Zeit, uns auf jeder Feier mit unseren Freunden ausgelassen an den Tisch zu setzen und die Zeit einfach zu vergessen oder schauen wir alle Nase lang auf die Uhr, um unseren Zeitplan einzuhalten?

Wir erhoffen uns durch schnelles Arbeiten eine höhere Effektivität der Zeitspanne, die wir kalkulieren, so z. B. bei der Akkordarbeit. Schauen wir uns das Ergebnis genauer an, werden wir höchst wahrscheinlich feststellen, dass uns einige (Flüchtigkeits-)Fehler unterlaufen sind, die wir mit einer langsameren Herangehensweise sicherlich nicht gemacht hätten. Dies ist eine Art energetischer Ausgleich, denn nun müssen wir uns die vermeintlich gesparte Zeit bewusst nehmen, um unsere Fehler zu korrigieren. Produktionsbetriebe, die den Akkord forcieren, verzeichnen auch immer einen hohen Anteil an Ausschuss- und Fehlerware, die nicht unbeträchtliche Kosten verursachen. Ein Handwerker wird sich gut überlegen, ob er in Hektik verfällt, da jeder Fehler die völlige Zerstörung seiner Arbeit bedeuten kann.

Wir sollten uns „mal eben", „kurz", „noch schnell" gut überlegen, da sich hinter diesen Begriffen meist ein ungeahnter Zusatzaufwand verbirgt. Achten Sie einmal darauf!

Was genau erhoffe ich mir von meiner Eile?

Was glaube ich durch meine Hast zu gewinnen/ zu sparen?

Inwiefern leidet meine Sorgfalt durch diese selbst auferlegte Hast?

Welche Flüchtigkeitsfehler mache ich üblicherweise in Eile?

Wie viel Zeit kosten mich meine Flüchtigkeitsfehler?

Wie genau sieht meine Zeitbilanz dann unter dem Strich aus?

Welchen Unterschied macht es, ob ich ein bisschen früher oder später fertig werden?

Wie weit kann ich ein langsameres Arbeiten in meiner Planung berücksichtigen?

Inwiefern verändert sich meine Wahrnehmung, wenn ich mir mehr Zeit lasse?

Ein altes chinesisches Sprichwort sagt: „Hast du es eilig, mache einen Umweg!" Diese Empfehlung sollten wir uns zu Herzen nehmen und uns immer wieder ein wenig Muße gönnen. Für jeden, dem es nicht leichtfällt, diesen Rat zu befolgen, empfehlen sich ein Urlaub im Süden Europas oder anderen Ländern, die die Dolce Vita praktizieren, ein Aufenthalt in einem Kloster oder auf einem Bauernhof zu helfen, um eine wahrscheinlich völlig neue Qualität der Zeit kennenzulernen. Oder wir nehmen uns zur Abwechslung einfach besonders viel Zeit für Tätigkeiten, die wir sonst schnell bewältigen wollen. Vielleicht stellen wir uns den Wecker einfach eine halbe

Stunde früher, um nicht schon morgens in Hektik zu verfallen. Der „Aufwand" lohnt sich in jedem Fall!

Viel Erfolg!

MIMULUS – Coaching

„Ich habe Angst vor ...!"

Angespannte Muskulatur, Schweißausbruch, Herzrasen, Atemnot, Übelkeit ... Allesamt Anzeichen dafür, dass wir uns mit einer Situation konfrontiert sehen, die uns eine höllische Angst einjagt.

Diese Symptomatik tritt in den unterschiedlichsten Situationen und Zusammenhängen auf. Die Auslöser können so vielfältig wie bizarr sein und hängen meist mit einem vorangegangenen traumatischen Erlebnis des Betroffenen zusammen. Generell gibt es nichts und niemandem, vor dem nicht eine Angst entwickelt werden könnte. Bekannte Beispiele für konkrete Ängste sind z. B. die Angst vor Hunden, vor Spinnen, vor engen Räumen oder die Flugangst. Es gibt allerdings auch exotischere Angstgegenstände wie Luftballons (und das laute Geräusch des Platzens eines solchen), Wasser, Blumen, Autofahren, Überqueren von Brücken, Licht, Vögel, Sprechen, Nahrung, Zügen und Schienen, etc. Für alle Ängste gibt es auch einen medizinisch-psychologischen Fachbegriff, um diese diagnostizieren zu können.

Generell ist Angst ein physiologischer Schutzmechanismus, der unsere Sinne für drohende Gefahren schärfen und unseren Körper auf eine Reaktion wie Flucht oder Kampf vorbereiten soll. Dafür sind ein beschleunigter Puls und erhöhter Blutdruck für bessere Durchblutung der Muskulatur, eine erhöhte Muskelanspannung für ein besseres Reaktionsvermögen und die Absonderung von Schweiß, der Duftmoleküle zur

Warnung anderer Menschen enthält in früheren Zeiten unserer Entwicklungsgeschichte essentiell für das Überleben gewesen.

Heute leiden wir eher unter den physiologischen Stress-Reaktionen wie das Einstellen der Blasen-, Magen- und Darmtätigkeit, wenn wir z. B. Angst haben, zur Arbeit oder zur Schule zu gehen und, weil wir vor dem Angstauslöser nicht davonlaufen oder ihn bekämpfen können, mit einem Reizdarm reagieren, der zwischen Verstopfung und Durchfall reagiert.

Viel wichtiger als das betiteln mit einem griechischen Fachbegriff ist jedoch das Analysieren der Ursache, warum wir uns vor diesem oder jenem fürchten. Denn wenn es uns gelingt, zum Ursprung unserer Angst, also dem zugrundeliegenden Ereignis zu gelangen, können wir diese Angst mit einer unserer Reaktion angepassten, schrittweisen Konfrontation beginnen.

Jeder von uns hat eine Angst, diese kann auch einen abstrakten Charakter haben, wie die Angst davor, nicht geliebt zu werden oder die Angst, in einer Gruppe nicht bemerkt zu werden. Wie auch immer Ihre Angst aussehen mag, es lohnt sich, diese professionell in Angriff zu nehmen, um das dahinter verborgene Potenzial zu nutzen und Ihrer Persönlichkeit mit der neu gewonnenen Freiheit ungeahnte Entwicklungsmöglichkeiten zu eröffnen. Denn Angst blockiert uns, schränkt unsere Lebensqualität ein und ist immer subjektiv. Genau diese Subjektivität macht es schwierig, mit Freunden oder Verwandten darüber zu sprechen, denn oft werden wir seltsam angeschaut oder man versucht uns mit Aussagen wie „Das ist doch nicht so schlimm!", „Davor brauchst du keine Angst zu haben!" oder „Schau, ich hab' auch keine Angst!" zu beruhigen und uns Mut zu machen. Meist mit der paradoxen Wirkung einer Steigerung der Angst.

Wichtig ist es trotzdem, über Ihre Angst zu sprechen, am besten mit einem erfahrenen Profi, der Ihnen auch mit entsprechendem Werkzeug wie Verhaltenstherapie, Hypnose, Homöopathie, Bachblüten-Essenzen, energetischen Klopftechniken o. ä. helfen kann.

Wovor genau fürchte ich mich?

Was könnte der Grund für diese Angst sein?

Welche Erfahrungen geben mir Anlass, mich davor zu fürchten?

Wie sah meine letzte Angstsituation aus?

Wie würde ich die Angstsituation faktisch und detailliert beschreiben?

Wie hätte ein Außenstehender die Situation gesehen?

Inwiefern war meine Reaktion unverhältnismäßig?

Welche Techniken kenne ich/ gibt es, um mutiger zu werden?

In welchen Abständen könnte ich mich meiner Angst schrittweise nähern?

Wie genau sähe dann eine solche Situation der Konfrontation aus?

Wie würde ich mich wohl fühlen, wenn ich diese Angst in den Griff bekomme?

Seien Sie mutig, lernen Sie Ihre Angst besser kennen und machen Sie sie zu Ihrer Verbündeten! In der Kriegsführung wurde schon in der Antike großer Wert auf das Wissen um den Feind und seine verwundbaren Punkte gelegt, um die Schlacht für sich zu entscheiden. Suchen Sie sich Gleichgesinnte mit ähnlichen Ängsten, sprechen Sie darüber und konfrontieren Sie gemeinsam Ihre Ängste, denn wir Menschen sind Herdentiere und gemeinsam stärker! Freuen Sie sich auf den Reichtum an Erfahrungen, der hinter Ihrer Angst liegt!

Viel Erfolg!

ROCK ROSE – Coaching

„Oh Gott, Hilfe!"

Die Evolution hat uns drei Lösungsmöglichkeiten für gewisse Situationen ins Stammhirn eingebrannt, in die wir plötzlich, unerwartet und unvorbereitet geraten sind und die von unserem Unbewussten als Bedrohung interpretiert werden: weglaufen, kämpfen, erstarren. Eine aus diesem Lösungsangebot wird instinktiv gewählt, wenn es so weit kommt.

Allerdings ist es uns modernen Menschen nicht immer möglich, diese im Bruchteil einer Sekunde getroffene Entscheidung auch bis zum Schluss durchzuziehen. Wer würde schließlich gegen seinen Chef zu einem Faustkampf antreten oder wohin wollen wir laufen, wenn wir feststellen, dass unsere Geldbörse mit dem gesamten Urlaubsgeld gestohlen wurde? Und zur Salzsäule erstarren, während wir auf einer Bühne stehen und die Zuschauer auf unsere Darbietung warten, sind nicht wirklich die Mittel der Wahl, um diese Herausforderungen zu meistern.

Für den Akt der Flucht und des Kampfes veranlasst unser Organismus alles Notwendige, um die Menge an benötigter Energie für die gesteigerte Muskelaktivität bereit zu stellen. Da es, wie bereits angedeutet, nicht zu Kampf oder Flucht kommt, besteht ein Überschuss an muskulärer Energie, die nun irgendwie abgebaut werden muss. Folge ist, dass wir wie ein aufgescheuchtes Huhn herumlaufen, mit unseren weit geöffneten Augen unbewusst Ausschau nach einem möglichen Fluchtweg halten und extrem empfindlich für äußere Reize sind, da wir – ebenfalls unbewusst – von irgendwoher einen Angriff erwarten.

Panik ist eine Potenzierung der Angst, die uns den Boden unter den Füßen wegzuziehen scheint, eine Steigerung der Furcht ins Unermessliche. Im Körper vollzieht sich eine Explosion von Botenstoffen (v. a. Adrenalin) und Neurotransmittern, die für unser unkoordiniertes Verhalten verantwortlich sind. Auch die Unmöglichkeit zum analytischen Denken ist hierauf zurückzuführen.

Unser Nervensystem wird in Paniksituationen einem enormen Stress ausgesetzt, weshalb wir darauf achten sollten, nach solchen Zuständen oder bei den abgeschwächten, chronischen Verhaltensweisen dieser Art, Regenerations- und Prophylaxe-Maßnahmen für unsere Nerven ins Auge zu fassen. Hierzu gehören unter anderem:

Meiden von Genussgiften und anderen belastenden Substanzen wie Koffein, Nikotin, Alkohol, Zucker, Medikamente.

Frische, ausgewogene Kost, um für eine ausreichende Versorgung mit Vitaminen, Mineralstoffen und Spurenelementen zu sorgen.

Mineralstoffe nach Dr. Schüßler haben sich sehr gut bewährt.

Meditative Techniken wie Tai-Chi, Yoga, Autogenes Training, u. ä.

Entwickeln Sie eine 1. Hilfe-Maßnahme für sich, mit der Sie sich einfach und effektiv aus der Panik in einen Zustand der Geistesgegenwart manövrieren können. Hierzu eignet sich ein starker nervlicher Reiz, der wie ein Reset-Knopf wirkt und die Nerven auf den normalen Betriebsmodus herunterfährt. Beliebte Möglichkeiten für solch eine Maßnahme sind lautes Schreien oder Klatschen, festes Aufstampfen oder sich an den Haaren ziehen.

Damit erden Sie sich auch vor wichtigen Ereignissen, wenn Sie unter Lampenfieber und Blackouts leiden. Achten Sie auf die ersten Anzeichen, die bei Ihnen eine solche Panik einleiten und intervenieren Sie rechtzeitig!

Viel Erfolg!

SCLERANTHUS – Coaching

„Ich fühle mich hin- und hergerissen!"

Links und rechts, oben und unten, heiß und kalt, positiv und negativ, hell und dunkel, schön und hässlich. Wir leben in einer polaren Welt, in der Gegensätze jeweils die Grenzen von zwei Extremen bilden, zwischen denen sich unendlich viele Varianten ihrer Vermischung abspielen. Auch unser Leben ist nicht konstant schwarz oder weiß, auch wenn uns Medien, Wirtschaft, Politik und Wissenschaft dieses gern aufschwatzen möchten.

Unser Leben spielt sich in den unzähligen Graustufen ab, die dazwischenliegen. Dies sollten wir uns immer wieder vergegenwärtigen, wenn wir zwischen zwei Möglichkeiten wählen müssen, uns die Entscheidung aber nicht gelingt. Oft liegt dann die für uns stimmige Lösung genau dazwischen bzw. in einer dritten Alternative, die wir bislang vielleicht noch gar nicht ins Auge gefasst haben.

Ein Zustand der nicht vollendeten Entscheidungssuche kann uns völlig aus dem inneren Gleichgewicht bringen, Hektik, Unruhe und Unzufriedenheit verursachen und dafür sorgen, dass wir uns aus rein pragmatischen Gründen allgemeinen Strömungen anpassen. Damit verlieren wir ein großes Stück an Persönlichkeit und Individualität, fließen mit ein in den sozialen Einheitsbrei und drohen völlig unterzugehen.

Besteht solch ein Zustand über einen längeren Zeitraum, werden wir überaus empfänglich für Reize und dadurch ablenkbar, lassen uns mal hier und mal dort von oberflächlichen Erscheinungen zu Handlungen und Aussagen verleiten, die uns sonst nicht über die Lippen gekommen bzw. völlig fremd wären.

Oft sehen wir uns – zumindest über einen gewissen Zeitraum – gezwungen, einem oder mehreren Nebenjobs nachzugehen, leiden unter der Trennung unserer Eltern und haben das Gefühl, dass wir uns für eine Seite entscheiden müssten. Vielleicht sind wir aber auch viel unterwegs und sehen viele Orte in kurzer Zeit oder müssen zwischen Arbeit und Familie pendeln. All diese Zustände können auf Dauer eine Eigendynamik entwickeln, die uns beherrscht und es unseren Mitmenschen nicht gerade leichtmacht, mit unserer Sprunghaftigkeit und wechselnden Stimmungen umzugehen.

Die Unentschlossenheit und Zerrissenheit zwischen den Möglichkeiten kann für unseren Geist eine wahre Folter werden, die unsere Gedanken völlig vereinnahmt und unsere Konzentration völlig lahmlegt.

Der Volksmund sagt: „Wer viel wechselt muss aufpassen, dass er nicht zu Kleingeld wird." Dies sollten wir uns zu Herzen nehmen und darauf achten, dass wir stets uns selbst treu bleiben und uns langfristig für eine Lösung entscheiden, bei der wir uns gut fühlen.

Eine allgemein gültige oder ewig gültige Lösung werden wir aller Wahrscheinlichkeit nach nicht finden, da es in unserer Natur liegt, uns immer wieder neuen Umgebungen, Bedingungen und Einflüssen zu unserem Wohlbefinden anzupassen und zu diesem Zweck unsere Gewohnheiten und Verhaltensweisen zu überdenken.

Die Tatsache, dass die meisten unserer Entscheidungen revidiert werden können, sollte doch für genügend Ermutigung sorgen können, oder? Keine Entscheidung kann so falsch sein, dass sie einem Nichtstun gleichkommt, denn ein

Hinauszögern lässt uns stagnieren, wir haben dann keine Möglichkeit, uns weiter zu entwickeln.

Zwischen welchen Möglichkeiten muss ich mich entscheiden?

Welche Vor- und Nachteile haben beide?

Welche fühlt sich spontan gut an?

Was genau lässt mich zweifeln?

Was wird im weiteren Verlauf geschehen, wenn ich mich gar nicht entscheide?

Wann habe ich das letzte Mal eine gute Entscheidung getroffen?

Wie habe ich die Entscheidungsfindung begünstigt?

Wie hat es sich damals angefühlt?

Woran habe ich gemerkt, dass es die richtige Wahl war?

Inwiefern könnte ich die Vorgehensweise für meine aktuelle Situation übernehmen?

Wie genau müsste eine Lösung aussehen, die mich zufrieden stellt?

Machen Sie sich beim nächsten Fall von Unentschlossenheit eine Liste mit Pro- und Kontraargumenten und wägen Sie diese gegeneinander ab. Dies ist eine immer noch gängige Methode, die uns meist ein gutes Stück weiter im Auswahlprozess bringt. Außerdem sortieren wir damit das eventuell vorhandene Durcheinander in unserem Kopf und verhindern anhaltendes Gedankenkreisen, indem wir uns eine analytische Auflistung schaffen, die wir uns immer wieder zur Hand nehmen können und uns einen direkten Überblick verschafft!

Viel Erfolg!

VERVAIN – Coaching

„Und bist du nicht willig, so brauch' ich Gewalt."

So schrieb schon Goethe in seinem Erlkönig und dachte dabei sicher nicht an die Essenz des Eisenkrauts. Und doch beschreibt er damit sehr gut den Vervain-Zustand, in dem wir so fest von einer Angelegenheit überzeugt sind, dass wir jeden, mit dem wir sprechen, unbedingt davon überzeugen müssen. Es geht gar nicht anders, schließlich haben wir gerade den Stein der Weisen für uns entdeckt, das muss doch jeder wissen! Wir lassen uns unseren Enthusiasmus auch nicht nehmen, schon gar nicht von fadenscheiniger Kritik jener, die gar keine Ahnung davon haben!

Das Verbreiten und Aufzwängen fixer Ideen, Vorstellungen und Prinzipien war Auslöser für ein dunkles Kapitel unserer Menschheitsgeschichte, bei dem viele Menschen Leid und Tod erfuhren, einfach deshalb, weil sie abweichende Ansichten vertraten, mit denen sie glücklich lebten und keine Notwendigkeit sahen, daran etwas zu ändern. Ohne Skrupel wurde im Namen der Liebe des Schöpfers, ausgebeutet, gefoltert, vergewaltigt und gemordet, weil man seine Vormachtstellung nutzte, die allein auf einer weiter entwickelten Waffentechnologie beruhte. Die Geschichte der Missionierung und Christianisierung wird oft verklärt und euphemistisch dargestellt.

Eine wirkliche Verbesserung der dortigen Lebensumstände hat es definitiv nicht zur Folge gehabt, ganz im Gegenteil. Und wenn es wirklich einen Schöpfer gibt, mögen wir ihn nennen, wie wir wollen, so hat er uns alle geschaffen, gleich welcher Religion oder Weltanschauung wir frönen. Bis heute hält der Machtkampf der Religionen an, wobei das Hauptaugenmerk immer auf die Unterschiede gelegt wird, die kulturell bedingt sind und gewissen soziologischen Strukturen entsprungen sind. Viel wichtiger wäre es doch, dass wir zusammenfinden, um uns über unsere Gemeinsamkeiten zu unterhalten und diese pflegen.

Bei der Missionierung wird ein Aspekt deutlich, der auch bei harmloseren Sachverhalten immer wieder durchschlägt: Es geht niemals um die beteiligten Menschen, sondern immer um die Sache! Sei es der Autoverkäufer, Immobilienmakler, Religionsvertreter, Therapeut, Berater usw.

Ginge es bei solchen Debatten um das Wohl der Beteiligten, würden wir auch erfahren wollen, warum unser Gegenüber eine andere Meinung hat und warum sie ihn zufrieden stimmt. Stattdessen werfen wir uns Aussagen, Vorwürfe und ggf. auch Beleidigungen vor die Füße, ohne uns die Mühe zu machen, auch nur eine Frage zu stellen. Erst, wenn wir uns dem Andersartigen öffnen, wird unser Leben bereichert an Erfahrungen und Einsichten, die unsere bisherige Welt vielleicht auf den Kopf stellen und für unsere weitere Entwicklung sehr hilfreich sein können. Die Welt ist aus gutem Grund bunt und farbenfroh gestaltet worden!

Lassen Sie sich im Fall einer Erkrankung ruhig von einem Therapeuten helfen und beraten. Schließlich macht er dies beruflich und sollte einen entsprechenden Wissens- und Erfahrungsschatz haben, um Ihnen Hilfe zukommen zu lassen. Niemand kann alles wissen und sollte sich spätestens dann Rat einholen, wenn die Situation aus dem Ruder zu laufen scheint.

Adäquates Maß zu halten, ist auch heute aktuell. Sei es beim Thema der angemessenen Geschwindigkeit, Menge der zugeführten Nahrung, Konsum von Genussmitteln wie Nikotin und Alkohol, Nutzung des Internets und von Spielekonsolen, u. v. m. Immer wieder sind wir herausgefordert, ein ausgewogenes Verhältnis auszutarieren, um letzten Endes nicht in Abhängigkeiten zu geraten, die es uns immer weiter erschweren, unseren Tagesablauf zu meistern.

Wovon genau will ich meine Mitmenschen überzeugen?

Warum ist es mir so wichtig, ihn davon zu überzeugen?

Inwiefern könnte er auch anderweitig glücklich sein?

Wie habe ich mich das letzte Mal gefühlt, als mich jemand überzeugen wollte?

Warum glaube ich, dass meine Meinung auch für andere gelten muss?

Was, wenn ich in der Zukunft feststelle, dass ich völlig falsch liege?

An welchen Zeichen würde ich erkennen, dass er an meiner Meinung interessiert ist?

Wie könnte ich mich über seine Anschauung(en) informieren?

Wie können wir unsere Unterhaltung/ Diskussion emanzipiert gestalten?

Welche Art von Fragen trägt zu einem produktiven Meinungsaustausch bei?
Was genau haben unsere Anschauungen gemein?

Wie kommt es zu diesen Unterschieden, gibt es Gründe dafür?

Im Vervain-Zustand verpuffen Unmengen unserer Energie, da wir völlig ungezielt auf andere Menschen zugehen und ungefragt versuchen, sie von unseren Anschauungen und Meinungen zu überzeugen. Wäre es nicht viel effektiver, den Menschen davon zu erzählen, die von sich aus auf uns zukommen, weil sie wirklich interessiert sind? Dies gäbe uns sicherlich ein Gefühl der Befriedigung, da unsere Worte auf fruchtbaren Boden fallen würden. Alle Großen Propheten und Prediger haben die Massen angezogen und sie förmlich mit Worten gefesselt. Sie hatten es nicht nötig, stundenlang zu diskutieren, da sie mit gutem Beispiel vorangingen und damit die Massen in ihren Bann zogen.

Auch wir sollten mit gutem Beispiel vorangehen. Vielleicht besuchen wir ein Kommunikationstraining, um ganz einfache Methoden zu lernen, wie wir unsere Unterhaltungen erfüllend gestalten können. Statt uns ein Beispiel an Talkshows und Demagogen nehmen, sollten wir eine Diskussionskultur entwickeln, die den Gesprächspartnern Raum lässt, den Fokus auf Lösungen und Verständnis richtet.

Wir haben in der Regel mehr Gemeinsamkeiten als Unterschiede und unzählige Wege führen nach Rom!

Viel Erfolg!

WATER VIOLET – Coaching

„Komm' mir nicht zu nah!"

Gehören Sie auch zu den Menschen, denen man mit einem Überraschungsbesuch nicht unbedingt eine Freude macht? Wird Ihnen oft vorgeworfen, arrogant zu sein? Fällt es Ihnen schwer, um Hilfe zu bitten und auf andere zuzugehen?

Im Water Violet-Zustand kennen wir unsere eigenen Fähigkeiten sehr gut und wissen diese gezielt einzusetzen. Wir haben gelernt, allein mit Umständen, Aufgaben, Kummer, Nöten, Ängsten und Sorgen fertig zu werden. Meist liegt diesem Verhalten eine oder mehrere tiefe Verletzungen zugrunde, die noch nicht verarbeitet wurden. Gebrannte Kinder scheuen bekanntlich das Feuer und so scheuen wir die Quelle unseres Leides. Viel mehr Freude bereitet es uns dann, zurückgezogen von jeglichem Trubel und abseits großer Menschenmengen in der Ruhe Zuflucht zu suchen, um völlig in der von Einsamkeit geprägten Stille abzutauchen.

Für Außenstehende wirkt die stoische Ruhe gepaart mit einem gesunden Selbstbewusstsein oft überheblich und verunsichernd. Verständlich, dass es so nicht leichtfällt, neue Freunde zu gewinnen oder Bekanntschaften zu schließen. Aber das ist ja auch gar nicht das erklärte Ziel, wenn man sich selbst genügt.

Interessanterweise gilt diese Abneigung gegenüber Nähe und Geselligkeit nur anderen Menschen gegenüber. Anders verhält es sich, wenn es um Tiere geht: Es sind nicht wenige, die davon träumen oder es vielleicht schon realisiert haben, sich als Einsiedler bzw. Selbstversorger auf einen Hof mitten in der Natur zurückzuziehen, wo es keine Regeln oder Vorschriften gibt, wie es sich zu verhalten gilt. Völlige Freiheit und Unabhängigkeit! So scheint es zumindest, lassen wir die Tatsache außer Acht, dass sich unser Lebensplan ausschließlich an an unseren Mitmenschen vollzieht. Im Miteinander werden wir uns unserer Rolle als soziale Wesen und der übergeordneten Lebensaufgabe bewusst. Hier gehören wir hin und haben unser Werk zu vollbringen. Unschätzbare Werte wie Zuwendung, Vergebung, Liebe, Geborgenheit sind der Lohn, den wir dafür bekommen.

Wie viel einfacher geht uns die Arbeit von der Hand, wenn wir Unterstützung bekommen und immer wieder einmal gemeinsam dabei Lachen!

Sicher gehört von Zeit zu Zeit auch ein angemessenes Maß an Ruhe und Einkehr zu unserem Dasein, gerade dann, wenn wir Turbulente oder schwierige Zeiten hinter uns haben. Fatal wird es nur dann, wenn wir nach einer emotionalen Verletzung so tief getroffen sind, dass wir als Vermeidungsstrategie den Rückzug wählen. Wenn wir nur noch für das Nötigste unter Menschen gehen und diese als notwendiges Übel in Kauf nehmen und uns danach wieder ganz schnell in unser Schneckenhaus zurückziehen. Vielleicht wählen wir sogar ganz bewusst spezielle Uhrzeiten, zu denen Geschäfte wenig frequentiert werden oder parken lieber ein wenig abseits, um nicht in das hektische Durcheinander der Parkplatzsuchenden zu geraten.

Es entbehrt nicht einer gewissen Ironie, dass gerade die Menschen, die konstitutionell zum Water Violet-Typus gehören, genau diejenigen sind, die von der Gesellschaft dringend benötigt werden, um sie anzuführen, den Weg zu weisen und mit gutem Beispiel voran zu gehen. Viele Qualitäten wie z. B. Objektivität, neutrales Urteilsvermögen, emotionale Distanz in Debatten, Überblick und realistische Selbsteinschätzung sind Water Violet eigen und beste Voraussetzungen, um große Verantwortung auf sich zu nehmen, ein fairer und gewissenhafter Leiter eines Unternehmens und seiner Mitarbeiter zu sein. Auch in kleineren Gruppen wie Vereinen oder Mannschaften ist Water Violet optimal als Vorstand bzw. Kapitän einsetzbar, wenn da nicht diese Abneigung gegenüber Menschen wäre...

Wann ziehe ich mich üblicherweise zurück?

An welchen Ort ziehe ich mich dann zurück?

Was erhoffe ich mir von meinem Rückzug?

Inwieweit wird meine Hoffnung erfüllt?

Wie geht es mir in meiner selbst gewählten Abgeschiedenheit?

Wann genau habe ich mich das erste Mal zurückgezogen?

Was war vorher geschehen?

Inwiefern war ich dadurch verletzt?

Wie könnte ich dieses Erlebnis in mein Leben integrieren?

Welche Hilfe könnte ich dafür in Anspruch nehmen?

Wodurch würde ich mich besser fühlen?

Wie kann ich das erreichen?

Wohin wollten Sie schon immer einmal gehen, haben sich aber bislang davor gescheut? Auf einen Flohmarkt? Einen Mittelaltermarkt? Ein Volksfest mit Fahrgeschäften? Ein Fußballstadion? Zu einem Musikkonzert?

Setzen Sie diesen Wunsch doch einmal in die Tat um und gehen Sie genau dorthin, wo sich völlig fremde Menschen treffen, um ein Erlebnis miteinander zu teilen!

Ist es nicht ein überwältigendes Gefühl, Teil etwas viel Größeren zu sein?

Sie werden sicherlich noch lange Zeit an dieses Erlebnis zurückdenken und sich fragen, warum Sie es nicht schon viel früher in Angriff genommen haben. Zur Unterstützung könnten Sie z. B. Ihren besten Freund/ Ihre beste Freundin fragen, ob sie Sie begleitet.

Sprechen Sie auf der Veranstaltung so viele Menschen wie möglich an und halten Sie ein wenig Smalltalk. Lassen Sie sich dafür von Ihrem Gefühl zu den Menschen lenken, die Ihnen auf den ersten Eindruck sympathisch sind. Achten Sie einmal auf deren positive Reaktion!

Wie fühlt es sich für Sie an, nachdem Sie miteinander gesprochen haben?

Viel Erfolg!

GORSE – Coaching

„Die Hoffnung stirbt zuletzt."

Was aber, wenn sie doch nicht die Letzte ist, die sich aus dem Staub macht? Nicht selten gelangen wir durch eine Vielzahl von aufeinander folgenden Enttäuschungen, Rückschlägen und Misserfolgen in eine Stimmungslage, die von Hoffnungslosigkeit bestimmt ist. Es erfordert ein ungemein großes Urvertrauen, um dann eine einigermaßen positive Grundstimmung aufrecht zu erhalten und noch an das Gute zu glauben.

Auch die Hiobsbotschaften, mit denen Zeitungen, Online-Medien und TV-Nachrichten uns vom Leid in der Welt berichten, leisten ihren Beitrag eine Verzweiflung hervor zu rufen, die uns zu passiven und sich ihrem Schicksal ergebenden Geschöpfen macht.

Das Fatale an dieser Situation: Haben wir erst resigniert, befinden wir uns in einer Art Random-Schleife, die uns mit an Sicherheit grenzender Wahrscheinlichkeit weitere negative Erlebnisse bescheren wird.

Verlieren wir den Glauben an uns selbst, haben wir unsere Aufmerksamkeit nur auf die schlimmen Ereignisse in der Welt gerichtet, so dass kein Silberstreif am Horizont zu erkennen ist, wird das Resonanzprinzip für weitere Rückschläge sorgen. Dieses Prinzip wirkt wie ein Magnet, sowohl im positiven als auch im negativen Sinn: Geht es uns gut, haben wir gute Laune und freuen wir uns auf den kommenden Tag, so werden wir auch optimistische Menschen mit ähnlicher „Energie" anziehen. Folglich gehen uns die Dinge leicht und beschwingt von der Hand. Menschen in diesem Zustand finden z. B. immer einen freien Parkplatz, mag es vor den Feiertagen auch noch so überfüllt sein.

Leider funktioniert dieses Prinzip auch im umgekehrten Fall, wenn wir absolut keine Möglichkeit, keine Lösung und keine Hoffnung mehr sehen. Wenn wir schon viel ausprobiert haben und alles nicht geholfen hat, werden wir mit großer Wahrscheinlichkeit ebenso leidende Personen treffen, die uns ihr Leid klagen und werden in den Nachrichten fast ausschließlich Leid und Not zur Kenntnis nehmen.

Artikel 3 des Rheinischen Grundgesetzes besagt. „Et hätt noch emmer joot jejange." Übersetzung: Es ist bisher noch immer gut ausgegangen. Ein schönes Beispiel des rheinischen Frohsinns, der bei aller Heiterkeit, einen wahren Kern in sich trägt: Wie schlimm die Aussichten sein mögen: Wenn wir wollen, können wir immer – eine zumindest kleine – Verbesserung unseres Zustands hinbekommen. Dafür müssen wir aber ein klitzekleines Bisschen Grundvertrauen in uns und die Schöpfung aufbauen. Einen kleinen Vertrauensvorschuss gewähren, um wieder etwas positive Energie in uns auf zu nehmen bzw. aus zu strahlen und damit den Negativkreislauf zu durchbrechen.

Menschen ohne Hoffnung gleichen einer nicht gesicherten Ladung auf der Ladefläche eines Pickups, der sich Leben nennt. In der leichtesten Kurve rutschen sie zur Seite, bei der leichtesten Steigung fallen sie nach hinten und drohen bei größeren Schlaglöchern, völlig von der Ladefläche zu fallen, um am Straßenrand liegen zu bleiben, bis der nächst beste Landstreicher sich ihrer annimmt.

Oft hört man die Aussage „Das ist wieder so eine Therapie, an die man glauben muss!". Ich kann alle Pessimisten beruhigen: An eine Therapie, die wirkt, muss man nicht glauben, lediglich die Einnahme ist erforderlich. Schließlich müssen wir auch keine spirituelle Beziehung zu einer Tetanusimpfung oder einem Antibiotikum aufbauen, damit es die gewünschte Wirkung erzielt.

Jedoch der Glaube ist es, der die Berge versetzt, nicht das Wissen! Gemeint ist hier aber der Glaube an die eigene Person, ganz unabhängig von der ausgeübten Religion oder auch Religionskarenz. Glaube ist nicht essentiell an Religion gekoppelt und funktioniert sowohl mit als auch ohne Konfession. Glaube ist ein Vertrauen in uns selbst als kleinem Bestandteil einer Schöpfung, in der alles und jeder eine ganz spezielle, ihm zugeteilte Aufgabe besitzt, mit dem übergeordneten Ziel der Glückseligkeit!

Seit wann empfinde ich diese Hoffnungslosigkeit?

Was ist damals geschehen, dass ich so empfinde?

Wie ist es zu dieser Situation gekommen?

Inwieweit haben diese Erfahrungen mein Denken und meine Erwartungshaltung geprägt?

Welches Indiz habe ich, dass es keine Hilfe mehr gibt?

Was habe ich bisher unternommen, um dieser Lage zu entkommen?

Was habe ich noch gar nicht ausprobiert?

In welche Richtung/ Auf welchem Gebiet habe ich mich noch gar nicht erkundigt?

Welche anderen scheinbar hoffnungslosen Situationen habe ich schon gemeistert?

Wo gibt es Menschen, die ein gleiches oder ähnliches Leid durchmachen?

Inwiefern könnten diese wichtige Informationen für mich haben?

Was würde geschehen, wenn jemand einen hilfreichen Hinweis für mich hätte?

Wenn wir der Meinung sind, uns kann nicht mehr geholfen werden und jede Mühe sei vergeblich bzw. verschwendet, sollten wir uns einmal anschauen, wie die Hoffnungsträger unserer Gesellschaft arbeiten und mit extremsten Situationen umgehen. Gemeint sind hier Mitarbeiter von Institutionen wie Hospizen und Kinderheimen, Rettungsassistenten, Notärzte, Katastrophenhelfer usw. Diese Menschen leisten täglich unsagbar wertvolle Arbeit! Sogar dann, wenn die Situation vollkommen aussichtslos erscheint wenden sie eine unvorstellbar große Energie auf, um Ihren Mitmenschen bei zu stehen und zu helfen.

Haben Sie jemanden in Ihrem Freundes- oder Bekanntenkreis, der Ihnen ein bisschen von seiner Arbeit erzählt und verrät, wie er Kraft tankt für die täglichen Herausforderungen im Beruf?

Viel Erfolg!

HEATHER – Coaching

„Reden ist Silber, Schweigen ist Gold."

Aber was tun, wenn das Bedürfnis, sich mitzuteilen, so groß ist, dass es förmlich aus uns heraus zu sprudeln scheint?

Wir alle kennen die Gefühlslage, wenn wir gerade etwas Einzigartiges, Lustiges, Trauriges, Unbegreifliches erlebt haben, von dem wir sofort jedem erzählen müssen, weil wir es einfach nicht für uns behalten können. Jetzt stellen Sie sich einmal vor, dieser Zustand hält über Tage, Wochen, Monate und Jahre an! Aber dafür muss die Umgebung, müssen andere Menschen herhalten, um sich die Geschichten in epischer Breite und mit dichterischer Detailverliebtheit anzuhören.

Man könnte meinen, es wäre keine besonders schwierige Aufgabe, einfach nur zuzuhören, immerhin haben wir zwei Ohren und nur einen Mund... Weit gefehlt: Solche Gespräche, nennen wir sie Monologe mit Zuhörerschaft, haben die Eigenart, den Zuhörern Mengen von Energie zu entziehen. Man wird schon bald beobachten, wie die Ersten anfangen, zu gähnen, sich müde die Augen reiben oder gelangweilt auf die Uhr schauen, da sie ab einem bestimmten Punkt nicht mehr genau zugehört haben. Können sie auch nicht, da niemand in der Lage ist, Heathers Schilderungen über einen längeren Zeitraum zu folgen. Das passiert ohne böse Absicht, sondern als logische Konsequenz des genannten Energieentzugs.

Sollten die Zuhörer das Ende des Monologs noch erleben, werden diese sich danach reif für ein Mittagsschläfchen oder sogar die Bettruhe fühlen.

Interessanterweise gibt es auch den passiven Heather-Zustand, indem genau das Gegenteil passiert: Statt sich

Aufmerksamkeit suchend an die äußere Umgebung zu wenden, kehrt sich der Blick auf die eigene Person, z. B. in der hypochondrischen Haltung, bei der jede entdeckte Kleinigkeit, jede noch so kleine, registrierte Veränderung gesucht, entdeckt und dann immens aufgebauscht wird. Auch in diesem Fall ist es nahezu unmöglich, die Aufmerksamkeit Heathers zu erlangen.

Bei Kindern ist eine Heather-Attitüde sozusagen physiologisch, da sich ihre Psyche über das Feedback ihrer Umgebung erst noch formen muss. Natürlich gilt auch hier das Einhalten gewisser Grenzen, die abgesteckt werden müssen, damit sich unsere Kleinen nicht zu Egomanen entwickeln. Auch im Unterricht und im Zusammenspiel mit Klassenkameraden und Freunden ist aufmerksames Zuhören unerlässlich, damit gesunde und nachhaltige Sozialkontakte entstehen können. Die Bedeutung des Zuhörens nimmt mit fortschreitendem Alter keinesfalls ab: Wie entspannt und ausgeglichen wäre die Welt, würden wir unserem Partner, unseren Eltern, Großeltern, Klienten, Mitarbeitern, Gästen und allen anderen besser zuhören und versuchen, sie zu verstehen.

Wie viel habe ich in meiner letzten Unterhaltung von meinem Gegenüber erfahren?

Wieviel habe ich von mir erzählt?

Wie viele Fragen habe ich gestellt?

Wie würde ich das Verhältnis von Gesprochenem und Gehörtem einschätzen?

Wie viele meiner Sätze fingen bzw. fangen mit „Ich" an?

Was empfinde ich, wenn ich meinem Gesprächspartner alles erzählen kann?

Was empfinde ich, wenn dieser mich unterbricht oder mir ins Wort fällt?

Wie geht es mir vor einem Gespräch und wie geht es mir danach?

Wie geht es meinem Gegenüber nach dem Gespräch?

Wie könnte ich erfahren, wie es ihm geht?

Wie könnten Fragen aussehen, die mich mehr erfahren lassen?

Inwiefern könnte ich meine nächste Unterhaltung anders gestalten?

Woran werde ich merken, dass mir dieses Vorhaben geglückt ist?

Was wird das Ergebnis dieser Unterhaltung sein?

Wie wird sich mein Gesprächspartner nach einer ausgeglichenen Kommunikation fühlen?

Das Wort Kommunikation kommt vom lateinischen Begriff communis, der bedeutet, dass die Kommunikationspartner etwas gemeinsam haben oder gemeinschaftlich verfolgen, z. B. einen Anlass, ein Thema oder auch Interesse. Wenn jeder meiner Sätze mit dem Wörtchen „Ich" beginnt, wird es niemals zu einer ausgewogenen und gehaltvollen Kommunikation kommen können.

Es gibt mittlerweile zahlreiche Kommunikationstrainings oder Arbeit mit Tieren, die uns lehren, auf andere Lebewesen zu achten, ihre Körpersprache zu lesen und ihr Befinden wahrzunehmen, auch wenn sie (und wir!) gar nicht reden. Eines der größten Geschenke unserer Schöpfung ist diese nonverbale Kommunikation auf einer Ebene, die uns emotional verbindet, auf der wir Eins werden und die Gedanken unseres Gegenübers schon fast hören können.

Wäre das nicht ein toller Anfang?

Viel Erfolg!

OAK – Coaching

„Und er läuft und läuft und läuft ..."

So wurde in den 60er Jahren des letzten Jahrhunderts das meist verkaufte Modell des allseits bekannten deutschen Autoherstellers beworben. Es könnte auch das Motto von Oak sein, da dies der Sisyphos unter den Bach-Blütenessenzen ist. Mag die Aufgabe noch so kräftezehrend, noch so aussichtslos oder vergebens scheinen, Oak hält bis zum – manchmal auch bitteren – Ende durch.

Unser Organismus ist allerdings kein Pkw: Wir sollten ihm mehr Zuwendung als lediglich die regelmäßige Inspektion und das sporadische Nachfüllen von Treibstoff und Schmiermittel zukommen lassen. Es wäre äußerst dienlich, wenn wir lernen würden, unserem Körper besser zuzuhören und darauf zu achten, wann die ersten Anzeichen der Überforderung auftreten. Diese sind zwar häufig unterschiedlich, treten aber erfahrungsgemäß während oder kurz nach der Ausübung der vermeintlichen Pflichten auf: Manchmal zwickt und zieht es im Rücken oder in der Schulter, vielleicht gerät die Muskulatur der belasteten Körperpartien in eine dauerhafte Verspannung oder es kommt zu akuteren Leiden wie Bandscheibenvorfällen, Protrusionen (Vorstufen des Bandscheibenvorfalls), Schwindelanfällen oder anderen Symptomen, die uns zwingen, eine Pause einzulegen.

Diese Erholungs-Pause ist enorm wichtig, um uns von den vorausgegangenen Anstrengungen zu erholen und unserem Organismus die Möglichkeit zu geben, neue Kraft zu tanken. Beanspruchte Zellen und Zellverbände müssen sich regenerieren, Stoffwechselprodukte abtransportiert und ausgeschieden, Eindrücke verarbeitet werden. Pausen sind deshalb mit identischer Sorgfalt einzuplanen, wie Phasen der Aktivität. Das wissen auch Musiker sehr gut, die z. B. eigene Stücke schreiben oder in einem Orchester spielen. Erst das gekonnte setzen der Pause im richtigen Moment und das gelungene Wiedereinsetzen machen eine Aneinanderreihung von Noten zur Musik, zu einem Kunstwerk!

Wie ein geduldiger Packesel lässt sich Oak auch von seinen Mitmenschen viele Lasten bedingungslos aufladen. Nie wird man ein Wort der Klage oder Beschwerde hören, denn Oak empfindet ihm Aufgetragenes als seine Pflicht, die unbedingt erfüllt werden muss. Im Fall der Nichterfüllung wäre die Konsequenz ein schlechtes Gewissen oder ein vermindertes Selbstwertgefühl, die beide Oak unentwegt plagen würde. Ebenso sind uns im Oak-Zustand Unvollständiges, Liegengebliebenes und Unfertiges ein Graus, die allesamt schnellst möglich erledigt werden müssen, und wenn wir dafür Sonderschichten einlegen müssen!

Ein weiteres Anzeichen für den fortgeschrittenen Oak-Zustand ist die Qualität des Kampfes und der Mühsal: Unser Leben wird anstrengend, wir empfinden kaum noch Freude an unseren Aufgaben und sehen den Tagesablauf eher als Last. Ein steter Kampf, der nie aufzuhören droht, denn haben wir einmal etwas zu Ende gebracht, kommt auch schon wieder etwas Neues auf die Liste der Erledigungen. Generell scheint diese Liste nie enden zu wollen.

Was bedeutet der Begriff Pflicht für mich?

Welchen Stellenwert haben Pflichten in meinem Leben?

Was passiert mit mir, wenn ich dieser Pflicht nicht nachkomme?

Welche Opfer bringe ich, um meinen Pflichten nach zu kommen?

Inwiefern gehe ich über meine Kraftreserven hinaus?

Wann habe ich das letzte Mal meine Energiereserven aufgebraucht?

Wie haben mein Körper und meine Psyche mir damals gezeigt, dass ich meine Arbeit unterbrechen muss?

Wie habe ich mich dabei gefühlt?

Worin kann der Grund für dieses Gefühl liegen?

Was nützt es mir und anderen, wenn ich plötzlich gar nichts mehr leisten kann?

Was wird im schlimmsten Fall geschehen, wenn ich gewisse Dinge einfach verschiebe?

Inwiefern werde ich das nächste Mal auf die Signale meines Körpers achten?

Was kann ich in der Zwischenzeit veranlassen, um neue Kraft zu tanken?
Wie könnte ich mir Unterstützung verschaffen?

Inwieweit wird es mir Vorteile verschaffen, wenn ich ausgeruht und gestärkt in den Tag gehe?

Nur ein gesunder Teamplayer ist ein guter Teamplayer! Achten Sie auf Ihre Kräfte und denken Sie daran: Die größte und wichtigste Verpflichtung haben wir uns selbst und unserer Lebensaufgabe gegenüber!

Achten Sie auf die Signale und beginnen Sie rechtzeitig mit einer kleinen Pause. Vielleicht delegieren Sie einige Aufgaben oder machen sich in der Ruhephase schon einmal einige Notizen zu den einzelnen Prioritäten und stellen wichtige Überlegungen an, damit die Arbeit nach der Ruhephase besser und organisierter von der Hand geht.

Viel Erfolg!

OLIVE – Coaching

„Rien ne va plus! – Nichts geht mehr!"

Meistens bleibt es nicht bei einer Runde, die Olive aussetzen muss, da in dieser Verfassung wirklich rein gar nichts mehr möglich ist. Wir fühlen uns dann total erschöpft, sowohl geistig als auch körperlich und leisten den sogenannten energetischen Offenbarungseid.

Haben Sie auch eine To do-Liste, die einfach nicht kürzer wird? Einige solcher Listen gleichen einer Hydra, der immer zwei neue Köpfe wuchsen, nachdem man ihr einen abgeschlagen hatte. So folgen auf eine erledigte Aufgabe mindestens zwei Neue. Am Ende des Tages bleiben immer unerledigte Aufgaben übrig, sodass wir niemals wirklich fertig werden und auch kaum in den Genuss des Erfolges einer vollständig bearbeiteten Liste gelangen.

Ähnlich wie bei Oak schwindet auch hier die Lebensfreude und weicht einer fast apathischen und ablehnenden Haltung. Die meisten Menschen im Olive-Zustand möchten sich zurückziehen, um allein zu sein. Am liebsten bleiben sie gleich morgens im Bett bei geschlossenen Fensterläden und bis über die Nase hochgezogener Bettdecke.

Dementsprechend gestalten sich schon Kleinigkeiten wie das Aufstehen, der Gang ins Bad oder das sich Zurechtmachen als schwierig, weil schlicht und einfach die Energie fehlt.

Das Schlimmste an der ganzen Sache: am Abend fühlen wir uns in solch einer Verfassung zu müde, um einschlafen zu können! Menschen, die diese Situation nicht kennen, werden sich wahrscheinlich wundern, aber dieser Zustand existiert wahrhaftig!

Leicht vorzustellen, dass einer solchen Schwäche ein unheimlicher Kraftakt vorausgegangen sein muss, um uns dermaßen außer Gefecht zu setzen. Eine Zeit lang wurden Manager und andere leitende Berufsgruppen mit dem Begriff des Workaholic bezeichnet, der das unheimlich große Arbeitspensum beschrieb, dass diese zu bewältigen hatten, bis sie dann oft in einem Olive-Zustand landeten. Die Medizin nennt diesen dann Burnout.

Aber nicht nur das übermäßige Arbeiten, auch chronische Erkrankungen, Operationen, langwierige Infekte, ausgedehnte Reisen (v. a. unter widrigen Bedingungen), sportliche Wettkämpfe, Lernphasen für Schule und Studium und viele andere anstrengende Phasen, die uns im Leben begegnen, können ein Auslöser sein.

Wichtig ist dann vor allem, eine manifeste Depression von einem qualifizierten Therapeuten ausschließen zu lassen, denn die Symptome ähneln sich sehr und sind von einem Laien kaum auseinander zu halten, schon gar nicht in der Selbstdiagnose.

Olive ist eine jener Essenzen, die auch prophylaktisch eingenommen werden sollten, wenn wir wissen, dass eine anstrengende Phase bevorsteht. Und sei es nur eine mehrstündige Bergwanderung. Sie werden sehen, wie viel besser Sie sich am nächsten Tag fühlen, wenn Sie Olive regelmäßig eingenommen haben. Auch im Leistungssport macht es durchaus Sinn, Olive (alkoholfrei) einzunehmen, um die eigene Leistungsfähigkeit zu erhöhen und auch im Anschluss an das Training bzw. den Wettkampf noch eine Zeit lang einzunehmen, um den Organismus bei seiner Regeneration zu unterstützen. Das Gleiche gilt natürlich für Schule, Studium und Beruf.

Mit der Energie ist es wie mit einem Bankkonto: Ich kann

nur das abheben, was vorhanden ist. Überziehe ich, zahle ich Zinsen. Und kann ich die Zinsen nicht mehr bezahlen, sperrt mir die Bank das Konto und ich habe gar keinen Zugriff mehr darauf! Unser Organismus reagiert auf Raubbau in Form von Erschöpfungszuständen, Burnouts, Leistungstiefs u. ä., um uns auf den inflationären Umgang mit der eigenen Energie hinzuweisen.

Inwieweit definiere ich mich über die Menge meiner geleisteten Arbeit?

Wie ist es zu meiner Erschöpfung gekommen?

In welchen Phasen meines Lebens war ich schon einmal so erschöpft?

Wie bin ich damals und heute mit meinen Ressourcen umgegangen?

Inwiefern habe ich über meinen Kräfte- und Energie-Verhältnissen gelebt?

Was genau muss ich ändern, damit dies nicht wieder passiert?

Womit kann ich meinen Akku aufladen?

Welche Menschen, Umgebungen, Aktivitäten geben mir Kraft?

Wie werde ich mich in Zukunft verhalten, damit ich vital bleibe?

Erstellen Sie Ihre eigene Energiebilanz, indem Sie die unterschiedlichen Lebensbereiche wie Familie, Beruf, Sport, Erholung, Karitatives, etc. auf die eine Seite und eine entsprechende prozentuale Angabe für den jeweiligen Bereich auf die andere Seite schreiben. Wie sehen die Zahlen momentan aus? Wie sollten Sie Ihrer Meinung nach aussehen? Setzen Sie nun Ihre Prioritäten, indem Sie dem wichtigsten Bereich die höchste Prozentzahl zuordnen und dementsprechend Ihren Tagesablauf gestalten.

Außerdem helfen realistische(!) Zeitfenster für die entsprechenden Aufgaben auf Ihrer To do-Liste, mit denen Sie ebenfalls die Sache entschleunigen können, da Sie sicherlich nicht alles jetzt und gleich erledigen müssen. Die Chicory-Essenz hilft außerdem, Aufgaben sinnvoll zu delegieren.

Viel Erfolg!

ROCK WATER – Coaching

„Wer schön sein will, muss leiden!"

Wir geraten schnell in den RokWater-Zustand, wenn wir der Illusion von Perfektion und genormter Moral hinterherjagen und uns Einiges dafür versagen bzw. abringen.

Gleich Vorab: Perfektion ist auf dieser Welt nicht erreichbar! Oder glauben Sie, dass sich eine so vollkommene Schöpfung wie die unsere sonst so viel Zeit für die Evolution nehmen würde, die niemals endet?

Versuchen wir also das Unmögliche, wird uns dies viel abverlangen und viele Opfer fordern, um dann letzten Endes doch wieder vor die Tatsache gestellt zu werden, dass die Schöpfung als solche die Perfektion darstellt. Da wir unumstritten ein Teil dieser Schöpfung sind, können wir hier und jetzt auf unser Glück anstoßen!

Übertriebener Ehrgeiz nimmt uns jegliche Flexibilität, Spontaneität und unter Umständen auch Menschlichkeit, wenn wir von unserer Familie, Freunden und Bekannten die gleichen Opfer erwarten, die wir täglich bereit sind zu geben. „Ein Indianer kennt keinen Schmerz!" hört man oft Eltern sagen, aber wer von diesen Erziehungsberechtigten bitteschön hat jemals einen amerikanischen Eingeborenen nach seinem Empfinden von Schmerz gefragt? Übertrieben dargestellt, gleicht diese Aussage schon fast einem militärischen Drill, der bereits in jungen Jahren zum Durchhalten und zu Opferbereitschaft führen kann.

Eventuell geht es noch weiter, wenn in einer ehrgeizigen Erziehung Wert auf Leistung und Erfolg gelegt wird. Diese Attribute verhalten sich jedoch völlig konträr zu den psychischen Bedürfnissen eines Kindes, das auf Zuneigung und Menschlichkeit angewiesen ist!

Ist es nicht genau so wichtig, Freude, Glück und Erfüllung in unseren Tätigkeiten zu finden? Die Zeiten der archaischen Selbstbehauptung sind in unserer Gesellschaft doch längst vorbei. Wer sich in ständigen Wettkampf begibt, muss auch damit rechnen, Federn zu lassen. Viel wichtiger ist es doch, die unendlich vielen Möglichkeiten freier Entfaltung auszukosten und die eigenen Fähigkeiten zu entwickeln und bestmöglich zu nutzen.

Jeder erfahrene Wettkämpfer weiß, dass die Konzentration auf die eigenen Stärken und die damit verbundene Strategie oberste Priorität besitzen, da diese beeinflussbar sind, nicht der Gegner oder Konkurrent.

Um Podestplätze erringen zu können, muss doch auch jemand den zweiten, dritten und vierten Platz belegen, oder? An oberster Stelle sollte ein faires Kräftemessen stehen, kein Kampf auf Biegen und Brechen.

Verharren wir zu lange in einer starren Wettkampfhaltung, in der alle Muskeln angespannt sind, kommt irgendwann unser natürlicher Energiefluss zum Erliegen. Gelenke werden hart und schwergängig, unser Rücken steif und generell eine gewisse Flexibilität in der Gestaltung des Tagesablaufs.

Es ist die Geschmeidigkeit des Quellwassers, die auf den ersten Blick völlig harmlos erscheint und sich den Weg vorbei an hartem Gestein sucht. Genauer betrachtet ist es jedoch das Gestein, das im Lauf der Zeit dem Wasser weichen muss, da seine Beständigkeit jeden Stein aushöhlt! Die Quelle weiß genau, wo das Meer liegt und lässt ihr Wasser mit höchster Flexibilität und Anpassungsfähigkeit alle Hindernisse gekonnt passieren! Wir sollten uns ein Beispiel daran nehmen!

Was möchte ich mit meiner Disziplin und meinem Ehrgeiz erreichen?

Woher weiß ich, wann ich das Ziel erreicht habe?

Welche Opfer habe ich schon erbracht?

Welche Opfer bin ich bereit, weiterhin auf mich zu nehmen?

In welchem Verhältnis stehen diese Opfer zu meinem Ziel?

Welche weiteren Wege gibt es, um dieses Ziel zu erreichen?

Auf welche Art und Weise könnte ich mir den Weg angenehmer gestalten?

Was würde geschehen, wenn ich ab und an von meinem disziplinierten Weg abweiche?

Inwiefern kann mich die dadurch gewonnene Freude sogar motivieren?

Wann habe ich das letzte Mal Fünfe gerade sein lassen?

Was habe ich damals gemacht?

Inwieweit würde mir so etwas noch einmal hilfreich sein?

„Der Weg ist das Ziel." Ein so einfacher wie tiefgründiger Satz. Unsere Zeit auf Erden ist definitiv begrenzt und wir haben keine Gewalt über ihre Dauer, dafür aber über ihre Qualität! Wir selbst treffen die Entscheidung, wie es uns auf unserem

Weg gehen soll.

Nach der Jagd wird das Mahl eingenommen, nach der Ersteigung des Gipfels wird zünftig gegessen und getrunken, nach langer Projektarbeit darf auch ordentlich gefeiert werden! Wir sollten von Zeit zu Zeit auch genießen, damit wir nicht ungenießbar werden und uns den Freuden und Genüssen, die dieses Leben für uns bereithält, hingeben. Einfach den Moment genießen!

Geben Sie der Spontaneität mehr Raum in Ihrem Leben und machen Sie ein bis zwei Mal im Monat einen spontanen Ausflug, einfach so! Ohne Planung, vielleicht sogar ohne vorläufiges Ziel. Schauen Sie einmal, was passiert und wie Sie sich während bzw. anschließend fühlen! Sie werden sehen, dass Sie nach einer Weile richtig geübt sein werden in Spontaneität und Flexibilität, so dass Sie diese Elemente auch in Ihren Tagesablauf regelmäßig einbauen können.

Viel Erfolg!

VINE – Coaching

"Mit dem Kopf durch die Wand …"

Das geht in den seltensten Fällen gut. Es ist schon erstaunlich, wie selbstsicher wir im Vine-Zustand sind, dass wir es selbst mit unnachgiebigem Material und wesentlich stärkeren Gegnern aufnehmen.

Ohne Rücksicht auf Umwelt, Mitmenschen und Konsequenzen verfolgen wir unsere egoistischen und manchmal auch selbstsüchtigen Ziele. Eine Mentalität, die wir besonders gut in großen Konzernen beobachten können. Hier wird auf menschlicher, ökonomischer und ökologischer Ebene ausgebeutet, um die Interessen einiger Weniger zufrieden zu stellen.

Niemandem in der Führungsriege kommt es dabei in den Sinn, seine Ansprüche auch nur eine Sekunde lang hintenan zu stellen, den Blick auf das große Ganze zu richten und damit eine möglichst große Zahl derer, die täglich für die Körperschaft schuften, am Erfolg partizipieren zu lassen.

So werden bereits Studienabsolventen zu kleinen Tyrannen herangezogen, weil sie sich augenblicklich in diese Machtkämpfe einfügen müssen. Sie lernen, wie man am Stuhl des Vorgesetzten sägt, während gleichzeitig viele andere sich am eigenen Stuhlbein zu schaffen machen.

In einer materiellen Gesellschaft bedeutet Besitz auch immer Macht. Und Macht ist schließlich eine Droge, die nach dem ersten Kosten viele in ihren Bann zieht, gerade solche, die bislang vielleicht noch nie in ihren Genuss gekommen sind. Haben wir Macht, haben wir auch Gewalt, zumindest das Gefühl davon. Dieses beflügelt einen unsicheren Charakter, dem es an Selbstbewusstsein mangelt, indem erlittene Schmach über Dominanz, Strenge und Herzlosigkeit kompensiert wird. Macht können wir nur über uns selbst ausüben, niemals über andere, denn damit überschreiten wir Grenzen, die von der Schöpfung vorgegeben werden. Diese Grenzen haben wir tunlichst einzuhalten, damit es uns selbst gut ergeht.

Respekt und Demut heißen die Zauberwörter, die uns zu großen Menschen heranwachsen lassen, auch dann, wenn wir uns in Positionen wiederfinden (z. B. als Teamleiter, Vorgesetzter, Geschäftsführer oder Familienoberhaupt), in denen wir eine große Portion Verantwortung tragen sollen bzw. müssen. Mit der Vine-Essenz finden wir dann die Balance zwischen klaren Regeln und der Prise Empathie, die uns als rationale Wesen ausmachen sollte. Ebenso hilft die Essenz, wenn wir spüren, dass wir eine führende Rolle übernehmen könnten, uns aber unterzuordnen haben und mit Autorität überhaupt nicht klarkommen.

Druck erzeugt immer Gegendruck, so auch bei länger anhaltendem Vine-Zustand in unserem Körper. Dort in den Gefäßen, am Herzen, im Verdauungstrakt und unter natürlich auch in der Psyche, die sich auf Dauer ein Ventil suchen wird.

Aus diesen Gründen ist es wichtig, schon bei der Erziehung unserer Kinder mit klaren Regeln ein Zurechtfinden in der Gesellschaft zu ermöglichen, bei Sanktionen aber immer den Aspekt der Fairness zu berücksichtigen. So lernen Sie früh, was natürliche Autorität und Empathie wert sind. Wichtige Grundlage für funktionierende Gesellschaften!

Worüber mache ich mir eigentlich solche Sorgen?

Was möchte ich (momentan) mit aller Kraft durchsetzen?

Wie genau will ich dies durchsetzen?

Wieso glaube ich, dass dies das Mittel der Wahl ist?

Welche Auswirkungen hat mein Handeln auf die anderen Beteiligten?

Inwiefern rechtfertigt mein Ziel ein solches Vorgehen?

Was werden die Beteiligten denken und empfinden, wenn ich so forsch agiere?

Wann bin ich selbst das letzte Mal auf Gegenwehr gestoßen?

Was habe ich mir damals gewünscht?

Inwiefern werden sich meine Mitmenschen Ähnliches von mir wünschen?

Inwieweit kann ich einen Irrtum meinerseits ausschließen?

Welche Folge(n) hätte dieser für alle Beteiligten?

Wie kann ich diesen Folgen vorbeugen?

Welche anderen Wege gibt es, mein Ziel zu erreichen?

Wie könnten andere an meinem Erfolg teilhaben?

Wie würde ich mich fühlen, wenn auch die anderen glücklich sind?

Springen Sie doch einmal über Ihren Schatten und seien Sie das nächste Mal extra nachgiebig, wenn es darum geht, eine Entscheidung zu treffen oder Anweisungen zu geben! Vielleicht geben Sie Ihrem Mitarbeiter einfach so einen Tag (früher) frei oder erlauben Ihren Kindern, abends länger aufzubleiben. Beobachten Sie die überraschte Freude... Sie könnten das auch bei einem Spiel üben, z. B. beim „Mensch ärgere dich nicht!", indem Sie die Figuren Ihrer Gegner im Spiel lassen und dabei das erstaunte oder glückliche Gesicht betrachten, das auf Sie blickt.

Wie fühlt es sich an, Freude im „Gegner" auszulösen?
Hat nicht das ganze Spiel etwas davon?

Viel Erfolg!

WILD OAT – Coaching

„Wohin soll's denn geh'n, bitteschön?"

Dies ist die zentrale Frage, wenn es um Wild Oat geht. So wie die Waldtrespe auf Wiesen und Feldern sich mit dem Wind mal in die eine, dann wieder in die andere Richtung neigt, so wenden wir uns nach kurzer Zeit immer wieder neuen Bestimmungen zu.

Erfahrungen sammeln, möglichst viele und möglichst auf einmal, das ist die Einstellung in dieser Phase. Unser Interesse ist dabei sehr groß und außerdem breit gefächert, was es fast unmöglich macht, bei einem Thema bzw. einer Tätigkeit zu bleiben. Wir fühlen uns eventuell zu großen und wichtigen Taten berufen und versuchen fast täglich, unsere Grenzen auszuloten.

Natürlich birgt dieser Tatendrang ohne konkretes Ziel in einer Zeit des schier unendlichen Angebots an Möglichkeiten der Berufswahl, des Arbeitsplatzes, der Studienfächer, der Freizeitaktivitäten usw. nicht ganz ohne Risiko, sich zu verzetteln.

Im Gegensatz zu Scleranthus, das sich hin- und hergerissen fühlt oder Cerato, das einfach unsicher ist, folgen wir im Wild Oat-Zustand einfach unserem Interesse und fangen so ziemlich alles an, was uns über den wegläuft oder in die Hände fällt.

Wahrscheinlich ist es heute wichtiger denn je, sich gewisse Ziele konkret zu stecken und vor Augen zu führen, um die eigentliche Bestimmung nicht aus dem Fokus zu verlieren.

Natürlich ist es nicht leicht, sich für ein oder zwei Dinge zu entscheiden, wenn die eigenen Begabungen und Fähigkeiten so breit gestreut sind, wie bei Wild Oat. Und dann auch noch übergreifen, z. B. zwischen Kunst und Wissenschaft, zwischen Musik und Sport, zwischen Medizin und Handwerk. Vor allem, wenn wir dann auch noch beide oder noch mehr gleich gut beherrschen: Wo liegt dann unsere Bestimmung?

Es mag wie eine logische Konsequenz erscheinen, dass wir dann einfach alles ausprobieren und von Zeit zu Zeit etwas Neues anfangen. Vielleicht beklemmt uns zwischendurch auch das Gefühl, wir könnten etwas Wichtiges auf unserem Weg verpassen und wollen deshalb überall dabei sein und teilnehmen.

In anderen Fällen mögen wir auch die Herausforderung suchen, z. B. bei der Ausübung von Extremsportarten, um unsere Leistungs- und Belastungsfähigkeit zu ergründen oder eben auch solche Grenzerfahrungen zu sammeln, weil wir uns dann wieder ein Stück vollständiger fühlen.

Niemand käme wohl auf die Idee mit einer 50 Euro Geldnote zum Fahrkartenschalter zu gehen mit der Aufforderung: „Einmal fahren bitte." Sofort bekämen wir die Gegenfrage „Wohin soll's denn gehen?" gestellt, und zwar zu Recht! Was nützt uns alle Energie, alles Wissen und Können, wenn wir nicht wissen, wohin wir auf unserem Lebensweg wollen?!

Natürlich werden wir von Zeit zu Zeit unsere Ziele reflektieren müssen, da sich Bedürfnisse und Anliegen im Lauf eines Lebens ändern können. Doch die grobe Richtung zu kennen, ist schon von Vorteil. Dann wird uns die Schöpfung auch entsprechende Menschen zur Seite stellen, mit denen wir in symbiotischer Weise unserem Ziel etwas näherkommen. So funktioniert das große Ganze nämlich, wenn wir uns darauf einlassen und am Ball bleiben.

Wahre Erfüllung erfahren wir nur durch Hingabe!

Wo genau möchte ich eigentlich hin?

Wo sehe ich mich in 1, in 5, in 10, in 30 Jahren?

Wie sieht mein Etappenplan aus, um dort hinzukommen?

Wie sehen die realistischen Zeitfenster für die einzelnen Etappen aus?

Wie genau könnte ich mir dieses Ziel immer wieder in Erinnerung rufen?

Wo platziere ich diese Gedankenstütze am besten?

Welche Talente und Fähigkeiten möchte ich täglich berücksichtigen und nutzen?

Inwieweit kann ich diese kombinieren?

Welche weiteren Aspekte sind mir wichtig?

Was müsste gegeben sein, damit ich mich wohl fühle?

Woran merke ich, dass ich mich auf dem richtigen Weg befinde?

Wer schreibt, der bleibt: Notieren Sie Ihr Ziel doch einfach auf ein Stück Papier oder Karton und hängen Sie dieses gut sichtbar dort auf, wo Sie öfters vorbeikommen!

Zusätzlich zu Ihrem übergeordneten Ziel, sollten Sie den Weg dorthin, also die einzelnen Etappen mit einem angemessenen und realistischen Zeitfenster dazu schreiben.

Setzen Sie sich dabei nicht unter Druck und fühlen Sie in sich hinein, wie viel Zeit Sie sich für die entsprechenden Etappen geben möchten. Niemand wird böse sein, wenn Sie ab und an ein Zeitfenster korrigieren oder Etappen austauschen bzw. ergänzen. Hauptsache, Sie haben Freude dabei und behalten Ihr Ziel im Blick!

Viel Erfolg!

Die Baumessenzen

ASPEN – Coaching

„Ich hab' da so eine Ahnung ..."

Ist es Ihnen sogar im Sommer oft zu kühl? Tragen Sie noch eine Jacke, während andere bereits im T-Shirt umherlaufen? Dann könnte die Aspen-Essenz durchaus etwas für Sie sein. Doch bei der Kälte, die Ihnen von Zeit zu Zeit im Nacken oder in den Knochen sitzt, werden Jacken und Heizung wahrscheinlich nichts nützen.

Der Aspen-Zustand kann Fluch und Segen gleichzeitig sein, je nachdem, wie wir lernen, ihn zu „domestizieren", also ihn uns zum Verbündeten zu machen und indem wir die Qualitäten und Vorteile für uns zu nutzen wissen.

Leider gibt es immer zwei Seiten der Medaille, auch bei Talenten und Fähigkeiten. Im Fall von Aspen sind es allerdings ganz Besondere: Denn nicht jeder hat die Gabe, Stimmungen, Atmosphären oder Geschehnisse zu spüren und zu erahnen. Oft sind diese Ahnungen von Bildern begleitet, die auch robusteren Naturen einen Schrecken einjagen können. Umso wichtiger ist es, sich bewusst seiner Fähigkeit zu stellen, damit Schritt für Schritt die Angst einer gewissen Lässigkeit weichen kann und Raum schafft für intuitives Arbeiten.

Schließlich kommen Ahnungen und Bilder von unserem Instinkt. Das Aufbauschen und dramatisieren geschieht durch unser Großhirn, in dem unser Verstand völlig überfordert mit der Situation ist, da er sich mit Dingen konfrontiert sieht, die nicht greifbar oder messbar sind.

Deshalb müssen wir uns erst einmal gezielt mit unserer Feinfühligkeit befassen, indem wir uns z. B. einige Fragen stellen (siehe unten) und uns bewusst an solche Orte begeben, die uns einen Schauer über den Rücken jagen oder uns mit Menschen unterhalten, die uns vielleicht etwas unheimlich erscheinen.

Dann können wir unsere Eindrücke schriftlich notieren oder auch mit einem Diktiergerät (mittlerweile hat so ziemlich jedes Mobiltelefon eine solche Funktion) festhalten und weiter analysieren, womit diese in Zusammenhang stehen können. Am besten nehmen wir noch jemanden dazu, dem wir absolut vertrauen und der uns durch seine Anwesenheit den Rücken stärkt. Natürlich ist es von Vorteil, wenn diese Person in sich ruht und eine gewisse Gelassenheit bzw. Stärke ausstrahlt.

Hatte die knarrende Tür bis vorhin noch einen angsteinflößenden Charakter, können wir nun festhalten, dass einfach nur etwas Öl im Scharnier fehlt. Oder das unheimliche Knacken über uns nur ein alter Fachwerkbalken ist, der sich regelmäßig ein wenig verzieht und unter dem Gewicht, das auf ihm liegt, ein wenig stöhnt/ ächzt.

Manche werden auch von Bildern Ihrer verstorbenen Verwandten oder Freunde vermeintlich heimgesucht, indem deren Gesichter urplötzlich immer wieder auftauchen. Dieses Phänomen wird meist negativ interpretiert und mit einem eigenen Versäumen, z. B. des Abschiednehmens in Verbindung gebracht.

Die Erfahrung zeigt, dass die Verstorbenen gar nichts Böses von uns wollen, sondern wie eine Art Schutzengel agieren und uns sagen wollen, dass sie über uns wachen und uns in schwierigen Situationen beistehen. Hier ist es sinnvoll – eventuell auch mit professioneller Hilfe – ein Gespräch mit diesen Verstorbenen zu suchen, also einfach das los zu werden, was wir in uns fühlen, wenn wir an diese Menschen denken. Auch, wenn es für den ein oder anderen sinnlos erscheint, so löst dieses Gespräch eine gewisse Spannung in uns, die wir sonst noch lange Zeit mit uns herumtragen würden.

Sollten die hier beschriebenen Ahnungen mit Aspen nicht in den Griff zu bekommen sein und in einen manifesten Verfolgungswahn entgleisen, muss unbedingt ein Therapeut aufgesucht werden, um einen adäquaten Tagesablauf überhaupt bewerkstelligen zu können und eine eventuelle Eigengefährdung zu verhindern!

An welchen Orten überkommt mich ein schauerliches Gefühl?

In welchen Situationen hatte ich eine Vorahnung?

Was könnte dahinterstecken?

Inwiefern könnte meine Ahnung einen Bezug zu einem realen Sachverhalt haben?

Wie kann ich herausfinden, ob ich mit meiner Ahnung richtigliege?

Wie und wo müsste ich dafür recherchieren?

Wessen Hilfe kann ich dafür in Anspruch nehmen?

Welche positive Auswirkung könnte das Ergebnis einer solchen Recherche haben?
Inwieweit verschafft mir meine Gabe auch Vorteile?
Wie könnte ich zukünftig diese Gabe für mich und andere nutzen?

Wenn wir ein Aspen-Typ sind, empfiehlt es sich, die Aspen-

Essenz in Kombination mit anderen Essenzen. Zusätzlich zur Einnahme, können wir Sie am Körper bei uns führen, z. B. in der Hosentasche.

Auch am Bett ist ein geeigneter Platz, wenn wir unter Albträumen und nächtlichen Angstschüben leiden. Wenn wir, können wir die Pipettenflasche auch unter das Kopfkissen legen.

Bitte achten Sie auf sich, wenn Sie sich von okkulten Kreisen angezogen fühlen, die nur auf finanzielle Interessen aus sind und Sekten artige Strukturen aufweisen, also eine Führungspersönlichkeit alle Mitglieder zu Handlungen anweist, die dann auch noch gegen das Recht auf Selbstbestimmung verstoßen.

Eine gesunde Gemeinschaft lebt von der Individualität seiner Mitglieder, die sich produktiv zum Wohle der Gesellschaft an Unternehmungen beteiligen. Nicht etwa durch Uniformierungen und Pauschalisierungen!

Finden Sie die Lücke, in die das Puzzlestück Ihrer Gabe passt und werden Sie zu einem Geschenk für Ihre Mitmenschen!

Viel Erfolg!

BEECH – Coaching

„Das ist falsch!"

Beech sucht immer und überall das Gute und ist bestrebt, dort Verbesserungen vorzunehmen, wo es sie für angebracht hält. Leider vergisst es dabei immer wieder, dass Meinungen und Ansichten per Definition niemals einer mehr oder weniger großen Subjektivität entbehren.

Wir sind stolz auf das, was wir wissen und möchten auch jedem von unseren Erkenntnissen erzählen und diese umgehend berichtigen, wenn wir z. B. Regelverletzungen sehen. Auch Ordnungswidrigkeiten sind uns weit mehr als ein Dorn im Auge. Ließe man uns walten, würden wir umgehend einen Strafzettel erstellen. Dabei gilt unser erster Gedanke der Gerechtigkeit und Ordnung, die beide in einer Gesellschaft essentiell sind.

Wir vergessen leider, dass Ansichten und Meinungen jedoch mindestens so vielfältig sind, wie die Persönlichkeiten der Menschen. Während Einer Freiräume für seine Entfaltung benötigt, ist ein Anderer vielleicht froh und dankbar für gewisse Regeln und Vorgaben, an die er sich halten kann.

Des Menschen Wille ist sein Himmelreich, und da sollen und dürfen wir uns nicht einmischen, auch wenn es uns enorm schwerfällt! Einer liebt es, den Garten penibel in Ordnung zu halten, ein Anderer erfreut sich an Maulwurfshügeln auf seiner Wiese und Schwalbennestern am Dachüberstand.

Es wird immer konträre Denkansätze geben. Sie sind die Farben, die das Leben bunt und abwechslungsreich gestalten. Mit Toleranz werden wir in der Lage sein, uns auszutauschen, und die Sichtweisen des Gegenübers zu verstehen. Gegensätze ziehen sich in der Natur nicht ohne Grund an, denn sie bilden ein neues Ganzes mit den besten Eigenschaften der beiden Individuen.

Es gibt Berufe, in denen ein klarer, analytischer Verstand gefragt und gefördert wird, z. B. als Kritiker, Gutachter, Kontrolleur, Anwalt, Forscher und viele mehr. Hier wird Beech immer genügend Nahrung finden, um seinen stets aktiven Geist zu befriedigen.

Allerdings sollten wir lernen, diesen Geist in unserer Freizeit zu zügeln, um uns nahestehende Personen nicht zu verletzen oder sogar einen Streit vom Zaun zu brechen.

Als Menschen sind wir auf Fehler angewiesen, um daraus zu lernen und uns weiter zu entwickeln. Dies vergessen wir allzu oft und lenken natürlich auch gern von unseren eigenen, sagen wir einmal Schwächen, ab. Dafür halten wir uns an Kleinigkeiten auf, die wir in unserer Umwelt entdecken, denn sollte das Licht auf uns fallen, wäre unser Verstand wahrscheinlich überfordert, schließlich sind wir doch perfekt, oder?

Schwierig wird es, wenn wir uns an Vorurteilen laben und Sündenböcke auswählen, um Ausreden für das eigene Scheitern zu suchen! Wenn dann auch noch Gemeinschaften und Verbände geschlossen werden, um gemeinsam gegen eine Minderheit vorzugehen wird es meist kriminell, großes Leid ist die Folge.

Um tolerant zu werden, müssen wir unsere gewohnten Gefilde verlassen und uns dem Andersartigen öffnen. Das heißt nicht, dass wir es auch übernehmen müssen. Doch über den Austausch und das Verstehen der Gründe unseres Gegenübers, werden wir wahre Größe entwickeln können und Erfahrungen sammeln, die uns sonst immer verborgen geblieben wären.

Wie lange hielt der Mensch – trotz gegenteiliger wissenschaftlicher Erkenntnisse – die Erde für eine Scheibe? Und wie sehr stört es die Hummel, dass sie rein physikalisch gar nicht fliegen können dürfte? Sie schert sich nicht drum und fliegt glücklich und emsig von Blüte zu Blüte!

Was genau sind eigentlich Fehler?

Wer entscheidet letztendlich, was ein Fehler ist?

Inwieweit können wir für jemand anders entscheiden, was richtig ist?

Was empfinde ich, wenn ich einen Fehler entdecke?

Was löst dieser Erfolg in mir aus?

Inwiefern kritisiere ich auch Meinungen und Ansichten meiner Mitmenschen?

Was mache ich dann üblicherweise, nachdem ich einen Fehler entdeckt habe?

Wie fühlen sich diese wohl dabei?

Wie würde ich mich an ihrer Stelle fühlen?

Inwieweit ist meine Kritik von meiner Meinung gefärbt?

Warum ist eine Meinung immer subjektiv?

Warum fällt es mir so schwer, andere Meinungen zu akzeptieren?

Wie gehe ich selbst mit Kritik um?

Was genau würde ich in meinem Leben gern verändern?

Leben ist das stete Irren nach einer Wahrheit, die wir längst in uns tragen! Wem sollten wir es also verübeln, dass er sich auf diesem Weg verirrt hat oder abseits des Weges sucht?! Viel wichtiger ist es doch, unsere helfende Hand anzubieten, sofern dies gewünscht bzw. in Anspruch genommen wird.

Probieren Sie einmal etwas völlig Neues aus, bei dem Sie unausweichlich Fehler machen werden! Begeben Sie sich einmal in diese Lage, von jemand anderes zu lernen und um Hilfestellung zu bitten. Was haben Sie anschließend davon an Erfahrungen mitgenommen? Ist es nicht ein schönes Gefühl, wenn sich jemand unserer annimmt? Und wenn dieser dann auch noch gütig und geduldig mit uns ist, erfahren wir wahre Menschlichkeit!

Viel Erfolg!

CHERRY PLUM – Coaching

„Tanz auf dem Vulkan"

Sehr dünn ist der Grad, auf dem wir im Cherry Plum-Zustand wandern. Jederzeit ist eine Explosion dieses emotionalen Vulkans möglich, in dem angestaute Gefühle wie glühend heißes Magma brodeln und nur darauf warten, hinauszuschießen.

Dafür braucht es nicht viel, lediglich das berühmte Tröpfchen, das das Fass zum Überlaufen bringt. Möglich ist dies nur, weil unser gesamtes Bewusstsein voll und ganz damit beschäftigt ist, diesen Vulkan in Zaum zu halten und die Umgebung davon nichts spüren zu lassen. Dafür wird sehr viel Energie aufgewendet, der Organismus ist bis zum Zerreißen angespannt, so dass dann nur noch eine Kleinigkeit hinzukommen muss, um die Eruption in Gang zu bringen.

Als Außenstehender ist ein solcher Zustand kaum nachzuempfinden, wenn wir ihn noch nicht selbst erlebt haben, denn es sind meist nicht nur einige Minuten oder Stunden, üblicherweise ist der Cherry Plum-Zustand chronisch über mehrere Tage, Wochen, Monate oder sogar Jahre!

Stellen Sie sich vor, es würden vier Menschen gleichzeitig an jeweils einer Gliedmaße von Ihnen ziehen und Sie hätten zudem Ihre täglichen Verbindlichkeiten und ein Sorgentelefon zu bedienen. Und jetzt kommt auch noch die Angst hinzu, sich jemandem anzuvertrauen und dieses extreme Gefühlsleben zu beschreiben. Klingt komisch? Dies ist der Versuch, das emotionale Interieur von Cherry Plum zu beschreiben, das hier stattfindet. Manche beschreiben es auch als ein Getriebensein, ähnlich dem Agrimony-Zustand, nur extremer, potenzierter.

Erste Anzeichen sind Kurzschlussreaktionen wie das „Ausrutschen" der Hand als Erziehungsmaßnahme oder plötzliche Gefühlsausbrüche, die genauso schnell verpuffen, wie sie gekommen sind. Es sind Gefühle und ihnen folgende Handlungen, die wir nicht kontrollieren können. Danach fühlen wir uns miserabel und haben ein schlechtes Gewissen. Ist es nach Monaten und Jahren eines solchen Empfindens nicht auch verständlich, dass wir nach Erleichterung und einem Ventil suchen, um diesen Druck endlich entweichen lassen zu können? Oft beginnt es mit der Flucht in Alkohol, Medikamente und Drogen. Auch sich selbst beigetragene Verletzungen, z. B. das Ritzen der eigenen Haut, können ein solcher Versuch sein.

Eine große Zahl an Suiziden und Amokläufen geht auf den Cherry Plum-Zustand zurück, weil das Verlassen des Körpers dann als letzter Ausweg aus diesem unsagbaren Leid zu sein scheint, kein anderer Ausweg mehr zu sehen ist. Deshalb sollten wir in unserem Freundes- und Familienkreis aufmerksam sein, wenn wir das Gefühl haben, dass jemand solch eine Qual durchmacht und sich plötzlich zurückzieht.

Auch Druck von außen kann uns in solch einen Zustand treiben, wenn wir z. B. von unserem Arbeitgeber immer mehr Arbeit aufgebrummt bekommen, unsere Erwartungen an den Lebensstandard immer weiter nach oben schrauben, uns dafür hoch verschulden, gleichzeitig von der Schule unserer Kinder unter Druck gesetzt werden, weil heutzutage mindestens ein Schuljahr übersprungen werden muss. Von allen Seiten prasst es auf uns herein und irgendwie wollen wir allen gerecht werden und die Dinge meistern. Schaffen wir uns keinen Ausgleich, haben wir niemanden, mit dem wir darüber reden können, kann es für uns selbst äußerst gefährlich werden.

Uns Menschen wurde ein wundervolles und komplexes Gefühlsleben von der Evolution geschenkt, dass wir leben sollen! Im Cherry Plum-Zustand ist es genau umgekehrt: Wir werden von unseren Gefühlen beherrscht und getrieben, können aber keine Zuflucht vor ihnen finden. Unser Verstand beginnt, sich vor unseren Gefühlen zu fürchten und blockiert diese mit der Folge, dass sie sich anstauen und ein enorm großer Druck entsteht.

In welchen Situationen empfinde ich Gefühle, die ich nicht steuern kann?

Habe ich schon einmal Dinge im Affekt getan, die ich anschließend bereut habe?

Wie fühlte ich mich anschließend?

Wie oft ist dies schätzungsweise schon geschehen?

Warum verberge ich lieber mein Gefühlsleben?

Was hindert mich daran, zu äußern, was in mir vorgeht?

Was genau müsste ich von mir Preis geben?

Was befürchte ich, dass passieren könnte?

Welche Möglichkeiten gibt es, meinen inneren Druck konstruktiv abzubauen?

Wo könnte ich diese recherchieren?

Inwiefern würde es mir Erleichterung verschaffen, diesen angestauten Druck los zu werden?

Wie könnte ich meine Emotionen außerdem produktiv äußern?

Inwieweit würde ich mich danach besser fühlen?

Inwieweit kann ich das auch als Prophylaxe betreiben?

Es gibt Situationen, in denen benötigen wir professionelle Hilfe, um zeitnah und effektiv voranzukommen. Schon ein Coaching bzw. eine Gesprächstherapie kann enorme Druckminderung verschaffen und sollte umgehend in Angriff genommen werden!

Zusätzlich können Sie Maßnahmen erörtern, die Ihnen helfen, sich auch zu Hause und unterwegs Erleichterung zu verschaffen. Dabei muss darauf geachtet werden, dass die angestaute Energie in etwas Produktives bzw. Kreatives umgesetzt wird. Möglichkeiten sind zum Beispiel der persönliche Sandsack im Keller, ein robustes Schlagzeug, an dem Sie sich austoben können, Rückschlagsportarten und Krafttraining, Holz hacken oder auch das gezielte Bündeln der Emotionen in einem Schrei, den Sie dann im Wald befreiend ausstoßen können. Sie werden sicherlich etwas Geeignetes finden, vielleicht macht's ja auch die Mischung!

Viel Erfolg!

CHESTNUT BUD – Coaching

„Und täglich grüßt das Murmeltier."

Sie kennen diesen Film nicht? Diese 100 Minuten sollten Sie sich unbedingt einmal nehmen! Hier wird der Chestnut Bud-Zustand mit einer ordentlichen Prise Humor auf's Korn genommen.

Und so weit hergeholt ist die Story des Films gar nicht, denn der Protagonist erlebt immer wieder denselben Tag und wird so lange mit einem bestimmten Thema konfrontiert, bis er lernt, gewisse Eigenschaften zu entwickeln. Als er dies geschafft hat, geht sein Leben endlich weiter und ein neuer Tag kann beginnen.

Dies trifft ziemlich genau die Quintessenz der Chestnut Bud-Essenz: Unterlaufen uns immer wieder identische Missgeschicke oder gelangen wir stets in ähnliche, vielleicht sogar identische Situationen, versteckt sich dahinter eine individuelle Lernaufgabe für uns. So lange wir diese noch nicht begriffen und bewusst entwickelt haben, werden uns eben solche Situationen und Missgeschicke noch ein ganzes Stück weiter begleiten.

Ursache für eben Genanntes können z. B. familiäre Strukturen sein, die wir unbewusst übernommen haben. Wenn wir z. B. auf der Suche nach einem Partner eher auf der Suche nach den Charaktereigenschaften einer unserer Elternteile sind. Dann heißt es häufig: „Immer gerate ich an dieselben Kerle!" oder „Ich weiß nicht, warum ich so ein Pech bei den Frauen habe."

Eine weitere Manifestation ist das Phänomen, dass wir in unserem Eifer oft den zweiten oder dritten Schritt vor dem

Ersten machen. Dahinter versteckt sich eine gewisse Oberflächlichkeit, da wir uns lieber mit den für uns interessanten Dingen beschäftigen, anstatt einen begonnenen Gedanken zu Ende zu denken. Auf diese Art werden wir jedoch unweigerlich verbergen lästige bzw. ungeliebten Aufgaben begegnen, die wir scheuen:

Um gute Noten zu schreiben, müssen wir uns mit dem gesamten Lernstoff beschäftigen, will heißen, dass wir uns auch die Themen anschauen müssen, die uns nicht sonderlich liegen. Mehr Spaß macht es natürlich die Übungsaufgaben zu lösen, die uns leicht von der Hand gehen.

Bringen wir die Angelegenheiten nicht zu Ende, werden sich eine Menge Baustellen in unserem Geist ansammeln, die uns ständig wieder in Erinnerung gerufen werden und die wahrlich kein gutes Ruhekissen für die Nacht sind. Wir sollten lernen, Prioritäten zu setzen, um Eines nach dem Anderen abzuarbeiten und auch bis zu Ende zu denken und abzuarbeiten.

„No Pain no gain!" heißt es im Englischen sehr schön, ohne Hingabe, Fleiß und ein bisschen Zähneknirschen wird sich so schnell kein Erfolg einstellen. Im Deutschen hat sich die archaische Redensart erhalten, dass wir dem Bären erst erlegen müssen, bevor wir ihm das Fell über die Ohren ziehen.

Ich persönlich bevorzuge immer das Bild der Treppe, auf der wir jede Stufe mit Bedacht nehmen sollten, damit uns zwischendurch nicht die Puste ausgeht oder wir sogar ins strauchln geraten, wenn wir unsere Schrittgröße überschätzen.

Die Chestnut Bud-Essenz schenkt uns die Konzentrationsfähigkeit, unseren Fokus entsprechend lange auf das in Angriff genommene Thema zu lenken, bis wir so weit sind, mit dem nächsten Schritt zu beginnen, auch wenn es nicht gerade unsere Paradedisziplin ist.

Welche immer wieder kehrende Thematik gibt es in meinem Leben?

Unter welchem sich wiederholenden Missgeschick leide ich generell?

In welchen Situationen treten diese auf?

Wie genau laufen diese Situationen ab?

Was ist dann üblicherweise die Konsequenz?

Wo genau bin ich dann mit meinem Gedanken und was geht in mir vor?

Inwieweit führen mich die Situationen weg von meinem eigentlichen Ziel?

Inwiefern würde es mir helfen, meine Gedanken zu Ende zu denken?

Wie genau sieht eigentlich mein detaillierter Plan zur Verwirklichung meines Ziels aus?

Inwieweit würde es mir helfen, diesen schriftlich fest zu halten?

Wie schaffe ich es, eine Struktur in meine Gedanken zu bringen?

Wie kann ich üben, meine Gedanken auf mein Ziel zu fokussieren?

Welche Konzentrationsübungen kenne ich bzw. gibt es?

Wo werden diese in meiner Nähe angeboten?

Versuchen Sie einmal, eine etwas längere Treppe zunächst Stufe für Stufe zu gehen und danach abwechselnd eine, zwei und wenn Sie es schaffen auch drei Stufen auf einmal zu nehmen, zwischendurch auch mal wieder eine oder zwei zurück. Merken Sie, wie unrund und unentspannt die ganze Angelegenheit wird.

Wichtig im Chestnut Bud-Zustand ist es, dass wir lernen, unsere Gedanken zu konzentrieren und zu fokussieren. Dafür gibt es eine Reihe interessanter und nützlicher Übungen. Auch das Bogenschießen ist – wie Tai-Chi oder das Meditieren – sehr gut geeignet hierfür, da wir unsere Konzentration über einen längeren Zeitraum aufrecht halten müssen, um in den notwendigen Flow zu gelangen und das angestrebte Ziel zu erreichen.

Viel Erfolg!

CRAB APPLE – Coaching

„Ordnung ist das halbe Leben."

Und Unordnung die andere Hälfte, könnte ein Pragmatiker nun durchaus sagen. Ordnung und Sauberkeit sind wichtig und in einigen Bereichen unverzichtbar. Übernehmen diese aber die Kontrolle über unser Denken und Handeln, werden unsere Gedanken und Tagesabläufe von ihnen geradezu beherrscht, wird es Zeit, uns unserer Einstellung und der Crab Apple-Essenz zu widmen.

Überaus wichtig ist diese Essenz, wenn wir uns selbst aufgrund bestimmter körperlicher Merkmale nicht mögen, die nicht dem allgemein vermittelten Schönheitsideal korrespondieren. Wenn dann auch noch verletzende Worte über genau Diese fallen, kann schnell ein nachhaltiger und unseren Alltag bestimmender Bruch in unserer Psyche daraus entstehen.

Eine übermäßige Ordnung und Sauberkeit ist ein gewisser Kompensationsversuch, um im Außen die Situation darzustellen, die wir in unserem Selbstbild nicht fähig sind, zu erlangen. Wie in einer Art Rollenspiel gelingt es uns dann, unsere Wohnung, unser Auto, unsere Kleidung und unseren Körper so lupenrein sauber zu halten, wie wir es in der Haltung uns selbst gegenüber nicht in der Lage sind.

Natürlich könnte man jetzt anbringen, dass Sauberkeit ein subjektives Empfinden ist. Das ist richtig, denn jeder von uns hat andere Maßstäbe und Anforderungen in puncto Reinheit. Das ist auch nicht weiter tragisch. Viele Berufe profitieren von einem geübten Blick für Reinlichkeit und Ordnung, wie Gebäudereiniger, Hausdamen, Angehörige der

Verwaltungsberufe und viele mehr. Bedenklich wird es, wie oben bereits erwähnt, wenn nicht wir entscheiden, wann wir etwas saubermachen, sondern unser Drang – evtl. schon Zwang – etwas sauber zu machen, uns beherrscht und unseren Tagesablauf entscheidend beeinträchtigt. Auch dann, wenn wir uns außerhalb unserer Wohnung nirgendwo mehr wohlfühlen können aufgrund der veränderten Sauberkeitsverhältnisse.

Das extrem sensible Empfinden und Bemühen für Sauberkeit geht meistens auf intensiv erlebte Ereignisse zurück, die unsere Psyche tief verletzt haben. Keine Wirkung ohne Ursache, für jede unserer Verhaltensweisen existieren Gründe, mögen wir Sie momentan (er)kennen oder noch ein wenig Zeit und evtl. Hilfe benötigen.

In Fällen von Missbrauch entwickelt sich im Anschluss, v. a. bei nicht eingeleiteter Therapie für die Betroffenen, das Gefühl des schmutzig oder beschmutzt Seins, einen Makel oder schmutzigen Fleck aufzuweisen und diesen mit sich herum zu tragen. Konsequenz ist häufig ein Gefühl der Isolation und ein bewusster Rückzug aus der Gesellschaft.

Aber auch weit weniger einschneidende Erlebnisse wie z. B. Taten oder Worte gegenüber unseren Mitmenschen, die wir im Nachhinein bereuen, können sich als ein Gefühl der Unreinheit oder befleckt Seins in uns manifestieren, oft gepaart mit einem schlechten Gewissen.

Die hier beschriebenen Gefühle, auch wenn ihre Ursachen woanders liegen, können uns auch daran hindern, unserer Sexualität (und der Sexualität anderer) unvoreingenommen und neugierig gegenüber zu treten und ohne Hemmungen für uns selbst zu entdecken. Dazu gehört, die persönlichen Wünsche und Vorlieben mit dem Partner zu besprechen und gegebenenfalls auszuprobieren. Dies ist bis heute für viele nicht ohne weiteres möglich, da unser säkularisiertes Zeitalter im Verhältnis zur Epoche der Christianisierung noch gar nicht so alt ist und wir die eine oder andere Hemmung sicherlich noch mit uns tragen. Lange Zeit war es schließlich unter unangemessen hoher Strafe verboten, über Sexualität und Fortpflanzung zu sprechen, während es diejenigen, die eben dieses Verbot erlassen hatten, es kunterbunt in den Hinterzimmern trieben.

Wovor genau ekele ich mich?

Was empfinde ich als schmutzig oder unrein?

Was genau empfinde ich an mir als störend oder unschön?

Seit wann besteht dieses Gefühl?

Inwieweit könnte ein auslösendes Ereignis aus dieser Zeit der Grund sein?

Inwiefern könnte ich familiäre Strukturen übernommen haben?

Wie weit beeinflusst dieses Gefühl meinen Alltag?

Wie schaffe ich es, meine Tagesabläufe wieder bewusst zu lenken?

Welche Experten in meiner Nähe können mir dabei helfen?

Wann werde ich den ersten Termin wahrnehmen?

In vielen Fällen des Reinlichkeitszwangs wird professionelle Hilfe nötig, die wir uns bei einem Experten holen sollten. Damit lernen wir, unser Bewusstsein für die Situationen zu schulen, in denen unser Drang nach Reinlichkeit wieder das Heft in die Hand nimmt. Hier gilt es einzuschreiten und mit der entsprechenden Technik zu üben, damit wir freier und entspannter mit dem Thema Sauberkeit umgehen können.

Dadurch werden auch Besuche bei Freunden und Familienangehörigen möglich, die dieses Thema eventuell etwas flexibler auslegen oder sogar Haustiere(!) haben. Wir können dann die zwischenmenschliche Beziehung endlich über den Reinlichkeitsaspekt stellen und das Beisammensein genießen, ohne die herumfliegenden Fussel zu betrachten.

Lassen Sie es krachen und begeben Sie sich ganz bewusst in ein totales Chaos! Lassen Sie für ein, zwei Tage den Abwasch ruhen oder die Schmutzwäsche einfach mal in der Ecke liegen, statt immer ordentlich im Wäschesack und fragen Sie anschließend Freunde oder Bekannte, wie diese Ihre Wohnung empfinden. Sie werden erstaunt sein! Oder Sie machen Urlaub auf dem Bauernhof und genießen den speziellen Duft der Landluft! Gehen Sie in den Pferde- oder Kuhstall und betrachten Sie sich die Exkremente der Tiere auf dem Hof! Ist ein Pferdeapfel nicht einfach nur Wiese in einem anderen Zustand? Vielleicht können Sie dem Landwirt beim Ausmisten helfen...?! Wenn Sie dazu in der Lage sind, haben Sie es schon ganz schön weit gebracht!

Viel Erfolg!

ELM – Coaching

„Und plötzlich geht das Licht aus."

Elm-Situationen sind genauso heimtückisch wie Strom: Wir sehen sie weder kommen, noch können wir erahnen, wann es so weit sein wird. Wir sind emsig dabei, Pläne zu schmieden, arbeiten eifrig unsere Aufgabenliste ab und freuen und sogar schon auf das nahende Ziel unserer Anstrengungen und plötzlich ...

Plötzlich geht das Licht aus! Wie eine dunkle Nacht, die uns umgibt oder eine Wolke, die es nur über uns regnen lässt, während alle anderen es gar nicht verstehen können, da doch alles im Lot zu sein scheint. Mit Sicherheit können auch wir uns keinen Reim darauf bilden, was da mit uns geschieht. Waren wir bis vor einem Moment voller Tatendrang und haben unsere Verantwortung mit Leichtigkeit geschultert, anderen evtl. sogar einige Aufgaben abgenommen, weil diese überfordert schienen, möchten wir jetzt am liebsten die Vogel Strauß-Taktik anwenden: Kopf in den Sand und warten bis alles vorüber ist! Wir fühlen uns hilflos, sind schon mit einer Aufgabe überfordert und können auch gar keine Struktur mehr in unseren Tagesablauf bringen. Es scheint, als hätte kurzzeitig so etwas wie eine kurzfristige Depression Macht über uns ergriffen. Als hätte jemand das Licht ausgeknipst oder uns einer Gehirnwäsche unterzogen. Wir wissen nicht mehr, wie es weitergehen soll.

Ratlosigkeit gepaart mit Unsicherheit und Überforderung, vielleicht auch ein bisschen Entfremdung und Sehnsucht nach einer Flucht aus der momentanen Verantwortung: Ein unangenehmer Cocktail der Emotionen, der logischerweise eine verheerende Auswirkung auf unsere Psyche haben kann. Jetzt ist es wichtig, schnellst möglich die Elm-Essenz einzusetzen!

Eigentlich wollen wir das alles gar nicht mehr, wofür wir so lange gearbeitet bzw. uns vorbereitet haben. Wir fühlen uns völlig überfordert und möchten den Staffelstab am liebsten sofort abgeben, um uns allem zu entziehen und für uns allein zu sein.

Ist der Spuk dann wieder vorbei, können wir gar nicht verstehen, wie wir uns so verändern und verunsichern lassen konnten. Es gibt doch schließlich noch so Vieles, was darauf wartet, erledigt zu werden!

Auch wenn wir diesen Zustand nicht kommen sehen, so gibt es doch einige Anzeichen, an denen wir erkennen, dass uns eine solche depressive Verstimmung zu überkommen droht: Zum einen zeigt die Erfahrung, dass diese dunkle Wolke ein Wiederholungstäter ist, wir also sicherlich nicht nur einmal mit ihr zu tun bekommen. Zum anderen sollten wir unsere Sinne schärfen, wenn wir uns in einer Phase der totalen Verausgabung oder äußersten Anstrengung befinden, z. B. intensive Vorbereitungen für einen wichtigen Anlass oder auch die Wehen der nahenden Geburt. Es ist noch nicht wissenschaftlich erwiesen, aber vielleicht ist es genau diese Anstrengung, auf die unser Organismus so extrem reagiert, da er eine Phase der Erholung benötigt. Für dieses Bedürfnis setzt er unseren Verstand kurzer Hand Schachmatt, damit wir gar nicht auf die Idee kommen, uns weiteren Verantwortungen oder Aufgaben zu widmen.

An dieser Stelle soll noch einmal darauf hingewiesen werden, dass es sich beim Elm-Zustand nicht um eine manifeste Depression handelt, sondern einen kurzfristigen Zustand, der nach relativ kurzer Zeit von selbst wieder verschwindet. Die Zeitdauer liegt meistens zwischen einigen Stunden und wenigen Tagen.

Wann war meine letzte Elm-Phase?

In welchen Abständen ereilt mich dieser Zustand?

Bei welcher Tätigkeit hat mich diese negative Verstimmung getroffen?

Inwieweit kann ich eine Regelmäßigkeit nachvollziehen?

Inwiefern habe ich mich überfordert bzw. bin ich über meine Grenzen gegangen?

Welches Prinzip könnte dahinterstecken?

Woran erkenne ich, dass ich dabei bin, mir selbst zu viele Aufgaben aufzuerlegen?

Wie genau kann ich dem Elm-Zustand vorbeugen?

Wie könnte ich gewisse Aufgaben delegieren?

Inwiefern könnte eine Prioritätenliste helfen, den Überblick zu behalten?

Wo setze ich meine Prioritäten?

Warum haben meine Gesundheit und mein Wohlbefinden oberste Priorität?

Helfen Sie sich in Phasen der intensiven Vorbereitung oder Anstrengung mit der oben erwähnten Prioritätenliste und definieren Sie für sich ganz klar Ihr Hauptaugenmerk, also die Aufgabe(n), die nur Sie erfüllen können und delegieren Sie andere Tätigkeiten, die nicht zwingend in Ihren Aufgabenbereich fallen, da auch andere diese erledigen können!

Sie werden merken, wie Sie plötzlich mehr Zeit für Ihre Aufgaben übrighaben und abends nicht mehr völlig erschöpft auf die Couch oder ins Bett sinken. Oberste Priorität hat immer Ihre persönliche Gesundheit, denn niemandem hilft es, wenn Sie erkranken oder ausfallen. Deshalb ist es immer besser, prophylaktisch mit Auszeiten zu arbeiten, als den Ernstfall eintreten zu lassen.

Viel Erfolg!

HOLLY – Coaching

„Heute pack' ich, morgen brau' ich, übermorgen ..."

So spricht das bekannte Rumpelstilzchen aus Grimms Märchen und genau so unwirklich und emotional entstellt wirken wir, wenn wir aus Neid, Eifersucht oder Hass in den Holly-Zustand geraten. Menschliche Gesichter, die vor lauter negativer Emotionen zu dämonischen Fratzen werden. Gesten, die nichts Gutes verheißen und Worte, die Abgrund tief verletzen. Das alles geschieht, wenn wir uns vom Gefühl unserer Existenzberechtigung abwenden.

Zum Glück ist es ein sporadisches Abwenden, denn Hass ist lediglich die Abwesenheit von Liebe, Schatten nur ein Nichtvorhandensein von Licht. Es sind keine Eigenschaften, die sich selbst aktiv hervorbringen können. Sie werden lediglich dadurch ausgelöst, dass sich eine Kraft, z. B. die Sonne, andernorts Ihr Werk vollbringt oder etwas im Weg steht.

So verhält es sich mit unserem Zorn und Hass: Wir selbst haben uns entschieden, uns von der Liebe abzuwenden. Denn wenn wir wollen, ist sie immer noch verfügbar. Einzig und allein müssen wir uns ihr bewusst und mit allen Konsequenzen zuwenden. Das verlangt manchmal einen Sprung über den eigenen Schatten, das Eingestehen eines Fehlers und Tugenden wie Großzügigkeit und Versöhnlichkeit. Genau hier liegt der Grund, warum wir Mensch geworden sind: Wir sollen so oft es erforderlich wird, den Weg zurück finden auf den hellen Pfad der Freude und dadurch unsere Entwicklung vorantreiben. Wir allein entscheiden, ob wir ein karges Dasein im Schatten fristen wollen, wie lästiges Unkraut, oder ob wir uns in die Sonne stellen und mit Ihrer Kraft zu voller Blüte gelangen. Dies allein kann der tiefe Sinn und Grund unserer Existenz sein, denn alles Materielle lassen wir eines Tages hinter uns und wird vergehen.

Auch unsere Zellen werden durch negative Gefühle blockiert und verlangsamen ihre Tätigkeit bzw. stellen diese fast komplett ein. Hierzu gibt es eine Reihe von Experimenten und Forschungsergebnissen. Wenn mehrere oder sogar viele Zellen Ihrer Funktion nicht mehr nachkommen, werden wir zwangsläufig erkranken, zunächst an sogenannten Zipperlein, im weiteren Verlauf auch an Ernsterem.

Hass, Neid und Zorn treffen immer nur uns selbst, das heißt sie besitzen eine selbstzerstörerische Eigenschaft, die unserem Gegenüber gar nichts anhaben kann. Welche Macht verleihen wir also unseren Mitmenschen über unsere Gesundheit, wenn wir uns negativen Gefühlen auf solche Weise hingeben! Wollen wir das?

Wenn wir ehrlich zu uns selbst sind, sind solche Emotionen doch nur eine Projektion, die wir auf Umstehende richten, da wir selbst unzufrieden mit gewissen Aspekten unseres Lebens sind. Und um dieser Unzufriedenheit oder Wut Luft machen zu können, suchen wir uns ein Ventil, um Druck abzubauen. Da kommen Mitmenschen gerade recht, die einen Aspekt unseres Selbst widerspiegeln, auf den wir dann mit allerlei verbaler Gewalt losgehen.

Was genau löst diesen Zorn, Neid, Hass in mir aus?

Inwiefern fühle ich mich durch bestimmte Gesten oder Worte verletzt?

Wann habe ich selbst schon einmal auf diese Weise agiert?

Welchen Aspekt meines Selbst verkörpern die mich verletzenden Gesten, Taten, Worte?

Inwieweit belastet es mich, wenn die Situation weiter anhält?

Warum wäre eine Beilegung dieser Streitigkeit förderlich für mein Wohl?

Was kann ich unternehmen, um diesen Streit beizulegen?

Welche ersten Schritte kann ich in die Wege leiten?

Wie kann ich mich wieder der Liebe zuwenden?

Welchen Ausgang wünsche ich mir für meine Bemühungen?

Springen Sie über Ihren Schatten, verdunkeln Sie ein Zimmer und schauen Sie sich das Licht einer einzelnen Kerze an! Werden Sie sich noch einmal über die Eigenschaften von Liebe und Licht bewusst! Spüren Sie, welche Macht Sie besitzen, wenn Sie verzeihen!

Leben ist wie Zeichnen ohne Radiergummi: Entscheiden Sie sich jetzt, wie Ihr persönliches Kunstwerk aussehen soll! Es gibt kaum ein schöneres Geschenk, als in Frieden schlafen zu gehen. Also, nehmen Sie den Zeichenstift (und die Holly-Essenz) in die Hand und legen Sie los!

Umgeben Sie sich mit Positivem und Erfreulichem, schaffen Sie selbst glückliche Gesichter und strahlendes Lächeln, es liegt in Ihrer Hand und kostet noch nicht einmal etwas!

Liebe ist für uns alle kostenlos und überall zu erlangen, wenn wir uns ihr bewusst zuwenden und unseren Blick und Geist dafür öffnen.

Sagen Sie das nächste Mal statt „Ich hasse ..." einfach den Satz „Ich bin Liebe." (aus Werner Ablass: Leide nicht, Liebe!"). Auch prophylaktisch ca. drei Mal am Tag. Sie werden überrascht sein!

Viel Erfolg!

HONEYSUCKLE – Coaching

„Könnten wir doch die Zeit zurück drehen ..."

...wäre die Welt ein einziges Chaos! Es ist schon gut so, dass wir nicht an der Uhr des Lebens drehen können. Wo kämen wir da hin, wenn jeder nach seinen Bedürfnissen einfach die Zeit anhielt, vor oder zurückstellte.

Manchmal gelingt es uns aber, der Zeit ein Schnippchen zu schlagen, wenn wir uns z. B. mit alten Klassenkameraden treffen und über die gute, alte Zeit sprechen. Mit jedem Satz lassen wir Vergangenes wieder für einen Moment lang auferstehen und fühlen uns wieder jung und voller Energie. Dabei merken wir meist gar nicht, wie schnell die Zeit in der Gegenwart vergeht!

Diese Zusammenkünfte schweißen uns zusammen und geben uns die Gelegenheit, eine vergangene Epoche aus der Distanz zu betrachten, während wir emotional tief in das Erlebte eintauchen. Wir wären vielleicht gerne wieder jung, aber mal ehrlich: Wollten wir noch einmal all das durchmachen, was wir bisher erlebt haben? Oder ist es nicht schön, diese Erfahrungen als einen Schatz in sich zu tragen und ab und an mit Weggefährten zu teilen?

Möchten wir die Zeit am liebsten anhalten bzw. zurückdrehen, bis zu einem bestimmten Moment oder versuchen wir, diesen Moment im hier und jetzt zu konservieren, wird es Zeit, sich der Honeysuckle-Essenz zu widmen.

Denn dann wird uns die Gegenwart sicherlich langweilig oder eintönig, vielleicht sogar traurig und einsam vorkommen, da wir entweder einer verpassten Gelegenheit hinterher trauern oder jemanden sehr vermissen. Vergangene Ereignisse können sich so sehr in unser Gedächtnis eingebrannt haben, dass sie uns einfach nicht mehr loslassen, unser Verstand diese immer wieder hervorholt, um sie endlich zu verarbeiten.

Kennzeichnend für Honeysuckle-Phasen ist jedoch die Tatsache, dass die Vergangenheit verklärt und glorifiziert wird. Vieles, wenn nicht sogar alles, war besser, schöner, heller, glücklicher. Mit diesen subjektiv gefärbten Bildern halten wir uns dann über Wasser, um den Alltag im hier und jetzt zu überstehen. So fern wir das hier und jetzt überhaupt noch mitbekommen.

Im chronischen Honeysuckle-Zustand wirken wir lethargisch oder als hätten wir etwas Sedierendes und gleichzeitig die Stimmung Aufhellendes zu uns genommen. Dabei merken wir gar nicht, dass uns die Zeit in der Gegenwart durch die Finger rennt. Tag um Tag vergeht, ohne dass wir wirklich produktiv sind. Zahlreiche Chancen und Möglichkeiten bleiben auf der Strecke und ungenutzt.

Erinnern wir uns nur an die Zeiten, die wir mit der Verflossenen verbracht haben, merken wir gar nicht, dass es in der Gegenwart jemanden gibt, der die Zukunft mit uns teilen möchte. So und ähnlich wird es uns mit vielen ungenutzten Möglichkeiten ergehen, wenn unser Fokus steif auf die Vergangenheit gerichtet ist.

Honeysuckle hilft, uns endlich von Altem zu befreien und Platz für das Neue zu schaffen, auch im Rahmen einer Aufräumaktion für den Speicher oder Keller. Wir können unterscheiden, welche Gegenstände und Andenken wirklich wichtig für uns sind und können uns vom Rest endgültig befreien, diesen verkaufen, verschenken oder auch wegschmeißen.

Wir lassen Bilder aus der Vergangenheit nur noch gezielt bei Zusammenkünften oder auf Nachfrage, z. B. unserer Kinder oder Enkel, wieder für kurze Zeit auferstehen. Wohl wissend, dass diese Erfahrungen fest zu unserem Leben gehören und uns um einiges bereichert haben. Anschließend können wir sie wieder in unserem Langzeitspeicher ablegen.

Woran genau erinnere ich mich am liebsten?

Wie häufig geschieht das?

Welches Gefühl ist damit verbunden?

Wie viel Zeit des Tages verbringe ich mit diesem Schwelgen?

Welche wichtigen Angelegenheiten sind in der Zwischenzeit liegen geblieben?

Was könnte der Grund dafür sein, dass mir diese Bilder vor Augen geführt werden?

Welche Erfahrung will damit verarbeitet werden?

Inwieweit würde mir eine Verarbeitung mehr Freiraum verschaffen?

Wie würde ich meine Zeit danach effektiver nutzen?

Welchen Wunsch/ Traum möchte ich mir noch erfüllen?

Wann und wie fange ich am besten damit an?

Knöpfen Sie sich Ihren Speicher, Keller oder die

Rumpelkammer vor und trennen Sie sich ganz bewusst von altem Kram, den Sie in der Zwischenzeit auch nicht vermisst haben! Vielleicht können Sie Ihren Mitmenschen mit dem ein oder anderen Gegenstand eine Freude bereiten!

Schaffen Sie sich Freiräume, in denen Sie bewusst in die Vergangenheit abtauchen, evtl. mit Ihren Weggefährten und schlagen Sie doch einmal eine gemeinsame Fahrt oder anderweitige Unternehmung vor, während der Sie gemeinsam die Gegenwart gestalten!

Erinnerungen sind notwendig und das Salz in der Suppe, sie helfen uns durch schwierige Zeiten und zeigen auf, wofür wir gelebt haben. Gleichzeitig ist es unsere wichtigste Aufgabe, die Gegenwart so gut es uns gelingen mag, zu nutzen und zu gestalten.

Viel Erfolg!

HORNBEAM – Coaching

„Erst mal einen Kaffee!"

Oder auch die berühmte Zigarettenpause sind Paradebeispiele dafür, dass wir uns im Hornbeam-Zustand befinden. Meistens widerfährt uns dieser in unserer täglichen Arbeitsroutine, wenn wir wieder einmal geistig erschlaffen, weil die Tätigkeiten, die wir ausüben, uns nicht wirklich herausfordern. Aber auch diese Tätigkeiten müssen halt erledigt werden, damit es ordentlich und strukturiert weitergehen kann.

In Büros wird Literweise Kaffee getrunken, um den monotonen Ablauf zu überstehen. Meistens erhöht sich die Dosis im Lauf der Zeit, da unser Organismus sich an einen wiederkehrenden Reiz gewöhnt. Andernfalls wird er mit einer Entzündung (z. B. der Magenschleimhaut) reagieren. Auch die Zigarettenpause bei mentaler Ermüdung, das Aufschieben wichtiger Erledigungen wie der Steuererklärung oder dem Schreiben von Rechnungen bei Selbständigen sind häufig zu beobachtende Hornbeam-Anzeichen.

Ebenso kann eine unliebsame oder lästige Aufgabe der Auslöser sein. Dann fällt uns immer wieder etwas vermeintlich Dringenderes oder Wichtigeres ein, das vorher noch erledigt werden muss, jede Ablenkung ist uns willkommen. Die ordentlichsten Kinderzimmer gibt es schließlich vor Klassenarbeiten und Klausuren, oder? Mancher Jugendlicher wird sicher auch fragen, ob er im Haushalt helfen darf, wenn die Lernphase für die bevorstehende Prüfung akut wird.

Ein nicht geforderter Geist wird irgendwann abschalten, so wie die Muskeln bei einer Nichtinanspruchnahme an Masse bzw. Substanz verlieren. Wir werden schwach und verlieren an Spannung. Es stellt sich so ein butterweiches, geschmeidiges Gefühl ein, wie kurz vor Feierabend nach einem anstrengenden Tag. Dann wollen wir schließlich auch nichts Neues mehr anfangen.

Interessant zu beobachten ist der Verlauf von guten Vorsätzen für das neue Jahr. „Wenn …, dann …" ist eine beliebte Taktik, um einer gewissen Angelegenheit noch etwas Aufschub einzuräumen. Vom 1. Januar weichen wir mit dem Beginn unserer Diät dann auf den Zeitraum „nach den Feiertagen" aus. Aber dann kommt ja auch schon bald Karneval und herrjeh, Ostern ist nur 40 Tage später! Das lohnt sich ja nicht wirklich. Alles neu macht der Mai, aber dann haben so viele Leute Geburtstag und eine Spaßbremse wollen wir nun wirklich nicht sein! Im Sommer geht's in den wohlverdienten Urlaub, da wird erst einmal richtig entspannt. Dazu gehören der ein oder andere Cocktail, leckeres Essen und guter Wein. So geht es immer weiter bis schließlich Silvester naht…

Der Montagmorgen-Zustand ist ebenfalls solch ein Hornbeam-Gefühl, wenn wir völlig zerschlagen vom anstrengenden Wochenende wieder in die Welt unserer Pflichten berufen werden. Manche scheinen vier bis fünf Montage in der Woche zu durchleben, um dann am Freitagnachmittag endlich wieder unter den Lebenden zu sein.

Wenn wir immer wieder Aufgaben hinauszögern und aufschieben, wird sich nach einer Weile ein ziemlich großer Haufen unerledigter Pflichten angesammelt haben. Stehen wir dann vor einem solchen, überkommt uns bestimmt kein überschwängliches Gefühl, eher vielleicht Panik, ein Unwohlsein in der Magengegend oder völlige Verzweiflung, weil wir nicht wissen, wo wir anfangen sollen. Dann spätestens wird es Zeit, zur Hornbeam-Essenz zu greifen!

Wie viel Routine herrscht an meinem Arbeitsplatz?

Wann beginnt mein Geist, auf Automatikbetrieb umzustellen?

Welche Veränderung bemerke ich dann?

Inwieweit verändert sich meine Motivation?

Welche Aufgaben schiebe ich dann gerne auf?

Welche Aufgaben haben sich bislang auf diese Weise angehäuft?

Welches Gefühl löst der Gedanke daran in mir aus?

Wie sieht mein Plan aus, diese im laufenden Betrieb wieder abzuarbeiten?

Was mache ich üblicherweise, um mich bei Laune zu halten?

Wie kann ich meinen Geist bei aufkommender Routine fordern?

Welche Übungen gibt es, um zwischendurch effektiv aus der Routine auszubrechen?

Wo könnte ich die Hornbeam-Essenz am besten platzieren, um sie griffbereit zu haben?

Platzieren Sie ein Fläschchen mit der Hornbeam-Essenz immer in greifbare Nähe, wenn Sie sich in den oben genannten Punkten wiedererkennen. Dann wird Hornbeam zu einem Ihrer wichtigsten Wegbegleiter!

Fordern Sie Ihren Geist zwischendurch fordern, indem Sie – so weit möglich – in regelmäßigen Abständen für kurze Ablenkung sorgen, z. B. wenn Sie immer auf den Bildschirm starren müssen. Einfach mal zwei Minuten ans Fenster gehen, um frische Luft zu schnappen. Sehr hilfreich sind auch Übungen, die den Kreislauf ankurbeln, z. B. über Kniebeugen oder kontralaterale Bewegungen der Gliedmaßen, indem Sie den linken Ellenbogen zum rechten Knie führen und umgekehrt, stets im Wechsel.

Außerdem sollten Sie sich etwas Schönes für den Feierabend überlegen, auf das Sie sich freuen können. Das hält bei Laune!

Viel Erfolg!

LARCH – Coaching

„Das schaff' ich nie!"

Einer der wohl am häufigsten ausgesprochenen oder gedachten Sätze im Larch-Zustand. Wir trauen uns selten etwas zu und können uns nicht vorstellen, dass auch uns etwas Großartiges gelingen kann.

Wir sind uns unseres eigentlichen Selbst einfach nicht bewusst, sehen uns immer kleiner und schwächer, als dies wahrscheinlich Außenstehende einschätzen würden. Überhaupt vergleichen wir uns häufig mit anderen, um dann immer wieder in unserer Vorstellung den Kürzeren zu ziehen. Das ist jedoch die logische Konsequenz des sich Vergleichens. Dieses führt immer wieder ins unglücklich Sein, denn es wird immer jemanden geben, der größer, stärker, intelligenter, schneller, belesener usw. ist als wir.

Vielleicht versuchen wir auch das, was uns unserer Meinung nach fehlt, im Außen zu kompensieren, z. B. durch intensives Krafttraining, um uns gewaltiger und mächtiger aussehen zu lassen. Oder wir sparen eifrig auf Wertgegenstände und teure Fahrzeuge, die uns auf den ersten Blick einen höheren Status verleihen sollen.

Generell gibt es zwei verschiedene Larch-Typen: Den eher Schüchternen und Zurückhaltenden und den dekompensierten Typ, der sehr viel Wert auf das Äußere legt und sich über Prestige bzw. Materielles und Errungenschaften definiert. Diese Attribute werden selbstverständlich gerne zur Schau getragen. Eventuell wird dieser es auch genießen, Macht über andere Menschen zu haben und diese seine Vormachtstellung spüren lassen.

Wir können uns nicht gänzlich davon befreien, dass wir uns über das Feedback und die Anerkennung unserer Mitmenschen definieren. Zumindest können wir davon ausgehen, dass wir uns irgendwann selbst als minderwertig empfinden, wenn wir dies täglich und offenkundig mitgeteilt bekommen. Es ist eine Frage der Zeit und des individuellen Charakters, wie lange es dauert, aber irgendwann wird unser Selbstwertgefühl gebrochen sein und Schaden davontragen. Meist geschieht dies im Kindesalter, wenn unsere Psyche noch einem zarten Pflänzchen gleicht, das einer großen Portion Dünger in Form von Aufmerksamkeit und Bestätigung bedarf. Werden wir dann mit einem autoritären Erziehungsstil konfrontiert oder befinden uns in einem Umfeld mit häuslicher Gewalt und sehen uns dieser hilflos ausgesetzt, ist der vorläufige Riss in unserer Psyche fast schon vorprogrammiert.

Vielleicht geschieht alles, was wir Menschen unternehmen und erstreben nur aus dem einen Grund, Liebe und Anerkennung zu erlangen. Wenn uns das nächste Mal jemand begeistert eine für ihn enorm wichtige Neuigkeit berichten möchte, hören wir vielleicht genauer hin und nehmen uns etwas Zeit. Es könnte schließlich ein Larch-Mensch sein, dem wir durch unsere Aufmerksamkeit, das schönste entgegenbringen können, dass er sich vorstellen kann!

Wir sollten uns jeden Tag bewusstmachen, welche unsere ganz persönlichen Stärken sind, welche Eigenschaften uns mitgegeben wurden und wie wir diese am besten anwenden können. Wir sind Bestandteil einer einzigartigen Schöpfung und haben eine wichtige Aufgabe zu erfüllen, für die nur wir in Frage kommen. Also, los geht's!

Wie genau sieht das Bild aus, das ich selbst von mir habe?

Wie sieht das Bild aus, das meine Freunde, Familie, Kollegen von mir haben?

Seit wann mangelt es mir an Selbstvertrauen?

In welchen Situationen wurde ich verletzt

Wer oder was hat mich verletzt?

Inwiefern bin ich mir sicher, dass es verletzend gemeint war?

Inwieweit will ich mein Selbstbild von dieser Meinung bestimmen lassen?

Inwiefern kann eine Meinung überhaupt Maßstab für den Wert eines Menschen sein?

In welcher Hinsicht wünsche ich mir, selbstbewusster zu agieren?

Welche besonderen Qualitäten und Talente besitze ich?

Bei welchen Tätigkeiten strahle ich von innen heraus?

Wie genau werde ich diese jetzt einsetzen, um mein Selbstwertgefühl zu steigern?

Wo und wann fange ich am besten damit an?

Seien Sie stolz auf Ihren ehrenhaften Charakter und Ihre Güte, mit der Sie anderen Menschen begegnen, viele Menschen sollten sich ein Beispiel an Ihnen nehmen!

Starten Sie mit Selbstwert und Selbstbewusstsein spendenden Aktivitäten: Probieren Sie einmal Bungee-Jumping, Free-Climbing, einen Fallschirmsprung oder Ähnliches! Eventuell können Sie ja eine(n) FreundIn ebenfalls davon begeistern, so dass Sie es gemeinsam in Angriff nehmen können. Trauen Sie sich etwas, zu dem Sie sich bisher noch nicht getraut haben und spüren Sie, welche Kraft sich in Ihnen ausbreitet!

Sie sind Teil der großartigen Schöpfung: Milliarden Jahre hat es gebraucht, damit Sie so wurden, wie Sie heute sind!

Viel Erfolg!

MUSTARD – Coaching

„Ich weiß nicht, was soll es bedeuten?"

Diese Frage werden wir uns sicherlich in einer Mustard-Phase stellen, da wir die uns plötzlich überkommende Traurigkeit überhaupt keinem Ereignis oder Umstand zuordnen können. Wie kann es sein, dass alle Menschen um uns herum ausgelassen feiern, alle Familienmitglieder gesund sind, unser Einkommen gesichert und auch sonst alles im Lot ist und wir wie der sprichwörtliche Schlosshund losheulen könnten?

Abgesehen davon, dass uns einige fragende Blicke treffen, werden auch alle Aufmunterungsversuche nicht viel nutzen, wenn wir dieser Wehmut erliegen.

Gerne ziehen wir uns dann auf Festen und Feiern in eine stille Ecke zurück oder brechen den Abend vorzeitig ab, um nach Hause zu fahren, damit wir die fröhliche Stimmung nicht weiter trüben. Versuchen Sie einmal jemandem zu erklären, dass Sie tief traurig sind, obwohl alles dafürspricht, dass Sie zu den glücklichen Menschen dieser Gesellschaft gehören!

Wer einmal Erfahrung mit dem Mustard-Zustand gemacht hat, ist nicht automatisch immunisiert. Mustard-Phasen sind Wiederholungstäter und stellen uns immer wieder vor die Frage, woher diese Verstimmung kommt und wer oder was der Auslöser ist.

Hält eine solche Phase länger als ein paar Stunden an, wird unser kompletter Tagesablauf dadurch beeinflusst, da wir uns nicht in der Lage fühlen, mit den täglichen Aufgaben fertig zu werden. Die Traurigkeit wird nämlich oft von einem ebenso plötzlich eintretenden Energieverlust begleitet. Viele Betroffene beschreiben das Gefühl wie Treibsand, der einen nach unten zieht und nicht loslässt, bis die Traurigkeit dann genau so unverhofft wieder verfliegt, wie sie uns eingenommen hat.

Die Ursache der Traurigkeit kann unterschiedliche Gründe haben: Manche von uns sind einfach empfänglich für die Stimmung anderer oder eines Kollektivs, so dass hier ein direkter Zusammenhang zur Aspen-Essenz besteht. Der 1. November ist solch ein Tag, an dem ein großer Teil der Bevölkerung wehmütig und traurig werden, weil sie ihrer verstorbenen Angehörigen gedenken.

Die Hauptursache für den Mustard-Zustand sind jedoch Emotionen, die in der Vergangenheit durch gezielte Unterdrückung durch andere oder uns selbst angestaut wurden. Als wäre ein Damm vor die fließende Lebensenergie gesetzt worden, der die nicht geweinten Tränen staut. In einer Mustard-Phase bricht dieser jedes Mal akut und entlädt sich dermaßen heftig, dass als Reaktion eine Traurigkeit in uns entsteht, die die Addition vieler, ehemals vielleicht harmloser Einzelemotionen darstellt. So wie eine Talsperre keine Gefahr für uns darstellt, ihr angestautes Wasser bei einem Dammbruch jedoch ganze Täler wegspülen kann und lebensgefährlich wird.

Eine derartige Stauung von Emotionen geschieht z. B. wenn wir einem Berufswunsch nicht nachgehen konnten, weil wir auf einmal für die Familie sorgen mussten und Geld verdienen wichtiger war, als die berufliche Erfüllung und persönliche Entfaltung. Oder unser Stolz auf erbrachte Leistungen bekam einen herben Dämpfer, da Eltern oder Freunde gar nichts von dieser Tätigkeit hielten. Vielleicht sind wir auch emotional oder körperlich misshandelt oder ausgenutzt worden. Haben wir dann nicht die Möglichkeit oder scheuen wir uns, mit jemandem darüber zu sprechen, können die negativen Emotionen nicht entweichen und sammeln sich an. Unser

Organismus will sich aber entwickeln. Deshalb wird unsere Psyche von Zeit zu Zeit versuchen, uns die unterdrückten Emotionen bewusst zu machen. Nach der Verarbeitung kann in unserem Zellgedächtnis und unserem Unterbewusstsein wieder Platz für neue, positive Erfahrungen geschaffen werden. Das Prinzip: Die gesamte Schöpfung will sich immer hin zum Licht, zum Positiven entwickeln und will keinesfalls am Negativen festhalten! Allerdings braucht es dafür ab und an die bewusste Entscheidung für das Verarbeiten und Loslassen!

Wann war das letzte Mal, dass ich plötzlich traurig wurde?

In welchen Situationen hat die Traurigkeit mich bislang eingeholt?

Wie groß sind die Abstände zwischen den einzelnen Phasen?

Wie lange dauern die Phasen üblicherweise?

Wann genau hat es angefangen mit dieser Traurigkeit?

Welche Ereignisse, Verletzungen, Rückschläge habe ich damals erfahren?

Welche Gefühle habe ich daraufhin bewusst unterdrückt?

Welcher verpassten Gelegenheit trauere ich noch nach?

Welche – vielleicht heimlichen – Wünsche habe ich bislang noch nicht verwirklichen können?

Wie könnte ich mir diesen erfüllen?

Wie müsste ich dafür vorgehen?

Was hält mich davon ab?

Welches Gefühl würde die Erfüllung dieses Wunsches in mir auslösen?

Welche Energie käme dadurch wieder in Fluss?

Machen Sie sich eine Notiz, wann und in welchen Momenten Sie die Traurigkeit ereilt. Gibt es eine Regelmäßigkeit? So können Sie herausfinden, ob Sie zu den Menschen gehören, die Stimmungen übernehmen oder das schwermütige Gefühl in Ihnen selbst entsteht. Dies ist eine wichtige Erkenntnis, um die Ursache Ihrer Traurigkeit herauszufinden.

Um sich von den wiederkehrenden Mustard-Phasen zu befreien, müssen wir unsere Vergangenheit ein Stück weit aufarbeiten, evtl. mit Hilfe eines Coachings oder anderen gezielten Gesprächssitzungen. Die anzuwendenden Methoden sind sehr vielfältig, suchen Sie sich eine aus, die Ihnen besonders zusagt, z. B. Gestalt- oder Gesprächstherapie, Hypnose oder Werte-Coaching. Lassen Sie sich bei der Auswahl von Ihrer Intuition leiten, denn an oberster Stelle steht immer das Vertrauen zur durchführenden Person! Sonst wird es schwierig bis unmöglich, die Hintergründe herauszufinden.

Viel Erfolg!

PINE – Coaching

„Bescheidenheit ist eine Zier ..."

„... doch weiter kommt man ohne ihr." Dies mag oberflächlich betrachtet vielleicht der Fall sein, jedoch ist wahre Bescheidenheit eine unschätzbar wertvolle Tugend, die vom tiefen Gefühl der inneren Stärke herrührt.

Immerhin bewundert fast die gesamte Menschheit seit Generationen die große Seele Mahatma Gandhi. Ein Paradebeispiel für das, was Bescheidenheit wirklich meint. Es geht dabei nicht darum, sich für alles zu entschuldigen, sich immer selbst zurückzunehmen, um anderen den Vortritt zu lassen oder sich aufzuopfern. Es geht darum, einen aufrichtigen Respekt gegenüber der Schöpfung und all ihrer Existenzformen aufzubringen. Und ein ganzheitliches Verständnis für die übergeordneten Zusammenhänge zu entwickeln.

Denn dieses Verständnis schenkt uns die Erkenntnis, dass kein Betrug, keine List, keine Lüge nachhaltig sein kann und all dies auch nicht zu wirklichem Glück führt.

Ständige Schuldgefühle oder ein schlechtes Gewissen können unentwegt an unserer Psyche nagen und Folgen haben, die wir noch nicht einmal damit in Verbindung bringen würden. Zur wahren Entfaltung unserer Persönlichkeit gelangen wir erst, wenn wir unsere Schuld ablegen und uns frei fühlen von allen Lasten der Vergangenheit, Gegenwart und Zukunft.

Durch die Pine-Essenz wird uns klar, dass wir keine Schuld für andere auf uns nehmen können und diese erst recht nicht dazu befähigt sind, uns diese aufzuladen. Wir haben jedoch die Macht, uns bewusst von solchen Vorstellungen zu lösen und in Folge die unerträgliche Leichtigkeit des

Seins zu genießen: Ein Leben ohne Schuld und ohne schlechtes Gewissen für Sachverhalte, die uns nicht betreffen! Dass wir über mehrere Jahrtausende von religiösen und politischen Systemen eingeredet bekommen haben, dass wir weniger Wert seien, als z. B. Könige, Fürsten und Geistliche wiegt weit mehr, als die im Verhältnis noch junge Säkularisierung und moralische Liberalisierung vom Ständedenken. Es benötigt sicherlich noch einige Jahrhunderte, bis zu allen durchgedrungen ist, das wir als menschliche Wesen generell frei von Schuld sind, als solch reine Wesen auf diese Welt gelangen und auch genauso verlassen werden.

Auch das Thema Sexualität fiel unter die Rubrik der Themen, die verboten, verschwiegen und verpönt wurden, denen hinter den Kulissen jedoch freizügig gefrönt wurde.

In vielen religiösen Gemeinschaften wird der voreheliche Beischlaf verboten. Da sollte die Frage erlaubt sein, ob eben dieser Beischlaf denn der geeignete Beweggrund zur Vermählung sein kann. Dies ist nicht selten der Fall, wenn junge Menschen sich verlieben, aber unter den auferlegten Zwängen ihrer Gemeinschaft leiden müssen und schließlich keinen anderen Ausweg sehen, als sich das Ja-Wort zu geben, um sich gegenseitig hinzugeben. Wäre es hier nicht viel wichtiger, sich aus tiefster Zuneigung und Liebe zu vermählen? Was aber, wenn nach der Hochzeit Frust aufkommt, weil die sexuellen Vorlieben einfach nicht zu einander passen bzw. nicht miteinander harmonieren?

Das Wort „Ent-schuldigung" sollten wir im Pine-Zustand möglichst aus unserem Wortschatz streichen, da es wie eben gesagt, nicht nötig ist. Vielleicht bitten wir stattdessen um Verzeihung, wenn wir jemandem auf die Füße treten. Denn dies ist ein Prozess, den wir erbitten können und den man uns auch aktiv entgegenbringen kann. Mit dieser Verzeihung sind wir dann von jeglicher Last erlöst und haben demonstriert, dass es sich um ein Versehen handelte, nicht etwa um Vorsatz.

Ebenso gibt es keine Schuld, sondern Verantwortung, die wir für unser Handeln tragen, wenn uns z. B. ein Fehler unterläuft. Wir sollten uns über den feinen aber entscheidenden Unterschied Gedanken machen. Denn mit solch einer vermeintlich kleinen Veränderung wie unserer Wortwahl können wir grundlegend und nachhaltig in unsere Lebensführung eingreifen: Die Tat folgt dem Wort!

Wofür genau fühle ich mich schuldig?

Inwieweit plagt mich ein schlechtes Gewissen?

Was habe ich getan, dass mich dieses Gefühl plagt?

Inwieweit wurde mein Schuldgefühl schon ausgenutzt?

Inwiefern würde mich Vergebung befreien?

Wer ist befähigt, mir zu vergeben?

Wie kann ich ihn um Verzeihung bitten?

Was liegt mir auf dem Herzen, dass ich außerdem mitteilen möchte?

Wie würde es mir nach dieser Läuterung gehen?

Beschäftigen Sie sich bewusst und ausführlich mit dem Thema Schuld. Was bedeutet Schuld? Kann ein Mensch überhaupt Schuld haben/ tragen?

Tragen Sie Verantwortung! Vor allem für sich und ihr Wohlbefinden. Gönnen Sie sich etwas, das Sie sich schon lange wünschen. Lassen Sie es sich einmal so richtig gut gehen und genießen Sie diese Zeit!

Bewusste Verantwortung ist befreiender und produktiver als unbewusst schwelende Schuldgefühle, die uns täglich einengen und uns daran hindern, unser Potenzial auszuschöpfen.

Wie möchten Sie in Zukunft leben, mit schlechtem Gewissen oder als freier Genießer? Die Zeit ist für uns alle begrenzt, also lassen Sie uns etwas Einzigartiges und Wundervolles daraus machen!

Viel Erfolg!

RED CHESTNUT – Coaching

„Ich zähle täglich meine Sorgen."

So klingt es in einem bekannten Schlager. Und dies könnte auch das Lebensmotto von Red Chestnut sein. Vor allem im chronischen Zustand, machen wir uns täglich um mehr als eine Angelegenheit Sorgen. Vornehmlich dreht es sich dann um uns nahestehende Menschen und damit verbundene Themen.

Das gesteigerte Bedürfnis nach der Gewissheit, dass es diesen gut geht kann mitunter extreme Züge annehmen, so dass es einem Kontrollzwang ähnelt bzw. gleichkommt. Aus Angst, es könne unseren Lieben etwas zustoßen oder es Ihnen an etwas mangeln, nehmen wir große Mühen auf uns und vernachlässigen auch unsere eigenen Bedürfnisse. Zum Beispiel da Bedürfnis nach Schlaf, wenn wir eine oder mehrere Nächte wach bleiben, weil die Kinder aus dem Haus sind. Nur für den eventuellen Fall, dass sie anrufen, was objektiv betrachtet eher unwahrscheinlich ist, können wir nicht anders, als uns die Nacht mit Fernsehen, einem Buch oder Haushaltsarbeiten um die Ohren zu schlagen, um dann morgens, wenn der Nachwuchs nach einer ausgelassenen Feier nach Hause kommt, mit einer Tasse Kaffee oder dem Frühstück bereitstehen.

Sobald unsere Lieben wieder in unserer Nähe sind, verfliegen diese Sorgen wieder und weichen einem Gefühl der Gewissheit um ihr Wohlergehen. Überhaupt geht es uns im chronischen Red Chestnut-Zustand erst dann gut, wenn Familie und Freunde beisammen sind. Deshalb veranstalten wir auch gern Feste und andere Zusammenkünfte. Oft wird der Vergleich einer fürsorglichen Glucke herangezogen, um die

Eigenschaften von Red Chestnut zu beschreiben.

„Ruf bitte sofort an, wenn du angekommen bist!" oder äußerst detailliertes bis impertinentes Fragen nach Kleinigkeiten wie „Was habt ihr gegessen? Und was gab es zum Frühstück? Und seid ihr satt geworden? Wann wart ihr im Bett? Seid ihr gut aus den Federn gekommen?" sind typische Anzeichen dafür, dass wir uns viel zu viele Sorgen machen, statt uns mit unseren Mitmenschen zu freuen und uns nachher die spannenden Details erzählen zu lassen.

Scheint sich auf den ersten Blick nichts Schlimmes hinter diesen Charakterzügen zu verbergen, so verstoßen wir doch gegen zwei eherne Grundgesetze der Schöpfung:

1. Wir vernachlässigen uns selbst! Unsere höchste Verantwortung besteht gegenüber unserem persönlichen Wohlbefinden. Denn nur, wenn wir gesund, vital und glücklich sind, können wir nachhaltig unseren Beitrag einfließen lassen.

2. Wir engen die Entwicklungsspielräume der für uns so wichtigen Menschen ein! Dies geschieht, indem wir ständig wie ein Kontrolleur wissen wollen, wie es Ihnen geht und aus Besorgnis immer wieder sagen, was Sie zu tun und zu lassen haben. Wir müssen lernen, Sie frei zu lassen und Ihnen dann helfend zur Seite zu stehen, wenn diese es wünschen.

Die Folgen des Zuwiderhandelns sind wahrlich nicht erstrebenswert, denn einerseits werden wir gesundheitliche Einbußen verbuchen müssen und eine Verarmung unseres eigenen Lebensinhalts registrieren, wenn dieser Zustand länger anhält. Gerade unser Nervensystem und unser Blutdruck werden unter der ständigen Alarmbereitschaft leiden und spezifische, degenerative Anzeichen aufweisen, wenn wir nichts unternehmen. Andererseits werden die von uns umsorgten Menschen eines Tages unter mangelnder

Selbständigkeit und Unsicherheit leiden, wenn Sie sich in einer fremden Umgebung oder Situation zurechtfinden müssen. Niemand wird ihnen dann sagen, was als Nächstes zu tun sein wird.

Welches ist meine größte Sorge?

Woher genau rührt diese?

Wann ist in der Vergangenheit etwas Ähnliches vorgekommen?

Welche Indizien sprechen dafür, dass diese Sorge sich bewahrheiten könnte?

Ist mir so etwas schon einmal persönlich widerfahren?

Inwiefern könnte dieses Erlebnis der Auslöser für meine momentane Besorgnis sein?

Wie groß ist die Wahrscheinlichkeit, dass dies nochmals geschieht?

Was spricht alles für einen positiven Ausgang?

Inwieweit habe ich Einfluss auf das Schicksal anderer Personen?

Was kann ich selbst aktiv beeinflussen?

Inwieweit können positive Wünsche und Gedanken zu einem guten Ausgang beitragen?

Im Red Chestnut-Zustand müssen wir Vertrauen üben, ob wir wollen oder nicht. Dies ist nicht einfach, denn wir müssen uns aus der Situation und Empfindung der Besorgnis aktiv herausmanövrieren, um unseren Fokus neu auszurichten.

Deshalb: Notieren Sie sich drei bis fünf Dinge, die Sie ab sofort in mehr oder weniger regelmäßigen Abständen für Ihr eigenes Wohlbefinden unternehmen werden! Sorgen Sie dafür, dass es Ihnen gut geht, indem Sie z. B. in die Sauna gehen oder sich eine entspannende Massage oder Kosmetikanwendung gönnen, wenn eine Besorgnis Sie überkommt! Am besten, Sie unternehmen dies zusammen mit einer Freundin oder guten Bekannten. Sie werden sehen, wie effektiv das Abschalten sein kann und wie im weiteren Verlauf die Dinge ihren ganz eigenen Weg gehen werden.

Viel Erfolg!

STAR OF BETHLEHEM – Coaching

„Ich komme einfach nicht darüber hinweg."

Haben Sie diesen oder einen ähnlichen Satz schon einmal gehört oder vielleicht ausgesprochen? Er ist ein Indiz dafür, dass uns etwas widerfahren ist, das sich so tief in unser emotionales Gedächtnis eingebrannt hat, dass es bis zum aktuellen Zeitpunkt auf bestimmte Bereiche unseres Denkens und Handelns einen Einfluss nimmt.

Ein solches Ereignis muss nicht zwingend so gravierend wie ein Autounfall, ein Hausbrand, der Sturz von einem Pferd, der Verlust eines geliebten Menschen oder Ähnliches sein. Es sind häufig auch fast harmlos wirkende Momente, in denen wir z. B. durch eine Handlung eines Mitmenschen vor den Kopf gestoßen werden oder durch einen Satz, der völlig unbedacht ausgesprochen wird, unsere Gefühlswelt aber völlig durcheinanderbringt.

Oft sind wir uns über die Folgen dieser Ereignisse auf unseren Alltag nicht bewusst, empfinden unsere Distanzierung von gewissen Menschen oder das Meiden spezifischer Orte als völlig normal und bringen dies gar nicht mit einem prägenden Ereignis in Verbindung.

Gerade als Eltern, Erzieher und Pädagogen sollten wir uns darüber im Klaren sein, dass wir es mit äußerst sensiblen Geschöpfen zu tun haben, die sich mitten in ihrer Entwicklung befinden und extrem anfällig für destruktive Worte sind. Die Psyche eines Kindes ist wie die Knospe einer Blüte des Obstbaums. Wenn sie am Anfang Ihrer Entfaltung steht, ist sie besonders anfällig für Schädlinge jeglicher Art und im schlimmsten Fall wird sie keine Frucht tragen, wenn der erlittene Schaden in jungen Tagen zu stark war. Hat sie sich erst einmal zur Blüte entwickelt ist sie zwar immer noch empfindlich, aber schon viel robuster, z. B. Regen oder Wind gegenüber und wird sich zu gegebenem Zeitpunkt zu einer prächtigen, nährenden und einen kräftigen Samen tragenden Frucht entwickeln.

Und dann gibt es die Verletzungen (emotionale und körperliche), die wir wie eine Trophäe vor uns hertragen. Bei jeder sich bietenden Gelegenheit werden wir die Narbe demonstrieren, meist mit der dazu gehörigen Geschichte über das Zustandekommen.

Dieses verhalten zeigt uns, dass der Energiefluss an einer ganz bestimmten Stelle ins Stocken geraten ist. Narben können sowohl körperlich als auch psychisch zurückbleiben, wenn wir uns nicht früh genug der Versorgung unserer Verletzung widmen und heilende Maßnahmen in die Wege leiten. In diesen Bereichen fließt dann die Energie nicht mehr so, wie es eigentlich angedacht ist. Diese Partie unseres Körpers und/ oder unserer Psyche wird dadurch abgekapselt und wird fortan nicht mehr in gleichem Maße mit Energie versorgt. Es droht die Gefahr einer degenerativen Veränderung.

Die Essenz von Star of Bethlehem sorgt von Beginn an dafür, dass es gar nicht erst so weit kommt, sich ein Ereignis so tief in unser (Zell-)Gedächtnis einbrennen und Narben hinterlassen kann. Auf körperlicher Ebene hat sich die Kombination mit den Lebenssalzen des Dr. Schüßler als äußerst erfolgreich bewährt, um auch hier die Narbenbildung möglichst zu vermeiden oder zumindest bland zu gestalten. Diese Salze unterstützen unseren biologischen Körper bei der Bildung von neuen Geweben, die so flexibel und geschmeidig sind, dass die ursprüngliche Funktion wieder gewährleistet ist.

Star of Bethlehem ist auch die passende Essenz, wenn wir instinktiv spüren, dass uns etwas fehlt, als hätte man uns eines bestimmten Teils unserer Unversehrtheit beraubt. Als wären wir irgendwann vollständiger gewesen. Meistens fehlt dann eine plausible oder rationale Erklärung für dieses Empfinden. Trotzdem sollten wir unserem Instinkt folgen und mit dieser Essenz beginnen. Nach und nach können wir dann andere Essenzen ergänzen, je nachdem, wie sich unser Befinden entwickelt.

Welche Bilder entstehen immer wieder vor meinem geistigen Auge?

Welches Erlebnis hat sich stark in mein Gedächtnis eingebrannt?

Was genau ist damals geschehen?

Was habe ich damals empfunden?

Welche Rolle habe ich dabei gespielt?

Inwiefern haben mich diese Ereignisse verletzt?

Wie weit haben diese Verletzungen mein jetziges Denken bzw. Handeln verändert?

Welche Personen, Orte, Situationen meide ich?

Inwieweit ist dieses Verhalten auch hinderlich für meine persönliche Entwicklung?

Was würde ich mir stattdessen wünschen?

Wie würde sich mein Leben durch die Erfüllung meines Wunsches verändern?

Ein Leben kann voller prägender Ereignisse stecken! Umso wichtiger ist es, dass wir nicht zu Sammlern von Verletzungen werden und diese anhäufen. Denn unsere Zellen haben ein Gedächtnis, in dem alles gespeichert ist und wird, was wir erleben. Sammeln wir aber immer mehr negative Erfahrungen an, so gerät das Gleichgewicht bzw. Verhältnis zwischen positiv und negativ ins Schwanken. Star of Bethlehem löst negative Emotionen und Blockaden auf, um Platz für Neues und die weitere Entwicklung zu schaffen.

Halten Sie Star of Bethlehem-Essenz immer bereit, vor allem, wenn Sie ein ereignisreiches Leben führen bzw. beruflich oder familiär oft mit extremen Situationen konfrontiert werden, z. B. als Notarzt und Rettungssanitäter, Polizist, Feuerwehrmann, etc.

Sobald der Einsatz beendet ist, empfiehlt sich die Wasserglasmethode, evtl. auch noch ein, zwei Tage darüber hinaus. Sie werden feststellen, dass die Bilder vor Ihrem geistigen Auge Sie nicht weiterverfolgen werden. Für den nächsten Einsatz sind Sie gewappnet und können diesen ohne Einschränkungen in Angriff nehmen.

Viel Erfolg!

SWEET CHESTNUT – Coaching

„Wie Phönix aus der Asche."

So sind wir mit der Sweet Chestnut-Essenz nach den schlimmsten Ereignissen in unserem Leben fähig, uns wie der mythische Vogel aus der Asche zu erheben, um uns neuen Aufgaben zu widmen und den Sinn in unserem Schaffen (wieder) zu finden.

Es sind die extremen, intensiven und eventuell langanhaltenden Erlebnisse, die uns an den Rand unserer körperlich-emotionalen Belastungsgrenze bringen und manchmal auch darüber hinaus. Die Ereignisse, die uns hilflos zusehen lassen, wie andere in Ihr Unheil rennen oder dem Tod von Tag zu Tag ins Auge blicken müssen, ohne dass wir auch nur das Geringste dagegen unternehmen können.

Nur etwas ganz Besonderes kann uns in Situationen am Leben erhalten, wenn z. B. eines unserer Kinder unheilbar erkrankt, Angehörige bei Unfällen zu Tode kommen oder wir uns das unsagbar große Leid in dieser Welt vor Augen führen, gegen das immer noch viel zu wenig unternommen wird, obwohl alle Voraussetzungen gegeben sind.

Alles Wissen und Können, alle Weisheit dieser Erde sind dann nicht genug, um den letzten Halt unserer irdischen Existenz zu ersetzen: unseren Glauben.

Dabei spielt es absolut keine Rolle woran wir glauben, oder welcher Konfession wir angehören. In solchen Situationen werden auch Atheisten wahrscheinlich nicht drum herumkommen, sich etwas zu suchen, an das sie glauben können, das ihnen genügend Halt verschafft, um die benötigte Kraft zu entwickeln.

Glaube ist nicht gebunden an eine bestimmte Religion, das

wäre verheerend! Unsere Fähigkeit zu glauben ist viel älter als jede Religion und kann zu jedem Zeitpunkt in jedem Menschen neu entstehen. Glaube verbindet uns mit unserer Umgebung, unserer Schöpfung, denn er lässt uns verstehen, wie wichtig das Hier und Jetzt ist. Lässt uns verstehen, dass, so lange wir lebendig sind, jedem Zeitpunkt etwas unternommen werden kann, um unserer Bestimmung zu folgen und die Welt besser zu machen.

Bevor wir zu einem solchen Glauben (zurück-)finden, nachdem wir Schreckliches erlebt haben, ist es notwendig, für einen Moment vor der Allmacht der Schöpfung zu kapitulieren. Wir müssen unseren Willen und Kampf kurzzeitig aufgeben und uns die Niederlage eingestehen, dass wir gewisse Sachverhalte und Prinzipien nicht beeinflussen können. Wir müssen anerkennen, dass es etwas Mächtigeres gibt als uns, aus dem wir anschließend neue Kraft und neuen Sinn beziehen können. Es ist kein Neuanfang möglich, wenn wir weiterhin mit der Situation hadern, nach vermeintlichen Auswegen suchen, die dann doch keine sind.

Überlebende einer Naturkatastrophe werden diesen einen Augenblick der absoluten Stille sicherlich kennen, der für die Länge eines flüchtigen Augenblicks nach der zerstörerischen Naturgewalt eintritt, bevor die Beteiligten realisieren, was eigentlich geschehen ist und mit den Rettungsarbeiten begonnen wird. Als würde die Kraft der Naturgewalt in diesem Augenblick gebündelt und dann den Rettern und Helfern dosiert zur Verfügung gestellt werden, um ihr Bestes zu geben, möglichst viele Opfer zu retten.

Nur unser Glaube kann die sprichwörtlichen Berge versetzen, nicht das Wissen oder die Hoffnung, denn die Hoffnung ist im Sweet Chestnut-Zustand nicht mehr abrufbar, hat das sinkende Schiff verlassen und ist auch so schnell nicht zur Rückkehr zu überreden.

Kein noch so fähiger Verstand kann die Kraft generieren, die der Glaube als Verbindungsstelle zur Energie der Schöpfung immer wieder darstellt.

Wir vergessen leider zu oft, dass ein Ende in allem und jedem vorprogrammiert ist. Die Zellen unseres Körpers müssen sich der sogenannten Apoptose (natürlicher Zelltod) fügen, um Platz für neue Zellen zu schaffen, die den Aufgaben im Organismus mit neuer, unverbrauchter Energie nachzukommen haben. Würden nur neue Zellen entstehen, ohne dass Ältere sterben und abgebaut werden, würde kein Organismus lange überleben. Ebenso müssen Blätter vor dem Winter sterben, um das Überleben des Baumes zu sichern und dienen Beutetiere den Jägern, um der Fortführung des Lebens auf anderer Ebene zu dienen.

Was hat mich aus der Bahn geworfen?

Was habe ich alles unternommen, um dies zu verhindern?

Wie viel mehr Kraft hätte ich aufbringen können?

Wie viel mehr hätte ich versuchen können?

Inwieweit stand es überhaupt in meiner Macht, dagegen anzukämpfen?

Welche Tatsache muss ich nun akzeptieren?

Welches Prinzip der Schöpfung steckt dahinter?

Warum fällt es mir schwer, diese zu akzeptieren?

Wer muss sich jetzt dieser Sache annehmen?

Wie kann ich meinem Leben weiterhin einen Sinn geben?

Aus welchem Glauben oder welcher Tätigkeit kann ich die dafür nötige Energie schöpfen?

Hinter Sweet Chestnut-Situationen verbirgt sich das Prinzip der Endlichkeit, des Vergehens und des Todes, um Neuem Platz zu schaffen. Es heißt nicht, dass mit diesem vermeintlichen Ende alles vorüber ist. Erfahrungen und Emotionen die wir hinterlassen bzw. uns hinterlassen werden, prägen sich in unserer Psyche ein und bilden anschließend, sobald der nötige Abstand zu den Geschehnissen und die Überwindung erreicht werden, unseren größten Schatz. Einen unermesslichen Wert, der uns niemals genommen werden kann.

Nehmen Sie unbedingt Hilfe in Anspruch, um über das Erlebte zu sprechen und Ihrem Kummer den Platz einzuräumen, den es für die beschriebene Kapitulation braucht. Gehen Sie hinaus in die Natur und suchen Sie dort nach dem Prinzip der Vergänglichkeit und des ewigen Kreislaufs des Lebens! Dies hilft uns Menschen, Demut zu üben und uns in Dankbarkeit für alles Erhaltene zu fügen.

Viel Erfolg!

WALNUT – Coaching

„Wie ein Fels in der Brandung."

So fest stehen wir mit der Walnut-Essenz im Leben und verfolgen unsere Ziele. Sie hilft uns einen bestimmten Energiepegel aufrecht zu erhalten, den wir benötigen, um immun gegenüber Einflüssen wie Kritik, alternativen Meinungen und Ansichten, Überredungskünsten oder Interessen zwielichtiger Persönlichkeiten zu sein.

Viele Menschen – viele Meinungen. Selbst wenn wir uns an Fachleute wenden, um einen bestimmten Rat einzuholen, werden wir feststellen, dass die Aussagen nicht immer deckungsgleich sind. Auch Vertreter ein und derselben religiösen Institution finden sich regelmäßig zusammen, um ihre unterschiedlichen Standpunkte auszutauschen und einen Konsens zu finden, der nach außen hin vermittelt werden soll.

Daran erkennen wir, wie wichtig es ist, unserem Instinkt zu folgen, damit unsere eigenen Wünsche und Ziele eines Tages Erfüllung finden. Keinesfalls dürfen wir uns durch äußere Einflüsse ins Schwanken bringen lassen. Es ist wichtig, sich Standpunkte anzuhören, die Quintessenz heraus zu kristallisieren und zu überprüfen, ob diese uns auf unserem Weg weiterhilft oder nicht. Dies ist ein rationaler Prozess, der evtl. auf einem Papier schriftlich festgehalten werden sollte, um die nötige Distanz und den erforderlichen Überblick zu behalten.

Schwierig wird es, wenn wir geliebte Menschen und Orte hinter uns lassen müssen, um einen Neuanfang zu starten. Oft hält uns die emotionale Nabelschnur dann fest, lässt uns unsicher werden, was unsere Entscheidung anbelangt und sie vielleicht revidieren. Dazu sollte und darf es nicht kommen! Auch dann nicht, wenn wir darum gebeten werden, zu bleiben, obwohl wir spüren, dass es uns an einen anderen Ort zieht, um dort unsere Bestimmung zu erfüllen. Diese Veränderungen sind für unsere persönliche Entfaltung essentiell. Leider müssen wir zunächst die Herausforderung des Neuanfangs meistern, um anschließend zu erfahren, womit unser Leben dank unserer eigenen Entscheidung bereichert wird.

Im Leben gilt es nach vorn zu schauen und den Fokus auf unser Ziel gerichtet zu lassen. Wie bei einer Bergwanderung ist es nicht empfehlenswert, sich nach hinten umzuschauen, denn dann besteht die Gefahr, unachtsam zu werden, den Halt zu verlieren und auf dem schmalen Grat aus zu rutschen. Bis wir auf dem Gipfel angekommen sind, gilt es, sich zu konzentrieren und erst nach gesicherter Ankunft den Ausblick auf das atemberaubende Panorama zu genießen.

Auch wenn wir spüren, dass wir in alte Muster zurückfallen, weil wir vielleicht eine Diät machen, uns von einer Abhängigkeit (Nikotin, Medikamente, Alkohol, ungesundes Essen, etc.) befreien oder einer zwischenmenschlichen Beziehung mehr Freiheit geben wollen, hilft die Walnut-Essenz.

Manchmal halten uns Gefühle – besonders gegenüber unseren Eltern – von der Verwirklichung unseres eigenen Lebensplans zurück. Lösen wir uns trotzdem, bekommen wir eventuell ein schlechtes Gewissen oder Schuldgefühle. In diesem Augenblick sollte die Pine-Essenz ergänzt werden. Trauen wir uns diesen Schritt mangels Selbstvertrauen nicht zu, so hilft die Larch-Essenz, uns den Rücken zu stärken und unseren Wunsch aufrichtig kund zu tun.

Manchmal erleiden wir während langwieriger Therapien einen Rückfall, obwohl wir uns schon auf dem Weg der

Genesung befanden und mit solch einem Rückschlag nicht gerechnet haben. Fast geheilte Beschwerden können uns dann mit Wucht treffen, Schmerzen die Lebensqualität einschränken. Auch bei Infekten oder Tumorerkrankungen ist dies oft der Fall, wenn nach einer Phase der Symptomfreiheit ein sogenanntes Rezidiv auftritt. Hier hilft Walnut, nicht zu verzagen und die Therapie vielleicht völlig aufzugeben. Mit dieser Essenz lernen wir, uns der Sinuskurve des Lebens, dem steten auf und ab anzuvertrauen.

Bei körperlichen Anpassungsschwierigkeiten sollten wir die Walnut-Essenz zur Hand nehmen, wenn wir mit der Zeitumstellung, einem Jetlag oder Heimweh konfrontiert sind. Es empfiehlt sich, die Einnahme bereits vor dem Ereignis zu beginnen, wenn wir dies planen können.

Wie sieht mein Ziel aus?

Inwiefern habe ich mich verändert, um dieses Ziel zu erreichen?

In welchen Situationen falle ich in mein altes Muster zurück?

Welche Menschen, Situationen, Gefühle, Orte lassen mich an meinem Ziel zweifeln?

Was geschieht in mir, dass ich plötzlich meinen Weg verlasse?

Warum räume ich dem Außen so eine große Bedeutung ein?

Inwiefern werde ich gezwungen, meinen Weg zu verlassen?

Welche familiären Muster erkenne ich wieder?

Wie werde ich zukünftig reagieren, wenn ich merke, dass ich schwanke?

Wie schaffe ich es, mein Ziel zukünftig nicht aus den Augen zu verlieren?

Wie kann ich meinen Willen stärken, um mir selbst treu zu bleiben?

Stärken Sie Ihre Willenskraft und Ihr Durchhaltevermögen! Wie wär's mit Ausdauersport oder Geduldsspielen?
Ziehen Sie sich kurz aus der Situation heraus, wenn jemand anderer Meinung ist oder Zweifel an Ihren Vorhaben hegt. Gehen Sie bewusst in die Frage hinein, wo Sie wirklich hinwollen und warum. Was würde es Ihnen bringen, wenn Sie jetzt Ihren Weg verlassen? Würden Sie sich dann glücklicher fühlen?
Alternativ können Sie einen Zettel oder ein anderes Symbol bei sich tragen, das Sie an Ihr Ziel erinnert. Nehmen Sie dieses Symbol in die Hand und prüfen Sie, wie sich der Ratschlag in diesem Zusammenhang für Sie anfühlt!
Bleiben Sie sich selbst treu, es gibt Sie aus gutem Grund und Sie haben nur ein Leben zur Verfügung!

Viel Erfolg!

WHITE CHESTNUT – Coaching

„Die Gedanken sind frei."

An dieser Aussage werden wir in einer White Chestnut-Phase nicht viel Positives entdecken können. Dann empfinden wir diese Freiheit der Gedanken eher als eine Eigendynamik, derer sich unsere eigenen Überlegungen bedienen, um sich scheinbar gegen uns zu verbünden. Sie rauben uns Schlaf, lassen uns wie einen zerstreuten Professor umherlaufen, machen uns nervös und hindern uns an effektiver Produktivität.

Solch ein Zustand kann wirklich zur Qual werden, vor allem bei denjenigen, die ihn über Wochen und vielleicht sogar Monate durchmachen, ohne wirkliches Ergebnis.

Unsere Gedankenwelt gleicht einem Karussell, das sich anfangs gemächlich, später in einem so hohen Tempo bewegt, dass es uns nicht mehr gelingt, abzusteigen. Wir sind vollkommen auf einen Sachverhalt bzw. ein spezielles Problem fixiert und merken gar nicht, wie wir uns ständig im Kreis drehen, indem wir unseren Gedanken folgen und damit die Zügel für unseren Geist in die Hand geben während wir selbst Scheuklappen tragen. Auf diese Weise wird sich kaum eine Lösung für unser Anliegen finden lassen.

Außerdem können Zwangsdialoge entstehen, während derer wir uns im Geiste oder auch verbal mit uns selbst unterhalten. Gerade so, als suchten wir eine zweite Instanz, die uns dabei hilft, den Überblick zu behalten oder uns in unserem Vorgehen bestärkt.

Für unsere Umwelt sind wir in diesem Zustand nicht leicht zu ertragen: Kaum ansprechbar durch die gedankliche Zerstreutheit und nicht aufnahmefähig, irren wir getrieben von einer inneren Nervosität umher und brabbeln in wirren Sätzen, manchmal sogar nur in Bruchstücken. Für die Außenwelt schwer bis gar nicht zu verstehen. Am Arbeitsplatz oder in der Schule können wir in Schwierigkeiten geraten, weil uns der Bezug zur Realität fehlt und die dynamische Welt im Außen an der stagnierenden Welt im Innen vorbei zu ziehen scheint. Einige werden vom Partner und Nachwuchs Kopf schütteln ernten, Andere werden sicherlich auch zu ihrem Vorgesetzten zitiert werden, da diese nicht nachvollziehen können, warum wir plötzlich einen solchen Leistungsabfall verzeichnen oder unser Arbeit an Qualität verliert und sich oft Fehler einschleichen, was auch am chronischen Schlafmangel liegen kann. Mancher Kollege wird sich wahrscheinlich denken, dass wir auf der Rolle waren und uns feiernd die Nächte um die Ohren schlagen. Dieser Energiemangel bietet wiederum besten Nährboden für weiteres Gedankenkreisen, da uns die Kraft fehlt, dieses bewusst anzuhalten. Es entsteht ein Teufelskreis!

Die Ursache für diesen äußerst unangenehmen Zustand liegt in der Tatsache, dass wir es nicht schaffen, unsere(n) Gedanke(n) bis zur Lösung zu Ende zu denken. Wie in einem sehr schnellen Fahrgeschäft auf dem Jahrmarkt verlieren wir plötzlich den Überblick und können Anfang von Ende nicht mehr unterscheiden. Es entwickelt sich ein wirres durcheinander, das wir nicht mehr strukturiert bekommen. Aus einem anfänglichen Nachdenken ist dann ein Grübeln geworden, das unseren Alltag negativ beeinträchtigt.

Es gilt hier, zwischen Nachdenken und Grübeln zu differenzieren: Das Nachdenken ist dem Mensch eigen, verhilft ihm, selbst schwierige Situationen und Sachverhalte zu analysieren und zu verstehen. Er hat dabei die Zügel seines Geistes in der Hand und lenkt seine Gedanken in eine

Richtung, die er selbst vorgibt und bleibt dabei flexibel für eventuelle Veränderungen in der Außenwelt. Wie ein Physiker bei der Anordnung eines Experiments, der jeden Schritt behutsam durchgeht und vom Aufbau bis zur Auswertung voll konzentriert arbeitet.

Wenn wir aber theoretisch bleiben und unsere Gedanken sich immer weiter um ein Thema drehen, zu dem wir keine Lösung finden, beginnt ab einem bestimmten Zeitpunkt das, was wir grübeln nennen. Es ist kein produktiver Prozess mehr, sondern eine Art Abwärtsspirale, die uns am Ende nur zu negativen Gedanken, Skepsis, Pessimismus und auch Tatenlosigkeit führt. Dies gilt es mit der White Chestnut-Essenz zu verhindern, um wieder Lösungsorientiert zu denken und eine notwendige Pause einzulegen, die den Geist für einige Zeit vom Thema ablenkt. Unsere Synapsen sind durchaus in der Lage, auch ohne unser Bewusstsein, eine zufriedenstellende Lösung zu finden!

Um welches Thema drehen sich meine Gedanken zurzeit?

Was genau versuche ich, mit meinem Nachdenken zu erreichen?

Für welchen Sachverhalt versuche ich, eine Lösung zu finden?

Wie lange suche ich schon danach?

Wie lange will ich noch danach suchen?

Wie wahrscheinlich ist es, dass ich diese Lösung in Kürze finden werde?

Was könnte der Grund sein, dass ich sie noch nicht gefunden habe?

Welche anderen, wichtigen Aufgaben habe ich zu erledigen?

Wie kann ich meinen Geist effektiv ablenken, um mich diesen zu widmen?

Wann ist mir das letzte Mal spontan eine Idee/ Lösung eingefallen?

Welcher Tätigkeit ging ich zu dem Zeitpunkt nach?

Welches (mentale) Prinzip steckt dahinter?

Wir vergessen oft, dass unser Verstand nur einen geringen Teil unserer zerebralen Tätigkeit ausmacht. Das meiste geschieht unbewusst, sozusagen hinter den Kulissen.
Lenken Sie Ihren Verstand mit körperlichen oder kreativen Aktivitäten wie z. B. Sport, Musik oder Zeichnen ab. Sie werden sehen, dass sich viele Lösungen wie von Geisterhand finden werden, indem unser Geist ohne unser Bewusstsein weiter daran arbeiten und sich zum entsprechenden Zeitpunkt melden wird. Dies geschieht häufig in völlig banalen Situationen wie unter der Dusche, beim Abwasch, auf der Toilette oder beim Spazierengehen.
Ist die Zeit reif für die Lösung, wird sie sich zeigen!

Viel Erfolg!

WILD ROSE – Coaching

„Ist mir egal..."

Die typische Aussage, wenn wir uns im Wild Rose-Zustand befinden. Zu nichts zu motivieren, teilnahmslos und desinteressiert lassen wir die Tage an uns vorüberziehen, ohne auch nur einen Gedanken daran zu verschwenden, was wir in dieser Zeit alles unternehmen und (er)schaffen könnten.

Wenn der beste Freund/ die beste Freundin uns auf die Geburtstagsfeier einlädt oder uns zu einem Konzert unserer Lieblingsband mitnehmen will, werden wir kaum Lust verspüren, diesen Ideen zu Folgen und die nötige Energie dafür aufzubringen. Es ist die geistige Leere, die dieses apathische Verhalten kennzeichnet.

Für Vorgesetzte, Kollegen und natürlich auch Eltern sind solche Phasen ein Graus. Schließlich sind wir dann für wirklich nichts zu gebrauchen. Auch uns aufgetragene Aufgaben werden wir – wenn überhaupt – nur langsam angehen und nur unbefriedigend zum Ende bringen.

Wie soll man einen solchen Menschen motivieren? Wie kann man ihm Freude am Arbeiten vermitteln? Diese Fragen haben schon viele kluge Köpfe an den Rand der Verzweiflung gebracht. Zum Glück verfügen wir als Erziehungsberechtigter über den Erfahrungswert, dass dies kein Zustand von Dauer sein kann im Leben eines Jugendlichen. Immerhin sollte sich dieser gerade in der aufregendsten Zeit seines Lebens befinden. Von der Vorbereitung für die Abschlussprüfung, über erste, vielleicht noch vorsichtige, Annäherungen an das andere Geschlecht bis hin zu den wichtigen Überlegungen zur Berufswahl. Ein Teenager kann sich wahrlich nicht über Langeweile beklagen, sollte man meinen.

Trotzdem geraten nicht gerade Wenige in diese Null-Bock-Stimmung, in der sie stundenlang einfach nichts tun können und beispielsweise auf eine weiße Wand starren oder morgens einfach im Bett bleiben. Noch gravierender wird solch eine Lage natürlich im vorangeschrittenen Alter, wenn wir schon beruflichen Verpflichtungen nachkommen müssen, um unsere Existenz zu sichern und unsere Familie zu ernähren.

Wie kann es dann zu solch einem Wild Rose-Zustand kommen, wenn wir doch so viel Wichtiges zu erledigen haben? Zuerst muss natürlich durch einen Fachmann eine eventuelle Depression ausgeschlossen werden, bevor wir uns selbst mit der Essenz der Heckenrose versorgen.

Mit Sicherheit fehlen uns dann motivierende Wünsche, Ziele und Träume, für die es sich morgens aufzustehen lohnt, auch wenn wir einmal einen schlechten Tag erwischt haben. Außerdem sollten wir uns von Konsummedien wie TV, Smartphone, Tablet-PC usw. fernhalten, um selbst wieder gestaltend tätig zu werden. Dieses digitale Opium kann bei nicht dosiertem Gebrauch prekäre Wirkungen auf die Nutzer haben. Unser Geist wird auf Konsum konditioniert und entwickelt eine passive Erwartungshaltung, die befriedigt werden will. Der eigentliche geistige Prozess wird umgekehrt, denn wir sind als erschaffende Wesen konzipiert und deshalb auf einen aktiven Geist angewiesen.

Wir sollten uns kurze Zeitfenster für die Ablenkung durch Konsummedien schaffen, um nicht der Intention von Marketingstrategen und den sie finanzierenden Großkonzernen zu erliegen. Schließlich wollen wir doch unser eigenes Leben gestalten und nicht zu Lemmingen werden, die sich eines Tages, einer nach dem anderen, die Klippe hinunterstürzen, die uns Lobbyisten eifrig vor die Füße setzen, oder?

Seit wann hat diese Apathie Besitz von mir ergriffen?

Wie genau bin ich eigentlich in dieses Motivationsdefizit geraten?

Welchen Aufgaben bin ich in der Zwischenzeit nicht nachgekommen?

Wie lange möchte ich mich noch dieser Trägheit hingeben?

Wie war ich vor dieser Phase?

Welche Eigenschaften haben mich ausgezeichnet?

Welche Träume/ Wünsche/ Ziele habe ich verfolgt?

Inwiefern habe ich mich damals besser gefühlt?

Woraus habe ich damals meine Motivation und Energie bezogen?

Welche Ziele und Wünsche haben ich noch, die ich verwirklichen möchte?

Wo sehe ich mich in 1, 5, 10 Jahren?

Welche Schritte sind jetzt dafür in Angriff zu nehmen?

Finden Sie Motivation indem Sie unter Menschen gehen, die nur so strotzen vor Energie! Besuchen Sie ein mit Action geladenes Theaterstück, beobachten Sie einen Künstler beim

Actionpainting oder besuchen Sie einen Boxkampf! Profitieren Sie von der mit Energie aufgeladenen Atmosphäre und nehmen Sie ein Stück davon mit nach Hause! Schauen Sie einmal, was diese Menschen für eine Anziehungskraft haben und wie Sie andere Menschen faszinieren!

Suchen Sie Kontakt zu den Elementen der Natur und fahren Sie – warum eigentlich nicht mit einer Gruppe? – in einen Aktivurlaub! Vergessen Sie bitte Ihre Wild Rose-Essenz dabei nicht, sie wird in der ersten Zeit evtl. hilfreich sein. Wie wär's mit Climbing, Rafting, Canyoning oder einem Bungee-Sprung?

Spüren Sie das Leben in sich und machen Sie sich bewusst, dass das Leben endlich ist und machen Sie es zu einem Ereignis!

Viel Erfolg!

WILLOW – Coaching

„Ich habe es nie leicht gehabt!"

Dies ist die Standardausrede, wenn wir im Willow-Zustand nach Gründen suchen, warum wir dieses nicht erreicht oder jenes nicht unternommen haben. Aber auch um andere Ausreden sind wir nicht verlegen, wenn uns Missgeschicke unterlaufen sind oder wir unseren Mitmenschen mürrisch und übel gelaunt gegenübertreten.

Irgendeine Laus lässt sich immer finden, die uns über die Leber gelaufen ist, damit wir gar nicht erst in Versuchung kommen, gute Laune oder einen Hauch von Freundlichkeit und Lebensfreude aufkommen zu lassen. Lieber jammern, klagen und seufzen wir wie ein Lied unser tägliches Leid, damit es jeder mitbekommt.

Zum besseren Verständnis von Willow müssen wir hier ergänzen, dass dieser Zustand sich in Biographien wiederfindet, die wirklich von ganz extremen und an der Substanz eines Menschen nagenden Ereignissen und zahlreichen Verletzungen gekennzeichnet sind. Häufig finden wir Willow-Verfassungen bei den Menschen, die mindestens einen Weltkrieg erlebt haben und durch diese Ereignisse einer entsprechenden Grundlage beraubt wurden, um ihr Leben mit einer Art Polster oder Rückhalt angehen zu können. An persönliche Entwicklung, berufliche Ideale und Freizeitaktivitäten war nach den Kriegen überhaupt nicht zu denken. Es ging einzig und allein um das nackte Überleben. Viele Jahre hat es gedauert, bis sich die Völker Europas wieder einen entsprechenden Standard und das Fundament aufgebaut hatten, auf dem eine neue Gesellschaft wachsen und gedeihen konnte.

Verständlich, dass dann sicherlich viele mit den Bedingungen hadern, die sie vorfanden und die das Verfolgen von persönlichen Wünschen und Zielen einfach nicht zuließen. Gerade wenn wir uns vor Augen führen, wie viele Möglichkeiten jungen Menschen in der heutigen Welt offenstehen, sich sowohl im beruflichen als auch privaten Bereich individuell zu entfalten.

Im Willow-Zustand haben wir das Gefühl, man hätte uns etwas weggenommen. Man hätte uns unserer Persönlichkeit bzw. Freiheit beraubt, um uns anderweitigen Verpflichtungen unterzuordnen, die nicht uns selbst, sondern eher einer fremden Instanz zu dienen scheinen.

Ständig fühlen wir uns benachteiligt, weshalb uns ein danke nur schwer über die Lippen kommt. Wir betrachten uns entgegengebrachte Hilfe oder ein Geschenk eher als selbstverständlich, als Wiedergutmachung des Schicksals und erkennen gar nicht, dass sich da jemand wahrscheinlich eine Menge Gedanken gemacht hat, um uns mit Liebe eine Freude zu machen. Dementsprechend fällt dann wahrscheinlich die Enttäuschung unserer Mitmenschen aus, für die unser Verhalten nicht nachvollziehbar ist. Die immer größer werdende Distanz, die sie uns gegenüber aufbauen ist dann lediglich eine logische Konsequenz. Denn wer will schließlich seine eh schon knapp bemessene Freizeit mit einem Griesgram verbringen und sich das ständige Gejammer anhören?

In Folge entsteht in uns ein Groll, der herzliche und empathische Beziehungen fast unmöglich macht. Nicht etwa, weil wir kein gutes Herz haben, sondern weil die negativen Emotionen und Gedanken im Willow-Zustand dies nicht zulassen werden.

Aufgrund des Phänomens der sich selbst erfüllenden Prophezeiung, was nichts Andres bedeutet, als dass unsere (in diesem Fall negativen) Gedanken bestrebt sind, sich zu verwirklichen, werden wir mit jedem Seufzer und jeder Klage weiter an unserem emotionalen Grab schaufeln, um uns eines Tages hineinlegen zu können. Unsere Gliedmaßen werden steif, da die Lebensenergie hier ins Stocken gerät und nicht mehr frei fließt. Harnsäurekristalle, die unser ständiges Sauer-Sein auf körperlicher Ebene widerspiegeln, lagern sich in den Gelenken ab. Bänder und sehnen werden knorrig wie die Rinde einer alten Weide, der ganze Bewegungsapparat quietscht und ächzt aufgrund der geistig-emotionalen Starre. Der Geist formt den Körper, leider auch hier! Wollen wir so weitermachen?

Welche Schicksalsschläge musste ich auf meinem Lebensweg hinnehmen?

Welche Opfer habe ich erbringen müssen?

Wie genau habe ich darunter gelitten?

Inwiefern hätte ich mich gern individuell verwirklicht und entfaltet?

Welche Wünsche/ Träume/ Ziele sind dabei auf der Strecke geblieben?

Welche Schlüsse habe ich für mich daraus gezogen?
Worauf kann ich aber in meinem Leben stolz sein?

Welchen Traum/ Wunsch von damals würde ich mir heute gern erfüllen?

Welche Fähigkeiten und Talente habe ich zu meiner Verfügung?

Wie können mir meine Fähigkeiten und Talente dabei helfen?

Wann geht's los?

Wer Ausreden sucht, findet Gründe. Wer Lösungen sucht, findet Wege. Kommen Sie wieder in den Fluss des Lebens, springen Sie hinein in diesen niemals enden wollenden Strom aus purer Lebensenergie!

Das geht sehr gut, wenn wir uns dem Element Wasser anvertrauen und spüren, wie es uns umschließt und trägt, während wir eine unvergleichliche Leichtigkeit erfahren.

Indem unsere Gelenke wieder geschmeidig werden, der Kreislauf gestärkt wird und unsere Laune sich bessert, sind wir wieder in der Lage, offenen Herzens zu geben, anderen Menschen mit unserem Erfahrungsschatz zu helfen und ihnen das ein oder andere Mal sogar ein Lächeln ins Gesicht zu zaubern!

Machen Sie jemandem ganz bewusst eine unerwartete Freude und achten Sie auf seine/ihre Reaktion! Wie fühlt es sich an, zum Glücks-Bringer zu werden?

Lachen Sie ausgelassen, besuchen Sie ein komödiantisches Theaterstück oder spielen Sie sogar selbst in einer solchen Theatergruppe mit! Am besten fließt die Lebensenergie zwischen den Elementen der Schöpfung!

Viel Erfolg!

Nachwort

Wenn Sie dieses Buch komplett gelesen haben, liegt die Verantwortung nun in Ihrer Hand: Sie entscheiden, wie Sie mit diesem Wissen weiter vorgehen. Sie können dieses Buch ins Regal stellen und irgendwann wieder hervorholen. Meist geschieht dies, wenn Sie (oder jemand in Ihrem Umfeld) erkrankt sind oder der Leidensdruck enorm groß wird. Ich persönlich empfehle Ihnen, bereits vor dem Eintreten eines solchen Zustands mit diesem Buch zu experimentieren. Probieren Sie die Blütenessenzen aus, notieren Sie sich eventuelle Veränderungen in einem Tagebuch oder Verlaufsprotokoll. So können Sie nachvollziehen, auf welchen Ebenen die jeweilige Essenz Ihr Gemüt, Ihr Bewusstsein und auch Ihre Lebensumstände verändert hat!

Über diese Erfahrungen lernen Sie sich selbst besser kennen und entwickeln ein großes Maß an Empathie. Außerdem lernen Sie, zwischen den Zeilen zu hören, also Emotionen, die in Aussagen mitschwingen, zu verstehen. Dies ist eine Grundvoraussetzung für die Arbeit mit anderen Menschen. Ich habe in den letzten 15 Jahren viele Therapeuten kennengelernt, die sich darauf spezialisiert haben, anderen zu helfen, aber ihre eigenen Bedürfnisse gar nicht wahrgenommen haben. In meinen Augen ein fataler Fehler, ganz egal ob Therapeut, Coach oder Patient. Man erzählte mir, der Therapeut habe empfohlen, sich vom Partner zu trennen, damit das Leben eine positive Wendung bekomme. Unbegreiflich, wie mit Gefühlen und Existenzen Hilfesuchender umgegangen wird!

Wenn Sie mit den Bachblüten anderen Menschen helfen möchten, was übrigens ein ganz legaler und logischer Wunsch ist, können Sie sich folgende Fragen stellen:

Warum möchte ich anderen Menschen helfen?

Welche Motivation steckt hinter meinem Wunsch?

Inwieweit fühle ich mich bereit für diese Aufgabe?

Wie weit darf ich dabei überhaupt gehen?

Wie würde ich mich fühlen, wenn meine Hilfe abgelehnt wird?

Inwieweit habe ich mein persönliches Leben (Familie, Beruf, Finanzen) im Griff?

Welche Vorbereitungen muss ich evtl. noch treffen?

Wo liegen meine unbewussten Denk- und Handlungsmuster?

Wieviel Zeit möchte ich pro Tag/ Woche/ Monat investieren?

Inwiefern muss ich vielleicht meinen Tagesablauf verändern?

Als Coach haben Sie eine große Verantwortung, denn die Menschen, die zu Ihnen kommen, bringen einen gehörigen Vertrauensvorschuss mit. Diesen gilt es wertzuschätzen und respektvoll zu behandeln.

    Anders als in der Beratung, gibt ein Coach niemals Ratschläge, lediglich Informationen zu einem speziellen Sach- oder Wissensgebiet. Der Coach hat das Ziel, durch geeignete Fragen, die entsprechenden Lösungen aus seinem Klienten (Coachee) ans Tageslicht zu bringen, indem dieser z. B. einen neuen Blickwinkel auf seine Situation bekommt.

Wie alle Geschöpfe tragen wir den Bauplan für unser Lebenswerk in unseren Genen, einzig unserem Instinkt müssen wir Vertrauen schenken, was dem Verstand nicht immer leichtfällt. Doch wir haben alle Lösungen und Antworten bereits in uns, denn dies ist das Prinzip, auf dem die Schöpfung beruht: Wenn z. B. die Frucht des Kastanienbaums heranreift und zu Boden fällt, trägt sie alle Informationen in sich, um bei geeignetem Boden und Wetter zu keimen und ebenfalls zu einem stattlichen Baum heranzuwachsen. Selbst dann, wenn wir die Kastanie auf einen anderen Kontinent transportieren würden, wüsste sie, wie zu verfahren ist, um ihren Lebensplan zu verwirklichen.

Ähnlich verhält es sich bei uns Menschen: Die Schöpfung käme niemals auf den Gedanken, uns mit unserer Selbstverwirklichung allein zu lassen oder diese von der Meinung und den Ratschlägen anderer abhängig zu machen. Indikatoren dafür, ob wir uns auf dem richtigen Weg befinden, sind unser Instinkt (wir empfinden Erfüllung bei unserer Tätigkeit) und die Tatsache, dass wir nicht jeden Tag gegen widrige Umstände ankämpfen müssen. Befinden wir uns auf dem für uns vorgesehenen Weg, lernen wir auch die Menschen kennen, bekommen wir die Informationen, die wir benötigen, um die nächste Entwicklungsstufe zu erreichen.

Rechtlich betrachtet sind die Bachblüten-Essenzen laut dem Urteil des OLG Hamburg aus dem Jahr 2008 keine Arzneimittel, sondern als Lebensmittel zu betrachten. Dies bedeutet für Sie, dass Sie das Wissen um die Essenzen ohne legislative Gefahr anwenden und weiterverbreiten können! Sie dürfen Vorträge, Seminare und Workshops abhalten und in den interessierten Menschen diese einzigartige Methode näherbringen.

Entfachen Sie die Neugier und Leidenschaft in ihnen, die Sie auch dieses und eventuell weitere Bücher hat kaufen lassen! Helfen Sie den Menschen, wieder auf den für sie vorgesehenen Weg zu gelangen und wieder Glück und Freude zu empfinden! Die Möglichkeiten sind unendlich, z. B. in Schulen, an Universitäten, in Krankenhäusern und Pflegeheimen, in Betrieben jeglicher Art, im Tierschutz, in Ihrem persönlichen Bekannten- und Freundeskreis usw.

Wie auch immer Ihre Entscheidung und Zukunftsplanung aussehen mag: Ich wünsche Ihnen Erfolg bei der Umsetzung! Mögen Sie sich stets auf Ihre Vorstellungskraft besinnen, wenn es einmal nicht so recht vorangeht! Ob Sie Ihre Wünsche und Ziele erreichen hängt davon ab, ob Sie sie lange genug verfolgen. Mit den Bachblüten-Essenzen haben Sie die nötige Unterstützung stets zur Hand!

Danksagung

Ich möchte mich bei allen Wegbegleitern bedanken, die immer an mich und meine Ideen geglaubt haben! Ihr wart und seid der Grund für dieses Buch.

Danke Janine, für die wunderschönen Illustrationen und deine unermüdliche und stets optimistische Unterstützung bei der Verfolgung meiner Ziele! Wo wäre ich jetzt wohl ohne dich? Ich wünsche jedem Menschen einen solchen Partner an die Seite!

Ebenso danke ich den Menschen, die mich für verrückt erklärt und ausgenutzt haben. Ihr habt die notwendigen Entwicklungsprozesse für meine Persönlichkeit in Gang gesetzt und mir gezeigt, wie wertvoll meine Wegbegleiter sind.

Zum Schluss bedanke ich mich ganz persönlich bei Ihnen, dass Sie dieses Buch gelesen haben. Es ehrt mich und gibt mir Kraft, weitere Bücher zu schreiben. Es ist ein unvergleichliches Gefühl, einen Menschen mit den eigenen Gedanken und Worten berührt zu haben! Wie auch immer Ihnen dieses Buch gefallen hat, bleiben Sie sich und den Bach-Blütenessenzen treu!

Über den Autor

Geboren 1980, hatte man Giuliano Sannicolò bereits im Jahre 2000 für berufsunfähig erklärt und ihm aufgrund wiederkehrender Ohnmachtsanfälle (Synkopen) Betablocker als Dauermedikation verordnet. Es wurde von einem Herzklappenfehler als Ursache ausgegangen.

Er begann daraufhin, sich über Möglichkeiten der Selbstbehandlung zu informieren, feierte erste Erfolge mit der Biochemie nach Dr. Schüßler und konnte diese mit den Essenzen nach Dr. Bach weiter ausbauen. Auf diese Weise wurden die verordneten Medikamente überflüssig und auch verschiedenen beruflichen Tätigkeiten konnte er ohne Einschränkungen nachgehen.

Diese Erfahrungen entfachten in ihm den Wunsch, mehr über die Zusammenhänge zwischen Körper, Geist und Psyche zu erfahren. Es folgte ein naturheilkundliches Studium (Anatomie, Physiologie, Pathologie, Pathogenese, Psychologie, Psychopathologie) an der Deutschen Paracelsus Schule in Köln mit zahlreichen Aus- und Fortbildungen, u. a. in Massage (ärztl. gepr. Diplom Wellness-Masseur), Biochemie nach Dr. Schüßler (Mineralstoffberater der GBA und des IBS), Bachblüten (Ausbildung bei Irmgard Wenzel), Osteopathie, Kinesiologie (Touch for Health I + II), Akupunktur, TCM, Elektroakupunktur und Bioresonanz, Phytotherapie und Homöopathie.

Fasziniert von ihrer effektiven Wirkung und einfachen Anwendbarkeit, stand für den Autor sofort fest, dass er dieses Wissen einem breiteren Publikum zugänglich und die Anwendung weiterentwickeln wollte.

Heute hält Giuliano Sannicolò Vorträge und veranstaltet Seminare, Workshops, Schulungen und Coachings europaweit in Unternehmen und für Privatpersonen.

Sein Ziel:

Die Verbreitung des Wissens um die Notwendigkeit der Eigenverantwortung für eine nachhaltige und widerstandsfähige Gesundheit!

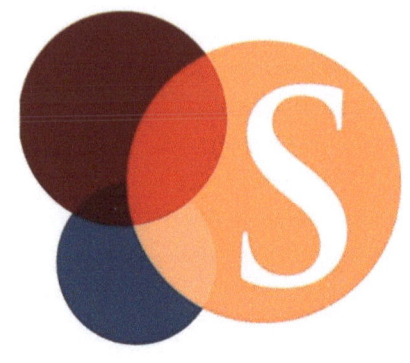

www.neue-ganzheit.de

...ort

...e Diplomarbeit entstand vor rund 40 Jahren. Dass wir sie jetzt im Jahre 2016 als ... herausgeben hat mehrere Ursachen:

...n dem Erscheinen kam es über optische Vervielfältigung zur Herausgabe einer ...erten Auflage von 100 Exemplaren, die wir an Freunde, Kollegen und Bibliotheken ...ilten. Trotzdem war latent der Wunsch vorhanden, die Arbeit einem breiteren ...kum zugänglich zu machen.

...ere Diplomarbeit wurde betreut von Prof. Dr. Norbert Groeben und mit der Note 1-2 ...ertet. Groeben sah Entwicklungspotential in den Ideen, die wir präsentiert hatten ... ermunterte uns, weiter daran zu arbeiten, resp. einen Abstract in einer Fachzeit-...ift zu veröffentlichen. Da sich unsere beruflichen Wege jedoch trennten, wurde ...ts daraus.

...der Entwicklung immer leistungsfähigerer Software für Textverarbeitung und -...nnung wurde es möglich, die teils auf klapperigen Schreibmaschinen getippten ...agen zu scannen und im Word-Format zu speichern. Auch Tabellen und Grafiken ...en sich in Word nachzeichnen.

...t zuletzt die Möglichkeit über „Books on Demand" ohne großes finanzielles Risiko ...ere Buchauflagen zu veröffentlichen und von den Vertriebsmöglichkeiten zu profi-...n war ein gewichtiges Argument.

Jean Schoos, Robert Soisson, Claude Vandivinit, April 2016

Psychologische und soziologische Dimensi[onen] des Interferenzprozesses

Eine soziolinguistische Untersuchung in Luxem[burg]

01.01.1975

Zulassungsarbeit für die Diplom-Hauptprüfu[ng] für Psychologen, vorgelegt von

Jean Schoos, Robert Soisson und Claude Vand[...]

Inhalt

0.000 Einleitung 10
1.000 Soziolinguistik 13
   1.100 Die Defizit-Hypothese 13
      1.110 Empirische und theoretische Grundlagen 13
      1.120 Bernstein 18
         1.121 Pädagogische Zielsetzung 19
         1.122 Soziale Schicht 22
         1.123 Zwei Formen des Sprachgebrauchs 25
         1.124 Zur Sapir-Whorf-Hypothese 30
         1.125 Intelligenz 33
         1.126   Sozialisationstheorie 36
         1.127 Dichotomisierung 39
      1.130 Bernsteins Schüler 40
         a) Lawton 41
         b) Robinson 41
         c) Loban 42
         d) Hawkins 42
         e)   Roeder 43
         f)   Reichwein 43
         g)   Oevermann 43
   1.200 Die Differenz-Konzeption 50

1.210 Grundbegriffe, Grundlagen und Forschungsbereiche 50

1.220 Überblick über einige Forschungsergebnisse der Differenz-Konzeption 55

1.230 Sprache und Sozialstruktur 59

1.300 Mundartforschung in der BRD 62

1. 400 Sprachliche Norm und sprachlicher Fehler 75

1.500 Sprechen und Denken 86

2.000 Bilingualismus und Bilingualismusforschung 92

   2.100 Definitionen und Forschungsinteressen 92

      2.110 Die Psychologie 92

      2.120 Die Linguistik 96

      2.130 Die Soziologie 98

2.200 Fishmans soziolinguistisches Modell zur Beschreibung des Bilingualismus 98

   A: Die Identifikation mit der Sprachgemeinschaft und deren auf die Sprachen bezogenen Wertbündel 98

   B. Die Domänen 101

   C. Dimensionen sozialer Beziehungen 101

   D. Typen von Interaktionen in sozialen Beziehungen. 102

2.300 Beschreibung der Sprachsituation in Luxemburg 103

   2.310 Geschichtliche und politische Grundlagen 103

   2.320 Die Luxemburger Sprachgemeinschaft 108

      a) Geographische und wirtschaftliche Grundlagen 108

b) Politische und sozio-kulturelle Gegebenheiten 109

2.330 Der Sprachengebrauch in den einzelnen Domänen 112

2.340 Charakterisierung der Luxemburger Sprachgemeinschaft 117

2.400 W. Mackeys Modell zur Beschreibung des Bilingualismus ... 118

    2.410 Wechsel ("alternation") 119

    2.420 Grad 119

    2.430 Funktion 120

    2.440 Interferenz 123

        2.441 Definition und Abgrenzung 123

        2.442 Zwei Arten der Beeinflussung 125

        2.443 Die Bestimmungsmomente der wechselseitigen Interferenz zweier Sprachen im Kontakt 127

3.000 Beziehungen zwischen den Variablen 131

    3.100 Interferenz und kognitive Faktoren 131

        3.110 Die Frage nach dem Einfluss der Zweisprachigkeit auf die Intelligenz 131

        3.120 Juhaszs Kritik 136

        3.130 Folgerungen 137

    3.200 Interferenz und soziologische Faktoren 139

    3.300 Soziale Schicht und kognitive Fähigkeiten 142

        3.310 Untersuchungsergebnisse: 142

        3.320 Diskussion 143

            3.321 Theoretische Vorannahmen: 144

3.322 Die Intelligenzmessung: 149

3.323 Die soziale Schicht: 153

3.330 Schlussfolgerung 155

4.000 Empirische Untersuchung 156

    4.100 Zur Anlage der Untersuchung 156

    4.200 Methodische Vorbemerkungen 157

    4.300 Empirische Variablen 160

        4.310 Kontrollvariablen 160

        4.320 Exkurs : Demographische Angaben zum Untersuchungsgebiet und dessen Einteilung in Regionen. 160

        4.330 Soziale Schicht 163

        4.340 Sprachkontakte 165

        4.350 Interferenz 165

        4.360 Satzkomplexität 167

        4.370 Intelligenz 167

    4.400 Untersuchungsverfahren 169

        4.410 Fragebogen 169

        4.420 Aufsätze 171

        4.421 Auswertung der Satzkomplexität 172

        4.422 Auszählung der Interferenzfehler 172

        4.430 Übersetzungsdiktat 175

        4.440 Intelligenztestbatterie 177

4.500 Grundgesamtheit und Untersuchungsstichprobe 180

4.510 Grundgesamtheit der Merkmalsträger 180

4.520 Verteilung der 6-Klässler 181

4.530 Untersuchungsstichprobe (N=376) 181

4.600 Verlauf der Untersuchung 183

4.700 Aufbereitung der Daten 186

4.710 Exkurs: Lehrerberatung 186

4.720 Stichprobe der Dialektsprecher (N=288) 186

4.730 Soziale Schichtzugehörigkeit 187

    4.731 Ausbildung der Eltern 187

    4.732 Beruf des Hauptemährers 189

    4.733 Einkommen der Familie 190

    4.734 Zusammenhang von Ausbildung, Beruf und Einkommen 190

    4.735 Sozialer Status 191

4.740 Soziale Schicht, Region und Geschlecht 193

4.750 Ausgewogenen Stichprobe (N=80) 194

4.760 Sprachkontakte 195

4.770 Interferenz 197

4.780. Satzkomplexität 202

4.790 Kognitive Fähigkeiten 202

5.000 Interpretation der Ergebnisse 213

Psychologische und soziologische Dimensionen des Interferenzprozesses

5.100 Satzkomplexität - Sozialer Status 213

5.200 Kognitive Variablen - Sozialer Status 214

5.300 Sozialer Status – Interferenz 216

5.400 Kognitive Variablen – Interferenz 217

    5.410 Interpretation der Korrelationen 218

    5.420 Integration der Befunde 219

    5.430 Übertragungsprozesse zwischen L1 und L2 221

5.500 Theoretische und praktische Konsequenzen 230

Literatur 237

Anhang 253

Vorentwurf zur Diplomarbeit: 253

  Vorbemerkung: 253

  1) Theoretischer Rahmen 253

  2) Fragestellung und Hypothesen 256

    2.1. Variablen 256

    2.2. Fragestellung 258

    2.3. Hypothesen 259

  3. Variablen: Bestimmung und Messung 260

    3.1. Dialektniveau (DN) 260

    3.2. Linguistischer Code (LC) 260

    3.3. Soziale Schicht (SS) 261

    3.4. Kognitive Leistung (KL) 261

Drei psychologische Testverfahren zur Schulberatung in der 6. Primärschulklasse 264

   1. Vorwort 264

   2. Die Vorhersage schulischer Leistungen 265

   3. Zum Intelligenzbegriff 266

   4. Zur Intelligenzmessung 267

   5. Beschreibung der verwendeten Testverfahren 268

   6. Durchführung und Normierung der Tests 270

   7 Anleitungen zur Interpretation der Testresultate 272

   Literatur 274

   Auswertungstabelle 275

   Elternfragebogen 277

   Übersetzungsdiktat 285

   Untertest 'Verschiedene Möglichkeiten' 285

   Untertest 'Konsequenzen' 286

   Untersuchungsregionen und Klassen der Untersuchungsstichprobe 286

   Erklärung 288

   Index 288

Psychologische und soziologische Dimensionen des Interferenzprozesses

0.000 Einleitung

Die theoretischen Vorarbeiten zu dieser Diplomarbeit entwickelten sich parallel zur Rezeption soziolinguistischer Fragestellungen in der Bundesrepublik. Da es dabei zu einem Paradigma-Wechsel kam, erhielt der theoretische Vorspann zu unserer Untersuchung notwendigerweise einen größeren Umfang, als es sonst üblich ist. Hinzu kam, dass die Soziolinguistik sich als ein äußerst differenziertes und vielseitiges Forschungsgebiet präsentierte, zu dem eine ganze Reihe von Einzelwissenschaften (Linguistik, Soziologie, Anthropologie, Ethnologie, Psychologie usw.) ihren Beitrag geliefert hatten. Aber das lange Jahre dauernde getrennte Vorgehen dieser Einzelwissenschaften brachte es mit sich, dass sie oft von sehr verschiedenen Konzeptionen ausgingen. Um uns hier Klarheit zu verschaffen, mussten wir am Rande auch einige Themen eher sprach philosophischer Natur behandeln (s. Kap. 1.23: "Sprache und Sozialstruktur"; 1.4: "Sprechen und Denken"; 1.5: "Zur sprachlichen Norm").

Die Funktion dieser Einleitung ist es nun, die Hauptpunkte unserer theoretischen Überlegungen aufzuzeigen, damit der Leser somit leichter den logischen Zusammenhang der einzelnen durch eine Perspektive in sich geschlossenen Kapitel erkennen möge.

Ausgangspunkt unserer theoretischen Überlegungen ist die Soziolinguistikk Bernsteins (1.12), deren Rezeption in der BRD von R. Reichwein (1967) und P.M. Roeder (1968) eingeleitet und mit U. Oevermann (1969; 1970) (1.13) ihren Höhepunkt erreichte. Da diese Theorie oftmals falsch interpretiert, missbraucht und vor allem überschätzt wurde, setzen wir uns mit ihr besonders ausführlich auseinander. Wir stellen fest, dass Bernstein und seine Schüler von einigen unbewiesenen Vorannahmen ausgingen, ohne die ihre Theorie nicht aufrechterhalten werden kann. So wird vor allem ihr sprachdeterministischer Standpunkt und ihre an Mittelschichtnormen orientierte Messung von Intelligenz und Sprachverhalten kritisiert. Unzulässigkeiten in der Begriffsbestimmung aber auch in den Untersuchungen führen uns zu dem Schluss, dass die Hypothese vom sprachlichen und kognitiven Defizit von Unterschichtsprechern bisher nicht bewiesen werden konnte.

Der sogenannten "<u>Defizit-Theorie</u>" Bernsteinscher Prägung stellen wir die Theorien nordamerikanischer Soziolinguisten gegenüber, die sich vor allem dadurch auszeichnen, dass sie möglichst wenig unbewiesene Vorannahmen in ihre Konzeptionen einfließen lassen. Diese sogenannte "<u>Differenz-Theorie</u>" (1.200) ist wissenschaftlich fundierter und wurzelt tiefer in der Tradition sprachwissenschaftlicher und soziologischer Fragestellungen. In der BRD fand sie erst Einzug, nachdem die Kritik an Bernstein schon begonnen hatte, chronologisch ist sie dessen

Psychologische und soziologische Dimensionen des Interferenzprozesses

Soziolinguistik jedoch vorzuordnen. Besonders wichtig an dieser Konzeption ist, dass Sprache nicht normativ bewertet wird, sondern alle Sprachvarietäten (seien es nun Standardsprachen, Dialekte, Soziolekte, Idiolekte o.a.) als funktionell äquivalente, eigenständige Sprachsysteme beschrieben und untersucht werden. Qualitative Bewertungen einer Sprache und der Bezug zur Kognition bleiben ausgeklammert. Dieser Auffassung zufolge ist es unzulässig, eine Sprachvarietät mit Kriterien einer anderen zu beurteilen, wie es lange in der deutschen Mundartforschung (1.300) hinsichtlich des Verhältnisses Dialekt-Hochsprache getan wurde, und wie es Bernsteins Anhänger hinsichtlich des Verhältnisses von restringierter und elaborierter Sprechweise immer noch tun. Während viele deutsche Dialektologen diesen Standpunkt inzwischen aufgegeben haben (Jäger u.a.), wird dies bei Bernstein dadurch erschwert, dass er die schichten-spezifischen Sprachvarianten auf die Aktivität von psychischen Planungsmechanismen, den sprachlichen Codes, zurückführt, die sich einer objektiven Betrachtung weitgehend entziehen. Ob es diese Codes in England gibt, können wir nicht beurteilen; wir bezweifeln allerdings, dass sie, begriffen als schichten-spezifische Sprachvarianten, in Deutschland etwas grundlegend anderes darstellen als Dialekt bzw. Hochsprache. Zu diesem Problem nehmen wir ausführlich Stellung in einem Kapitel über die Mundartforschung. Eines jedenfalls ist offensichtlich: Sowohl der Dialektsprecher als auch der Sprecher des "restringierten Codes" neigt dazu in typischer Weise gegen die in der Schule geforderte hochsprachliche Norm zu verstoßen. Wann man diese Abweichungen dem Einfluss des Dialekts, oder aber der Aktivität eines restringierten Codes zuschreibt, ist schwer zu entscheiden, da sich die Kriterien nach denen die Fehler beurteilt werden weitgehend entsprechen. Stellt man nun aber die Prozesse über die es in beiden Fällen zu Abweichungen kommt ins Zentrum des Interesses, so stellt sich die Frage, ob diese prinzipiell verschieden sind. Unsere Überlegungen führten uns zum Schluss, dass es sich in beiden Fällen um einen gleichartigen Mechanismus handeln muss, wenn man von der Erscheinungsform eines oder mehrerer Sprachsysteme absieht und Sprachvarietäten als funktionell äquivalente Systeme begreift. In der amerikanischen Soziolinguistik und besonders in der Bilingualismus Forschung (2.000) wurde dieser Mechanismus übereinstimmend als <u>Interferenz</u> definiert, die wir als den Prozess bezeichnen möchten, der über bestimmte psychische Mechanismen (Transfer, homogene Hemmung,...) und abhängig von der linguistischen Struktur zweier oder mehrerer Sprachsysteme zu Umsetzungsschwierigkeiten zwischen diesen Systemen führen kann. Es wird allgemein angenommen, dass dieser Prozess auch durch außersprachliche Faktoren beeinflusst werden könnte: Einstellung, Motivation, Intelligenz, soziale Herkunft usw. Die Vielfalt der Sprachvarietäten in den USA und das Zweisprachensystem in Kanada, die Bestrebungen der US-Regierung, ethnisch, rassisch und kulturell bedingte Unterschiede teilweise über die Verbreitung der amerikanischen Einheitssprache auszubügeln machten allgemeinere Konzepte notwendig, mit denen nicht nur spezielle, sondern möglichst alle Prozesse sprachlicher Interaktion erfasst werden konnten. In den Arbeiten Weinreichs und Fishmans war deshalb der Begriff der Interferenz geeignet, die verschiedenen, in Sprachkontaktsituationen auftauchenden Phänomene (Sprachwandel und Sprachenvermischung) besser zu begreifen.

Ähnliche Gründe für ein übergreifendes Begriffsinstrumentarium liegen unserer Meinung nach auch in der BRD und in Luxemburg vor. Die Allgegenwärtigkeit des Dialekteinflusses bei der sprachlichen Produktion in diesen Ländern ist hinreichend bekannt. Wird er in Untersuchungen zum sprachlichen Code (z.B. bei Oevermann) nicht berücksichtigt, so muss man an der Gültigkeit solcher Untersuchungsergebnisse zweifeln. Bezieht man die Relation Dialekt-Hochsprache in solche Untersuchungen mit ein, so steht man vor der Schwierigkeit, dass das, der Theorie der linguistischen Codes immanente Begriffsinstrumentarium nicht mehr ausreicht, da es nicht auf andere Sprachkontaktsituationen übertragbar ist. Darin liegt denn auch der zwingende Grund, der uns veranlasste, den Paradigmenwechsel vorzunehmen und nur noch mit dem allgemeineren Begriff der Interferenz zu arbeiten.

In einem eigenen Kapitel über die Bilingualismus Forschung stellen wir die theoretischen Implikationen dieser neuen Perspektive dar. Dabei zeigt sich, dass die heutigen Vertreter dieses Forschungsgebietes nicht mehr von den konkreten Bedingungen der zu untersuchenden Sprachsituation abstrahieren, sondern immer mehr die Wichtigkeit einer ausführlichen <u>Beschreibung der Sprachsituation</u> (2.300), unter Berücksichtigung ihrer historischen und gesellschaftlichen Grundlagen, betonen. Dem schließen wir uns an, indem wir die Abhandlungen und Untersuchungen Luxemburger und einiger ausländischer Autoren zusammenfassen und entsprechend den Kriterien eines Modells von <u>Fishman</u> (2.200) zusammenstellen.

Als Grundlage für unsere Hypothesenbildung dient uns ein Interdependenzmodell, das <u>W. Mackey</u> (2.400) ausgearbeitet hat, und in dem alle bekannten Variablen, die möglicherweise in Relation zum Bilingualismus stehen, berücksichtigt werden. Wir stellen dieses Modell vor und gehen dabei ausführlich ein auf den Begriff der <u>Interferenz</u> (2.440) und die diesen Prozess möglicherweise beeinflussenden Variablen (Intelligenz, Einstellung und Motivation, Funktion u.a.).

Ausgehend von der Bilingualismus Forschung, und unter besonderer Berücksichtigung des Mackeyschen Modells, diskutieren wir dann die <u>Beziehungen zwischen den Variablen</u> (3.000), die uns primär interessieren und die in unsere Untersuchung eingehen. Es folgt dann (4.000), unter dem Aspekt der Operationalisierung und Datenverarbeitung bzw. -auswertung, eine detaillierte Beschreibung unserer Untersuchung.

Im letzten Kapitel (5.000) versuchen wir, unter Berücksichtigung der theoretischen Vorarbeiten unsere Daten zu interpretieren.

1.000 Soziolinguistik

1.100 Die Defizit-Hypothese [1]

1.110 Empirische und theoretische Grundlagen

Bevor wir den Ansatz Bernsteins, der im Mittelpunkt dieses Abschnittes steht behandeln können, müssen wir die theoretischen und empirischen Ursprünge der Defizit-Hypothese aufzeigen.

Einzelne Annahmen der Bernsteinschen Theorie beruhen auf sprachphilosophischen Untersuchungen, außerdem gibt es einige ältere empirische Evidenzen zum Thema "Sprache und soziale Schicht" (vgl. Hager, Haberland, Paris; 1973, S. 50 ff und Dittmar; 1973, S. 51 ff). Was den sprachphilosophischen Hintergrund anbelangt, verweisen wir hier auf das Kapitel "Denken und Sprechen" (1.400) und den Abschnitt 1.124, wo wir uns näher damit befassen. Hier sei nur kurz erwähnt, dass diese Anstöße hauptsächlich aus der anthropologischen Linguistik (Humboldt, Sapir, Whorf, Malinowsky sowie aus der Entwicklungspsychologie (Stern, Wygotsky, Piaget) kommen. Elemente soziologischer Theorien von Durkheim, Weber und Marx benutzte Bernstein um seine eigenen Vorstellungen theoretisch zu untermauern. Alle diese Theorien und Untersuchungen tauchen in der Folge als Gemeingut in den meisten empirischen Ansätzen der Soziolinguistik auf. In dem folgenden Zitat aus einem der ersten Aufsätze Bernsteins wird deutlich, wie eklektisch er und andere Autoren in ihren ersten Arbeiten vorgingen:

"In diesem Aufsatz haben wir die wertvollen Arbeiten von Cassirer (1944, 1953), Whorf (1956) und Sapir (1956) benutzt, um die sozialen Implikationen von Sprache zu ermitteln. Vgl. auch Hoijer (1954)." (Bernstein, 1972, S.71 ff.)[2]

---

[1] Wir halten uns im Folgenden an den Terminus "Defizit-Hypothese", den Dittmar (1973, S.1) wie folgt definiert: "Diese zentrale Annahme, dass die Unterschichtsprache unqualifizierter und beschränkter als die Mittelschichtsprache ist, wollen wir im folgenden <u>Defizit-Hypothese</u> nennen."

[2] Beim Zitieren halten wir uns bei Bernstein an das jüngst erschienene Buch: "Studien zur sprachlichen Sozialisation", Schwann, Stuttgart 1972. In diesem Band sind die wichtigsten Aufsätze Bernsteins in chronologischer Reihenfolge übersetzt. In einem Vorwort kommentiert Bernstein diese Aufsätze und berichtet über seine eigene Entwicklung. Aus diesen Gründen halten wir das Buch für die repräsentativste Zusammenstellung seiner Arbeiten. Wir zitieren im Folgenden deshalb nur die Seitenzahl.

Psychologische und soziologische Dimensionen des Interferenzprozesses

Wir versuchen, die Darstellung der verschiedenen Theorien in diesem Abschnitt möglichst kurz zu gestalten; mittlerweile gibt es genügend zusammenfassende Literatur zu diesem Thema: Niepold, 1971; Jäger, Huber und Schätzle, 1972; Dittmar, 1973; Hager, Haberland, Paris, 1973 usw.)

Die folgende Zusammenstellung entnehmen wir vor allem Dittmar (1973) und Hager, Haberland, Paris (1973).

Davis (1937) "The Development of Linguistic Skills in Twins, Singletons With Siblings, and Only Children from Age Five to Ten Years"

Schichtenspezifische Unterschiede im Hinblick auf die syntaktische Struktur.

Irwin (1948) "Infant Speech"

Schichtenspezifische Unterschiede in der Lautentwicklung der Kinder.

McCarthy (1954) "Language Development in Children"

Schichtenspezifische Unterschiede im Grad der Verwendung verschiedener Wörter.

Schatzmann/Strauss (1955) "Social Class and Communication"

Die Untersuchung bezog sich auf die Kommunikationsstile der Mitglieder verschiedener sozialer Klassen; Unterschiede wurden festgestellt:

1. In der Art und Anzahl der Perspektiven, die ein Sprecher verwendet,
2. bei der Fähigkeit, sich in die Rolle des Hörers zu versetzen,
3. bei der Verwendung von Klassifikationen und
4. in der Textstrukturierung (vgl. Hager et al.; S.54)

Templin (1957) "Certain Language Skills in Children"

Schichtenspezifische Unterschiede in der Artikulationsfähigkeit der Kinder. Die syntaktische Struktur, gemessen mit dem Subordinationsindex[3], diskriminiert deutlich zwischen den Schichten.

---

[3] Der Subordinationsindex ist die Zahl der Nebensätze in sprachlichen Äußerungen

Psychologische und soziologische Dimensionen des Interferenzprozesses

Bossard (1945): "Family Modes of Expression"

"Bossard analysierte Tischgespräche von 35 Familien der Mittel- und Unterschicht und stellte dabei vor allem Unterschiede im Gebrauch bildlicher Sprache („imagery") in der Alltagskonversation fest." (Hager et al., S.5o)

Dazu meinen Hager, Haberland, Paris:

"In dieser frühen Formulierung ist bezeichnenderweise schon ein Teil der Hypothesen angelegt, die Bernstein später klarer formulierte: dass der Unterschied zwischen Unterschicht und Mittelschicht sich in einem Kontrast von kollektiver und individuierter Sprechweise zeige und dass die Unterschichtsprache zwar plastischer, bildlich kräftiger und vitaler sei, ihr zugleich aber ein Defizit anhafte: sie sei weniger beweglich und "weniger logisch"". (a.a.O., S.50)

Thomas (1962) "Oral Language Sentence Structure and Vocabulary of Kindergarten Children Living in Low Socio-economic Urban Areas."

Thomas fand, dass der Wortschatz der Unterschichtkinder typisch von dem der Mittelschichtkinder unterschieden ist. (Vergleich von Sprachproben mit der Thorndyke - Liste).

Deutsch (1965): "Die Rolle der Sozialen Schicht in Sprachentwicklung und Kognition"

Deutsch stellte die These auf, dass sich Sprachdefizite zu einem kumulativen Defizit ausweiten.

Aber die Kritik an der Defizit-Hypothese wurde schon laut, bevor die Arbeiten Bernsteins bekannt waren:

Tyler (1951) "Can Intelligence Tests be Used to Predict Educability?"

"Tyler betont, dass "Kinder aus der Unterschicht sehr viele Worte gebrauchen, und eine Reihe von ihnen gebraucht diese Worte mit einem hohen Grad an Genauigkeit; jedoch steht der Grad an Flüssigkeit im Gebrauch solcher Worte, die gemeinsam von den unteren Schichten gebraucht werden in keinem Zusammenhang mit dem Erfolg in der Schule."" (zit. nach Hager et al., S. 51)

Cohn (1954) "On the Language of Lower Class Children"

"Cohn spricht von der "großen Kraft der Unterschichtsprache, Emotionen auszudrücken - eine Kraft, die gewöhnlich nur von Schriftstellern bewusst ausgenützt wird." (a.a.O., S.51)

Cohen, Fraenkel und Brewer (1968) "Implications for 'Culture Conflict' From a Semantic Feature Analysis of the Lexicon of the Hard Core Poor"

"Diese Untersuchung unterstützt die bereits von Cohn und Tyler formulierte Hypothese, dass die Unterschichtsprache positive Eigenschaften besitzt, die der Mittelschichtsprache fehlen. Allerdings wird dies hier nur für das amerikanische "Lumpenproletariat" nachgewiesen; nicht jedoch für das, was in deutschen Untersuchungen allgemein als Unterschicht bezeichnet wird. Dieser Sprache werden "semantischer Reichtum, überaus produktive Bildung von Metaphern und emotionale Fähigkeit" nachgewiesen." (a.a.O., S.52)

All diesen Untersuchungen ist gemeinsam, dass sie jeweils nur einen Aspekt außerhalb der Sprache mitberücksichtigten. Ein übergreifendes Konzept für die Beziehungen zwischen sprachlichen und außersprachlichen Variablen fehlte noch. Bernstein versuchte zum ersten Mal, viele Variablen in seine. Untersuchungen miteinzubeziehen. Wir werden noch ausführlicher auf die "strukturalistische Metatheorie" Bernsteins - wie sie Loch und Priesmann anpreisen [4] - zu sprechen kommen. Bis dahin wurden einzelne sprachliche Merkmale mit sozialen Charakteristiken der untersuchten Populationen in Verbindung gebracht. Man beschränkte sich auf jeweils grobe Masse, sowohl was die Messung der sprachlichen Fertigkeiten als auch was die Zuordnung zu sozialen Schichten betrifft. (z.B. die schlecht definierten Begriffe von Ober- bzw. Unterschicht, Subordination-Index usw.) Das Fehlen eines umfassenden Konzepts wie das der "Sprachbarrierenforschung" verhinderte ein einheitliches Vorgehen.

Schon in den frühen Untersuchungen traten Ungereimtheiten auf, die erst durch die systematische Kritik an der Defizit-Hypothese aufgelöst wurden. So gab es auf der einen Seite das Lager derjenigen, die in der Unterschichtsprache immer wieder "Mängel" zu finden glaubten und auf der anderen Seite diejenigen, die derselben Sprache viele positive Qualitäten bescheinigten.

Die Gründe für diese sich widersprechenden Standpunkte sind verschieden:

- Von der klassischen Sprachbarrierenforschung wurden nur Teilaspekte der Sprache untersucht und diese ohne zu zögern mit anderen Daten (psychologische oder soziologische Variablen) in Verbindung gebracht. Dies liegt zum Teil daran, dass es keine einheitliche Theorie der Sprache gibt. Sprache wird je nach dem theoretischen Stand-

---

[4] Vorwort zu Bernstein: Studien zur sprachlichen Sozialisation, Seite 15.

punkt als Produkt grammatischer Regeln, als sozial "eingebläutes" Repertoire von Zeichen, als verbale Planungsstrategie, als Produkt, oder Werkzeug des Denkens usw. begriffen. Kommunikativ Funktionen, die Bedeutung der Zeichenbildung allgemein oder die Wichtigkeit der ständigen Wechselwirkung von Sprecher und außersprachlicher Wirklichkeit werden kaum in eine Untersuchung miteinbezogen, weder theoretisch noch praktisch.

- Die normative Erfassung der Intelligenz und sprachlichen Verhaltens: Da die Leistungen in den Intelligenztests und die sprachliche Norm (z.B. in den Grammatiken) an den Leistungserwartungen der Mittelschicht festgemacht sind, werden Unterschichtkinder durch solche Methode von vornherein diskriminiert. (s. 1.230 und 1.500)
- Die Erfassung der sozialen Schichtzugehörigkeit: In den oben zitierten Untersuchungen wird diese öfters über den Daumen gepeilt. Aber auch in den Untersuchungen, wo sie "genauer" bestimmt wird, tauchen erhebliche Mängel auf. So hilft es z.b. nichts, die Bevölkerung in zwei Teile (Mittelschicht und Unterschicht) zu spalten, dazu ist diese viel zu differenziert. Wenn man Aussagen über eine Gruppe von Menschen macht, muss man diese Gruppe genauer bestimmen können: Wenn Cohen, Fraenkel und Brewer (1968) den "Hard Core Poor" in den USA eine semantisch reiche Sprache mit vielen anderen Fähigkeiten nachweisen konnten, so beziehen sich ihre Aussagen nur auf diese eng umschriebene Gruppe der Arbeitslosen und Ghettobewohner und wird nicht auf eine abstrakte "Unterschicht" generalisiert.

Ein durchgängiges Moment in den Untersuchungen zur Defizit-Hypothese ist die Vermischung der drei Analyseebenen Soziologie, Psychologie und Linguistik. Diese Vermischung finden wir, wenn auch nicht so explizit, schon bei den Vorgängern Bernsteins. Dazu bemerkt Dittmar:

"Eine in zwei Klassen unterschiedene Sozialstruktur (soziologisches Argument) bringt also zwei unterschiedliche verbale Planungsstrategien hervor (psychologisches Argument), die zwei unterschledliche Sprechweisen bedingen (linguistisches Argument)" (Dittmar, 1973, S. 13)

Bernsteins Vorgänger bewegten sich auf einer Ebene, die noch nicht gefestigt war; gefestigt wurde sie erst durch Bernstein selber und durch seine Apologeten, die seiner Theorie "Systemcharakter" bescheinigten, ihm Vorschusslorbeeren für seine Arbeit "in Richtung auf eine Art strukturalistischer Metatheorie" gaben (Loch und Priesmann, a.a.O. S.15)

" ... sie gibt einen Rahmen („frame") für die Klassifikation" von Theorien und - infolge der schwachen "Grenzstärke" dieser klassifikatorischen Unterscheidungen - zugleich auch einen Rahmen für die Integration einer Vielzahl von theoretischen Fragestellungen und Forschungsergebnissen sowie für die <u>Kooperation verschiedener Wissenschaften vom Menschen im Gegenstandsbereich der Wechselwirkung zwischen sozialen und symbolischen Systemen</u> (hervorgehoben von uns) der für Theorie und Praxis der Erziehung grundlegend ist." (a.a.O. S.15)

Bernstein ist nicht weniger ambitiös:

"Ich habe auch zu erwägen gegeben, dass restringierte und elaborierte Sprachvarianten charakteristische linguistische Merkmale besitzen und selbstverständlich unter Einschluss der Hilfsmittel Grammatik und Lexikon <u>unterschiedlich</u> erforscht werden. Die Formulierung befähigt einen, wiederum auf hohem Abstraktionsniveau, Rolle, Ausdrucksweise und Erkenntnisse in Kausalbeziehungen zusammenzubringen, d.h. Soziologie, Linguistik und Psychologie." (Bernstein, S.59)

In Bernstein konzentriert sich die Kritik an der Defizit-Hypothese; deshalb werden wir diese Kritik in die Darstellung seiner Theorie einbauen.

1.120 Bernstein

Bernsteins fundamentale Annahme ist die Existenz von zwei unterschiedlichen Sprechweisen; seine "Auffassung von der Bedeutung der Sprache für die Sozialisation hat eindeutig eine gesellschaftspolitische Wurzel." (Dittmar, 1973, S.7)

"Dies bedeutet dass Sprecher unterprivilegierter Gruppen nur dann Sozialerfolg haben können, wenn sie bestimmte sprachliche Leistungen erbringen, die für die herrschende Gesellschaftsschicht als Noem gelten und von ihr als solche kontrolliert werden." (ibd.; S.7)

Rund um diesen Gedanken, der von Dittmar schon um seine kritische Dimension erweitert wurde, baut Bernstein seine Theorie auf. Er betont immer wieder, dass er seine ersten Erfahrungen mit den Sprechweisen von Ober- und Unterschichtkindern als Lehrer gemacht hat. Ausgangspunkt seiner Theorie sind folglich Beobachtungen, die er im Verlauf der Jahre mit Material aus Linguistik, Soziologie und Psychologie theoretisch zu integrieren versuchte. Er hebt auch das pädagogische Interesse hervor, das viele seiner Überlegungen leitete: Wie können restringierte Sprechweisen bei Unterschichtkindern abgebaut werden um Ihnen die

Psychologische und soziologische Dimensionen des Interferenzprozesses

ersehnten sozialen Aufstiegsmöglichkeiten zu erschließen? Im Mittelpunkt der Bernsteinschen Theorie stehen also die Begriffe von <u>Defizit</u> und <u>Leistung,</u> bzw. Sozialerfolg.

In seinem Aufsatz "Einige soziologische Determinanten der Wahrnehmung" (1958) sind die Grundideen seiner Theorie schon enthalten. Diese lassen sich in den folgenden 7 Punkten zusammenfassen:

1. Pädagogische Zielsetzung
2. Soziale Schicht
3. Zwei Formen des Sprachgebrauchs
4. Zur Sapir-Whorf-Hypothese
5. Intelligenz
6. Sozialisationstheorie
7. Dichotomisierung

Zu jedem dieser 7 Punkte vertritt Bernstein bestimmte Positionen und deshalb sind sie auch Anhaltspunkte für die Kritik an der Defizit-Theorie. Wenn jedoch schon die Grundannahmen einer Theorie - wie wir im Folgenden sehen werden - anfechtbar sind, dann ist es das Gerüst, das auf diesen Annahmen basiert, auch. Es hat also unserer Meinung nach wenig Sinn, vom "frühen" oder vom "späten" Bernstein zu reden, wenn er was seine Grundannahmen betrifft, der Gleiche bleibt. Wir werden zwar sehen, dass seine theoretischen Vorstellungen im Verlauf seiner Arbeit verschiedene Veränderungen erfahren, jedoch - um einen Lieblingsbegriff Bernsteins zu gebrauchen - lediglich an der Oberflächenstruktur.

Wir werden nun versuchen zu diesen 7 Punkten im Einzelnen Stellung zu beziehen.

1.121 Pädagogische Zielsetzung

Nach dem sogenannten "Sputnik-Schock" setzte in der westlichen Welt eine beispiellose Bewegung ein, deren erklärtes Ziel es war, wie es Bernstein formulierte, "die Vergeudung des Begabungspotentials der Arbeiterschicht zu verhindern" (86, 146). In den USA setzte mit Guilford (1952) die Kreativitätsforschung ein, es wurde viel unternommen, um das Bildungssystem für die unteren Schichten zugänglicher zu machen; in Deutschland entwickelte sich seit Pichts Buch über die "Bildungskatastrophe" eine ähnliche Politik. Es galt nur, adäquate Methoden zu finden:

Psychologische und soziologische Dimensionen des Interferenzprozesses

"Die Integration der Arbeiterschicht in die Gesamtgesellschaft wirft große Probleme auf, die mit dem Wesen der Gesellschaft und dem Ausmaß zusammenhängen, in dem die Schule <u>selbst</u> den Assimilationsprozess beschleunigen kann." (148)

Für Bernstein liegen diese Methoden auf zwei Ebenen: einmal in der Demokratisierung des Unterrichts und zum zweiten in der Förderung eines elaborierten Sprachgebrauchs:

"Es ist auch klar, dass die sprachliche Leistung für den schulischen Erfolg grundlegend ist." (119)

Bernstein legt kein Programm vor, wie eine "ideale" Schule aussehen muss; seine Position wird nur deutlich, wenn er sich gegen andere abgrenzt. So ärgert er sich z.b. gegen die Tendenz, seine Arbeiten als Rechtfertigung für die Einrichtung kompensatorischer Spracherziehungsprogramme zu nehmen. Anstatt "nebenher" Kurse einzurichten, wo Kinder "kompensiert" werden sollen, empfiehlt er einen Ausbau der Vorschulerziehung und eine intensivere Beschäftigung mit dem Lehrer-Kind-Verhältnis auf der Ebene der Sozialwissenschaften - vor allem unter dem Aspekt der sprachlichen Kommunikation.

"Wenn die "Kultur" des Lehrers Teil des Bewusstseins des Kindes werden soll, dann muss die "Kultur" des Kindes zuerst im Bewusstsein des Lehrers vorhanden sein." (290)

Von vornherein ist er sich dessen bewusst, dass "es kein ernsthaftes Auseinanderklaffen der Erwartungen von Schule und Mittelschichtkind" (127) gibt. Problematisch sind also nur die Arbeiterkinder. Für deren "Integration" stellt er eine Reihe von Forderungen auf:

"Der Schüler muss dem Druck formaler Beziehungen ausgesetzt werden, und er muss fähig werden, diese sich selbst gegenüber zu verbalisieren." (143) oder später, nach der Unterscheidung der verschiedenen Arten schulischer Wissensvermittlung:[5]

"Die Art der Verbindung zwischen der integrierenden Leitvorstellung und dem Wissen, das ihr zugeordnet werden soll, muss auch klar und verständlich ausgesprochen werden. Diese Verbindung ist das Grundelement das Lehrer und Schüler zu einer Arbeitsbeziehung führt. <u>Die Entwicklung solch eines zuordnenden Rahmens zeigt sich als Sozialisationsprozess, in dem Lehrer mit diesem Code vertraut gemacht werden. Wie in allen Sozialisationsprozessen werden</u>

---

[5] Zur Erläuterung der hier verwendeten Begriffe siehe Bernstein: 1972, S. 292ff: "Klassifikation und Lehrrahmen bei der schulischen Wissensvermittlung"

Psychologische und soziologische Dimensionen des Interferenzprozesses

die Lehrer auch in diesem Prozess die Interpretationsregeln („procedures") des Code internalisieren, so dass diese implizite Wegweiser werden, die das Verhalten des einzelnen Lehrers in den gelockerten Lehrrahmen und bei geschwächter Klassifikation steuern und koordinieren. Das führt zu einem wesentlichen Unterschied zwischen Sammel-und Integrationscodes. Beim Sammelcode ist die Sozialisation durch starke Grenzbewahrung sowohl auf der Ebene der Rollen - wie auf der der Wissensübernahme unterstützt. Solche Sozialisation wird wahrscheinlich in der eigenen pädagogischen Sozialisation der Lehrer fortgesetzt. Bei den Integrationscodes müssen sowohl die Rolle wie die Form des Wissens in der Beziehung zu einer großen Menge verschiedener anderer erworben werden, und das kann zu einer Re-Sozialisierung des Lehrers führen, wenn dessen frühere Studienerfahrung durch den Sammelcode bestimmt wurde. Sammelcodes erfüllen ihren Zweck auch bei mittelmäßigen Lehrern wohingegen Integrationscodes eine sehr viel größere Fähigkeit zur Synthese, zu Analogiedenken und weit mehr Fähigkeiten erfordern, Mehrdeutigkeit und Unklarheit auszuhalten und zu tolerieren und dies sowohl auf der Wissensebene wie auf der Ebene sozialer Beziehungen." (318f)

Erstrebenswert ist also der Integrationscode als Form der Wissensvermittlung, d.h. die Konfrontation der Schüler mit elaboriertem Sprachgebrauch. In den Aufsätzen Bernsteins aus den Jahren um 1970 erfolgt eine deutliche Veränderung seiner pädagogischen und politischen Auffassungen: Wenn früher die Begriffe Leistung und Erfolg nicht problematisiert im Mittelpunkt seiner Theorie standen, so kritisiert er in seinen neueren Arbeiten sogar die Grundlagen schulischer Wissensübermittlung überhaupt:

"Beim Sammelcode ist Wissen Privateigentum mit der dazugehörigen Machtstruktur und entsprechender Marktsituation. Das wirkt auf die ganze Entwicklung neuen Wissens ein und führt zu seiner Verdinglichung. Kinder und Schüler werden schon sehr früh mit dieser Vorstellung vom Wissen als Privateigentum vertraut gemacht. Sie werden ermutigt als isolierte Individuen zu arbeiten, die ihre Arbeit gegen die Blicke anderer abschirmen müssen, indem sie ihre Arme schützend um ihr Heft legen." (305)

Auch das Problem der Norm wird in den späten Aufsätzen erstmals thematisiert:

"Wir nehmen eine Gruppe Kinder, von denen wir im Voraus wissen, dass sie Eigenschaften besitzen, die schulische Leistungg, begünstigen, und eine zweite Gruppe Kinder, von denen wir vorher wissen, dass ihnen alle diese Eigenschaften abgehen. Dann bewerten wir eine Gruppe, indem wir feststellen was ihr fehlt, im Vergleich zu der anderen. So legt die Forschung unabsichtlich Nachdruck auf die Feststellung eines Mangels und bekräftigt den gegebenen Status Quo der Organisation, Vermittlung und besonders der Bewertung des Wissens." (283)

Solche Bemerkungen stehen jedoch in deutlichem Widerspruch zu Bernsteins eigener Theorie: Ist der "restringierte Code" nicht per definitionem ein Mangel? Hinzu kommt, dass Bernstein aus solchen Bemerkungen so gut wie keine Konsequenzen zieht. Wie wir später sehen werden, basiert seine Theorie der Codes auf der Annahme, dass die Sprache der Mittelschicht "besser" ist als die der Arbeiterschicht; dies ist jedoch nicht beweisbar und lediglich ein Problem der Bewertung:

1.122 Soziale Schicht

In Bezug auf diese Variable kann man bei Bernstein auch eine Entwicklung feststellen. Die soziologische Beschreibung der Schicht wird zunehmend verfeinert, der Begriff der Schicht selbst wird zunehmend fallen gelassen zugunsten besser beschreibbarer Einheiten und Strukturen, wie Familie, Rollenbeziehungen, Peergroup usw.. Am Anfang wurde die Schicht-Variable einfach dichotom (Arbeiter- und Mittelschicht) den beiden Sprechcodes zugeordnet. Der Verdacht entsteht, dass Bernstein bei der Beschreibung der Schichten nur die Merkmale herauspickte, die seiner Theorie am besten entsprachen; so kommen auf der Ebene der Beschreibung nur einfache Zuordnungen zustande:

Arbeiterschicht - mangelnde Intelligenz - restringierter Code objektorientierte Bedeutungsstrukturen - positionelle Kontrolle Mittelschicht - hohe verbale Intelligenz - elaborierter Code – personorientierte Bedeutungsstrukturen - personale Kontrolle ... Auf der Ebene der Theorie jedoch versucht er, die Elemente seiner Beschreibung in kausale Ketten zu integrieren.

"Wir haben nun einen Rahmen skizziert, der eine kausale Verbindung zwischen Rollensystemen, linguistischen Codes und der Realisation unterschiedlicher Ordnungen von Bedeutung und Relevanz zeigt." (209)

"Die Sozialstruktur wird für das sich entwickelnde Kind zur psychischen Realität, indem sie seine Sprache formt. Dem allgemeinen Sprachmuster des Kindes liegen, wie ich annehme, entscheidende Auswahlmuster zugrunde, Präferenzen für bestimmte Alternativen, die sich im Laufe der Zeit entwickeln und stabilisieren und eventuell eine wichtige Rolle spielen bei der Steuerung intellektueller, sozialer und affektiver Orientierung." (240)

Psychologische und soziologische Dimensionen des Interferenzprozesses

"Ein restringierter Code wird entstehen, wo die Form der sozialen Beziehung auf sich genau deckenden Identifikationen, auf einer ausgedehnten Reihe gleicher Erwartungen und auf einem Bereich gemeinsamer Annahmen beruht." (205)

"Es wird gezeigt, dass der Einfluss der Umgebung kumulativ ist. Ihr Einfluss ist auf jeder Stufe im Leben des Kindes, von der Geburt bis zur biologischen und sozialen Reife, von wachsender Bedeutung als Determinante der Unterschiede zwischen Individuen, wie auch insbesondere jener Unterschiede, die durch Intelligenz-und Leistungstests gemessen werden." (67)

"Wir gehen von der Hypothese aus, dass der Widerstand gegenüber formalem Unterricht und Lernen umso grösser ist, je niedriger die soziale Schicht ist, und davon, dass dies eine Funktion der sozialen Struktur der Schichten ist." (68)

Aus diesen Zitaten wird deutlich, dass Bernstein nicht die soziale Schicht allein als Bestimmungsfaktor der Codes sondern eher sogar als "grober Index" (254) bezeichnet und "spezifischere Bedingungen" (ibd.) für ihr Entstehen ausfindig machte.

Deutlich wird jedoch schon hier die Vermischung der drei Analyseebenen Soziologie, Psychologie und Linguistik. Einzeln haben die verschiedenen Variablen in Bernsteins Theorie wenig Bedeutung; nur zusammen sind sie sinnvoll interpretierbar. Meist verirrt sich Bernstein deswegen in gewagte Spekulationen, die leider nicht ohne Auswirkungen auf seine Theorie bleiben, z.B.

"Nur einem winzigen Prozentsatz der Bevölkerung wurde der Zugang zu den Grundlagen intellektueller Differenzierung und geistigen Wandels gewährt, während man dem "Rest" den Zugang verwehrte. Dies legt die Annahme nahe -(sic) - dass wir zwischen zwei Bedeutungssystemen unterscheiden können. Das eine ließe sich "universalistisch" und das andere "partikularistisch" nennen." (263)

oder:

"Der Gegenstand (Gesprächsgegenstand Todesstrafe - d. Verf.) kann für die zwei Schichten unterschiedliche Bedeutung gehabt haben. Die Arbeiterschicht könnte die Tendenz zur Identifikation mit dem Kriminellen, die Mittelschicht die zur Identifikation mit Gesetz und Gerechtigkeitsprinzipien gehabt haben. Es geht nicht darum, dass solche Identifikationen vorkommen, sondern um ihre Auswirkung auf die Sprechweise. Man kann sich mit dem Kriminellen identifizieren,

Psychologische und soziologische Dimensionen des Interferenzprozesses

muss aber nicht notwendigerweise auf eine Sprechweise beschränkt sein, die die Charakteristika aufweist, wie sie unsere Befunde belegen." (199)

Im Zusammenhang mit sozialisationstheoretischen und psychologischen Überlegungen werden solche Bemerkungen im Rahmen der Bernsteinschen Theorie verständlich. Erst relativ spät bezieht Bernstein den gesellschaftspolitischen Hintergrund der Schichtkategorie in seine Untersuchung mit ein. Arbeitsbedingungen, kulturelle Unterdrückung, Verdinglichung, Wissen als Privateigentum sind jedoch nur Vokabeln, die bei ihm auftauchen, ohne dass die Zusammenhänge einigermaßen klar würden. Dies führt auch zu unausgeführten selbstkritischen Bemerkungen:

"Unsere Schulen sind nicht für diese Kinder eingerichtet.

Warum sollten sich diese Kinder auf sie einstellen, auf sie reagieren? Die Aufforderung an das Kind, sich auf einen elaborierten Code umzustellen, der neue Rollenbeziehungen und Bedeutungssysteme voraussetzt, ohne dass beim Kind ein näheres Verständnis der ihnen zugehörigen Zusammenhänge vorhanden wäre, muss für dieses eine verwirrende und potentiell schädliche Erfahrung bewirken." (273)

Diese Bemerkung Bernsteins steht aber offensichtlich im Widerspruch zu seinen Forderungen an die Unterrichtspraxis. (s. S. 14 ff in diesem Text)

Bei der sozialpsychologischen Verfeinerung seiner Theorie geht Bernstein jedoch von der einfachen Zuordnung Schicht-Code über zu komplexeren Beziehungen:

"Die sozialen Schichten unterschieden sich in ihrem Verhältnis zu den <u>Kontexten,</u> die gewisse linguistische Realisationen hervorrufen." (285)

wobei er sich bereits sehr stark auf die Situationsgebundenheit von Sprechweisen bezieht. "Universale Bedeutungen", früher fast ausschließlich ein Merkmal des elaborierten Codes, entstehen jetzt auch beim restringierten Code, jedoch "in anderen Zusammenhängen" (286). Bei Bernstein wird also der Begriff der sozialen Schichtzugehörigkeit zunehmend durch andere Konstrukte ersetzt. Als wissenschaftliche Kategorie kann er in diesem Zusammenhang auch nicht interessant sein, es sei denn, man benutzt ihn als reine Beschreibungskategorie und versucht nicht, ihn in eine Kette von kausalen Zusammenhängen einzuflechten, wie dies Bernstein trotz aller Umsicht durchgehend tut.

Psychologische und soziologische Dimensionen des Interferenzprozesses

1.123 Zwei Formen des Sprachgebrauchs

Bei der Formulierung der Definition und der Bedingungen für die Entstehung der Codes kann man bei Bernstein ebenfalls eine Entwicklung feststellen. Früher wurden die Codes einfach den zwei sozialen Schichten zugeordnet, bzw., bestimmten Wahrnehmung- und Intelligenzleistungen. So ist zum Beispiel der "öffentlichen" Sprache der Zugang zu "universalistischen Bedeutungsordnungen" verschlossen, sie akzentuiert mehr "Dinge" als "Prozesse" (91), "Ursache" und "Folge" werden vertauscht (94), ihre "sympathetische Zirkularität" (93) verhindert die Entwicklung von Neugierde usw. Auch grammatisch versucht Bernstein die beiden Codes voneinander abzugrenzen (87ff).

In der Kritik an Bernstein wurde grundsätzlich nie die Existenz dieser Sprachvarianten bestritten - auch wenn sie anders genannt wurden. Das Problem liegt vielmehr auf der Ebene der Behauptung dass es ausgerechnet zwei sein sollten, und auf der Ebene der Implikationen, die Bernstein aus der Existenz dieser zwei Sprachformen ableitet:

"An dieser Stelle wird es sinnvoll sein, einige der Implikationen der "öffentlichen" Sprache zusammenzufassen. Es handelt sich um logische, soziale und psychische Implikationen. Wir gehen davon aus dass ein weniger entwickeltes Begriffsniveau als das Korrelat dieser Sprachform anzusehen ist. Kennzeichnend sind eine geringe Berücksichtigung von Kausalzusammenhängen, ein Desinteresse an Prozessen, eine Präferenz, auf das Momentane zu reagieren, das die Präferenz hervorgebracht hat, - und zwar eher zu reagieren als auf die Folgen einer Beziehungsmatrix. Dies bestimmt die Intensität und das Ausmaß der Neugier teils ebenso sehr wie den Ausbau der Beziehungen. Diese logischen Erwägungen beeinflussen den Lernprozess, das Gelernte und damit auch das zukünftige Lernverhalten. Für eine besondere Art sozialer Beziehungen wird eine Präferenz geweckt: In dieser Form werden individuelle in nicht-verbaler Weise oder innerhalb der begrenzten Möglichkeiten der "öffentlichen" Sprache vermittelt. Eine Präferenz für umfassende soziale Beziehungen und eine stark ausgeprägte Sensibilität für die Erfordernisse eines solidarischen Gruppenverhaltens herrschen vor. Die Beziehung zur Gruppe besitzt eine andere Form als diejenige, die durch den "formalen" Sprachgebrauch herbeigeführt wird. Es besteht ein sozial induzierter Konservatismus und ein Widerstand gegen bestimmte Formen von Veränderungen, der zum Interesse an Neuem im Gegensatz steht." (S. lOl)

Bernstein neigt dazu, die Dichotomie Hochsprache-Dialekt in seine Theorie zu übernehmen, obschon er sich immer dagegen wehrt, dass restringierter Code und Dialekt ein und dasselbe seien. Die gesamten Konsequenzen, die er aus dem restringierten Sprachgebrauch für den Sprecher aus der Unterschicht angibt, werden in der Mundartforschung jedoch ebenso dem

Dialektsprecher zugeordnet (vgl. 1.300). Die funktionalistische Sprachbetrachtung geht jedoch davon aus, dass es nicht bloß zwei Sprachvarietäten gibt sondern in den meisten Gesellschaften durchaus mehrere: Dialekte, Hochsprachen, Fachsprachen, Umgangssprachen, soziale Sprachvarietäten, Idiolekte usw. So gesehen ist es uninteressant, ob die Sprachvariante, die untersucht werden soll "restringierter Code" oder "Dialekt" heißt; wichtig sind nur die strukturellen Merkmale sowie die Kontexte und Formen des Gebrauchs dieser Variante. Wie wir später (1.300) zeigen werden, gibt es keine objektiven Kriterien, nach denen Dialekt und Code voneinander getrennt werden könnten. Besonders linguistisch kann man dies sehr schwer nachweisen; was Bernstein an linguistischen Merkmalen des Codes angibt trifft auch auf den Dialekt zu. Zudem ordnen die Dialektologen ihrem "typischen" Dialektsprecher kognitive, affektive und soziale Merkmale zu, die denen des "restringierten" Sprechers bei Bernstein haargenau entsprechen.

Die Behandlung des Dialekts bei Bernstein ist widersprüchlich: Am Anfang behandelt er Dialekt und Code getrennt: "Jargon konstituiert keinen restringierten Code" (203); "Linguistische Unterschiede - und hiermit sind keine Dialektformen gemeint finden sich in der alltäglichen sozialen Umwelt..." (108). Später bezieht er dennoch die geographische Dimension - das Hauptdefinitionskriterium der Dialektologie und das einzige Kriterium nach dem man Dialekt und Code noch unterscheiden <u>könnte</u> - in seine Arbeit ein:

"Elaborierte Codes sind weniger an eine bestimmte oder lokale Struktur gebunden und enthalten somit die Möglichkeit des Wandels ... Restringierte Codes sind mehr an eine lokale Sozialstruktur gebunden ..." (264)"

Es gibt in jeder Gesellschaft verschiedene Sprachvarianten, die in bestimmten sozialen Kontexten entstehen und sich sehr wohl auf der rein linguistischen Ebene beschreiben und voneinander unterscheiden lassen. Bernstein verarbeitete diese Tatsache indirekt indem er später zu der Unterscheidung von <u>Sprachvarianten</u> (direkt beobachtbar, Oberflächenstruktur der Sprache) und <u>Codes</u> (nicht beobachtbar, Planungsmechanismen, Tiefenstruktur der Sprache) und bei dieser neuen Definition der Codes "sowohl die soziale Strukturierung relevanter Bedeutungen wie die für die Theorie relevanten Kontexte" (54) betonte.

Zu dieser Differenzierung kam Bernstein nur über eine Verfeinerung seiner Theorie ohne dass dadurch jedoch seine Grundannahmen eine Veränderung erfuhren.

Die Implikationen, die er aus der Existenz zweier Sprechweisen ableitet scheinen teilweise aus der Luft gegriffen. Das abgerundete Bild, das er von der sozialen, psychischen und sprachlichen Lage der Arbeiter- und Mittelschicht zeichnet ist nur deswegen so-harmonisch, weil die letztere alle positiven, die erstere alle negativen Qualitäten besitzt; eine Hypostasierung von Zuständen,

Psychologische und soziologische Dimensionen des Interferenzprozesses

die Bernstein nur über seine Dichotomisierungspraxis sowie über die ständige Vermischung der drei Analyseebenen Soziologie, Psychologie und Linguistik erreicht.

Obwohl er ausgesprochen an allgemeinen pädagogischen Zielen ist würde sich seine Theorie nur auf bestimmte Populationen anwenden lassen, vor allem auf die die er selbst untersucht hat Von einer Generalisierung seiner Ansichten auf die Situation der Dialektsprecher oder gar auf den Fremdsprachenunterricht kann überhaupt keine Reue sein, vorausgesetzt natürlich, man will auf der Ebene der Defizit-Hypothese weiterarbeiten.

Wurden die Codes schon zu Beginn bei Bernstein als "Qualitäten sozialer Strukturen" (155) definiert, so wurden sie immer mehr mit zusätzlichen Bedingungen ihres Erscheinens verbunden:

Am Beispiel des restringierten Codes:

- der restringierte Code ist nicht Objekt besonderer Wahrnehmungstätigkeit
- das Kind aus der Unterschicht nimmt eher "Inhalte" als "Strukturell" wahr
- es erfasst Prozesse weniger deutlich
- nur das "hier und jetzt" ist wichtig
- es besteht eine Tendenz zur Konkretheit anstatt zur Analyse und Abstraktion
- das "Selbst" ist nicht Gegenstand einer besonderen Wahrnehmungstätigkeit
- sein Lernfeld ist schmaler
- Lernen erfolgt eher extraverbal. mechanisch
- Unterschichtkinder sind auf den restringierten Code "beschränkt, der es ihnen nicht ermöglicht, ihre subjektiven Intentionen verbal auszuarbeiten
- daraus folgt, dass das Unterschichtkind eher "Scham-" als "Schuldgefühle" entwickelt durch die Abwehr persönlicher Verantwortung
- affektive Entladungen und ein grober expressiver Symbolismus charakterisieren seine Affektivität (nach Niepold, 1971, S.32-34)

Dem restringierten Code werden außerdem Qualitäten wie "sozialer Konservatismus" (101, 137) angehangen, aber in einem späteren Aufsatz nimmt sich Bernstein zurück:

"Im Falle der positionalen Appelle (charakteristisch für die Unterschicht - d. Verf.), die schnell in imperative Kontrollformen übergehen, können die formalen Rechte des Kontrollierenden oder Elternteils gut angegriffen werden, und damit kann die ganze normative Ordnung aus der der Kontrollierende seine Rechte ableitet, unter Beschuss gelangen. Imperative positionale Kontrollformen können den bereits sozialisierten unter gewissen Bedingungen zum Wechsel zu alternativen Wertsystemen veranlassen." (221)

27

Die personale Kontrolle hingegen (typisch für die Mittelschicht) treibt die Kinder nun gar in die Arme "radikaler und geschlossener" Wertsysteme. (222) Genauso. elegant wie er sie vorher formulierte redet sich Bernstein aus Behauptungen heraus, wo er erkannt haben mag, dass sie nicht mehr so genau zutreffen. überhaupt macht er in seinen letzten Aufsätzen ziemlich viele Rückzieher: Wurde der restringierte Code vorher durch hohe syntaktische Vorhersagbarkeit definiert und folglich als ein beobachtbares und linguistisch beschreibbares Phänomen betrachtet, so wird er und der elaborierte Code später als der Beobachtung unzugängliche sprachliche Steuerungsmechanismen beschrieben. An die Stelle der "alten" Codes treten die "Sprachvarianten" (288).

Wurde der restringierte Code vorher als Ausdruck eines allgemeinen kognitiven und affektiven Mangels betrachtet, so reduziert sich dieser Mangel später fast ausschließlich auf die Situation in der Schule, die auf das Mittelschichtkind zugeschnitten ist. Auch das Problem normativer Messungen thematisiert Bernstein und landet dabei einen Angriff auf seine eigene Messtheorie. (vgl. S.15, 18 in diesem Text)

Die Codes werden nicht mehr ausschließlich als Qualitäten sozialer Strukturen begriffen sondern Bernstein betont ihre Kontextspezifität in den "für die Sozialisation entscheidenden Zusammenhängen".

Schon früh war er sich dessen bewusst, dass es die Codes in "reiner Form" (139) nur selten gibt, und er betonte die Situationsgebundenheit dieser Sprechweisen. Schließlich finden sich in seinen Aufsätzen Passagen, die der Kritik an der Defizit-Hypothese vorgreifen:

"statt dessen werde ich den Standpunkt einnehmen, dass der Code, den der Linguist postulierte um die formalen Eigenschaften der Grammatik zu erklären, eine beliebige Anzahl von Sprachcodes („speech codes") zu erzeugen vermag, und es besteht kein Grund für die Annahme, dass irgendein Sprachcode („language code") in dieser Hinsicht besser ist als ein anderer." (261)

Der Code-Wechsel ist für ihn plötzlich nicht mehr so unproblematisch, im Gegenteil, er schließt "Hauptprobleme von kulturellem Konflikt" (230) ein.

Die Trennung von "Sprachvarianten" und "Codes" ist wahrscheinlich darauf zurückzuführen, dass Bernstein gezwungen war, seine Terminologie mit derjenigen der Linguistik abzustimmen, was in dem nun folgenden Zitat zum Ausdruck kommt:

Psychologische und soziologische Dimensionen des Interferenzprozesses

"...es sollte klar sein, dass ich mich nicht mit Sprache („language") sondern mit Sprechen („speech") befasse, und noch genauer mit den kontextuellen Zwängen, denen Sprechen unterliegt." (261)

Was die linguistische Definition der Codes anbelangt, so ist diese offensichtlich an einer traditionellen Grammatik orientiert, was wiederum eine Erklärung für das gute Abschneiden der Mittelschichtkinder bei Bernstein ist, denn wie wir in 1.500 zeigen werden, spiegelt die Grammatik die Erwartungen der herrschenden Schicht was den Sprachgebrauch anbelangt und sie wird sogar heute noch in der Schule explizit als Disziplinierungsmittel eingesetzt.

Erwähnen müssen wir zum Schluss noch die Kritik von M. Coulthard; (in: W. Klein, D. Wunderlich: Aspekte der Soziolinguistik, 1971, S. 65-79):

Nach Coulthard unterteilt Bernstein

"die Sprache offensichtlich dreimal, unter Verwendung soziologischer, linguistischer und psychologischer Definitionen in zwei Arten und gibt dann jedem der Paare dieselben Namen. Er umgeht so geschickt das Problem zu beweisen, dass ein einer bestimmten sozialen Umgebung entstammender Code eine bestimmte grammatische Struktur und eine bestimmte kognitive Wirkung hat er hat diese drei Eigenschaften definitionsgemäß." (ibd., S.77)

Ferner habe Bernstein die Neigung, "der Definition der Codes in jedem Artikel eine neue Wende zu geben" und Coulthard gibt hierfür zehn Beispiele (S. 79). Keine Definition sei als die grundlegende hervorzuheben. Die Begründung der Existenz einer "sprachlichen Planung" sei schwach:

... es gibt keinen inhärenten Grund, weshalb eine von einer Gruppe vertretene Idee nicht auf einer hohen Stufe der sprachlichen Planung ausgedrückt werden sollte, noch einen Beweis dafür, dass alle individuellen Ideen so ausgedrückt werden." (ibd. S.81)

Nach Coulthard trifft es weder zu, "dass die Ebene der sprachlichen Planung durch Verzögerungsphänomene gemessen werden kann" noch dass das "Niveau der sprachlichen Planung bei der Mittelschicht höher ist, weil sie langsamer spricht als die Arbeiterschicht." (ibd., S.81)

"Das legt nahe, dass dieses Experiment unter zwei Fehlern bei der Interpretation leidet; erstens werden Verzögerungsphänomene als Hinweis für "strukturelle Organisation" genommen; zweitens werden die Sprechgeschwindigkeiten als individuell .konstant und nur in Abhängigkeit von der Qualität des Inhalts schwankend gesehen." (82)

Auch die Behandlung der Daten sei problematisch:

Psychologische und soziologische Dimensionen des Interferenzprozesses

1. "Die Gruppen, die zur Analyse dienten, sind nicht dieselben, in denen die Sprachstichproben gesammelt wurden." (142)
2. Der Wert der Ergebnisse wird beeinträchtigt, weil parametrische Signifikanztests angewandt wurden, obwohl Bernstein selber sagte, nicht-parametrische Tests wären angemessener gewesen

Die linguistische Definition ist anfechtbar:

1. Vorhersagbarkeit impliziert Normen: "Die Ungereimtheit liegt in "der Definition der Codes über die Vorhersagbarkeit, ohne dass sie anhand dieses Kriteriums überprüft würden"." (Lawton, zitiert bei Coulthard, ibd. S.94)
2. Vier Merkmale reichen nicht aus, "um Voraussagen über die strukturellen Alternativen, die zur Organisation der Bedeutung verwendet werden zu machen". (83)
3. Sprecher des elaborierten Codes gebrauchen nach Bernstein eine größere Anzahl und Vielfalt von Adverbien und Adjektiven:

"... auf diese Feststellung hin könnte man annehmen, die Definition der Codes habe sich geändert, aber man beachte, dass die Codes nicht über dem Wortschatz oder der Lexik definiert sind (1969 a) bestätigt, dass lexikalische Betrachtungen tatsächlich irrelevant sind." (84)

Über die späteren "Verfeinerungen" der Bernsteinschen Theorie sagt Coulthard:

"Die Theorie scheint sich nun in eine Position bewegt zu haben, in der sie unbeweisbar ist - nichts wird über die linguistischen Kriterien gesagt, die in den früheren Formulierungen so wichtig waren, und die soziologischen und psychologischen Feststellungen sind äußerst spekulativ. Die Theorie hat nun drei binäre Unterteilungen, die zu acht Codes führen, aber es gibt keinen Grund, hier Schluss zu machen." (88)

1.124 Zur Sapir-Whorf-Hypothese

Hier wollen wir uns in einem ersten Schritt an die Argumentation Dittmars halten:

"Zwischen Whorfs Auffassung von der Sprache und der von Bernstein gibt es in vieler Hinsicht Parallelen. Beiden Auffassungen liegt die These zugrunde, dass unterschiedliche Sprachver-

Psychologische und soziologische Dimensionen des Interferenzprozesses

wendung unterschiedliche gesellschaftliche Erfahrung schafft. Whorf konstatierte diesen Unterschied zunächst zwischen verschiedenen Sprachgemeinschaften, Bernstein überträgt diese Beobachtung auf soziale Barrieren zwischen Schichten innerhalb einer Gesellschaft. Bernstein hat Whorfs Relativitätsthese um einen entscheidenden theoretischen Zusatz ergänzt, der darin besteht, dass in erster Linie die Sozialstruktur das Sprachverhalten bestimmt, welches dann im zirkulären Prozess diese wiederum reproduziert. Die Reproduktion der Sozialstruktur über das Sprachverhalten ist eine schwächere Formulierung der sprachdeterministischen Auffassungen Whorfs; in dieser abgeschwächten Form ist sie jedoch in die übergreifende Konzeption Bernsteins integriert.

Das Gemeinsame beider Auffassungen liegt darin, dass sie eine enge Relation zwischen der Sprache und ihrer erfahrungsbildenden Funktion postulieren. Im Sinne Bernsteins ist jedoch diese Relation reproduzierendes Teilglied einer stärkeren und entscheidenderen Relation, die die Determinierung des Sprachverhaltens durch die Sozialstruktur zum Gegenstand hat. Whorfs einseitige These (Grammatik bestimmt die Erfahrung) wird bei Bernstein zu einer zirkulären: Sozialstruktur bestimmt das Sprachverhalten, dieses reproduziert die Sozialstruktur. Hierbei darf jedoch nicht übersehen werden, dass Whorf den Einfluss der Gesellschaft auf die Sprache keinesfalls leugnete; so schreibt er: "Which was first: the language patterns or the cultural norms? In main, they have grown up together, constantly influencing each other" (Whorf; 1956: 156). Whorf entschied sich jedoch in den meisten seiner Äußerungen für den Einflussprimat der Sprache." (Dittmar, 1973, S.31)

„Wissenschaftlich geht es bei beiden Konzeptionen um den empirischen Nachweis eines Abhängigkeitsverhältnisses zwischen Sprache und Denken einerseits und Sprache und Sozialstruktur andererseits." (Dittmar, ibd., S.5)

Bernstein selber sagt dazu:

"Unser Standpunkt unterscheidet sich insofern davon (von der Auffassung Whorfs - d. Verf.), als wir behaupten, dass in jeder gegebenen Sprache eine Vielzahl von Sprechweisen, konsistenten Bezugsrahmen, möglich ist und dass diese Sprechweisen, linguistische Formen oder Codes selbst eine Funktion der Form sind, die soziale Beziehungen annehmen. Dieser Sicht entsprechend, erzeugt die Form der Sozialbeziehung, oder allgemeiner, die Sozialstruktur, unterschiedliche sprachliche Formen oder Codes, und diese Codes übermitteln im Prinzip die Kultur und bestimmen so das Verhalten." (S. 238)

Psychologische und soziologische Dimensionen des Interferenzprozesses

Bernstein dehnt die Sapir-Whorf-Hypothese aus auf den Bereich der Sozialisation: Wahrnehmung wird bei Ihm zu einem Oberbegriff für viele Faktoren, die eine Auswirkung auf die Sozialisation des Kindes haben können wie Nachahmung, Lernen (durch Erfahrung), kognitive Leistungen usw. Vor allem beim sozialen Lernen scheint Bernstein schichtenspezifische Mechanismen anzunehmen, die in dem zirkulären Beziehungssystem von Sozialstruktur, Sprache und Wahrnehmung (oder Denken) ablaufen. Außerdem fällt auf, dass die Begriffe, die in diesem Kontext gebraucht werden nicht präzise definiert sind und öfters synonym verwendet werden (Denken = Erfahrung, Wahrnehmung, Intelligenz usw.) In den nun folgenden Zitaten wird deutlich, wie Bernstein die Sapir-Whorf-Hypothese auf seine Theorie verallgemeinert:

"Dieser Sprachgebrauch ist nicht notwendigerweise das Ergebnis eines begrenzten Wortschatzes, sondern erwächst aus einer Empfänglichkeit für eine besondere Weise der Strukturierung von und Reaktion auf Erfahrung."(129)

"Was ich versuchsweise entwerfe, ist, dass in eine Kultur oder Subkultur eingebettet sein mag ein grundlegendes, organisierendes Konzept, ein Bündel von Begriffen oder Themen, deren Verzweigungen die ganze Kultur oder Subkultur durchdringen können. Die Sprachformen („speech forms"), durch welche die Kultur oder Subkultur realisiert wird, übertragen dieses organische Konzept oder diese Begriffe eher durch ihre "Gestalt" als durch irgend eine Anzahl von Bedeutungen." (228)

Dieses Konzept Bernsteins, die Beziehung zwischen Sozialstrukturr und Wahrnehmung vermittelt über Sprachformen, kann z.B. den Sprachwandel kaum erklären. Uns scheint es, als liefe die Konzeption Bernsteins eher auf eine Verfestigung des Sprachgebrauchs in verschiedenen Kulturen und Subkulturen hinaus. Eine aus der gesellschaftlichen Entwicklung selbst resultierende Entwicklung der kommunikativen Symbolik scheint ebenso unmöglich wie es dem restringierten Sprecher unmöglich ist, ohne fremde Hilfe seine Sprechgewohnheiten zu ändern. Dieser Fatalismus in Bernsteins Theorie beschränkt sich jedoch nicht nur auf die Gesamtgesellschaft. Beim Einzelnen sieht es nicht viel besser aus:

Bezogen auf das Unterschichtkind meint er:

"Sein gesamtes Wahrnehmungssystem, aus dem eher eine Sensibilität gegenüber dem Inhalt als der Struktur von Objekten folgt weist entsprechende Beziehungen zu Satzstrukturen auf."(141)

"Diese entscheidenden Punkte, an denen Schwierigkeiten entstehen, brauchen nicht das unmittelbare Resultat eines Mangels an "Intelligenz" zu sein. Auf Grund der Natur eines Objektes und seiner symbolischen Beziehungen (hier die Implikationen des Zahlenbegriffs) geht vieles bei der

Psychologische und soziologische Dimensionen des Interferenzprozesses

Wahrnehmung verloren und wird nicht erkannt. Das Kind aus der unteren Arbeiterschicht hat bei den grundlegenden Lernstoffen Schwierigkeiten, die von anderer Natur sind als jene, mit denen es das Mittelschicht-Kind zu tun hat, und diese Schwierigkeiten können den Lernprozesss behindern oder die Verwendung des Gelernten oder beides zusammen: Kurz gesagt, ein Lernstoff hat eine andere Bedeutung für ein Mittelschichtkind als für ein Arbeiterkind, weil beide die Gegenstände („items") innerhalb einer Lernsituation unterschiedlich wahrnehmen."(142)

Die Vermischung von psychologischen, soziologischen und linguistischen Argumenten bei der Definition der Codes wurde für Bernstein überhaupt erst über die Sapir-Whorf-Hypothese zur konkreten Möglichkeit, da sie hier schon implizit enthalten ist:

"Besonders an den Stellen, an denen sich Whorf auf die Sprechweisen, seine "konsistenten Bezugsrahmen" bezieht, wurde ich auf die selektive Wirkung der Kultur (die durch ihre Prägung der sozialen Beziehungen wirkt) aufmerksam, die die Syntax zusammen mit der semantischen Struktur überformt und damit kognitive Bedeutsamkeit gewinnt. Whorf eröffnete, wenigstens für mich, die Frage der Tiefenstruktur linguistisch gesteuerter Kommunikation." (258)

Bernstein benutzt den zentralen Begriff der Wahrnehmung um seine Theorie abzusichern. Er geht aus von Behauptungen, die niemand bestreiten möchte (dass es zum Beispiel unterschiedliche Formen von Wahrnehmung gibt und dass dies Konsequenzen für das aus der Wahrnehmung abgeleitete Handeln hat); er integriert diesen Begriff dann jedoch in sein dichotomes Modell der Sprachcodes und unterscheidet dann auch binäre Formen von Wahrnehmung, die nur vom Sprachgebrauch abhängig sind und dessen Struktur Verfestigen. (Sensibilität gegenüber Inhalten vs. Sensibilität gegenüber Strukturen; partikularistische vs. universalistische Bedeutungsordnungen; Wahrnehmung von individuellen vs. sozialen Symbolen usw.). Auch die Zirkularität der Bernsteinschen Definition täuscht jedoch nicht darüber hinweg, dass die Sprache in den meisten Zusammenhängen als die unabhängige Variable betrachtet wird. Dies wird besonders deutlich in der Beziehung zwischen kognitiven und affektiven Fähigkeiten und der Sprache.

1.125 Intelligenz

Einer der Hauptpunkte der Kritik an der Theorie Bernsteins ist seine Behandlung der Intelligenz.

Eines der Merkmale der Differenzkonzeption ist nach Dittmar (a.a.O.; S.129) die "weitgehende Ausklammerung kognitiver Aspekte des Sprachverhaltens." Dies geschieht wohl aus dem Grund, dass sich die amerikanische Soziolinguistik des normativen Aspekts der Intelligenzmessung bewusst ist; die Tests für sie kein zuverlässiges Instrument sind, ihre Resultate zu linguistischen Variablen in Beziehung zu setzen - oder gar, wie es Bernstein macht, kausale Beziehungsordnungen zwischen sprachlichen, kognitiven und anderen Variablen herzustellen. Wir haben bereits bemerkt, dass Bernsteins Theorie ein zusammenhängendes Ganzes bildet, dessen Elemente für sich genommen ihre Bedeutung verlieren da eines durch die anderen definiert wird. Die Variable Intelligenz vermittelt bei Bernstein zwischen Theorie und Praxis: Wenn sich der restringierte Sprachgebrauch als schädlich für die Entwicklung der Intelligenz und der Persönlichkeit allgemein erweist, dann muss eine der wesentlichsten Aufgaben der Pädagogik und Didaktik die Vermittlung von elaborierten Sprechweisen sein. (vgl. 1.121)

Um den Begriff "Intelligenz" siedelt Bernstein auch andere Begriffe an, die man als kognitive Fähigkeiten umschreiben könnte wie z.B. Einsicht, Neugierde, individuelle Qualifikation usw. Das Untersuchungsresultat, dass Unterschichtkinder einen niedrigen verbalen IQ haben ist für Bernstein gleichzeitig ein Beweis für ihre mangelnde Einsicht in Zusammenhänge, Fixierung auf Objekte, niedrige individuelle Qualifikation bei der Verbalisierung von Erfahrungen usw.

Wir wollen hier nur einige Beispiele bringen, wie diese Fähigkeiten mit Sprache in Zusammenhang gebracht werden:

"Die "sympathetische Zirkularität" verhindert eine weitere Analyse des Geschehens und der Prozesse, die es hervorriefen, und verhindert somit die Suche nach Gründen, die sich jenseits des Bereiches befinden, der von der "öffentlichen" Sprache erfasst wird. Der Versuch, einen "Blick hinter die Dinge zu werfen", und die verbalen Implikationen dieser Einstellung werden behindert. Neugierde wird derartig eingeschränkt, dass die Solidarität der sozialen Beziehungen eine Verstärkung erfährt." (93f)

" ... die Ursache wird mit der Folge vertauscht, so dass sich eine kategorische Behauptung ergibt." - wodurch natürlich -" ... ein Lernprozess unmöglich ist." (94)

... so zeigt sich deutlich, dass diese Kommunikationsmittel individuell differenzierte, kognitive und affektive Reaktionen nicht nur nicht erlauben, sondern gar verhindern." (96)

"Im Kern unterscheiden sich die beiden Sprachformen darin, dass die eine den differenzierten Ausdruck subjektiver Absichten und Wünsche erlaubt, die andere hingegen diesen Vorgang nahezu verhindert." (97)

"Die Struktur der "öffentlichen" Sprache behindert die Verbalisierung jener Erfahrungen des Getrennt-Seins, die den einzelnen von seiner Gruppe isolieren würden. Ferner kanalisiert sie jene kognitiven und affektiven Zustände, die zu einer potentiellen Gefahr werden könnten. Neugier wir z.B. durch die schwach entwickelte Begriffsbildungsebene, die durch diese Sprachform bedingt ist (sic) zurückgedrängt. Dadurch dass sich der Einzelne mit dem Unmittelbaren befasst, wird die Entwicklung reflexiver Erfahrungen verhindert. Der Widerstand gegenüber Veränderungen oder ein inhärenter Konservatismus ist zum Teil die Funktion eines Desinteresses an Prozessen und einer Anteilnahme an Gegenständen. Konservatismus ist ebenfalls mit der Weise verbunden, in der sich Autorität legitimiert, denn in der "<u>öffentlichen</u>" Sprache wird sich Autorität eher in der Form der Beziehungen kundtun, als dass sie sich rational behauptet. Eine weitere Schutzfunktion der "öffentlichen" Sprache muss man darin vermuten, dass andere Sprachformen (z.B. die "<u>formale</u>") nicht sofort verständlich sind, sondern der Übertragung in die "<u>öffentliche</u>" bedürfen. Mit anderen Worten, die "<u>formale</u>" Sprache wird in die "<u>öffentliche</u>" derart übersetzt, dass eine alternative Ausrichtung, die den Einzelnen über die affektive und kognitive Beschränktheit der "<u>öffentlichen</u>" Sprache hinausführen könnte, neutralisiert wird." (98)

"Ein weiteres psychologisches Korrelat dieser Sprachform (restringierter Code, d. Verf.) ist darin zu sehen, dass sie das Erleben von Schuld und Scham in Bezug auf bestimmte Situationen verhindert." (99)

Für Bernstein ist die Sprache also der determinierende Faktor für eine ganze Reihe von kognitiven und affektiven Reaktionen. Er meint damit bestimmte Qualitäten, die in der Intelligenztheorie als konstituierende Elemente der Intelligenz selber erscheinen; andererseits benutzt er zur Messung der Intelligenz einfache Tests, die nur eine Differenzierung in verbal-nicht-verbal zulassen. Einerseits grenzt also die Sprachform den Bereich kognitiver und affektiver Reaktionen ein, mit dem was übrig bleibt hat der einzelne Sprecher dennoch die Möglichkeit, "innerhalb" seiner Sprechweise eine bestimmte Auswahl zu treffen:

"Die Aufgabe, die die Intelligenz hat, liegt darin, den Sprecher zu befähigen, erfolgreicher die Möglichkeiten auszunutzen, die symbolisiert werden durch die sozial determinierten Formen des Sprachgebrauchs." (108)

oder:

"Entsprechend der Form der Sozialbeziehung wechseln die Individuen natürlich von einem zum anderen(Code - d. Verf.), und aus diesem Grund ist ihr Sprachgebrauch von Persönlichkeitsmerkmalen und der Intelligenz der Sprecher unabhängig. Diese Faktoren können das <u>Niveau</u> innerhalb eines Codes beeinflussen, doch ist der Code nicht unausweichlich eine Funktion dieser psychologischen Faktoren." (160)

Diese Argumentation wurde auch von Oevermann aufgegriffen (s. Oevermann, 1972,S. 414, 425, 431, 441 usw.) Die spätere Annahme des Codes als verbalem Planungsmechanismus im Unterschied zu den beobachtbaren Sprachvarianten rechtfertigt nachträglich diese Unterscheidung. Sie bleibt trotzdem problematisch: Wenn das <u>Niveau</u> der Ausdrucksweise innerhalb eines Codes durch die Intelligenz bestimmt wird, so könnte man annehmen dass ein "restringierter" Sprecher der zudem intelligent ist dieselben Ausdrucksmöglichkeiten innerhalb seines Codes hat als ein intelligenter "elaborierter" Sprecher im "elaborierten Code". In diesem Falle wären die Codes dann definitionsgemäß nicht mehr unterscheidbar, weil ja linguistische Überlegungen irrelevant und nur das Resultat, welches die Sprechweisen für den Einzelnen beinhalten von Bedeutung sind.

Ein weitere Kritikpunkt an Bernsteins Behandlung der Intelligenz ist der Zusammenhang zwischen seiner Theorie und seinen Messe Verfahren: Er arbeitete bloß mit Intelligenztests, die eine Differenzierung in verbal- nicht-verbal erlauben, nahm aber darüber hinaus Fähigkeiten an, die er in seine Theorie integrierte jedoch nie zu messen versuchte.

1.126 Sozialisationstheorie

Ohne uns lange bei diesem Kapitel aufhalten zu wollen, möchten wir dennoch zeigen, welche Rolle sozialisationstheoretische Konzepte bei Bernstein spielen. Wie bereits aus den vorhergehenden Abschnitten deutlich wurde, dienen diese Konzepte der Beschreibung der sozialen Schichten einerseits und der Beweisführung für die Überlegenheit des elaborierten Codes andererseits. Der Verdacht liegt nahe, dass Bernstein implizit das Kriterium der "social desirability" als Bewertungsgrundlage für seine Beschreibung der Schichten nimmt: Fället es der Mittelschicht zum Beispiel leichter, sich mit den Prinzipien der Gerechtigkeit zu identifizieren, so muss die Unterschicht sich notwendigerweise eher mit dem Kriminellen identifizieren. (199) Besonders in diesem Bereich treibt Bernstein seine Praxis der Dichotomisierung auf die Höhe: Auf der einen Seite Autorität, auf der anderen Toleranz; (127) auf der einen Seite Gruppensolidarität, auf der anderen Individualismus (97); auf der einen Seite Erleben von zärtlichen Gefühlen, auf der anderen bloß Rohheit; (98) auf der einen Seite organische, auf der anderen Seite mechanische Solidarität (136); auf der einen Seite positionelle, auf der anderen personale Kontrolle (61) usw.. Ganz klar ist Bernsteins Sozialisationstheorie nicht einmal in ihren Grundlagen:

"Einerseits leitet Bernstein den restringierten Sprachgebrauch direkt aus den materiellen Lebensbedingungen der Arbeiter und der sozialen Beziehungen innerhalb der Arbeiterschaft ab, andererseits führt er sie auf Rollenbeziehungen innerhalb der Unterschichtfamilie zurück, die die Sozialisation des Kindes auf einen restringierten Sprachgebrauch hinlenken, so dass die

Psychologische und soziologische Dimensionen des Interferenzprozesses

Sprechweise des Kindes (bzw. seine verbale Planung) bereits vor der direkten Konfrontation mit den Lebensbedingungen im Produktionsprozess weitgehend ausgeprägt ist und sich möglicherweise schon beim Schuleintritt des Kindes soweit Verfestigt ist, dass die Möglichkeit einer kompensatorischen Schulerziehung den schichtenspezifischen Kreislauf "Sozialisationsform - Stellung im Produktionsprozess - Sozialisation der Kinder usw." aufzubrechen, begrenzt sind." (Niepold ,a.a.O., S.25)

Abgesehen davon, dass sich weder Bernstein noch wir für eine kompensatorische Erziehung stark machen, wird hier wieder einmal deutlich, wie widersprüchlich Bernsteins Theorie klingen kann, wenn man frühere und spätere Aufsätze vergleicht. Zuerst versucht er, eine bestimmte Vorstellung des sozialen, kognitiven und affektiven Verhaltens der Arbeiterschicht bzw. der Mittelschicht - seine eigene Vorstellung - in ein bestimmtes Schwarz-Weiß-Schema zu pressen, welches seinen einfachsten Ausdruck in der Code-Dichotomie findet. Dann weitet er die Beschreibung aus um durch zusätzliche Konstrukte wunde Stellen in seiner Theorie abzudecken und verstrickt sich dabei in Widersprüche. Seine Vorstellungen zur Sozialisation sollen seine Code-Theorie untermauern indem den Schichten bestimmten positive bzw. negative Qualitäten zugeordnet werden.

Eine erste zusammenfassende Bemerkung Bernsteins zu seiner Sozialisationstheorie finden wir zu einem Zeitpunkt, als er die Rollentheorie schon explizit übernommen hatte:

"Lassen Sie mich jetzt unseren Argumentationsgang noch einmal Verfolgen. Wir begannen mit der Annahme, dass die soziale Organisation und Subkultur der unteren Arbeiterschicht aller Wahrscheinlichkeit nach eine bestimmte Kommunikationsform entstehen lassen, durch welche die "Gene" der sozialen Schicht übermittelt werden. Zweitens postulierten wir zwei allgemeine Typen linguistischer Codes und analysierten ihre sozialen Ursprünge und die verhaltenssteuernden Konsequenzen. Drittens behaupteten wir, dass die Subkultur der unteren Arbeiterschicht durch einen restringierten Code tradiert würde, wohingegen die der Mittelschicht sowohl elaborierte wie restringierte Codes enthielte. Diese Kausalverbindungen hielten wir für sehr ungenau, außerdem vernachlässigten sie die Dynamik des Prozesses. Im vierten Schritt kam es zur Konstruktion zweier Typen von Rollensystemen in Familien - positionell und personal und der damit kausal verbundenen "offenen" und "geschlossenen" Kommunikationssysteme und der dazugehörigen Kontrollverfahren. Im fünften Schritt verbanden wir restringierte und elaborierte Codes und ihre zwei Formen mit positionell und personal orientierten Rollensystemen in Familien. Schließlich diskutierten wir die Faktoren, die die Entwicklung und den Wandel der Familientypen beeinflussen." (227)

Psychologische und soziologische Dimensionen des Interferenzprozesses

Das Konzept der Rolle liefert Bernstein einen Rahmen für verschiedene Vorstellungen, die er nur ungeordnet nebeneinander formulieren konnte.

"Wenn nun das Kommunikationssystem, das eine gegebene Rolle bestimmt, wesentlich das der Sprache ist, sollte es möglich sein, kritische soziale Rollen nach Maßgabe der Sprachformen („speech forms"); die sie regulieren, zu unterscheiden. Unter kritischen sozialen Rollen verstehe ich jene, durch welche die Kultur vermittelt wird. Diese Rollen werden in der Familie, in der Alters- oder Peer-Gruppe, in der Schule und im Beruf gelernt. Dies sind die vier Grundsituationen für Rollen(-verhalten)." (202-203)

Die "soziale Rolle" wird nun zu den Codes in Beziehung gesetzt:

"Wir haben nun den Rahmen skizziert, der eine kausale Verbindung zwischen Rollensystemen, linguistischen Codes und der Realisierung unterschiedlicher Ordnungen von Bedeutung und Relevanz zeigt." (2o9)

Im Folgenden unterscheidet Bernstein zwischen positionellen und Person orientierten Familientypen, offenen und geschlossenen Kommunikationssystemen (213ff) um zu der Feststellung zu gelangen:

"Wenn man die Rolle nicht beherrscht, kann man nicht die angemessene Sprache hervorbringen." (266)

Hier ist wiederum ein Wendepunkt in seiner Theorie: Vorher konnten die Kinder noch über andere Verhaltensweisen - besonders Lernen - vom restringierten zum elaborierten Code überwechseln. (vgl. 1.121) Dies wird jetzt zunehmend unmöglich denn Bernstein erkennt die Funktionalität und Gebundenheit verschiedener Sprachvarianten und versucht diese Erkenntnis in Begriffen der Rollentheorie zu formulieren. Damit artikuliert er indirekt, wo die "soziale Mobilität" an ihre Grenzen stößt, nämlich dort, wo die Grenzen der verschiedenen sozialen Schichten von der Gesellschaftsordnung festgelegt sind. Zum Schluss gibt er vier für die Sozialisation relevante Zusammenhänge an:

- Der regulative Zusammenhang
- Der Zusammenhang in dem unterrichtet wird
- Die Vorstellungs- oder Empfindungszusammenhänge
- Der interpersonale Zusammenhang

und stellt folgende Hypothesen auf:

"Wenn die sprachliche Verwirklichung dieser vier Kontexte den vorwiegenden Gebrauch restringierter Sprachvarianten einschließt, vertrete ich die These ‚dass die Tiefenstruktur der Kommunikation ein restringierter Code ist, der in den "vergemeinschafteten" Rollen wurzelt und kontextgebundene Bedeutungen verwirklicht, z.B. partikulare Bedeutungssysteme. Sicher unterscheiden sich die spezifisch grammatikalischen und lexikalischen Wahlen von einem Zusammenhang zum anderen. Wenn die sprachliche Verwirklichung dieser vier Kontexte den vorwiegenden Gebrauch elaborierter Sprachvarianten umfasst, vertrete ich die These, dass die Tiefenstruktur der Kommunikation ein elaborierter Code ist, der seine Grundlage in individualisierten Rollen hat und kontextfreie universale Bedeutungen verwirklicht." (271)

Ohne also seine wesentlichsten Behauptungen aufzugeben, "Verfeinert" Bernstein seine sozialisationstheoretische Analyse. Von der einfachen Mutter-Kind-Beziehung und den daraus resultierenden Kontrollformen bis hin zur komplexen Rollentheorie als Erklärungsschemata für soziales Verhalten, schichtenspezifische Kommunikationsformen und Sprechweisen ist jedoch bei ihm kein Mehr an Klarheit zu verzeichnen. Sein Modell wird eher, wie dies Coulthard schon andeutete noch unübersichtlicher.

1.127 Dichotomisierung

Es wäre müßig, wiederum. alle Beispiele aufzuzählen, in denen Bernstein zwei entgegengesetzte Pole als Dimensionen seiner Variablen setzt. Die Beispiele erscheinen fast alle auf den vorhergehenden Seiten.

Kurz, die Praxis der Dichotomisierung ist wesentlich für Bernsteins Theorie. über seine Erfahrung als Pädagoge interessierte er sich wahrscheinlich mehr an den Extremen (gut - schlecht) schulischer Leistungen als an dem Mittelmäßigen. In dieses Schema presste er auch seine Theorie. Auch wenn diese dichotomen Begriffe für ihn vor allem eine heuristische Funktion haben, so implizieren sie doch einen normativen Standpunkt. Die Differenz-Konzeption ist differenzierter, weil sie explizit auf Normen und damit auch Dichotomisierungen verzichtet.

Es ist verwirrend, wenn Oevermann schreibt:

"Vielmehr scheint das, was Bernstein eindimensional als "restringiert" und "elaboriert" bezeichnet, in verschiedenen, unabhängig voneinander variierende linguistische Dimensionen zu zerfallen." (a.a.O., S.403-404)

um dann

"ein Kontinuum von "restringiert" bis "elaboriert"" (ibd., 404)

zu unterstellen.

Bernstein war sich dessen wohl bewusst, dass die Codes nie "in reiner Form" auftreten. Sie entsprechen in der Wirklichkeit der linguistischen Norm einerseits und einem (oder mehreren) diese Norm verletzenden Sprachvarianten andererseits. Dass es unterschiedliche Stufen im Verstoß gegen diese Norm gibt bezweifelt niemand. Oevermanns Kriterien sind deshalb umso fragwürdiger, als bei der Annahme eines Kontinuums eine mehr oder weniger willkürliche Grenze gesetzt werden muss; und dies nicht nur was die Codes anbelangt, sondern auch für andere Variablen (Schicht, Intelligenz usw.)

Bernsteins Theorie ist zu den Akten gelegt worden. Es gibt kaum noch Psychologen, Linguisten oder Soziologen, die auf der Basis der Defizit-Theorie arbeiten. Für uns war sie jedoch in zweierlei Hinsicht wichtig. Erstens stand Bernstein Ausgangspunkt unserer Überlegungen und beeinflusste damit die Anlage der Untersuchung allgemein. Die Kritik an ihm war und bleibt für das Verständnis und für die weitere Entwicklung unserer Arbeit auf diesem Gebiet - über die Diplomarbeit hinaus von großer Bedeutung. Zweitens versuchte Bernstein, Variablen in seine Untersuchungen einzubeziehen in die Beziehungen zwischen diesen Variablen zu analysieren die unserem Erachten nach wichtig für das Verständnis der Mechanismen von Sprach- und Denkprozessen sind. Damit stellen wir uns bewusst gegen die Annahme der Differenz-Konzeption (vgl. 1.200), welche diese Dimensionen aus ihren Untersuchungen ausklammert. Es handelt sich unserer Meinung nach bei der Frage ob man z.B. Intelligenz im Zusammenhang mit Sprache untersuchen sollte um eine Frage des Standpunkts und der Methoden eher denn um eine prinzipielle Frage.

1.130 Bernsteins Schüler

Obwohl Bernsteins Theorie in allen Ansätzen, die wir nun referieren wollen - punktuell - kritisch rezipiert wird, arbeiten alle mit denselben Grundannahmen, die einfach übernommen werden.

Psychologische und soziologische Dimensionen des Interferenzprozesses

Für den englischen Sprachraum werden vor allem Lawton, Robinson, Hawkins und Loban zitiert, für den deutschsprachigen Raum Reichwein, Roeder und Oevermann.

a) Lawton

Lawton gelangte in seinen Untersuchungen zu "Ergebnissen, die die Theorie der linguistischen Codes im Wesentlichen bestätigen." (Hager u.a., a.a.O., S. 79)

Seine inhaltliche Übereinstimmung mit Bernstein wird in der folgenden Bemerkung deutlich:

"Der Inhalt der Aufsätze bestärkt die Ansicht, dass die Welt der Arbeiterklasse mehr von konkreten Dingen als von Ideen, mehr von Geschehnissen als von der geistigen Verarbeitung dieser Ereignisse beherrscht ist." (ibd., S. 82)

Lawton arbeitete mit (fragwürdigen) linguistischen Kriterien, Satzergänzungstests und mit der Inhaltsanalyse von Aufsätzen. Er zweifelte jedoch an der Allgemeingültigkeit der Bernsteinschen Aussagen:

"Meiner Meinung nach zeigt diese Untersuchung einen sehr beträchtlichen Zwiespalt zwischen der normalen sprachlichen Leistung und der möglichen Leistungsfähigkeit bestimmter Schüler aus der Arbeiterklasse." (ibd., S. 85)

b) Robinson

Sie arbeitete mit Satzergänzungstests und Aufsätzen. Auch bei ihr finden wir Ansätze zu einer Kritik Bernsteins:

"Robinson geht davon aus, dass das Thema A (Brief an einen Freund aufsetzen - d. Verf.) zu einer mehr restringierten Schreibweise anregt, das Thema B (Brief an einen "alten Herrn" der Schule mit der Bitte um ein Stipendium - d. Verf.) zu einer mehr elaborierten. Bernsteins Hypothesen sagen laut Robinson voraus, dass die deutlichsten Schichtunterschiede in den Aufsätzen zum Thema B auftreten. Die linguistische Analyse ergibt aber - im Gegensatz zu Lawton - dass die Unterschiede beim Thema A grösser sind. Wenn es stimmt, dass das Thema B zu einem elaborierten Sprachgebrauch anregt, dann bedeutet dieses Ergebnis eine deutlichere Relativierung Bernsteins als Lawtons Ergebnisse bei individuellen Interviews: in einer sonst gleichen Verbalisierungssituation provoziert diejenige Aufgabe, die mehr Elaboriertheit verlangt, auch bei den Arbeiterkindern eine elaboriertere Sprache als die andere Aufgabe;

die Schichtunterschiede sind im Falle des "elaborierten "Themas geringer als im Falle des "restringierten". (Niepold, a.a.O., 8.43)

Robinson verwies - um ihre Resultate zu erklären - auf die Problematik der Untersuchungssituation (Niepold, a.a.O., S.48), und schlug differenziertere Untersuchungstechniken vor.

c) Loban

Loban hat eine Langzeitstudie über das Sprachverhalten von Kindern durchgeführt, wobei er Satzkonstruktionen mit Hilfe von 5 Satztypen verglich und quantifizierte.

Dittmar (a.a.O., S.58) kritisiert diese Studie an drei Punkten:

1. geben die Daten keine verlässliche Grundlage für die Beurteilung
2. ist die Auswertung methodisch nicht korrekt gewesen, was die Haltbarkeit des schichtenspezifischen Vergleichs anbelangt
3. gibt es Feststellungen, die nicht theoretisch begründet werden

daraus folgt Dittmar:

"Lobans Sprachdaten geben einen Eindruck davon, wie Kinder Sprache gewöhnlich in Testsituationen oder in der Schule benutzen, sie reflektieren jedoch weder in funktionaler noch in leistungsspezifischer Hinsicht den Umfang der kindlichen Sprachfähigkeit." (ibd., S.58)

d) Hawkins

Hawkins untersuchte Kinder der Mittelschicht und der Unterschicht auf den Gebrauch von Pronomina in Anlehnung an die Kategorien-Grammatik von Halliday (Beschreibung bei Dittmar, 1973, S. 66f). Seine Resultate fasst er wie folgt zusammen:

"With this evidence we have shown very considerable differences between the type of speech produces by middle-class children and that of working-class children, which may have important consequences ... These findings substantiate the predictions derived from Bernsteins theory of restricted and elaborated codes." (zit. bei Dittmar, S. 68)

Dittmar kritisiert die Untersuchungssituation (Darbietung von Bildfolgen), die linguistischen Annahmen sowie die Behandlung der Daten. Wie alle anderen Untersuchungen kann auch diejenige Hawkins kaum als <u>Beweis</u> für die Theorie der linguistischen Codes herangezogen werden.

Im deutschen Sprachraum gibt es mehrere Untersuchungen, von denen hauptsächlich drei zitiert werden:

e) Roeder

P.M. Roeder untersuchte die Schriftsprache von über 500 Kindern und fand Resultate, die denjenigen Bernsteins ziemlich entsprachen; er stellte fest:

"Für die Kinder der Unterschicht, die in der Regel auf der Volksschule zurückbleiben, wird das Sprachmilieu wiederum eingeschränkt und der Unterschied zwischen der sprachlichen Umwelt in der Schule und außerhalb der Schule geringer. Die Differenzierung der Schultypen trägt dadurch wahrscheinlich zur Stabilisierung der spezifischen Sprachmerkmale der jeweiligen Sozialschichten bei." (zit. nach Hager u.a.; a.a.O., S.86)

f) Reichwein

R. Reichwein untersuchte Aufsätze von Kindern aus dem 7., 8. und 9. Schuljahr mit einer Methode, die noch hinter den Ungenauigkeiten Bernsteins zurückbleibt. (s. Niepold, S. 59; Hager u. u., S.94f). Als Kompensationsprogramm schlägt sie ein "formales Training logischer Operationen" vor, (Hager, a.a.O., S.95). Zu diesem Schluss konnte sie nur kommen über die "empirische Feststellung",

"dass die Zensuren in Deutsch und Mathematik bei Schülern, die in Mengenlehre unterrichtet worden sind, sich deutlich verbesserten als bei Schülern, die solchen Unterricht nicht bekommen haben." (Niepold, a.a.O., S.54)

g) Oevermann

zu Oevermann bemerkt Dittmar:

"Oevermanns Untersuchung muss ... zu den theoretisch und empirisch fundiertesten Arbeiten der Defizit-Hypothese gerechnet werden. Dies gilt vor allem für ihre sorgfältige technische Durchführung." (Dittmar, a.a.O., S.70)

Diese Vorteile wollten wir zu Beginn unserer Arbeit noch verbessern, indem wir eine für die luxemburgische Bevölkerung repräsentative Stichprobe auswählten, die hinsichtlich der sprachlichen Voraussetzungen und der schulischen Sozialisation homogen war (und deswegen sprachliche Unterschiede schon eher als Milieuerscheinungen interpretiert werden konnten) und die Messung der Intelligenz wesentlich erweiterten (Testbatterie von Hoger und Buschmann).

Oevermann zog sehr stark sozialisationstheoretische Überlegungen in seine Arbeit mit ein, die jedoch alle schon implizit bei Bernstein enthalten sind. Die mangelnde Verbreitung der Aufsätze Bernsteins ließ es zu, dass Oevermann verschiedene Zusammenhänge so darstellen konnte, als habe er allein zu ihrer Aufklärung beigetragen. Er übernimmt Argumente Bernsteins, kritisiert diese ein bisschen, dreht und wendet sie um sich dann schließlich doch der Auffassung seines Meisters anzuschließen. Das geht besonders aus seinen Hypothesen und deren Begründung hervor:

"Die aus zwei Teilaussagen bestehende Generalhypothese der Untersuchung lässt sich somit wie folgt fixieren:

1. Zwischen Kindern der Mittelschicht und der Unterschicht zeigen sich im Sprachverhalten unterschiede, die mit der theoretischen Interpretation der linguistischen Merkmale in der Dimension "restringiert-elaboriert" übereinstimmen.

2. Diese Unterschiede zwischen der Mittelschicht und der Unterschicht bestehen unabhängig vom Niveau der gemessenen Intelligenz.

Als theoretische Begründung gilt die im vorangegangenen Abschnitt skizzierte Bernsteinsche Theorie: Merkmale von sozialen Strukturen oder von Subkulturen schlagen sich in der Struktur von Sprechweisen nieder. Die Sprechweisen werden linguistisch jeweils an eine systematische Auswahl aus den Möglichkeiten angesehen, die eine formal darstellbare Kultursprache ("language") bietet. Für das zu sozialisierende Individuum determinieren diese typischen Sprechweisen als unabhängige Variablen die kognitive Entwicklung, den Erfahrungshorizont und den Bereich der Handlungsalternativen und bestimmen damit unabhängig vom Intelligenzniveau die Leistung und den leistungsabhängigen Erfolg in der formalen Schulbildung." (Oevermann, 1972, S. 94)

Oevermanns Stichprobe bestand aus vier Frankfurter Realschulklassen, die jedoch nicht das erwartete Bild von der Gesellschaft lieferten, welches sich Oevermann erwartet hatte, nämlich eine klare Trennung der Schichten. Deswegen musste er beständig seine Erkenntnisse relativieren: Schwache Signifikanzen wurden jedes Mal auf die Mängel der Stichprobe zurückgeführt. Dadurch dass in der Realschule - grob gesagt - die "besten" Arbeiterkinder und die "schlechtere" Schüler aus der Mittelschicht landen, erhielt er Resultate, die genau das Gegenteil von dem belegten, was in seinen Hypothesen vorausgesagt wurde. Wenn jedoch seine Hypothesen "eindrucksvoll" bestätigt wurden, übersah er geflissentlich alle Mängel seiner Stichprobe.

Psychologische und soziologische Dimensionen des Interferenzprozesses

Dittmar kritisiert, dass Oevermann schriftliches Material (2 Aufsätze) zur Analyse herangezogen habe:

"Oevermann begeht einen Irrtum, wenn er schriftsprachliche Äußerungen mit gesprochenen gleichsetzt; die Bedingungen mündlicher und schriftlicher Kommunikation divergieren erheblich. Bevor nicht mündliches und schriftliches Sprachverhalten kontrastiv in ihren jeweiligen Unterschieden beschrieben sind, ist es unzulässig, von schriftlichen Äußerungen auf mündliches Ausdrucksverhalten zu schließen." (Dittmar; 1973, S.76)

Oevermann begründet sein Vorgehen mit dem Argument, er wolle damit eine Analyse der formalen Konstruktionsmittel einleiten:

"Dem Schema liegt die Konzeption zugrunde, dass Satzgebilde als sprachliche Sequenzen aufzufassen sind, die wiederum als Indikatoren intrapsychischer Aspekte der verbalen Planung gelten." (Oevermann, 1972, S. 175)

Nach Dittmar ließ sich Oevermann hier teilweise von der modernen Linguistik Chomskyscher Prägung beeinflussen, indem er die formale Struktur der Sprache untersuchte und diese Konzeption mit denjenigen Bernsteins zu versöhnen sichte, indem er geschriebene wie gesprochene Sprache als Produkt der verbalen Planungsstrategien begriff. Gerade neuere Ansätze versuchen jedoch eine Trennung von linguistischer und kommunikativer Kompetenz herbeizuführen (vgl. weiter unten).

Dieses "Herabsteigen" von beobachtbaren zu nicht beobachtbaren Phänomenen gibt Oevermann wie auch Bernstein die Gelegenheit, über ähnliche Schlüsse "an der Komplexität der sprachlichen Dimension die Komplexität der kognitiven Dimension" (Dittmar, a.a.O., S.73) ablesbar zu machen.

Zur Problematik des schriftlichen Sprachmaterials möchten wir noch hinzufügen, dass es uns als durchaus berechtigt erscheint, sich mit diesem zu befassen, wenn man im Rahmen der schulischen Anforderungen bleibt und Kriterien wie Leistung und Erfolg in seine Überlegungen miteinbezieht. Eine unvoreingenommene Sprachanalyse erfordert eher gesprochenes Material und zusätzlich einen Kontext, der frei von normativen Zwängen ist. Unzulässig ist es auf jeden Fall, von einer extrem formalisierten Situation (Schule) auf die linguistische Kompetenz von Sprechern bzw. Mechanismen der verbalen Planung zu schließen, oder schlimmer noch: auf die Intelligenz der Versuchspersonen. Dies tun jedoch die Theoretiker der Defizit-Hypothese.

Dittmar kritisiert ebenfalls Oevermanns linguistische Analyse: Die "Grundsätze für die Auswahl und Konstruktion" seiner Variablen spiegelten deutlich Bernsteins normative Sprachauffassung wieder. (Dittmar, a.a.O., S.73)

Seine linguistischen Variablen gliedert Oevermann nach 5 theoretischen Gesichtspunkten, die teilweise von seinen Vorstellungen zur Sozialisationstheorie bestimmt werden:

1) Syntaktische Komplexität

Oevermann stellt eine "höhere syntaktische Komplexität" der Mittelschichtkinder fest, die "fast ausschließlich auf der Konstruktion von Nebensätzen, also auf Subordination" beruhe. (Oevermann, a.a.O., S.21o). Dazu jedoch ein Kommentar eines Rezensenten zu einem Artikel von Gisela Schultz[6]:

"Als Unterschied bleibt, dass die Unterschicht Sätze eher koordiniert, die Mittelschicht eher subordiniert. Diese Definition ist aber grammatisch, nicht logisch und erweist das Kriterium der Satzkomplexität - solange es an der sprachlichen Oberflächenstruktur erhoben wird - als ein rein stilistisches, das einem wissenschaftlich nicht fundierbaren normativen Anspruch der Mittelschicht Ausdruck verleiht."

Womit könnte Oevermann seine Resultate aufrechterhalten, wenn selbst die linguistischen Kriterien, die seine einzigen gesicherten empirischen Grundlagen ausmachen, sich als untauglich erweisen? Das kann die Defizit-Hypothese durch Kriterien wie das folgende:

2) Differenzierte Erfassung struktureller Zusammenhänge in der Objektwelt

Hier ergab sich bei Oevermann "kein konsistentes Bild" (ibd., S.229). Es schien "sogar", als "planten" die Kinder der Unterschicht "elaborierter" als die der Mittelschicht. Auch mit den Einzelergebnissen kann Oevermann wenig anfangen; er interpretiert sie im Rahmen seiner Vorstellung von der allgemeinen geistigen Überlegenheit der Mittelschicht.

3) Individuierter Sprachgebrauch durch explizite Bedeutungsspezifizierung deskriptiver Elemente und der Interpretation innerer Zustände.

---

[6] Rezension von G. SCHULTZ: Satzkomplexität, ein zweifelhaftes linguistisches Kriterium; in: Diskussion Deutsch 3/72, S.27-36 in: betrifft Erziehung 2/72

Psychologische und soziologische Dimensionen des Interferenzprozesses

Auch hier gab es keine Resultate "im Sinne der Voraussage" und wiederum schien es als sei die Semantik der Unterschichtkinder besser entwickelt als die der Mittelschichtkinder (ibd., S.257), dass sie sogar einen "größeren Wortschatz" haben (ibd.)

4) Individuierter Sprachgebrauch durch Signalisierung subjektiver Intentionen.

Hier wurden Oevermanns Hypothesen "eindrucksvoll" bestätigt:

"Die Kinder der Mittelschicht gebrauchten hochsignifikant häufiger als die der Unterschicht intentionale Verben, gemessen am Verhältnis zu den überhaupt benutzten Verben." (ibd., S.270)

Als Paradebeispiel für die Voreingenommenheit der Defizit-Hypothese sei aus diesem Abschnitt noch zitiert:

"Somit konnte nachgewiesen werden, dass für die Kinder der Unterschicht in gleicherweise die Pronomen beider Personen im Plural relevant sind. Das wurde als Niederschlag einer mangelnden personalen Identität und einer kollektiv-solidarischen Deutung der sozialen Umwelt interpretiert. Für die Kinder der Mittelschicht ist dagegen eher das Personalpronomen der ersten Person Singular von Relevanz, was als Beleg für eine ausgebildete Identität angesehen wird." (ibd., S.270)

Dazu bemerkt Dittmar:

"Hier zeigt sich erneut eine gewisse Fatalität, wenn ein normativer Gesichtspunkt mit einer simplen Analogie zwischen Sprechen und Denken verbunden wird: wer viele intentionale Verben verwendet, erscheint als handlungsmotivert und -dynamisch; gebraucht er zusätzlich noch viele "Ich"-Formen, so muss ihm selbstbewusstes, individuiertes Handeln bescheinigt werden. Diese in der Wahl der Variablen implizit angelegten Wertungen und naiv anmutenden Analogieschlüsse machen deutlich, dass die in dieser Perspektive nahegelegte Rolle der Sprache für soziales Handeln weit überschätzt wird; andererseits berücksichtigt Oevermann die allgemeinen Zusammenhänge zwischen Sprechen und Handeln zu wenig." (Dittmar, a.a.O., S. 75)

Außerdem scheint Oevermann ein eigenes Verständnis von "Identität" zu haben; der Begründer des Begriffs sieht in der Identität nicht bloß kleinbürgerlichen Egoismus:

"Es kann keine scharfe Trennungslinie zwischen unserer eigenen Identität und der Identität anderer Menschen gezogen werden, da unsere eigene Identität nur soweit existiert und als solche in unsere Erfahrung eintritt, wie die Identitäten anderer Menschen existieren und als solche ebenfalls in unsere Erfahrung eintreten. Der Einzelne hat eine Identität nur im Bezug zu den Identitäten anderer Mitglieder seiner gesellschaftlichen Gruppe." (G.H. MEAD, 1973, S.2o6)

5) Abstraktionsniveau

Dazu ein Zitat aus Dittmar (a.a.O., S.75)

"In diesem Abschnitt sollte das Abstraktionsniveau gemessen werden. Für die hierfür relevanten Variablen konnten keine geeigneten Operationalisierungen entwickelt werden. Die dennoch durchgeführten Quantifizierungen richteten sich gegen die in der Hypothese aufgestellten Erwartungen."

Die "kritischen Bemerkungen" Oevermanns zu "einigen Annahmen" von Bernsteins Theorie sind nicht mehr als einige wohlgemeinte Ratschläge unter Kollegen. Er verheddert sich nur noch mehr im Netz von psychologischen, soziologischen und linguistischen Argumenten. Einzelne selbstkritische Bemerkungen bleiben ohne Konsequenzen.

Der Text wird immer undurchsichtiger:

"Interindividuelle Unterschiede werden vorausgesagt, wenn die Individuen - bezogen auf ihre personale Identität - als Repräsentanten biographisch verschiedener Sequenzen von Handlungssituationen gelten können und wenn sie - bezogen auf ihre soziale Identität - als Repräsentanten verschiedener Konstellationen aktualisierbarer Rollen angesehen werden müssen." (a.a.O., S.350)

Oevermann dehnt Bernsteins Code-Theorie sogar noch aus auf "außerlinguistische Kommunikationssymbole", um das allgemeine Defizit der restringiert Sprechenden noch stärker hervorzuheben. Als Vermittlung dient auch hier die Sozialisationstheorie:

"Bezogen auf den Sozialisationsprozess fehlt diesem Sprecher damit die sprachliche Voraussetzung für die Ontogenese einer kategorial abstrakten Weltauffassung." (a.a.O., S. 365)

Weil es diesem Sprecher also von vornherein unmöglich ist, "kritische rationale Distanz" zum "Handlungskontext" zu gewinnen, empfiehl sich - auch gegen die sich "eminent-politisch-progressiv gebärdende Kritik" (man beachte den häufigen Gebrauch von Adjektiven und Adverbien) - die "Chance zur Rationalität" tu ergreifen, welche nur die "Strategie des elaborierten Sprachgebrauchs" uns bietet. (a.a.O., S. 367) Aus diesen Gründen ist folglich der Begriff "Code" unzulänglich geworden und man müsste von "Strategien des Gebrauchs von Kommunikationssymbolen" (ibd., 5.368) sprechen; handelt es sich doch bei der "komplexen" Version der Theorie der linguistischen Codes um eine "allgemeine, situationsübergreifende kognitive Strategie[7]." Also gibt es auch auf dieser übergreifenden Ebene die Dimension elaboriert-restringiert.

Später baut Oevermann auch die Rollentheorie in sein Konzept ein. Es sei "notwendig", "soziale Rollen als Determinanten linguistischer Codes in Begriffen einer allgemeinen Matrix von Komponenten der Interaktionssituation zu beschreiben." (ibd., S.383)

"Unter dem Gesichtspunkt des objektiv-faktischen Substrats von Rollenhandeln sind Situationen des Symbolgebrauchs daraufhin zu untersuchen, welche instrumentellen Problemlösungsstrategien (technologisches Mittel-Zweck-Handeln) der Problemkontext in den das Rollenhandeln eingelassen ist, dem Handelnden abgefordert und welche Formen der symbolischen Kommunikation in Abhängigkeit davon ausgebildet werden müssen." (ibd., S. 386)[8]

---

[7] Oevermann differenzierte die Theorie der linguistischen Codes indem er eine "komplexe" und eine "elementaristische" Version dieser Theorie postulierte:
"So können eine elementaristische und eine komplexe Version der linguistischen Codes wechselseitig ineinander greifen. Sie stehen nicht im Widerspruch zueinander; ihr Blickwinkel richtet sich nur auf verschiedene Aspekte des nämlichen Sachverhalts: Die elementaristische Version klärt die Strategien des Symbolgebrauchs, die von objektiv in einem allgemeinen Kategoriensystem beschreibbaren Elementen der Interaktionssituation abhängig sind; sie klärt gleichsam die als "soziale Tatsachen" allen Handelnden gleichermaßen vorgegebenen, situationsspezifischen Symbolisierenden. Diese Klärung ist notwendig, wenn die Genese situationsübergreifender, ein Individuum qua Mitglied einer spezifischen Subkultur kennzeichnender Strategien des Sprachgebrauchs aufgehellt werden soll - der Strategien also, die im Zentrum der komplexen Version der Theorie der linguistischen Codes stehen. Die Analyse dieser letztgenannten Strategien wiederum ist ihrerseits Voraussetzung für eine Erklärung situationsspezifischer Sprechstile im Rahmen der elementaristischen Version der Theorie der linguistischen Codes, und zwar insofern, als die in die situationsübergreifenden Codes eingebettete selbsttätige Situationsdeutung des Individuums die objektiven Interaktionsbedingungen in spezifischer Weise vorstrukturiert." (Oevermann, a. a. O., S. 349-350)

[8] In diesen Abschnitten ist der Bezug auf Habermas unverkennbar. Habermas beruft sich auf das interaktionistische Rollenkonzept (Mead u.a.) um seinen Begriff von Ich-Identität zu formulieren. Ich-Identität wird begriffen als Fähigkeit zur Stabilisierung und Widerherstellung eines balancierten Verhältnisses zwischen sozialer und persönlicher Identität. Notwendig für die Erlangung der Ich-Identität sind der Erwerb der Grundqualifikationen des Rollenhandelns (Rollendistanz, Ambivalenztoleranz und Empathie; "role-taking" bei Mead) sowie die Beherrschung der Grundqualifikationen der Rede (analytischer und reflexiver Sprachgebrauch). Beide sind die Grundlage für das Gelingen symbolisch vermittelter Interaktionsprozesse (wo Ich-Identität entsteht). Die Beherr-

So sind Industriearbeiter nach Oevermann auf die Ausbildung einer "differenzierten außersprachlichen Gestik" angewiesen, während - und hier könnte man an der Ernsthaftigkeit Oevermann zweifeln - "die überwiegende Anzahl der modernen Bürotätigkeit eine komplexe Verbalisierung abstrakter Sachverhalte (hervorgehoben von uns) notwendig macht."'(ibd., 5.387)

Abschließend könnte man mit S. Jäger sagen: (1972, S.83)

"Oevermanns Verdienst ist die Tatsache, dass wir bessere Schulbücher für Mittelschichtkinder haben."

1.200 Die Differenz-Konzeption

1.210 Grundbegriffe, Grundlagen und Forschungsbereiche

Bei der Beschreibung der Differenz-Konzeption halten wir uns fast ausschließlich an Dittmar (1973, S. 128ff). Dies zum Teil deswegen, weil sich die Differenz-Konzeption nicht wie die Defizittheorie an einem einzelnen Autor wie Bernstein exemplarisch darstellen und kritisieren ließe.

Im Unterschied zur Defizit-Theorie bietet die Differenz-Konzeption eine bessere Ausgangsbasis zur Beschreibung und Untersuchung von Sprachvarietäten. Dittmar begreift sie alternativ zur Bernsteinschen Forschung, weil ihr "Anspruch ... wesentlich bescheidener formuliert" (128) ist, die "psychologische Dimension von der Analyse weitgehend ausgeschlossen bleibt" (ibd.), Sprachvariation "unvoreingenommen (neutral im deskriptiven Sinne) analysiert" wird (129), weil sie den Hauptakzent auf die "Kenntnis natürlichen Sprechens" legt um "Prozesse des Spracherwerbs, der Sprachidentifikation und des Sprachwandels adäquat erklären" (129).

---

schung der Grundqualifikationen der Rede ist zugleich auch die kommunikative Kompetenz des Sprechers im Unterschied zu seiner linguistischen Kompetenz.
Es ist anzunehmen, dass diese Begriffe Habermas' heuristisch bedeutsam sind für die Analyse von Kommunikationsprozessen. Sie geben auch eine bessere Grundlage ab für das Verständnis der psychischen Prozesse, die innerhalb der Kommunikationssituation ablaufen. Die "Universalpragmatik" hat einen anderen Gegenstandsbereich als die "empirische Pragmatik" (Sozio- und Psycholinguistik), nämlich konkrete im Gegensatz zu elementaren Äußerungen. Sie setzt jedoch dem Anspruch einer Soziolinguistik à la Bernstein eine deutliche Grenze, was deren Anspruch anbelangt, eine "strukturalistische Metatheorie" im "Gegenstandsbereich der Wechselwirkung zwischen sozialen und symbolischen Systemen" (Loch und Priesmann, S. 7 in diesem Text) zu sein.
vgl. dazu Habermas: Thesen zur Theorie der Sozialisation, 1968 und: Vorbereitende Bemerkungen zu einer Theorie der kommunikativen Kompetenz, in Habermas/Luhmann, Theorie der Gesellschaft oder Sozialtechnologie, 1971

Psychologische und soziologische Dimensionen des Interferenzprozesses

Zentrale Begriffe der Differenz-Konzeption sind die Sprachgemeinschaft und die Sprachvarietäten. Damit Gruppen als Sprachgemeinschaften klassifiziert werden können, müssen sie "bestimmte sprachliche (und soziale) Eigenschaften aufweisen, in denen sie einander gleichen oder voneinander verschieden sind." (133) Innerhalb homogener Sprachgemeinschaften sind noch Unterteilungen möglich (ibd.).

Dittmar unterscheidet vier sprachliche Varietäten, die als Grundlage für eine Klassifizierung dienen könnten:

1) "Die Standard-Varietät ist die durch unterschiedlich herrschende gesellschafts- und machtpolitische Verhältnisse im historischen Prozess als überregionales Verständigungsmittel legitimierte und institutionalisierte Varietät einer Sprachgemeinschaft." Diese Varietät ist kodifiziert durch Normen, die ihren Gebrauch regeln.

2) "Regionale Varietäten werden als Dialekte bezeichnet, die sich in bestimmten Siedlungsräumen herausbilden und historisch vermittelt sind. Sie dienen in erster Linie der mündlichen Kommunikation, d.h. im Vergleich mit der Standard-Varietät sind sie weder schriftlich noch mündlich rigide (im normativen Sinne) kodifiziert."

3) "Als soziale Varietäten oder Soziolekte gelten die sprachlichen Konventionen von Gruppen, die häufig der massiven Bewertung anderer gesellschaftlicher Gruppen unterliegen (z.B. sozioökonomisch und ideologisch unterdrückte Klassen) und zum Konfliktstoff zwischen ihnen führen können."

4) "Funktionale Varietäten unterscheiden sich von den bisher genannten Varietäten darin, dass ihr Gebrauch quer durch die Dimension der Standard-Varietät, des Soziolekts oder des Dialekts verläuft. Sie können gebunden sein an spezifische Interaktionen, an Institutionen oder an Verhältnisse des Arbeitsplatzes, an formale oder an informale Situationen, an Eigenschaften von Sprechern etc."
(alle Zitate aus Dittmar, S. 134-137)

In der Regel ist es so dass die Beherrschung der Standard-Varietät als Ausdruck eines relativ hohen sozialen Status gewertet wird.

"Erwerb und Gebrauch dieser Varietäten sind an verbale Interaktionenn im Zusammenhang mit sozialem Handeln geknüpft. Die mit Rollen und Situationen variierende Sprachverwendung können wir als verbales Repertoire von Sprechern bezeichnen." (138)

Psychologische und soziologische Dimensionen des Interferenzprozesses

Begriffe wie die bis jetzt aufgeführten wurden von Autoren wie Gumperz, Fishman, Hymes, Decamp u.a. geprägt. Dittmar unterscheidet weiter zwischen soziolinguistischen Untersuchungen auf der Micro- und auf der Macroebene.

"Unter soziolinguistischen Untersuchungen auf der Microebene können wir solche verstehen, die die sich in Sprechakten verbaler Interaktionen von Sprechern manifestierenden regelhaften Sprachkonventionen zu beschreiben suchen." (138)

"Während auf der Microebene gemäß dem Erkenntnisstand der theoretischen Linguistik explizite Beschreibungen regelhafter Sprachvorkommen intendiert sind, geht es auf der Macroebene weniger um die kontrastive Beschreibung unterschiedlicher Sprachverwendung auf den verschiedenen Ebenen der Grammatik als um die soziologisch orientierte (von einzelsprachlichen Fakten abstrahierende) Analyse der sozialen und gesellschaftspolitischen Funktion von Varietäten in Sprachgemeinschaften." (139)

Die linguistische Tradition der Differenz-Konzeption macht Dittmar fest "im Strukturalismus, in der Tradition der Dialektologie und des Studiums von Sprachen im Kontakt." (140)

a) Der Strukturalismus (Saussure) prägte die Methodik der Linguistik, die später weiter Verfeinert wurde. So brachte Bloomfield die "analytischen Ziele (deskriptiv, empirisch, formorientiert (im Gegensatz zu bedeutungsorientiert), behavioristisch)" (142) in die Linguistik ein, Ziele, die "Vertreter der Differenz-Konzeption wie Labov, Decamp und Wolfram" (ibd.) übernommen haben.

Schon Bloomfield vertrat die Ansicht, "dass 'gutes' und 'schlechtes' Sprechen eine Sache der sozialen Bewertung ist ... und nicht einer systematischen sprachbedingten Unterlegenheit." (Bloomfield, zitiert bei Dittmar, S. 142). Außer dem Strukturalismus wirkten noch der britische Kontextualismus (Bedeutung des situativen Kontexts sprachlicher Produktion) und der Prager Funktionalismus (Sprache als soziales Kommunikationsmittel) auf die moderne soziolinguistische Theorie ein.

b) Die Mundartforschung ist der Zweig der Linguistik, der sich aus der "Notwendigkeit nach standardisierten Prinzipien Sprecher und sprachliche Äußerungen stichprobenartig auszuwählen ... der Anwendung empirisch-sozialwissenschaftlicher Methoden am wenigsten verschloss." (145). Ausgefeilte Methoden für Sprecherauswahl und Auswahl des sprachlichen Materials verhalfen der Dialektologie jedoch nicht zu einer weiterreichenden Theorie.

Psychologische und soziologische Dimensionen des Interferenzprozesses

c) Für die Psychologie interessanter ist das Studium der <u>Sprachen im Kontakt</u> (Weinreich, Ferguson) durch den zentralen Begriff der <u>Interferenz</u>.

"Die wechselseitige <u>Interferenz</u> zweier Sprachen im Kontakt wird bestimmt durch 1. strukturelle sprachliche Faktoren und 2. außersprachliche Faktoren." (Dittmar, S.146) Die linguistische Interferenz kann nach phonischen, grammatischen und lexemischen Kriterien bestimmt werden. Diese verschiedenen Typen der Interferenz können auch <u>quantifiziert</u> werden, und damit unter Umständen zur Bestimmung des Grades der Bilingualität verwendet werden. (Fishman).

Als extralinguistische Faktoren der Interferenz zählt Dittmar auf:

1. Die Rolle der sozio-kulturellen Situation
2. Die Sprachfunktion in bilingualen Gruppen
3. Die Kongruenz linguistischer und sozio-kultureller Differenzen
4. Die standardisierte Sprache als Symbol von Sprachtreue
5. Die Dauer des Kontakts zwischen Sprachen
6. Das Aufkommen neuer Sprachen
7. "language-shift"

Obwohl Dittmar kurz die Problematik des <u>Transfers</u> streift, geht er nicht auf die psychologische Dimension der Interferenz ein; wohl deswegen, weil in der Differenz-Konzeption diese bewusst ausgeklammert wird. Uns scheint aber, als sei die Interferenz ein psychischer Prozess, dessen <u>Mechanismen</u> vor allem in psychologischen Termini beschrieben werden können. (vgl. 2.440)

Die <u>anthropologische Tradition</u> der Differenz-Konzeption ist im Wesentlichen die gleiche wie bei der Defizit-Theorie, jedoch gilt z.B. Whorfs Relativitätsthese als unbeweisbar. Die Forderung der anthropologischen Linguisten nach einer "in den sozialen Kontext eingebettete(n) Analyse von Sprache" steht auch im Mittelpunkt der Methodik der Differenz-Konzeption. (Dittmar, 154)

Worum es vor allem geht, ist unbewiesene Behauptungen aus der Theorie fernzuhalten.

"Auf der übergreifenden, vom individuellen und Kleingruppen-verhalten abstrahierenden Ebene der Interaktion sprachlicher Varietäten (Nationalsprachen, Standardsprachen, regionale und soziale Dialekte, sprachliche Minderheiten) in Konflikt- oder Koexistenzsituationen gilt aus linguistischer Perspektive, solange nicht das Gegenteil bewiesen ist, dass sie in ihren Ausdrucksmöglichkeiten und in ihrer logischen Analysekapazität einander funktionell äquivalent sind. Diese Auffassung geht auf zahlreiche strukturalistische Sprachbeschreibungen und Sprachvergleiche zurück sowie auf das historisch verankerte sprachwissenschaftliche und anthropologische Erkenntnisinteresse, die unterschiedlichem Sprachverhalten zugrunde liegenden unterschiedlichen sozialen Normen herauszufinden.

Sprachverhalten wird also weniger auf der Basis normativer Wertmaßstäbe (oder gerichteter Hypothesen) als vielmehr unvoreingenommen (neutral im deskriptiven Sinne) analysiert." (ibd., S. 128/129)

Aus diesen Gründen wird auch die Haltung der Differenz-Konzeption gegenüber der Defizit-Theorie deutlich:

"Die Beobachtungen, die Labov zur Widerlegung der 'Theorie der verbalen Deprivierung' und damit auch sprachkompensatorischer Bemühungen führen, lassen sich in sechs Schritten zusammenfassen, die den Übergang vom wissenschaftlichen in den gesellschaftspolitischen Bereich deutlich machen:
1. Die verbale Reaktion des Unterschichtkindes auf eine formale und bedrohliche Situation wird dazu verwandt, seinen Mangel an verbaler Kapazität oder sein verbales Defizit zu demonstrieren
2. Dieses verbale Defizit wird als Hauptursache für die schlechte Schulleistung des Unterschichtkindes ausgegeben
3. Da Kinder der Mittelschicht in der Schule besser sind, werden die Sprachgewohnheiten der Mittelschicht für das Lernen als notwendig erachtet
4. Unterschiedliche grammatische Formen je nach ethnischer Zugehörigkeit und Klasse werden gleichgesetzt mit Unterschieden in logischer Analysefähigkeit.
5. Ein Kind das Nachahmen bestimmter formaler Sprechmuster zu lehren, die von den Lehrern der Mittelschicht gebraucht werden, wird als Unterweisung im logischen Denken angesehen.
6. Kinder, die diese formalen Sprechmuster lernen, sollen dann logisch denken, und es wird vorausgesetzt, dass sie in den folgenden Jahren im Lesen und in der Arithmetik viel mehr leisten werden." (Labov: 1970 b. 26; Übersetzung aus Lein/Wunderlich: 1971. 84)" zit. aus Dittmar, S.116

Eben diese 6 Schritte, die Labov als das Vorgehen der Defizit-Hypothese angibt, sind typische Beispiele für Behauptungen, die sich auf keiner theoretischen Ebene beweisen lassen. Die Differenz-Konzeption hält solche Behauptungen aus ihrer Theorie fern, was sich unter anderem in einer differenzierten Bestimmung der relevanten Forschungsbereiche niederschlägt.

1. Sprachvariation

"Analysen zur Sprachvariation müssen darüber Aufschluss geben, auf welche Weise Sprachen und Dialekte koexistieren; wie sich die Anforderungen, verschiedene Varietäten beherrschen und distinguieren zu müssen, auf die linguistische Kompetenz von

Sprechern auswirken; durch welche sozialen, gesellschafts- und machtpolitischen Mechanismen sich sprachliche Varietäten herausbilden oder verschwinden." (Dittmar; S. 156)

2. Sprachwandel

"Aus Einsichten in die Mechanismen des Sprachwandels können erhebliche Handlungsanweisungen für die Praxis erfolgen: sie ermöglichen wissenschaftsfundierte Eingriffe in die Sprachplanung und helfen Standardisierungen und Normierungen auf der Basis rationaler Entscheidung durchzuführen; sie können dazu beitragen, sprachliche Normen politisch sinnvoll zu handhaben und die Koexistenz sprachlicher Systeme zu steuern." (ibid., 156)

3. Spracherwerb

"Soziolinguistisch relevante Fragen des Spracherwerbs sind, in welchem Umfang und in welcher Intensität Sprache von Kindern in der Familie und in Freundesgruppen erlernt wird; welchen Einfluss auf die Herausbildung der sprachlichen Kompetenz des Kindes Institutionen wie Kindergarten, Schule etc. haben. Mit 'Spracherwerb' ist der ganze Problemkreis sprachlicher Sozialisation angesprochen." (157)

4. Soziale Kommunikation

"Soziolinguistische Arbeiten können dazu beitragen, Strategien sozialer Kommunikation im Zusammenhang mit sozialem Handeln aufzuzeigen. In diesem Bereich hat Soziolinguistik die Aufgabe, die Normen sozialer Kommunikation bloßzulegen und diese mit den Normen des Gesellschaftssystems zu vergleichen. Sie hat ins Bewusstsein zu heben, in welchem Masse Abweichungen ihre Ursachen im Gesellschaftssystem haben oder im Sprachverhalten von Individuen." (158)

1.220 Überblick über einige Forschungsergebnisse der Differenz-Konzeption

Wir wollen nicht ausführlich auf die verschiedenen theoretischen Konzeptionen, Methoden und Untersuchungen der differenztheoretischen Soziolinguistik eingehen. Dies ist insofern auch nicht unbedingt notwendig, als Dittmar (S. 129308) dies bis ins kleinste Detail getan hat und unsere Untersuchung einem speziellen Bereich dieser Soziolinguistik, nämlich der Bilingualismusforschung, zuzuweisen ist.

"Analysen bilingualen Sprachverhaltens sind grundsätzlich an die Möglichkeiten der Beschreibung von Sprachvariation und der pragmatischen Funktion von Äußerungen gebunden. Dennoch kommen spezielle Probleme hinzu, die nur im Rahmen eines interdisziplinären Ansatzes gelöst werden können: etwa die Bestimmung des Grades, in dem Bilinguale zwei Sprachen beherrschen, oder der Interferenzen, die durch das ständige Wechseln zweier Sprachvarietäten auftreten." (Dittmar, S. 227)

Wir wollen deshalb hier nur einige für uns relevante Aspekte hervorheben. Auf die Bilingualismusforschung selbst kommen wir im Kapitel 2.000 noch zu sprechen.

Labovs Werk ist für uns besonders fruchtbar, weil bei ihm die Unterschiede zur Defizit-Hypothese besonders zum Ausdruck kommen (siehe oben!)

In einer Untersuchung ging er schwerpunktmäßig folgender Frage nach: welches ist die Beziehung zwischen der Negersprache und dem Standard-Englisch in den USA? (Labov, Cohen, Robins and Lewis, 1968); vgl. ebenfalls Ginsburg, 1972, S.74-87.

Bestimmt man das Standard-Englisch als die "rechte" Art und Weise, sich auszudrücken, so kann man die Negersprache nach dem Ausmaß definieren, in der sie von dieser Norm abweicht. Diese einseitige Bestimmung wird jedoch keinesfalls dem Reichtum, der Komplexität sowie den einzigartigen Aspekten dieser Sprachvarietät gerecht. Labov wählte deshalb einen anderen Ausgangspunkt und stellte die Forderung auf, dass die Sprache der Schwarzen als kohärentes System mit eigener Struktur und eigener Gesetzmäßigkeit betrachtet werden sollte, die man, wie jede andere Sprache, so wie sie ist angehen sollte um so ihre syntaktischen und phonologischen Regeln beschreiben zu können. Er entwickelte dann das Konzept der "Variablenregeln", in dem sprachliche Daten abhängig von sozialen Parametern quantifiziert werden.

„ ... insofern die Sozialstruktur als unabhängige Variable und das Sprachverhalten als abhängige Variable angenommen wird, werden sprachliche Einheiten nicht nur kategorisch realisiert, wie dies die generative Grammatik in ihrer bisherigen Form fordert, sondern auch variabel." (Dittmar, S. 169)

In der genannten Untersuchung zeigten Labov et al. in der Tat die Existenz solcher Variablenregeln auf, indem sie die "Variation linguistischer Einheiten mit sozialen Parametern als regelhafte, geordnete Heterogenität" (ibd., S.168) beschreiben konnten.

Auf diese Weise konnte die Negersprache als Sprechweise (form of speech) charakterisiert werden, die sich vom Standard-Englisch zwar leicht unterscheidet, die aber nicht als verarmt oder defizient angesehen werden darf. In den meisten Fällen ist sie dem Standard-Englisch sehr ähnlich:

" ... of the sum total of rules of English grammar and phonology, whatever that might be, we have no doubt, that the over-whelming majority will be the same for both dialects." (Labov, 1968; zit. in Ginsburg, 1972, S.79)

Psychologische und soziologische Dimensionen des Interferenzprozesses

Aus diesen und anderen, hier nicht angeführten Ergebnissen zieht Ginsburg die Konsequenzen für die Defizit-Hypothese:

"The notions of restricted and elaborated codes are not very useful, at least in the case of black speech in America. These ideas do not capture what is important about Negro speech, for example, that it has some unique uses of words and grammatical rules, or that an a Jeep level of structure it is quite complex, or that it involves unique and highly elaborated functions, ... The notion of 'restricted' and 'elaborated' codes implies social-class differences along a simple unitary dimension of complexity-simplicity, or expressiveness- muteness. This does not correspond to the facts. It is too simple an idea." (Ginsburg, ibd. S.81)

Dazu noch folgendes Zitat aus Hager, Haberland, Paris (1973, S. 136):

"William Labov geht so weit zu vermuten, dass für viele Sprecher aus der Mittelschicht die 'elaborierte' Sprachweise, über die sie verfügen, vor allem ein Mittel ist, durch weitschweifige Formulierungen die mangelnde Stringenz ihrer Äußerungen zu verschleiern. In seiner Arbeit „The Logic of Nonstandard English" vergleicht er eine Unterhaltung mit einem Schwarzen Jungen aus einem Slumviertel New Yorks mit einer längeren Äußerung eines schwarzen Akademikers der oberen Mittelklasse. Der Junge baut trotz 'restringierter' Sprechweise mit sparsamen Mitteln klare und deutliche Argumentationen auf, während der Akademiker durch seine gewandten 'elaborierten' Sätze vor allem vertuscht, dass er nichts zu sagen hat."

Labov ist nur einer von vielen Autoren, die die herkömmliche Syntax und Phonologie durch soziale Parameter erweitern. So ist auch seine Methode (Variablenregeln) nur eine Beschreibungsmöglichkeit. Wir werden uns was die anderen Theoretiker anbelangt auf eine kursorische Darstellung beschränken. Ihnen allen gemeinsam ist die Auffassung, "dass Aussagen zweier Systeme nur korreliert werden können, wenn diese unabhängig voneinander definiert sind..." (Dittmar, S. 226)

Dittmar unterscheidet zwischen korrelativen und funktionalen Studien:

Korrelative Studien (Zusammenstellung nach Dittmar, S.241276)

- frühe empirische Untersuchungen zur Sprachvariation:

    Putnam/O'Hern (1955): Statussignifikanz von Sprache
    Fischer (1958): geschlechts- und situationsspezifischer Gebrauch einer sprachlichen Variante
    Reichstein (1960): Sprachwandel einiger Phonemvarianten in Paris

- schichtenspezifischer Sprachgebrauch in New York City: Labov (1966a): siehe oben

    "Durch die Korrelationsdiagramme linguistischer Variablen mit sozialen Parametern können Verhaltensweisen von Sprechern und bestimmte Entwicklungstendenzen der Sprachstruktur erklärt werden: der Spracherwerb verschiedener Altersgruppen (Labov: 1964b), die soziale Schichtung des Vokalsystems in New York City (Labov: 1966a:507-575) und allgemeine Tendenzen des Sprachwandels (Labov. 1965, 1966b) sowie die soziale Mobilität von Sprechern (1966b,d)" (Dittmar, S. 247)

- Phonologische Variation bilingualer Puertoricaner:

    Fishman et al. (1968): Analyse der kontextspezifischen Zweisprachigkeit von Puertoricanern

- Sprachverhalten von Schwarzen in Detroit:

    Wolfram (1969): Bestätigung der Variablenregel Labovs

- Standard-Nonstandard Dimension englischsprachiger Texaner

    Stolz/Bills; (1968): Analyse von Sprechern auf grammatische Standard- und Dialektmerkmale nach dem Prinzip der Implikationsskala

- Das Nonstandard Englisch von Schwarzen und Puertoricanern in New York:

    Labov, Cohen, Robins, Lewis (1968); siehe oben

Funktionale Studien (aus Dittmar; 1973, S.276-295)

"Unter ‚funktional' im Sinne der nachfolgenden Untersuchungen ist zu verstehen, dass die den situativen Sprechkontext berücksichtigen und auf diesen die Beschreibung von Sprechereignissen beziehen." (ibd., S. 276)

- Gruppeninteraktion norwegischer Sprecher:

    Gumperz (1966): Dialektale oder interpersonale sprachliche Variation und intrapersonale Variation (Stilwechsel) in einer kleinen Sprachgemeinschaft in Norwegen.

- Kodewechsel von Bilingualen:

Psychologische und soziologische Dimensionen des Interferenzprozesses

Erwin-Tripp (1964):Sprachwechsel in Interaktionen

- Rituelle Beschimpfungen:

  Labov et al. (1968): rituelle Beschimpfungen zeigen, dass NNE-Sprecher eine gut entwickelte verbale Kompetenz haben

- Erzählungen persönlicher Erfahrungen:

  Labov/Waletzky (1967).: Techniken mündlicher Erzählung

"Korrelative und funktionale Studien sind die beiden wichtigsten Forschungstypen amerikanischer Soziolinguistik. Erstere korrelieren sozial signifikante Variable mit sozialen Parametern (meistens in Abhängigkeit von diesen), letztere leugnen die Parallele zwischen sozialem und physikalischem Messen mit dem Argument, dass soziologisches Messen immer die Perzeption der zu messenden Kategorien impliziere. (...) Allen Untersuchungen ist die Intention gemeinsam, soziale Werte und Normen durch ihre Manifestation im Sprachverhalten zu erklären. Festgestellte Differenzen werden in Begriffen kultureller Verschiedenheit interpretiert." (Dittmar, S.295)

1.230 Sprache und Sozialstruktur

Dittmar (S. 290) gibt einen Überblick über vier verschiedene Gesichtspunkte über den Zusammenhang zwischen Sprache und Sozialstruktur, den er einer Zusammenstellung Grimshaws (1971, S. 114) entnimmt:

- Sprachverhalten reflektiert die Sozialstruktur (Labov u.a.)
- Sprachverhalten kann soziales Verhalten konditionieren (Whorf, Bernstein u.a.)
- Sozialstruktur kann Sprachverhalten determinieren (Gumperz, Fishman u.a.)
- Sprachverhalten und soziales Verhalten sind dialektisch aufeinander bezogen (Marxistische Position)

Die Gefahr in einer solchen Gegenüberstellung liegt darin, dass man Sprache wie Sozialstruktur als entgegengesetzte Pole in ein Schema hineinzwängt, das wenig heuristischen Wert hat und dass man darüber hinaus andere Mechanismen und Prozesse, die zwischen beiden vermitteln könnten aus den Augen verliert. Außerdem sind die Begriffe nicht klar voneinander abgegrenzt:

Psychologische und soziologische Dimensionen des Interferenzprozesses

Die Sozialstruktur ist eine relativ stabile Form menschlichen Zusammenlebens, auf die der Sprecher qua Sprecher wenig Einfluss hat und ebenso undenkbar ist umgekehrt die unmittelbare Einwirkung dieser Struktur auf den Sprecher.

Sozialverhalten ist in stärkerem Masse beeinflussbar (als die Sozialstruktur); in vieler Hinsicht über Sprache. Das soziale Verhalten eines Einzelnen hat jedoch wiederum kaum Einfluss auf die Sozialstruktur; diesen Einfluss hat nur die Gruppe, die sich unter bestimmten Umständen zusammenschließt. Auf eine Gruppe reagiert die Gesellschaft wiederum stärker als auf ein Individuum, und zwar vor allem auf ihre (gesellschaftspolitischen) Ziele - mehr denn als auf ihre Sprache. Wenn so die Prioritäten festgelegt sind wird auch das plötzliche Interesse klar, was die Gesellschaft an der Sprache einer Gruppe haben kann: nämlich diese im Sinne der herrschenden Norm so zu verändern, dass die Integration dieser 'Gruppe (z.B. die Schwarzen in den USA aber auch die Arbeiterkinder) reibungsloser funktionieren kann und nicht etwa an Verständigungsschwierigkeiten scheitert. (Head-Start Programm).

Die Intention dabei ist, soziales Verhalten über gezielte Beeinflussung durch die Sprache so zu formen, dass nicht nur sprachliche sondern auch gesellschaftspolitische Normen übernommen werden. Darüber kann das 'emanzipatorische ‚Deckmäntelchen' verschiedener Ansätze nicht hinwegtäuschen.

Die Beziehung zwischen Individuum und Gesellschaft (Sozialstruktur) ist die einer Auseinandersetzung mit der Natur mit dem Zweck, die materielle Existenz des Menschen zu sichern und zu verbessern. In dieser Auseinandersetzung spielt die menschliche Arbeit eine entscheidende Rolle, ebenso die Sprache als wichtigster Faktor der Kommunikation und der kulturellen Überlieferung. Darüber hinaus hat die Sprache die Funktion, über die konkrete Existenz des Menschen hinaus Zusammenhänge zu erkennen, Entwicklungen vorauszusehen und zu planen. Mit Piaget würden wir diese Möglichkeiten der Sprache etwas allgemeiner als Produkt der "semiotischen Funktion" (1973, S.55) bezeichnen.

Die Wechselwirkung zwischen Sprache und Sozialstruktur kann also nur sehr schwer über empirische Arbeiten hinreichend genau erfasst werden.

Wenn es die Sprache (oder die "semiotische Funktion") ermöglicht, Erkenntnisse zu erlangen oder zu formulieren, ist es einsichtig, dass es eine Beziehung geben muss zwischen dem Komplex Sprache, konkretisiert durch den Sprecher, und sozialem Verhalten. Dieses bedeutet ja nicht nur bloßes Reagieren auf verschiedene Stimuli, sondern aktives Handeln, das sich an bestimmten - auf jeden Fall sprachlich formulierten oder formulierbaren - Maximen orientiert. In diesem Sinne ist es verständlich, dass die theoretische Entwicklung in die Richtung pragmatischer Sprachhandlungstheorien tendiert.

"Allerdings weisen die grammatischen Beschreibungskonzepte in dem Masse beschränkte Erklärungsmöglichkeiten für Spracherwerb und Sprachwandel auf, wie sie semantische und pragmatische Aspekte unreflektiert lassen. Da diese bei der Erforschung der kommunikativen Kompetenz von Sprechern eine ausschlaggebende Rolle spielen, reicht eine Erweiterung der herkömmlicher Syntax und Phonologie durch soziale Parameter nicht aus; vielmehr ist eine qualitative Veränderung der Grammatik, wie sie von der anthropologischen und interaktionalen Linguistik gefordert wird, auf die pragmatischen Bedingungen von Sprechakten zu beziehen, die in bestimmten Situationen zu einer bestimmten Zeit an einem bestimmten Ort unter bestimmten sich dynamisch verändernden Bedingungen der Interaktion geäußert werden. Für eine Beschreibung verbaler Interaktion durch Sprechakte, die auch die Verstehensprozesse von Sprecher-Hörern berücksichtigt, sind die grammatischen Kategorien unzureichend. Sprechakte können nur durch ein umfassendes, die psychischen und sozialen Konstellationen der Interaktion einschließendes Sprachverhaltensmodell beschrieben werden, das u.a. sprecher-hörer-spezifische Interaktions-, Interpretations- und Produktionsregeln enthält. Das Konzept der kommunikativen Kompetenz besitzt die besten Voraussetzungen, als Grundlage für ein pragmatisch orientiertes Modell sozialer Kommunikation zu dienen. Im Rahmen eines solchen Modells werden auch die phonologischen und syntaktischen Beschreibungen zur Sprachvariation einer tieferen Erklärung zugeführt werden können." (Dittmar, S. 227)

Wir stellen in der Literatur also eine ständige Vermischung der Begriffe Sprache, Sprecher, Sozialverhalten und Sozialstrukturr, Sprachverhalten usw. fest. So ist es natürlich am bequemsten auf die Wechselwirkung zwischen diesen Systemen hinzuweisen; und dies geschieht in allen Arbeiten, von Whorf bis Dittmar. Uneinigkeit herrscht nur, über das Einflussprimat der einen oder der anderen Größe. Weit unbequemer ist es natürlich, diese Beziehungen theoretisch und empirisch in den Griff zu bekommen. Von daher gesehen ist es auch verständlich, dass diese übergeordnete Fragestellung in der neueren theoretischen Entwicklung ausgeklammert wird und man sich konkreteren Problemen zuwendet.

Unsere Arbeit entzieht sich diesem Problem keineswegs. Wir wollen bei der Dateninterpretation keineswegs den Anspruch erheben, Zusammenhänge oder kausale Beziehungen zwischen unseren Sprach- und Sozialdaten herzustellen. Unsere Stichprobe ist eine "Momentaufnahme" unserer Gesellschaft - oder eines Teils unserer Gesellschaft -; unsere Sprachproben sind alles andere als ein vollständiges Inventar der linguistischen und kommunikativen Kompetenz der luxemburgischen Dialektsprecher. Dies soll uns zu äußerster Vorsicht bei der Dateninterpretation ermahnen.

Eine andere Möglichkeit, sprachliches und soziales Verhalten zu vergleichen sind genetische Studien, welche diese beiden Verhaltensaspekte nicht als separat zu messende und zu analysierende Dimensionen auffassen, sondern beide von vornherein als Konstituenten der ontogenetischen Entwicklung des Kindes begreifen, Dieses von Piaget eingeleitete Verfahren geht jedoch von einem völlig anderen Untersuchungsansatz aus und kann hier auch nur als Alternative für zukünftige Arbeiten auf dem Gebiet der sprachlichen Kommunikation erwähnt werden.

1.300 Mundartforschung in der BRD

Die Sprachsituation in Luxemburg veranlasste uns, die Variable "Dialekt" (bzw. Mundart) in unsere Arbeit aufzunehmen. Eine einfache Überlegung im Anschluss an die Bernstein-Rezeption legte nahe, dass ähnliche Beziehungen zwischen Dialekt (begriffen als eine Form restringierten Sprechens), sozialer Herkunft und Intelligenz zu erwarten wären, wie zwischen den beiden letztgenannten Variablen und dem restringierten Code.

Es gibt jedoch seit längerer Zeit in der Germanistik die Richtung der Mundartforschung, wo ähnliche Probleme behandelt werden wie in der Defizit-Theorie: genauer, es geht um die Beziehung zwischen Mundart und Hochsprache sowie um die Fragestellung, ob Mundartsprecher in sprachlicher Hinsicht gegenüber den Hochsprachesprechern "benachteiligt" sind. (Dialekt als Sprachbarriere)

Besonders von Ammon (1972) erhielten wir anfänglich viele Anstöße, wie wir das Problem des Dialekts praktisch und theoretisch behandeln sollten. In einer zusammenfassenden Bemerkung zu den Ergebnissen der Mundartforschung stellt Ammon einen "entscheidenden Mangel" fest:

„ ... das Fehlen einer stringenten Theorie, welche die aufgehäuften Einzeldaten zu integrieren vermöchte. Nirgendwo wird systematisch angesetzt mit fundierten Überlegungen zur sozialen und kommunikativen Funktion der untersuchten Codes für die Gruppierungen, die sich dieser bedienen." (ibd., S. 89)

Ammon selbst versuchte, von einem Marxistischen Standpunkt aus, die Ausdehnung der Theorien Bernsteins und Oevermanns auf die Mundartforschung. War in dem 1972 erschienenen Buch "Dialekt, soziale Ungleichheit und Schule" die Kritik an Bernstein noch nicht weit entwickelt, so holte er dies teilweise in einem noch im selben Jahr erschienenen Artikel nach (Ammon, 1972b)

Genau an dem Punkt jedoch, wo sich die Mundartforscher überlegen, ob ihr "Dialekt" nicht doch etwas ähnliches sei wie der Bernsteinsche "restringierte Code", setzt unser Interesse ein.

Vor diesem Zeitpunkt schien man sich in drei Sachen einig gewesen zu sein: einmal darin, dass die "reinen Dialektformen" im Verschwinden begriffen sind, zum zweiten darin, dass die Mundart vor allem als regional gebundene Sprachvarietät definiert werden müsse, zum dritten darin, dass Dialektsprecher im Sprachunterricht Schwierigkeiten haben.

Zum ersten und zum zweiten Punkt gibt es sehr viele Überlegungen, die wir hier kurz zusammenfassen wollen:

Die geschichtliche Entwicklung der Gesellschaft, über die ökonomische - Entwicklung vom Handel zur Großindustrie und die - politische - Überwindung der Kleinstaaterei, hat wohl entscheidend zur Überwindung der regionalen Mundarten beigetragen. An sich ist es klar, dass eine sich selbst genügende Gesellschaft auch mit-nur einer Sprache auskommen könnte; wenn sich die Gesellschaft jedoch komplexer organisiert, differenziert und ausweitet entstehen neue Sprachen, die den funktionellen Bedürfnissen ihrer Träger angepasst sind:

Praktisch bis zur Einführung der allgemeinen Wehrpflicht und später auch der Schulpflicht Anfang dieses Jahrhunderts waren die unteren Stände vom Bauer bis zum Arbeiter weitgehend analphabetisch. "Hochsprachen" waren um die Jahrtausendwende das Latein und einhergehend mit der überregionalen Entwicklungg des Handels - der einer Schriftsprache als Verständigungsgrundlage bedurfte - auch das Deutsche. Diese deutsche Hochsprache erfuhr mit der Erfindung der Buchdruckerkunst, der Aufstellung von Grammatiken und der Verbreitung von unterhaltender und schöner Literatur eine zunehmende Pflege. (s. Ammon, 1972, S. 22-37)

Erst zu Beginn unseres Jahrhunderts führte die gesteigerte soziale Mobilität, hervorgerufen durch die neuen Anforderungen des Arbeitsprozesses dazu, dass die großen Städte entstanden und die Anforderungen an die Qualifikation des Einzelnen wuchsen. Beides führte zu einer Umstrukturierung des Sprachgebrauchs: Regionale Dialekte verschwanden mehr und mehr, es bildeten sich "Umgangssprachen", von Engel auch noch" Quasi-mundart(en)" genannt (Engel, 1961, S.13o); eine Art lingua franca, die es ermöglicht, über größere Räume hinaus mit anderssprechenden Menschen zu verkehren. U. Engel charakterisiert die Mundart über folgende Stichwörter: "typisch mündliche Rede, räumliche Enge, Unterlegenheit im Geistig-Begrifflichen, Altertümlichkeit" (ibd., S.129), und zeigt an einer Studie in Süddeutschland, dass sie sich "in äußerlich formaler, in geistiger und in stilistischer Hinsicht" auflöst. (ibd., S. 134). Dafür macht er zwei "Mächte" verantwortlich: "die sozialen Veränderungen unserer Zeit und die steigende Bildung." (ibd., S. 134).

Brinkmann (1955/56) charakterisiert die Mundart als die "natürliche Rede eines Volkes" (ibd., S. 65), betont ihre örtliche Beschränktheit sowie die Tatsache, dass sie nur in einer "intimen Lebensgemeinschaft" (ibd., S. 66) existieren kann. Hochsprache dagegen sei die "Sprache der Bildung", die "ortsüberlegen" (ibd., S. 65) ist und hinter der immer eine "raumüberlegene Schicht" steht, die "Verantwortung für das Ganze wagt". Diese Schicht trägt - so Brinkmann - den "gemeinsamen Kulturwillen des Volkes" (ibd.,

Psychologische und soziologische Dimensionen des Interferenzprozesses

S.67). Die" Mundart weitet sich aus zur Gebietssprache ("Umgangssprache"), wo sie die vertraute Nähe verlässt ..." (ibid., S. 74)

Auch bei anderen Autoren (S. Jäger, Ammon, Braun, Löffler, Besch, Moser u.a.) wird die Mundart regional definiert und alle sind sich darin einig, dass sie in einem Prozess der Auflösung - verursacht durch soziale Umstände - befindet.

Wenn man diese Feststellungen akzeptiert, so ist es kein weiter Schritt mehr bis zu der Einsicht, dass der so definierte Mundartsprecher in der Schule Schwierigkeiten haben muss. Es blieb lange Zeit bei bloßen Apellen an das Sprachgefühl der Lehrer: diese sollten sich auf die sprachlichen Besonderheiten der Schüler einstellen um so deren Sprachschwierigkeiten zu begegnen. Gerade in diesem Zusammenhang taucht auch der Begriff der "Zweisprachigkeit" auf, bezogen auf die Situation Dialekt-Hochsprache. Dabei wird eine Sprache als Mundart, Dialekt, Ausgangssprache, Primärsprache oder Muttersprache, die andere als Hochsprache, Zielsprache oder Sekundärsprache bezeichnet. Die Begriffe Ausgangs- vs. Zielsprache bzw. Primär- vs. Sekundärsprache scheinen uns besonders adäquat für die Beschreibung von Interferenz-Prozessen; auch wird damit die Frage: Dialekt oder Code? vorerst ausgeklammert.

Löffler (1972) spricht in der Tat von "zwei Sprachsystemen", "von System1 als Primärsystem und System2 als Sekundärsystem, wobei sich Sprachbarriere als Umsetzschwierigkeit von System1 zu System2 in beiden Richtungen erklären ließe." (S. 24)

Hier werden zwei Sachen betont, die für uns sehr wichtig sind: dass sich erst einmal "in sich konsistente Sprachsysteme finden (im deutschen Sprachgebiet - d. Verf.), die untereinander und gegenüber der überregionalen Hochsprache beinahe in der Relation von Fremdsprachen stehen." (ibd., S. 25); zum anderen, dass "Sprachbarrieren" - der viel strapazierte Ausdruck - als <u>Interferenzerscheinungen</u> begriffen werden, als Umsetzschwierigkeit, deren Mechanismen und Formen noch geklärt werden müssen.

Die Bemühungen um einen theoretischen Rahmen für die Mundartforschung wurden von den Arbeiten Bernsteins angespornt. Besonders von der Seite der Mundartforschung her wurde die Beziehung zwischen Dialekt und "Code" problematisiert. Bernstein selber ging ja relativ schnell darüber hinweg. (vgl. S.2o in diesem Text) Besonders begrüßt wurde der Umstand, dass sich die "Sprachbarrierenforschung" auf die sozialen Aspekte des Sprachgebrauchs konzentrierte, eine Problemstellung, die bis vor kurzem in der Mundartforschung nur beiläufig thematisiert wurde.

Über die genauen Beziehungen zwischen Dialekt und restringiertem Code gibt es in der Mundartforschung jedoch keine genauen Angaben. Vieles spricht dafür, dass hier ein und dasselbe Phänomen gemessen wird. Getrennt werden können sie nur definitionsgemäß; doch über Definitionen - besonders über die des Codes - lässt sich ja streiten.

Psychologische und soziologische Dimensionen des Interferenzprozesses

Ammon schreibt dazu:

"Analytisch lassen sich der ausgeprägte Dialekt als kleinräumige Sprache und der restringierte Code als Sprache von geringer syntaktischer Komplexität sowie mangelnder Abstraktheit auf der semantischen Ebene eindeutig trennen; empirisch sind sie jedoch offenbar - wenigstens im südwestdeutschen Sprachgebiet miteinander gekoppelt. Die Angehörigen der Unterschicht sprechen sowohl ausgeprägten Dialekt als auch einen restringierten Code." (a.a.O., S. 12o)

Er stellt eine Tabelle zusammen, woraus hervorgeht, dass von der Mundartforschung her der Dialekt, von der Defizit-Hypothese her der restringierte Code mit den gleichen Merkmalen beschrieben werden. So träfen für beide Sprachvarietäten zu:

- Gefühlsbetontheit und Affekt
- mangelnde Abstraktionswilligkeit
- Bevorzugung der Parataxe
- Mangel an Konjunktionen
- Wiederholungen und Kürzungen des Ausdrucks
- grammatisch-syntaktisch einfache Sätze
- Mangel an Logik"
- Bequemlichkeit und sprachliche Unbeholfenheit"

zit. nach Ammon, a.a.O., S. 121-122

Ammon fällt jedoch auf, dass die Parallelität teilweise erzwungen scheint, dass aber "häufig in der Mundartforschung zwischen beobachteten Sprachformen und den kognitiven Fähigkeiten der Sprecher ein enger Zusammenhang gesehen wurde." (a.a.O., S. 122)

Die methodische Kritik an den von Ammon zitierten Mundartforschern dürfte so ähnlich aussehen wie die Kritik an der Defizit-Hypothese. In einem Aufsatz (1972b) kritisiert Ammon die Defizit-Theorie etwas expliziter: Der Dialekt bilde eine "kommunikative" Barriere im engeren Sinn" (hervorgehoben von uns) (S. 83).

Im Gegensatz dazu fasste die traditionelle Sprachbarrierenforschung Sprache allgemein "unter dem Blickpunkt ihrer kognitiven Funktion und nicht als unerlässliches Kommunikationsmittel zur Organisation der materiellen Produktion." (ibd., S.83)

Zur Definition von Dialekt und Code meint er hier:

"Im Großen und Ganzen koinzidieren also die beiden Dimensionen wichtiger sprachlicher Unterschiede hinsichtlich ihrer sozialen Verteilung. Damit sind die einen Gruppierungen hinsichtlich ihrer sprachlichen Möglichkeiten doppelt eingeschränkt, die anderen doppelt im Vorteil.

Die beiden Dimensionen: sprachliche Restringiertheit-Elaboriertheit einerseits und Dialekt-Hochsprache andererseits, sind also, trotz ihrer begrifflichen Unabhängigkeit, historisch-sozial in ganz bestimmter Weise miteinander verbunden. Bestimmte Spielarten sprachlicher Restringiertheit oder Elaboriertheit sind darüber hinaus unmittelbar bedingt durch unterschiedliche Fertigkeiten in der Einheitssprache. Dialektsprecher sind nämlich in der Einheitssprache in ähnlicher Weise restringiert, in ihren lexikalischen und syntaktischen Ausdrucksmöglichkeiten eingeschränkt, wie dies jedermann in einer fremden Sprache ist. Allerdings ist es unsinnig, von dieser Art Restringiertheit der Dialektsprecher in den einheitssprachlichen Ausdrucksmitteln auf den Grad ihrer kognitiven Differenziertheit zu Schließen." (ibd., S.84)

Der Bezug auf die Fremdsprache findet man auch bei S. Jäger, (1972), der im Anschluss an die Diskussion normativer Messungen (anhand des Code-sheet von Oevermann) bemerkt:

"Wenn man, um dieses Verfahren ad absurdum zu führen, auf einen niederländischen Text die Regeln der deutschen normativen Grammatik als Maßstab zur Messung von Richtig und Falsch, restringiert und elaboriert anwenden wollte, käme man sicherlich zu sehr merkwürdigen Ergebnissen." (S. 86)

Auch bei Ammon gewinnt die Problematik der Interferenz (zwischen zwei Sprachsystemen) zunehmende Bedeutung. Er stellt fest:
"In Teilen Norddeutschlands ist der Dialekt zu einem Relikt geworden. Dafür mag nicht unmaßgeblich der große strukturelle Unterschied zwischen niederdeutschen Dialekten und hochdeutscher Einheitssprache verantwortlich sein, der kaum Übergangsstufen, sondern nur ein vollkommenes Umschalten (Hervorhebung von uns) ermöglicht." (a.a.O., S.80)

(Dies trifft auch auf die Beziehung zwischen dem Luxemburgischen und dem Deutschen zu.)

Diese Umsetzungsproblematik wird deshalb auch in einer neuen Untersuchung in Tübingen - neben anderen interessanten Neuerungen im Design - berücksichtigt: über Sprechproben soll die "Fertigkeit im Umschalten von Dialekt auf Einheitssprache" getestet werden:

"Außerdem wurde von jedem Kind eine individuelle Leseprobe aufgenommen, um folgende Hypothesen zu testen; 1. Dialektsprecher lesen gewöhnliche schriftdeutsche Texte weniger fließend als Sprecher der Einheitssprache. 2. Dialektsprecher entschlüsseln gänzlich fremdartige Texte, etwa Fremdwörter und seltene Eigennamen, mit größerer Sicherheit, weil sie um Interferenzen ihres Dialekts zu vermeiden, schon immer auf das Lesen größere Sorgfalt anwenden mussten. Als Lesematerial wurde ein Text im alltäglichen Schriftdeutsch sowie ein kurzer lateinischer Text verwendet." (a.a.O., S.87f)

Zusätzlich wurde mit Hilfe der "matched-guise-technique"[9] die Einstellung der Kinder zu Dialekt bzw. Einheitssprache gemessen. (ibd., S. 88)

Die Anlage dieser neuen Untersuchung Ammons zeigt viele gemeinsame Punkte mit unserer eigenen Arbeit auf; sie ist viel differenzierter, was die Erhebung des linguistischen Materials anbelangt.

Durchdachter jedoch als der Ansatz Ammons scheinen uns die Arbeiten der Tübinger Linguisten Löffler und Besch zu sein, die explizit vom Standpunkt einer kontrastiven Linguistik[10] ausgehen.
In einer Diskussion des Begriffs "Sprachbarriere" meint Löffler über Bernsteins Terminologie:

"Doch der Begriff <u>restringiert</u> scheint nicht glücklich gewählt zu sein, da er im linguistischen Bereich nicht definierbar ist. zumindest nicht im qualitativen Bereich, und sich deshalb der Mess- und Überprüfbarkeit weitgehend entzieht." (a.a.O., S. 24)

---

[9] Die "matched-guise-technique" definiert Dittmar wie folgt: "Instrument zur empirischen Messung sozialer Bewertungsreaktionen von Sprechern auf ausgewählte Sprachproben (Häufungen bestimmter sozial signifikanter linguistischer Variablen) einer bestimmten (bestimmter) Sprachvarietät(en). (Dittmar, 1973, S.394)
In einer Nachfolgeuntersuchung von J.-P. Klein zu unserer eigenen Untersuchung werden luxemburgische Kinder mit Hilfe dieser Technik bezüglich ihrer Einstellung zu Fremdsprachen untersucht.
[10] In der letzten Zeit hat die kontrastive Linguistik ständig an Bedeutung gewonnen. Ihren Ursprung hat sie im 18., bzw. 19. Jahrhundert, wo Sprachen miteinander verglichen wurden mit dem Ziel, 'Ursprachen' zu rekonstruieren. im 20. Jahrhundert trug vor allem die Prager Schule dazu bei, Methoden und Ziele der kontrastiven Linguistik auszuarbeiten. Die Basis ist der Vergleich mehrerer sprachlicher Systeme mit Hilfe analytischer Methoden und mit dem Ziel, dadurch zu einem besseren Verständnis des eigenen sprachlichen Systems zu kommen. Frühe Untersuchungen hatten die Tendenz, auf dem Wege des Vergleichs Wertungen sprachlicher Systeme herauszuarbeiten; die moderne kontrastive Linguistik enthält sich jedoch solcher Werturteile. "Kulturkundliche Faktoren" spielen in kontrastiven Analysen eine Rolle, weil sie "innerhalb der semantischen Systeme der einzelnen Sprachen" sehr wichtig sind. (Nickel, 1972, S.l0) Obwohl der Eindruck entstehen könnte, die kontrastive Linguistik habe es ausschließlich mit <u>Unterschieden</u> zwischen sprachlichen Systemen zu tun (da diese beim Fremdsprachenlernen die größten Schwierigkeiten darstellen) beschäftigt sie sich auch mit den <u>Gemeinsamkeiten</u>, da sie eine Gesamterfassung des sprachlichen Systems anstrebt.
Zusammenfassung nach Nickel, ibd., S. 7-13

Psychologische und soziologische Dimensionen des Interferenzprozesses

Als Gegenmaßnahme schlägt er vor, wie eingangs erwähnt, die Annahme von zwei Sprachsystemen und Sprachbarrieren deutet er als Umsetzungsschwierigkeiten zwischen diesen beiden Systemen. Damit entzieht er sich der Gefahr normativen Vorgehens:

"In jüngster Zeit wird gelegentlich die nicht ungerechtfertigte Vermutung angestellt, dass der Begriff Restriktion bei genauem Hinsehen eine Fiktion der sogenannten Mittelschicht darstelle, zu der sich ja auch die Sprachbarrierenforscher zählen, die alle Abweichungen von einer fiktiven Norm als Restriktion deuten, ohne sich klar zu sein, dass Abweichungen vielleicht Noemen sind, deren Geltungsbereich viel weiter und deren Konventionscharakter vielleicht viel objektiver ist." (ibd., S. 24)

Geht man von der funktionellen Äquivalenz verschiedener Sprachsystemen aus, so ergeben sich durch diese Betrachtungsweise einige Vorteile:

1. Die Beziehungen zwischen Sprache und Sozialstruktur werden weiter thematisiert, weil Sprachen als funktionell bedeutsam für verschiedene soziale Zusammenhänge angesehen werden (Kommunikation)
2. Man ist nicht an dichotome Modelle gebunden; man kann beliebig viele sprachliche Varietäten annehmen und die Beziehungen zwischen diesen Untersuchen.
3. Mit dem Begriff der "Umsetzschwierigkeiten" bzw. Interferenz entgeht man eher der Versuchung, normative Aspekte in die Untersuchung einzubeziehen
4. Dieselben Begriffe bieten eine bessere Ausgangsbasis um die psychologischen Korrelate des Sprechens und der Sprache zu untersuchen; da sie selbst schon auf psychische Prozesse hinweisen (Transfer, homogene Hemmung usw.)

Wir haben bereits erwähnt, dass für Löffler viele Dialekte zueinander wie gegenüber der Hochsprache fast schon "in der Relation von Fremdsprachen stehen." (ibd., S. 25)

Die Mundart, die vor allem regional definiert ist, "erweist sich für die Aneignung einer der Bildungssprachen, die gleichermaßen Fremdsprachen sind, als Barriere. Da diese Barriere aber die ganze Sprachgemeinschaft der Landschaft betrifft, kann nicht von sozio-kultureller Restriktion gesprochen werden. Wenn überhaupt von Restriktion die Rede sein soll, dann eher von regio-kultureller." (ibd., S. 26)

Löffler empfiehlt, in der Diskussion sauber zwischen sozial bedingten und regional bedingten Sprachschwierigkeiten zu trennen - vielleicht will er damit der Beantwortung der Frage nach dem Verhältnis zwischen Code und Dialekt ausweichen.

Im Folgenden untersucht er die "regionale Sprachbarriere als Umsetzungsproblem zwischen zwei konsistenten Sprachsystemen" und teilt seine Arbeit nach linguistischen Kriterien in vier Punkte ein:

Psychologische und soziologische Dimensionen des Interferenzprozesses

1) Phonetik oder lautlicher Aspekt

"Der lautliche Aspekt der Umsetzungsoperation zwischen Ausgangs- und Zielsprache hat zwar linguistisch gesehen den geringsten Grad von Barrierencharakter, da die Verständlichkeit nicht sehr gestört wird und die Möglichkeit, Sprache auch als Erkenntnisform zu benutzen kaum berührt wird. Psychologisch gesehen liegen auf phonetischem Gebiet jedoch die größten Hemmnisse. Die Artikulationsumsetzung scheitert oft an den organisch-technischen Fähigkeiten oder noch häufiger an psychisch bedingten Hemmungen. Beides hat jedoch mit Intelligenz und kognitiver Fähigkeit gar nichts zu tun." (ibd., S. 29)

Aus diesem Punkt leitet er viele Rechtschreibschwierigkeiten ab; denn der Schreiber habe "keine Möglichkeit, etwa beim Diktat seine Schreibung lautlich-akustisch zu kontrollieren" (S. 3o), diese reduziere sich auf eine "reine visuelle Gedächtnisleistung" (ibd.). Auch wenn dieser Punkt in der Defizit-Theorie wenig Beachtung fand, so kann man daraus doch viele pädagogische Konsequenzen ziehen; wo doch besonders die Rechtschreibung - als Maß der Beherrschung der kodifizierten Norm - das Bild des Lehrers von seinen Schülern beträchtlich, wenn auch ungerechtfertigt, beeinflusst.

2) Morphologie oder Aspekte der Wortbildung und Flexion

Dies ist eine "ähnliche Umsetzungsoperation":
"Die Ausdrucksfähigkeit im Aufsatz wird darunter leiden, wenn in einem bestimmten Kontext der stilistische Ausdruck lexikalisch zwar parat wäre - etwa die starken Verben braten, sieden, blasen, abbiegen,- wegen der Unsicherheit in der Bildung der Erzählform jedoch darauf verzichtet wird. Das Produkt ist dann jeweils eine Notlösung: Die Mutter hat einen Kuchen gemacht, der Jäger spielte auf dem Jagdhorn, der Weg machte einen Bogen usw., die leicht als Ungewandtheit im Wortschatz interpretiert wird, in Wirklichkeit aber Folge einer Unsicherheit im Flexionssystem ist." (ibd., S. 30f)

Viele Mundarten verfügen über" ausgesprochen produktive Wortbildungssysteme", die in der Zielsprache jedoch nur realisiert werden, wenn in dieser eine "Mindestkompetenz vorhanden ist, die bei fehlender zielsprachlicher Umgebung nur durch Belesenheit erreicht werden kann." (ibd., S.31)

3) Wortschatz

Hier gibt es nach Löffler die "augenfälligsten Gegensätze".

"Der Bereich des Wortschatzes bereitet also linguistisch gesehen die objektiv größten Schwierigkeiten. In der Sprache als Kommunikationsakt sind Wörter ja auch die hauptsächlichsten Informationsträger und Vehikel bei kognitiven Prozessen. Wenn eine

Sprache die übergeordneten Gattungsbegriffe nicht kennt, wird das Denken auch nicht genusdifferenzierend vorgehen. Das muss jedoch nicht unbedingt eine defekte kognitive Begabung bedeuten, im geistigen Geschäft wird es jedoch als entscheidender Mangel empfunden." (ibd., S.33)

Als "echte Hilfe bei der Umsetzung vom Ausgangslexikon zum Ziellexikon" schlägt Löffler <u>zweisprachige Lehrer</u>, eventuell auch Spezialwörterbücher vor. (S. 33f)

Zu bemerken bleibt, dass er hier teilweise eine recht simple Analogie zwischen Sprechen und Denken konstruiert; da das "geistige Geschäft" aber sowieso den geschäftstüchtigen Spezialisten überlassen bleibt wird dieser entscheidende Mangel wohl nicht sehr ins Gewicht fallen.

4) Syntax

Hier ist es wichtig zu wissen, "welche Form des Hochdeutschen man als Zielsprache" setzt.

"In der Praxis wird es natürlich die Variante sein, die der Lehrer aus seinem Sprachgefühl heraus für die richtige hält. Doch muss man sich grundsätzlich darüber klar sein, dass innerhalb der Spannungsbreite zwischen gehobener Umgangssprache, allgemeiner Schreibsprache und Literatur- und Dichtersprache eine breite Skala an Möglichkeiten liegt, die zum Teil textsortenspezifisch erklärt werden können. Die Folge ist dann, dass die Zielsprache gar kein einheitliches System sein kann, gerade nicht in der Syntax, da die Textsorte, die ja in der Aufsatzlehre über Jahre hin Gegenstand linguistischen Bemühens ist, jeweils andere Regeln kennt, je nach dem Gegenstand, der sprachlichen Situation und der Intention der sprachlichen Äußerung. Hier befindet man sich schon im Bereich des Stils, zu dessen Merkmalen ja gehört, dass man als Sprachbenutzer wählen kann zwischen mehreren sprachlichen Möglichkeiten. Grundsätzlich wird der Mundartsprecher hier keine Benachteiligung spüren, da er das Phänomen der Wahl unter gleichwertigen Mitteln nicht erst lernen muss, da die Mundart durchaus verschiedene Stilebenen kennt." (S. 33f)

(Wir geben zu bedenken, dass Oevermann gerade in diesem Bereich seine wichtigsten Ergebnisse fand.)

Löffler fordert eine statistische Erfassung der Sprachwirklichkeit als Grundlage für die Weiterarbeit auf diesem Gebiet. (vgl. weiter unten)

"Eine Abhilfe für Mundartbedingte Schwierigkeiten lässt sich erst nach exakter Diagnose der Symptome und Ursachen erarbeiten." (ibd., S. 37)

Psychologische und soziologische Dimensionen des Interferenzprozesses

Wir stellen die Arbeit Löfflers so ausführlich dar, weil wir meinen, dass von der "Symptomatologie von Codes und Mundart her keine Ursachen bestehen, diese beiden Sprachformen als prinzipiell verschieden zu betrachten.

"Vor aller Abhilfe muss jedoch die Erkenntnis und die Bewusstmachung der bestehenden Verhältnisse stehen. Es hat sich gezeigt, dass unter dem bisherigen Begriff der Sprachbarriere nicht die ganze Breite der Chancenungleichheit in der Schulwirklichkeit erfasst wird. Gerade in Mundartgebieten gibt es neben der sozio-kulturell bedingten Sprachbarriere eine regio-kulturell bedingte die linguistisch und soziologisch eine ganz andere Merkmalsbeschreibung aufweist und deshalb auch einer besonderen Beachtung im Rahmen der Überlegungen zu einer Unterrichtsreform bedarf. Dass beide Formen von Sprachbarriere sich in vielen Fällen decken oder zumindest überschneiden und gelegentlich von echter genetisch bedingter Minderveranlagung begleitet sind, macht die Sprachbarrierenforschung, vor allem im Hinblick auf eine möglichst gerechte Beurteilung der Schülerleistung, nicht gerade einfacher. Man muss jedoch die getrennten Phänomene getrennt beschreiben und behandeln, auch wenn sie oft auf Schulebene in Personalunion in Erscheinung treten." (ibd., S. 39)

Löffler und Besch führen zurzeit eine Untersuchung in Tübingen durch, wo kontrastive Sprachhefte (Mundart/Hochdeutsch) erarbeitet werden sollen.

"Sollten sich dabei auf der Dialektseite 'eingeschränkte' Register ergeben, so darf man sie sicherlich nicht nur von der hochsprachlichen Norm (was weitgehend heißt: von der schriftsprachlichen Norm) her werten, sondern es bedarf einer Zwischenstufe in diesem Vergleich, die zunächst angemessener ist als Bezugsgröße, die wir aber leider noch nicht zur Verfügung haben, nämlich die Zwischenstufe der Funktionsregeln gesprochener Sprache." (Besch, 1973, S.90)

Diese Zwischenstufe bezieht sich auf die "Eigengesetzlichkeit unterschiedlicher Kommunikationssituationen" (ibd.) Die kontrastiven Sprachhefte sollen die "sprachliche Beurteilungsgrundlage" (ibd.) in diesem Zusammenhang liefern. Zum Vorgehen meint Besch, dass es notgedrungen sprachwissenschaftlich dilettantisch sei, kleine Kataloge der Hauptschwierigkeiten für Umsetzungsprobleme zu schaffen, da es über "Interferenz-probleme" (ibd., S.94) an Kenntnissen mangele.

Besch und Löffler gehen ähnlich vor wie wir: mit geschriebenem und gesprochenem Material wurde eine umfangreiche Fehleranalyse gemacht, die unmittelbar in die Gestaltung der kontrastiven Grammatik eingeht. (ibd., S.96)

Löffler (1973, S. 101) gibt einen Überblick über die Gliederung eines Grammatik-Heftes, wobei er jedem Punkt typische mundartbedingte Fehler zuordnet; z.B.:

2.1 Nominalflexion   "Mein Vater bekam zwei Hemder"

4.2 Satzverbindungen   "Wo wir hereinkamen, war der Christbaum sehr schön"

über Arbeitsblätter gelang es ihnen das "vermutliche Fehlerrisiko" abzuleiten und Umsetzungstabellen aufzustellen.

Die praktischen Konsequenzen ihrer Untersuchung fassen Löffler und Besch zusammen:

"Bei einer Therapie geht es also vor allem darum, für den Schüler durch gezielte Übungen und Hilfestellungen das Fehlerrisiko zu senken und dadurch den Mut zur Verbalität zu stärken, selbst unter Inkaufnahme eines Fehlerrisikos, das jedoch durch solche Übungen auch für den Schüler eher überschaubar würde. Das oberste Prinzip des Schülers ist jedoch das Vermeiden von Fehlern um jeden Preis, zumindest im Schulheft. Diesem Prinzip wird notfalls alles geopfert." (ibd., S. 110)

P. Braun kommt zu ähnlichen Ergebnissen wie Löffler und Besch:

"Eine der wichtigsten Aufgaben des Sprachunterrichts bestünde darin, die auffälligsten Abweichungen der betreffenden Ortsmundart oder der großlandschaftlichen Umgangssprache mit Hilfe der Schüler aufzuzeichnen und zu einer Übersicht zusammenzustellen." (P. Braun, 1969, S.13)

Die aktive Rolle der Kinder in diesem Prozess führt nach Braun zu einer "lebendigen Konkurrenz zweier Sprachhaltungen beim Schüler"(ibd.) und ermutigt den Lehrer, "seine normative Einstellung ein wenig zu korrigieren"(ibd., S.17)

Diese Ansätze gehen also vom Standpunkt einer kontrastiven Linguistik aus und betonen - unterschiedlich stark - die aktive Rolle der Schüler.

Auch das Problem der sprachlichen Norm steht im Mittelpunkt der Überlegungen; wie auch bei dem folgenden Ansatz von S. Jäger.

Jäger unterscheidet zwischen "kodifizierter Norm" und der "eigentliche(n) Sprachnorm" (S. Jäger, 197o, S.167), nämlich: "ein von einer Gruppe von Sprechern regelmäßig gebrauchter Komplex von Sprachmitteln." (ibd.)

Er beschäftigt sich in seiner Untersuchung mit "Abweichungen von der kodifizierten Norm in der geschriebenen Sprache von Volksschülern" (S. 169) Dazu bemerkt er:

"Die Ursachen der Abweichungen von der kodifizierten Norm liegen zum nicht geringen Teil im sozialen Status der Schülereltern begründet. ... Insgesamt gilt, dass zwischen Mundart und Unterschichtzugehörigkeit eine hohe positive Korrelation besteht. Es ist aber nicht verwunderlich, dass die von den }rindern primärerworbene Sprache ihre Auswirkungen auf die Beherrschung der Hochsprache hat, die von diesen Kindern

Psychologische und soziologische Dimensionen des Interferenzprozesses

sozusagen als Zweitsprache erst erworben werden muss (ohne dass die Schule auf diesen Umstand allzu große Rücksicht nähme). Wenn also in der Unterschichtsprache mehr sogenannte "Fehler" auftreten, wie Oevermann schreibt, womit primär Abweichungen von der Hochsprache gemeint sein werden, so hat dies nichts damit zu tun, ob ein Sprachgebrauch elaboriert oder restringiert ist, sondern mit den hier dargestellten Zusammenhängen. So stellen zwar die Abweichungen von der kodifizierten Norm auch ein "Sprachbarrierenproblem" dar. Es hat aber mit der (sehr künstlichen) Dichotomie von restricted und elaborated code nicht direkt etwas zu tun." (S. 171-172)

Jägers Untersuchung möchte zeigen:

1. wo der Schüler durch die kodifizierte Norm besonders benachteiligt wird
2. dass die kodifizierte Norm (und besonders die Lehrerkorrektur) einer Überprüfung höchst bedürftig sind und überregional als Maßstab zur Beurteilung von Sprache nicht verwendet werden sollte, weil die meisten Abweichungen mundart- (und damit schicht-) bedingt sind.
3. dass auch nicht-regional bedingte Abweichungen vielfach schichtspezifisch sind." (172-173)

Zur Untersuchung - als Versuchspersonen dienten Schüler des Mannheimer Raums - verwendete S. Jäger Diktate und Aufsätze "weil besonders hier der Schüler aufgefordert ist, die Regeln der hochsprachlichen Norm der geschriebenen Sprache zu beachten." (179)

Dabei geht er "soweit zu sagen, dass die Primärsprache der Schüler durch den Versuch, Hochsprache zu sprechen, gestört ist" (180), was nichts anderes als Interferenzerscheinungen sind.

Orthographische Abweichungen (z.B. Personalendung) führt Jäger einerseits auf den Einfluss der gesprochenen Sprache (181) sowie auf die homogene Hemmung bzw. Analogieschlüsse (bei Groß- und Kleinschreibung) zurück, (184) womit er ähnlich argumentiert wie Löffler.

Nachdem er differenziert auch die Abweichungen von Grammatik, Lexikon und Stil (S. 185ff) untersucht hat, kommt er zu dem Schluss:

... dass mundartliche und umgangssprachliche Einflüsse für viele der Abweichungen von der hochsprachlichen Norm verantwortlich sind (Interferenzerscheinungen). Das ist auch kein Wunder, wenn man berücksichtigt, wie die von den Kindern primär erworbene Sprache beschaffen ist. Dazu kommt, dass die kodifizierte Norm von den Korrigierenden zu absolut als Maßstab der Beurteilung von Sprache angesehen wird, ja dass diese über das von dieser Norm geforderte nicht selten sogar hinausgehen." (S. 225)

Er schlägt folgende Reformen vor:

1. Der Spielraum der Norm soll erweitert werden (227)
2. Die Sprachkompetenz der Schüler sollte erweitert werden ("Weniger Lernen durch Fehler als Lernen durch Ermutigung") (227-228)
3. Die Sanktionierung von Abweichungen im orthographischen Bereich und bei der Zeichensetzung muss aufgehoben werden". (228)
4. Eine Rechtschreibreform müsste durchgeführt werden mit mehr Toleranz besonders im Hinblick auf die Groß- und Kleinschreibung (228)
5. Sprachunterricht muss schon im Vorschulalter beginnen (229)
6. Mundart soll gleichberechtigt neben der Hochsprache im Unterricht existieren: "In der Mundart nämlich gibt es im Grunde genommen nichts, "was ein Kind daran hindern könnte, universale Bedeutungen zu internalisieren und zu gebrauchen"" (Bernstein; zitiert bei Jäger, 5.229)

H. Moser bezieht sich in einem Aufsatz auf die Untersuchung S. Jägers. Er geht in Anlehnung an die Defizit-Hypothese von der Annahme aus, dass "die besonders eingeschränkte Art der Sprachkompetenz hinderlich für das soziale Fortkommen" ist. (Moser, 1972, S. 195) In der Mundartforschung verbinden sich nach ihm zwei Aspekte, "der der regionalen Gliederung und der der sozialen Schichtung" (ibd., S.197). Nach einer Diskussion der wichtigsten Ergebnisse der Defizit-Hypothese stellt er fest:

"Als gesichert darf gelten, dass ein Zusammenhang zwischen Intelligenz und Sozialstatus besteht und dass die Verbalintelligenz in höherem Masse in Korrelation mit der Sozialstruktur steht als die nichtverbale." (201)

Diese Haltung ist umso unverständlicher, als Jäger doch eine kritische Haltung gegenüber solchen Aussagen der Defizit- Theorie einnimmt. Was den Sprachunterricht anbelangt sucht Moser nach einem Mittelweg:

"Das Ziel der Spracherziehung muss doch wohl die Beherrschung einer differenzierten neben einer einfachen Redeweise sein." (211)

Sein "emanzipatorischer Sprachunterricht" soll "die Chance für die Erreichung eines höheren sozialen Status" (217) bieten; andererseits soll jedoch didaktisch ein sprachlicher "Milieubruch" (216) vermieden werden; d.h. die Ausgangssprache des Kindes soll Ausgangspunkt des Sprachunterrichts sein. (216)

In einer Kritik an Moser bemerkt BREKLE (1972), dass:

...die relative Ferne der Sprachgewohnheiten des Kindes von der hochsprachlichen Norm kein entscheidendes Kriterium dafür sein kann, ob solche Kinder in weiterführende Schulen übertreten oder nicht." (224)

Dies läge nicht so sehr an den sprachlichen Barrieren zwischen den Schichten als an den sozialen Barrieren. (225)

Hat Moser der Mundart noch "systemfernen Charakter zugeschrieben, so bemerkt BREKLE, dass es möglich sein müsste

" - und zwar aufgrund des Axioms, dass jede Sprache oder Subsprache nach den Kategorien 'System', 'Normt und 'Rede (parole)' untersucht werden kann - auch regional oder sozial differenzierte Mundarten, Subsprachen etc. nach diesen drei Kategorien zu beschreiben." (228)

Jäger, zusammen mit Huber und Schätzle geben in einem Forschungsbericht des IDS eine umfassende Literaturübersicht über die bisherige Forschung in der Soziolinguistik und bemühen sich, einen kategorialen Rahmen für diese Forschung zu finden. Vor allem aber geben sie neue Anstöße zur Operationalisierung sprachlicher Variablen. In seinem "Werkstattbericht" von 1973 gibt S. Jäger ein "neues Verfahren zur schichtenspezifischen Analyse geschriebener und gesprochener Sprache" (Untertitel) an, das "hinsichtlich der hochsprachlichen Norm neutral ist." (S. Jäger, 1973, S.7). Diese Studie ist jedoch noch nicht abgeschlossen und man wird das Resultat abwarten müssen.

Insgesamt geht aus diesem Kapitel hervor, dass die Mundartforschung traditionell den eigentlich linguistischen Fragestellungen näher steht als die Defizit-Theorie. Auch die Tendenz, kontrastive Verfahren zu verwenden, ist sehr stark vertreten, was die Arbeiten z.B. von Löffler und Besch der Differenz-Konzeption sehr nahe bringt. Leider konnte kein Autor eine befriedigende Antwort auf die Frage nach den Beziehungen zwischen regionalen und sozialen Sprachvarietäten (Code und Dialekt) geben. Die meisten gehen der Diskussion aus dem Wege, indem sie behaupten, das seien "zwei Paar Stiefel" (Jäger, 1972, S. 23)

1. 400 Sprachliche Norm und sprachlicher Fehler

Die theoretische Diskussion um die Defizit- und die Differenz-Hypothese kreist um einen Punkt, der unserer Meinung nach ausführlicher behandelt werden muss.

Dittmar (1973, S.129) nennt in einer Gegenüberstellung der Charakteristika beider Theorien als erstes das normative Vorgehen der Defizit-Theorie, das "Ausgehen von sprachlichen Normen". Im Unterschied dazu geht die Differenz-Konzeption deskriptiv vor. Letztere betrachtet - wie wir vorhin gesehen haben - sprachliche Varietäten "in Bezug auf Ausdrucksmöglichkeiten und logische Analysekapazität einander äquivalent", während die Defizit-Theorie die Überlegenheit der Mittelschichtsprache in rhetorischer und logischer Hinsicht postuliert. Um theoretisch den Sinn dieser Aussagen erfassen zu können, muss man unserer Meinung nach davon ausgehen, was unter dem Begriff "sprachliche Norm" verstanden wird. Wir versuchen im Folgenden, einige der wichtigsten Ansichten von Sprachwissenschaftlern zu referieren. Wir werden zeigen, dass es kein Einverständnis über die sprachliche Norm gibt und dass man nicht 'irgendeinen' Normbegriff als Bewertungsgrundlage für sprachliches Material nehmen kann.

Wenden wir uns zuerst Juhasz zu als dem Theoretiker, der in unserer Arbeit bei der Bestimmung der Interferenz eine entscheidende Rolle gespielt hat. Zunächst geht Juhasz von einer sehr allgemeinen Einschätzung des Phänomens Sprache aus:

"Insofern die Sprache die Existenzform des Denkens ist und das-Denken überhaupt erst ermöglicht, und umgekehrt: das Denken die Sprache ermöglicht, kann die Sprache als Mittel zur Erkenntnis und damit zur Inbesitznahme, zur Veränderung der Natur anerkannt werden. In dem Masse, wie sich unsere Erkenntnis der Natur vervollständigt, in dem Masse verändert und vervollständigt sich die Sprache. "Die Quelle der Entwicklung der Sprache ist ... in dem Widerspruch zwischen den vorhandenen sprachlichen Mitteln und dem sich durch die Bildung immer neuerer Begriffe usw. entwickelnden Denken der Menschen zu suchen."(GABKA, 1967, 17)." In: Juhasz, 1970, S.36

Juhasz vertritt die Auffassung, dass Sprache gebunden ist an das Denken und im engeren Sinne an die Erkenntnis. Dies ist umso wichtiger als verschiedene Theorien Denken und Erkenntnis auf der einen Seite und Sprache auf der anderen als ein und dasselbe verstehen; z.B. die sogenannte "Identitätsthese" (Graumann, 1972, S.144)

"Für das hier behandelte Problem (Bestimmung der Norm - d. Verf.) bedeutet das, dass es schon von der Funktion der Sprache her nicht möglich ist, den Gebrauch sämtlicher Elemente als Invarianten zu betrachten, sondern dass die Stellungnahme des Sprachausübenden zur Wirklichkeit in zahlreichen Fällen für die Wahl des sprachlichen Elements entscheidend ist." (Juhasz, ibd. S.37)

Juhasz kommt zu dem Schluss, dass die "schöne Literatur" als "Förderung der Bildung die Grundlagen für die Kultur der Sprache" legt. (S. 38)

"Bezieht man den Sprachgebrauch des Kunstwerks (Juhasz gibt als Beispiel expressionistische Gedichte an - d. Verf.) in die Norm ein, so löst sich die Sprachrichtigkeit in Anarchie auf; lässt man in der Alltagssprache keine fakultativen Varianten zu, so fällt man in den Fehler des Dogmatismus. Dies sind die beiden Extreme die der Normbestimmung grundsätzliche Grenzen setzen." (Juhasz, S.39)

Obwohl diese These heute umstritten ist - besonders was die Rolle der Literatur anbelangt - wird die Normbestimmung in der Praxis überall so durchgeführt.

Auf die Frage nach der Unterscheidung von "richtigem" oder "falschem" Sprachgebrauch antwortet Juhasz mit einem Zitat Skrebenevs:

Psychologische und soziologische Dimensionen des Interferenzprozesses

"Je häufiger eine sprachliche Erscheinung gebraucht wird, desto mehr Grund haben wir dazu, sie wissenschaftlich zu analysieren, und desto weniger Grund haben wir dazu, sie zu bewerten." (Juhasz, S.40)

Diese Haltung hat den Vorteil, dass der wissenschaftlichen Untersuchung der Vorrang eingeräumt wird. Dies kann bedeuten, dass extreme Positionen wie einerseits die der 'dogmatischen' Sprachpfleger und andererseits die der 'Anarchisten' unter den Sprachwissenschaftlern vermieden werden können.

Dieser Normbegriff Juhaszs wird um seine politische Dimension erweitert durch Max Pfütze (1966). Pfütze versucht zu zeigen, dass sich in den grammatischen und stilistischen Bereichen der deutschen Sprache "klassenbedingte Einflüsse vor allem in der Bewertung sprachlicher Formen und in der Festlegung von grammatischen und stilistischen Normen widerspiegeln" können. (S. 203)

Am Beispiel des prädikativen Satzrahmens, dessen beide Formen, voller und verkürzter Rahmen[11], er durch ihre Entwicklung in der deutschen Literatur vom Althochdeutschen an untersucht, zeigt er die politische Bedeutung des Normbegriffs auf.

Er kommt zu folgenden Schlüssen:

1. Beide Formen tauchen in der ganzen deutschen Sprachgeschichte nebeneinander auf;
2. Der Glaube an die unbedingte Endstellung des Verbs wurde nicht den lateinischen Klassikern selbst entlehnt, sondern der lateinischen Schulgrammatik des Mittelalters
3. Textanalysen der Autoren Seghers, Bredel und Feuchtwanger zeigen, dass beide Formen verwendet werden

"Die Erscheinung des Kurzrahmens zählt zum grammatisch-strukturellen Bestand der deutschen Sprache seit ihrem Bestehen. Der verkürzte Satzrahmen verkörpert sowohl eine grammatische als auch eine stilistische Variante zum vollen Satzrahmen. Und gerade unter diesem doppelten Aspekt erwächst der Stilschulung ein Mittel, den Ausdruck durch bewusste Verwendung dieser syntaktischen Form zu bereichern." (ibd., S.208)

---

[11] 2 Beispiele für den vollen und für den verkürzten Satzrahmen:
"Ich will eine Ausnahme zulassen an der Regel ironischer Geringschätzung, die er den Gaben und Ansprüchen der Schule entgegenbrachte." (Thomas Mann; verkürzter Satzrahmen) "Wir sind hier bei dem entscheidenden Wendepunkt in der Geschichte der französischen Nationalgarde angelangt."
(K. Marx; voller Satzrahmen)

Psychologische und soziologische Dimensionen des Interferenzprozesses

Trotzdem beharren verschiedene Grammatik-Theoretiker auf der Position, der volle Satzrahmen sei 'besser', 'schöner', 'eleganter' usw. Pfütze, wie auch andere (Havranek, 1936; S. Jäger, 1971) begreift die Grammatik als ein repressives Instrument der herrschenden Klassen: dazu bringt er Zitate von Grammatikern, von denen wir hier nur zwei wiedergeben wollen:

"Man gebe einer jeden Classe nur gerade soviel Aufklärung, als sie zu ihrem Stande gebraucht, und lasse ihr in allem übrigen ihre Vorurtheile, weil sie ihr wohlthätig sind." (Adelung)

"Auf dem Feld der Muttersprache stehen sich Masse und Aristokratie klar gegenüber. Der verantwortungsvolle, ja schon der anständige Gebrauch der Muttersprache ist das Vorrecht der Gebildeten. An ihrer Sprache erkennen sich die wenigen, die noch dazu gehören." (Rahn/Pfleiderer, 1955, S. 49)

Paul Grebe (1966) behandelt das Problem der Norm als Vertreter einer gemäßigten Richtung. Als Herausgeber der Duden-Bände und Bearbeiter der Duden-Grammatik plädiert er für eine "wissenschaftlich begründete Sprachpflege" und nähert sich damit dem oben zitierten Vorschlag Skrebenevs.

Die Antinomie der Grammatik wird in der von Grebe zitierten Anweisung Adelungs deutlich: "Schreibe wie du sprichst:" Nach der Frage aber: Wie spricht man denn? antwortet Adelung - so Grebe - nicht einfach: Wie die Besten sprechen, sondern: Wie die Besten schreiben. (Grebe, S.147)

Die Aktualität der wissenschaftlich begründeten Sprachpflege begründet Grebe mit der Erweiterung der Kenntnisse über die Gegenwartssprache selbst:

"Je mehr Sprachwirklichkeit sichtbar wird, desto weniger Normen bleiben bestehen. Und umgekehrt kann man sagen: Je weniger Sprachwirklichkeit sichtbar war, desto leichter war es, Bücher über die 'Sprachdummheiten' zu schreiben." (S. 146)

Dies macht er deutlich an drei Beispielen: 1. der doppelte Akkusativ; 2. brauchen mit und ohne "zu"; 3. als oder wie.
Am letzten Beispiel wird deutlich, dass sie Normfestlegung letztlich doch Sache von Konventionen ist und so wissenschaftlich gar nicht aussieht:

Die Gesellschaft für deutsche Sprache entschied sich für den grammatikalischen Ausgleich: <u>Er ist so groß wie ich; Er ist grösser wie ich.</u>

"Die ein Jahr später erschienene Duden-Grammatik hielt an der Differenzierung im System fest (<u>Er ist so groß wie ich; Er ist grösser als ich</u>) notierte aber zugleich, um der Sprachgemeinschaft den letzten Entscheid zu überlassen, dass alltagssprachlich der Ausgleich angestrebt wird." (Grebe, S:155)

Psychologische und soziologische Dimensionen des Interferenzprozesses

Hier liegt eine Gefahr: Der Gebrauch einer Redewendung wird ausschließlich oder teilweise vom Sprachverhalten der Gemeinschaft - wenn auch nur zögernd - abhängig gemacht; wobei natürlich diese Sprachgemeinschaft nicht genau definiert ist.

Eine völlig andere Art und Weise, das Problem zu behandeln finden wir bei Karl Kraus, der sein ganzes Leben dem Kampf gegen die "Sprachverunreiniger" widmete; und zwar nicht aus einem konservativen sprachpflegerischen Interesse heraus:

"Wenn die Herren die große Zeit, anstatt sie mit Sprachreinigung zu vertun lieber darauf verwenden wollten, ihren Mund zu reinigen so wären die Voraussetzungen für eine spätere internationale Verständigung vielleicht gegeben. Gewiss, man muss Fremdwörter nicht gerade dort gebrauchen, wo es nicht notwendig ist, und man muss nicht unbedingt von Kretins sprechen, wo man es mit Trotteln zu tun hat. Aber das sei ihnen doch gesagt: Dass ein Fremdwort auch einen Geschmack hat und sich seinerseits auch nicht in jedem Mund wie zuhause fühlt. Freilich bin ich ja nicht kompetent, weil ich mit der Sprache nur eine unerlaubte Beziehung unterhalte und sie mir nicht als Mädchen für alles dient. Aber ich habe auch bloß den Schutz jenes Sprachgebrauchs im Sinn, den die Leute für die Sprache halten. Mehr ihnen zu sagen wäre von übel. Sie verstehen ihre eigene Sprache nicht und so würden sie es auch nicht verstehen, wenn man ihnen verriete, dass das beste Deutsch aus lauter Fremdwörtern zusammengesetzt sein könnte, weil nämlich der Sprache nichts gleichgültiger sein kann, als das 'Material' aus dem sie schafft." (K.Kraus; Hier wird deutsch gespuckt, Dez. 1915: in K.Kraus; Die Sprache, München 1962, S.13)

Kraus bekämpfte vor allem den Wiener Journalismus, der über die Zeitungen einen großen Einfluss auf das Sprachverhalten der Österreicher hatte (womit auch deutlich wird, dass die "Sprachgemeinschaft" nicht als abstrakte Entität begriffen werden darf, sondern dass man analysiert, welche Faktoren zu ihrer Herausbildung beitragen).

"Wenn man bedenkt, dass dieselbe technische Errungenschaft der 'Kritik der reinen Vernunft' und den Berichten über eine Reise des Wiener Männergesangsvereins gedient hat, dann weicht aller Unfriede aus der Brust und man preist die Allmacht des Schöpfers." (K. Kraus; Beim Wort genommen, München 1965, S.76)

In diesem Sinne muss man die Forderung von S. Jäger sehen, der nicht wie Grebe Anpassung an den allgemeinen Sprachgebrauch in Ausnahmefällen zulassen will, sondern explizit fordert:

"Ein Schrittchen fort von dem einseitigen Vorbild der Literatursprache bedeutet auch die Einbeziehung von Gebrauchstexten, also Zeitung, wissenschaftlicher Literatur, Trivialliteratur usw. wie sie heute (noch etwas unsystematisch) in der Duden-Redaktion und exakter im Institut für deutsche Sprache in Mannheim vorgenommen wird." (S. Jäger; 1971, S.165)

Wenn Kraus sich bemühte, den negativen Einfluss des Journalistenjargon zu bekämpfen; das Deutsche als einen "Betrieb" betrachtete, "der den Bedürfnissen der Kundschaft" angepasst werden muss, so läuft S. Jäger hier Gefahr, Tür und Tor für alle möglichen Bestellungen seitens der "Kundschaft" zu öffnen.

Es dürfte sich im Bereich der Normbestimmung kaum darum handeln, sich an den Sprachgebrauch einer nicht näher definierten "Sprachgemeinschaft" anzubiedern - deren Sprachverhalten doch letztlich von einem schlechten Journalismus beeinflusst wird - noch im Sinne einer konservativen Kulturkritik die herrschenden Sprachgewohnheiten als nec plus ultra des Bestmöglichen zu betrachten.

Um Missverständnissen vorzubeugen möchte ich hier einen kurzen Bericht aus einer luxemburgischen Tageszeitung anfügen, der auch ohne Kommentar das oben Gesagte verdeutlicht:

Junge Frau von explodierender Granate tödlich verletzt.

Friedhof (Diekirch). Als gestern Nachmittag die 28jährige Landwirtin Frau Jos. Oesch sich mit ihrer Schwiegermutter auf ein Ackerfeld begab und an Gesträuch und Hecken Feuer anlegte, gab es plötzlich einen furchtbaren Knall, welcher von einer Granate herrührte, welche sich seit dem letzten Weltkrieg wahrscheinlich unter einer brennenden Hecke befand und durch die Hitze zur Selbstentzündung kam. Leider wurde die junge Frau, welche sich in der Nähe des Explosionsherdes befand, von den Splittern des Geschosses derart schwer getroffen. dass sie zur Stelle tot war. Ihrer erschrockenen Schwiegermutter, die sich in einer größeren Entfernung von der Unglücksstelle befand, geschah kein Leid. Ein herbeigerufener Arzt konnte nur noch den Tod der jungen Frau feststellen. Die Gendarmerie aus Diekirch nahm an Ort und Stelle die nötigen Erhebungen vor." (Tageblatt, 1.3.1972)

Dieses Beispiel, das keineswegs isoliert im (luxemburgischen) Blätterwald steht, dürfte diejenigen zur Vorsicht ermahnen, welche die Tagespresse in die Normbestimmung einbeziehen wollen.

Jäger untersucht in einem Aufsatz (1971) die Fragen wie - erstens - die Norm festgelegt wird, - zweitens – weshalb dies geschieht und - drittens - was die kodifizierte Sprachnorm eigentlich ist.

Zur <u>ersten Frage</u> hält er fest,

"dass die Sprache, auf die sich auch heute noch die kodifizierte Sprachnorm stützt, 1) fast ausschließlich Literatursprache ist, 2) dass dabei nur ein Teil der Literatur berücksichtigt ist, der vornehmlich nach dem Grad ihrer sprachlichen Konservativität und Normentreue ausgewählt zu sein scheint." (Jäger, S. 164)

Der konservativen Forderung P. von Polenz, die gesprochene "Sprache einer Elite" mit in die Normfestlegung einzubeziehen qualifiziert Jäger als "ausgesprochen aristokratische Vorstellungen" und hält diesem die oben zitierte Forderung nach Einbeziehung der Gebrauchstexte und der gesprochenen Sprache der Sprachgemeinschaft entgegen.

Die <u>zweite Frage</u> beantwortet er - wie viele andere Autoren auch - mit den Erfordernissen der Kommunikation - ohne jedoch wie Ammon auf den gesellschaftlichen Charakter dieser "Kommunikation" einzugehen.

"Die Einheitssprache wächst mit dem steigenden Bedürfnis nach ihr heran." (S. 166)

Allerdings betrachtet er die Hochsprache der normativen Grammatiken als eine "erstarrte, entfremdete Form der menschlichen Sprache" (168).

"Besonders in ihrer Ausprägung als Amts- und Geschäftssprache oder als Sprache der Festredner und Nachrichtensprecher strotzt sie von Versatzstücken und Klischees" (ibd.)[12]

Hier drückt sich Jäger also schon vorsichtiger aus als in den eingangs erwähnten Passagen.

Zu der <u>dritten Frage</u> bemerkt Jäger, dass es sich bei der sprachlichen. Norm" um eine Sammlung von Regeln (handelt), die anhand eines recht willkürlichen Materials aufgestellt und dann nach bestimmten Gesichtspunkten mehr oder minder um frisiert worden sind." (S. 168) Er schließt mit der Feststellung, dass sprachliche Normen autoritärer Erziehung dienen:

"Wer blind zu glauben gelernt hat, dass bei brauchen immer ein zu stehen muss, wird auch die Verteilung des Eigentums nicht in Frage stellen." (168)

Den Normbegriff der neueren Linguistik fasst Jäger in dem folgenden Schema zusammen:

---

[12] vgl. dazu:
R. Grimminger: Kaum aufklärender Konsum (Spiegel)
B. Sandig: Bildzeitungstexte
S. Böhm u.a.: Rundfunknachrichten
W.K. Kock: Manipulation durch Trivialisierung
alle Beiträge in: A. Rucktäschel; Sprache und Gesellschaft, 1972

	individuell	kollektiv
realisiert	Diskurs (parole)	Norm
Virtuell (potentiell)	Kompetenz	System (langue)

Hier beruft sich Jäger vor allem auf Coseriu: P. von Polenz hat das Schema wie folgt erweitert:

	realisiert	virtuell
individuell	Sprachverwendung	Sprachkompetenz
Sozial	Sprachverkehr	Sprachsystem
		Sprachgebrauch
		Sprachnorm

Polenz (1972) geht von den auch bei Jäger festgestellten zwei Merkmalspaaren realisiert-virtuell und individuell-sozial aus und definiert darauf hin <u>vier kommunikative Existenzweisen von Sprache</u>:

1. "Die individuell-realisierte Existenzweise von Sprache heißt <u>Sprachverwendung</u>" („performance" bei Chomsky, „parole" bei Saussure)
2. "Die sozial realisierte Existenzweise von Sprache soll <u>Sprachverkehr</u> heißen".
3. Die individuell-virtuelle Existenzweise von Sprache heißt <u>Sprachkompetenz</u> (Chomsky: „competence") aus der die kommunikative Kompetenz abgeleitet werden kann
4. Die sozial-virtuelle Existenzweise von Sprache heißt <u>Sprachsystem</u> (Saussure: „langue") (Polenz, ibd., S.78f)

"Das Verhältnis der Sprachkompetenzen bzw. Sprachsysteme zur sozialen Gruppierung und zum Sozialverhalten der Sprachteilhaber ist weitgehend vom extrakommunikativen Verhalten der Sprachteilhaber zur Sprache abhängig..." (S. 79)

Extrakommunikatives Verhalten oder metasprachliche Funktion der Sprache wird definiert als die Funktion, "bei der der Sprecher Sprache ... zum Gegenstand seiner Kommunikation hat." (77)

"Als Teilbereiche vom Sprachsystem sind 2 extrakommunikative Existenzweisen von Sprache zu unterscheiden ...:

Psychologische und soziologische Dimensionen des Interferenzprozesses

1. Der Teil der Möglichkeiten des Sprachsystems, der infolge deskriptiver metasprachlicher Kommunikation als "normal", "üblich", "bekannt", "geläufig" usw. gilt, soll <u>Sprachgebrauch</u> heißen.
2. Der Teil der Möglichkeiten des Sprachsystems, der infolge präskriptiver metasprachlicher Kommunikation als "normativ", "korrekt", "vornehm", "gut" usw. gilt, heißt <u>Sprachnorm</u>. (Polenz; S. 79)

Das Kriterium für die Unterscheidung zwischen Sprachnorm und Sprachgebrauch liegt also auf der Ebene der Unterscheidung zwischen "Norm" und "normal".

Diese "extrakommunikativen Existenzweisen von Sprache sind eine der wichtigsten Institutionen der <u>sozialen Kontrolle</u>[13] in jeder Gesellschaft" (S. 80).

Die Frage der <u>Sprachnormenkritik</u> ist damit gestellt. S. Jäger zitiert im Anschluss an TAULI vier Hauptkriterien der Sprachnormierung:

1. möglichste Eindeutigkeit der intendierten Information
2. Ökonomie
3. ästhetische Gestalt
4. Flexibilität (S. Jäger, 1968, S.366)

Nach Jäger spielt in diesen Fragen die Sprachgemeinschaft die entscheidende Rolle. An ihr hängt es letztlich, ob eine sprachliche Erscheinung angenommen wird oder nicht.

Polenz charakterisiert die beiden Extreme in der Frage der Normgebung durch die Position Haugens einerseits, der die Linguisten ermahnt, "die 'Schizoglossie' in der Gesellschaft durch Normenkontrolle und Normsetzungen überwinden zu helfen" und der Position S: Jägers andererseits, der diesem die "grundsätzliche Toleranz gegenüber allen Varianten und Gruppensprachen als Prinzip der Sprachnormenkritik" entgegenhält, "da die Kommunikabilität von Sprache schon immer durch Selbstregulierung und durch Spracherwerb im bloßen Umgang mit der Sprache gewährleistet worden sei." (Polenz; a.a.O., S. 82) Polenz selber tendiert eher zu der Position Haugens.

Hier stellt sich die Frage, was denn ein sprachlicher Fehler eigentlich ist. Die Diskussion hat gezeigt, dass es viel vom theoretischen Standpunkt abhängt, ob eine sprachliche Äußerung als "richtig" oder "falsch" betrachtet wird. Die meisten Autoren tendieren jedoch zu einer mittleren Position: Es gibt zwar Normen, aber die Sprachgemeinschaft hat auch noch etwas zu sagen. Verbindlich kann diese Frage also nicht beantwortet werden und dennoch müssen wir hier auf die Problematik der Fehlerbestimmung eingehen, da dieses Problem bei der Bestimmung der Interferenz relevant wird.

---

[13] Jäger kritisiert diese Forderungen und kommt zu dem Schluss: "Was ökonomisch ist, muss nicht 'schön' sein, was ökonomisch und 'schön' ist, muss nicht verbreitet sein, was ökonomisch, 'schön und verbreitet ist, muss nicht eindeutig sein." (ibid., S. 373)

Psychologische und soziologische Dimensionen des Interferenzprozesses

Die Frage der Verbindlichkeit von Normen könnte man an dem festmachen, wie stark die Sprachwissenschaftler gezwungen sind, in diesen Prozess einzugreifen. Totale Normierung ist notwendig z.b. bei Übersetzungsmaschinen. Die Übersetzung wissenschaftlicher Literatur wird erschwert durch einen komplexen Stil; obschon die Übersetzungsmaschinen schon zu beachtlichen Leistungen fähig sind, sollen wissenschaftliche Texte von vornherein "maschinengerecht" geschrieben werden. Andererseits trifft es für den alltäglichen Sprachverkehr mit großer Wahrscheinlichkeit zu, dass ihre Kommunikabilität durch Selbstregulierung gewährleistet wird. Zwischen diesen Bereichen spielt die sprachliche Norm jedoch eine unterschiedliche Rolle, z.B. in der Schule.

Hier scheint es als hinge die Normbestimmung weitgehend vom subjektiven Urteil des Lehrers ab. Die Unzuverlässigkeit dieser Urteile ist schon öfters nachgewiesen worden. In der Schule bedeutet "normgerechtes" Schreiben in seiner sozialen Konsequenz viel mehr als außerhalb der Schule. Wenn dem Schüler im alltäglichen Sprachgebrauch auch grobe Normverstöße nicht übel genommen werden, so muss er in der Schule mit schwerwiegenden Sanktionen rechnen.

Zwei Einstellungen beeinflussen den Lehrer bei der Fehlerbeurteilung: Einmal die Einschätzung seines eigenen, mittel-schichtorientierten Sprachgebrauchs als Idealnorm, die die Schüler realisieren müssen; zum anderen die Einschätzung der sprachlichen Fehler als Indikator für mangelnde Intelligenz oder besser, als Erkenntnisfehler.

Jäger fordert von den Lehrern mehr Toleranz:

"Kurz, es geht nicht um ein Eindrillen der Hochsprache sondern um die Erweiterung der Performanzmöglichkeiten." (S: Jäger, 1971, S. 175)

"Wenn die Hochsprache in der Schule überschätzt und als alleinige Sprache toleriert wird, benachteiligt sie von vornherein diejenigen Kinder, die zuhause keine Hochsprache sprechen. Die Überschätzung und alleinige Anerkennung der Hochsprache in der Schule bedeutet eine schwerwiegende soziale Diskriminierung. Die Hochsprache ... ist nur eine von vielen Subsprachen und um nichts wertvoller als die anderen, oder um mit Basil Bernstein zu sprechen: Die verschiedenen Subsprachen in einer Sprachgemeinschaft sind alle in gleicher Weise geeignet, universale Bedeutungen und Denkformen zu internalisieren. Und darauf, dass ein Kind denken lernt, kommt es ja letztlich an, nicht darauf, eine Norm zu erfüllen, die ihm von einer Bildungselite völlig grundlos aufgezwungen wird. Hier liegt eine der gesellschaftlich nicht notwendigen Restriktionen vor, die sich als Disziplinierungsmittel so gut eignen, die aber nicht zu größerer gesellschaftlicher Disziplin, sondern zu blindem, kritiklosem Gehorsam führen." (Jäger, ibd., S.174)

"Die pseudowissenschaftliche Sprachrichtigkeit identifiziert Zeichen und Bezeichnetes, d.h. sie verwechselt den Sprachfehler mit dem Fehler in der Erkenntnis der objektiven

Psychologische und soziologische Dimensionen des Interferenzprozesses

Wirklichkeit. Der Sprachfehler unterscheidet sich jedoch vom Erkenntnisfehler dadurch, dass die sprachliche Form usuell bedingt und historisch nicht fixiert ist, während die objektive Wirklichkeit unabhängig von unserem Denken existiert und ihre Entwicklung selbstverständlich nicht sprachadäquat ist." (Juhasz; a.a.O., S. 40)

Meist liegt dieser, von Juhasz kritisierten Haltung, die Annahme zugrunde, ein schlechter Stil wäre gleichbedeutend mit schwerwiegenden kognitiven Defiziten; eine Annahmen, die implizit auch von der Defizit-Theorie vertreten wurde. Dazu noch Jäger:

"Es ist erwiesen, dass Hochsprache und Intelligenz nur scheinbar hoch korrelieren: Hochsprache tritt im Allgemeinen gemeinsam mit günstigen sozioökonomischen, sozioökologischen und soziokulturellen Faktoren auf, deren einer die Sprache ist. Diese aber sind es wahrscheinlich, die für die Entwicklung der kognitiven Fähigkeiten verantwortlich sind, nicht die Hochsprache qua Hochsprache." (Jäger; 1971, S. 175)

Juhasz macht die Fertigkeit innerhalb des Gebrauchs einer Sprache vom Sprachgefühl abhängig:

"Das Sprachgefühl ist eine reale Größe, ist funktionierende Wirklichkeit, "es ist der wichtigste Sprachregler; ohne sich darauf zu stützen, ist keine wirkliche Sprachbeherrschung möglich" (Karoly 1966, 333). Es wirkt jedoch nicht homogen, da seine determinierenden Faktoren unterschiedlich sind." (Juhasz, a.a.O.; S. 45)

Die determinierenden Faktoren sind:

"Intelligenz und Bildung, Geschmack und Gewohnheiten, der jeweilige physische und psychische Zustand, die Person des Gesprächspartners, die mündliche oder schriftliche Ausdrucksweise usw. usf." (ibd., S. 44)

Da sich das Sprachgefühl vor allem im Prozess der sprachlichen Sozialisation entwickelt, existiert es nur in Bezug auf die Muttersprache. Für die Fremdsprache hingegen existiert es praktisch nicht:

"So schnell sich auch beim Sprachbegabten die Fertigkeiten herausbilden, es gibt so viele sprachliche und außersprachliche Determinanten für die Wahl und damit für die Beurteilung des richtigen Ausdrucks, dass es sehr lange dauert, bis man sie alle zu berücksichtigen imstande ist. Die Entwicklung des „cross-cultural" Gebrauchs der Sprachen geht allerdings nicht ruckartig sondern sukzessive vor sich, so dass selbst auf der Mittelstufe schon bestimmte Segmente der fremden Sprache automatisiert sind. Ihre Zahl ist jedoch im Vergleich zum gesamten Corpus der Sprache dermaßen gering und zwischen den einzelnen Fertigkeiten innerhalb des Gebrauchs einer Sprache besteht so ein enger Zusammenhang, dass man praktisch nicht von Sprachgefühl sprechen kann. Dies ist auch einer der Gründe dafür, dass die Interferenz der Muttersprache notwendigerweise mit großer Intensität zur Geltung kommt." (Juhasz, ibd., S. 45)

Dies ist möglicherweise auch ein Grund, weswegen Dialektsprecher Schwierigkeiten in der Hochsprache haben. Unsere Diktatfehler möchten wir auch in diesem Sinne sehen: Als Schwierigkeiten, die luxemburgische Dialektsprecher beim Gebrauch des Deutschen haben; als das mangelnde Sprachgefühl für das Deutsche.

Wir möchten die Normen des deutschen Sprachgebrauchs jedoch nicht absolut annehmen. Mit Juhasz behaupten wir, dass es unsinnig ist,

... die Norm ... als die Realisierung einer bestimmten Form zu betrachten, sondern als eine mehr oder weniger große Variabilität mehrerer Formen. Man könnte etwas überspitzt auch formulieren: während es in vielen Fällen möglich ist zu sagen, dass eine Form falsch ist, so ist es nicht immer möglich zu behaupten, dass nur eine bestimmte und keine andere Form richtig ist. "Nichts ist weniger wissenschaftlich", schrieb DAUZAT, "als die Absicht, alles in zwei Teile teilen zu wollen, säuberlich das Richtige vom Falschen trennen zu wollen und zu behaupten, dies dürfe man sagen und jenes nicht. Die Fehler müssen demgemäß abgestuft werden." " (Juhasz, ibd., S. 47f)

Es gibt also keine absoluten Kriterien, nach denen ein sprachliches System zu bewerten ist. Nur unter bestimmten situativen Bedingungen erweist sich ein Katalog von Bewertungsmaßstäben als sinnvoll. Dieser muss dann jedoch in seiner Rigidität bzw. Toleranz den jeweiligen Bedingungen angepasst werden.

1.500 Sprechen und Denken

Die Problematik des Zusammenhangs zwischen Sprechen und Denken wird in den meisten Untersuchungen zur Defizit-Hypothese angesprochen; deshalb wollen wir hier kurz darauf eingehen.

Zuerst stellt sich das Problem, was unter Denken bzw. Sprechen verstanden wird. Dass das Denken nicht schlicht durch den IQ repräsentiert wird, bzw. gemessen werden kann ist unumstritten. „Denken" genau wie „Sprechen" können in empirischen Untersuchungen nur schwer operationalisiert werden. Deshalb gehen Überlegungen zu diesem Thema nie unmittelbar in ein experimentelles Design über. Dass folglich Denken nicht mit der wie auch immer gemessenen Intelligenz und Sprechen nicht mit irgendwelchen Sprachdaten gleichgesetzt werden kann ist nur logisch.

In der Psychologie herrscht durchweg Uneinigkeit, was unter Sprache und Denken verstanden werden soll. Zum Begriff des Denkens schreibt Graumann (1972; S. 142):

Psychologische und soziologische Dimensionen des Interferenzprozesses

„Phänomene; die unter dem Oberbegriff des Denkens subsumiert werden, sind entsprechend weit gestreut. Bedeutungssetzung, -erfassung, ‚Begriffsbildung Urteilen, Schließen bis hin zum als kreativ bezeichneten Lösen von Problemen sind das Spektrum ..."

Außerdem sind diese Begriffe (Urteilen, Begriffsbildung' etc. ...) von dem jeweiligen theoretischen Standpunkt, von dem aus sie definiert werden, abhängig;
Sehr viele Autoren, besondere diejenigen, die uns hier beschäftigen, haben eine einseitige Vorstellung vom Denken, die stärker die Form als den Inhalt betont. Wenn man nun, unter der Vorannahme , Denken sei praktisch über Sprache messbar, die sprachliche Produktion von Individuen als Grundlage für die Beurteilung ihres Denkens nimmt, scheint es klar, um nur ein Beispiel zu nehmen, dass elaborierter Sprachgebrauch auch elaboriertes Denken zur Voraussetzung hat oder auch fördert. Dies führt in der Praxis zu Konflikten über Normen und Bewer1tung des Sprechens. Daher, so Jäger,

" ... ist es müßig, sich darüber zu streiten, ob die eine oder die andere Form, in der jemand spricht "besser" oder "schlechter" ist als eine andere, solange man nicht weiß, über was da eigentlich zu sprechen oder zu denken ist." (S. Jäger, 1972, S. 85)

Dies entspricht auch einem Gedankengang Juhaszs:

"Man braucht keine komplizierten Messungen vorzunehmen, um festzustellen, dass die Sprachen bei aller Unterschiedlichkeit die im Wesentlichen gleiche begriffliche Erfassung der Wirklichkeit ermöglichen." (Juhasz, 1970)

In der Defizit-Theorie werden implizit verschiedene Realitäten angenommen: die Form der Sozialbeziehungen von Unter- und Mittelschicht. Von den erhobenen Sprachdaten und Daten aus Intelligenztests wird auf psychische Prozesse geschlossen. Sprache wird in einer doppelten Beziehung gesehen: Einerseits prägt die Form der Sozialbeziehungen unterschiedliche Kommunikationsweisen oder Codes und andererseits bestimmen diese das Verhalten (und damit auch die Form der Sozialbeziehungen,) indem sie die Kultur übermitteln. (Bernstein; 1972, S. 238) Verhalten wird in der Defizit-Theorie vor allem problembezogen gesehen und bei seiner Bewertung von Kriterien wie Erfolg und Leistung abhängig gemacht.

Das "Denken" beim Lösen von Testaufgaben wird positiv gewertet, wenn diese richtig gelöst werden. Werden wenige Aufgaben richtig gelöst, ist das Denken defizient, obschon diese Kinder die grundlegenden Operationen beherrschen. (vgl. 3.322) Wird bei Kindern außerdem eine "elaborierte" Sprechweise festgestellt, so wird auf bestimmte kognitive Prozesse (verbale Planungsstrategien) geschlossen, die den individuellen und sozialen Aufstieg fördern sollen.

Psychologische und soziologische Dimensionen des Interferenzprozesses

Was die Defizit-Theorie nicht berücksichtigt, ist die Trennung zwischen objektiver und subjektiver Realität: Sie geht dabei von einem wahrnehmungspsychologischen Standpunkt aus, wenn sie als Realität nur das gelten lassen will, was das Individuum wahrnimmt. Diese Wahrnehmung wird zusätzlich durch schichtenspezifische "Filter" verändert. Es gibt jedoch eine Realität, die objektiv gegeben und damit für alle Mitglieder einer Gesellschaft gleich ist.

Diese Realität ist die Kultur, die Natur und die Form der gesellschaftlichen Beziehungen. Wir nehmen an dass Unterschiede in der Auffassung dieser Realität - also die subjektive Realität der Individuen - eher auf situationsspezifische Faktoren oder auf psychische Erkrankung denn auf klassenspezifische Faktoren zurückzuführen sind.

So ist die Schulsituation nur eine 'Realität' im Leben eines Kindes. Bei Unterschichtkindern unterscheidet sich diese 'Realität' stark von der 'Realität' des elterlichen Milieus. Die Leistungsanforderungen und Normen, die in der Mittelschicht gültig sind, gelten auch in der Schule. Die Kinder der Arbeiterschicht werden in der Schule mit Forderungen konfrontiert, die sie meistens nicht erfüllen können und es ist eine Frage des Standpunkts, ob man diese Forderungen als "gut", "richtig" usw. bezeichnen kann.

Im Anschluss an eine Diskussion Wygotskys kommt S. Jäger zu dem Schluss:

"Das bedeutet, dass der Zusammenhang zwischen Denken und Sprechen nur in Zusammenhang mit dem Begriffspaar Realität und Begriff zu fassen ist. D.h. wie sieht die Realität aus in der jemand steht und mit welchem Begriffsapparat setzt er sich mit dieser Realität auseinander und wie entsprechen sich Realität und Begriffssystem?" (S. Jäger, 1972; S. 85)

Auf die Schule bezogen bedeutet dies, dass Mittelschicht-kinder keinen neuen Begriffsapparat aufbauen müssen um sich an die Schulsituation zu gewöhnen; Arbeiterkinder hingegen, müssen dies tun und bei ihnen äußert sich der Konflikt zwischen diesen beiden Begriffssystemen (aus zwei subjektiv als verschieden erfahrenen Situationen) im schulischen Versagen. In der Defizit-Theorie werden schulisches Versagen, Versagen in Tests oder restringierter Sprachgebrauch schnell als allgemeines kognitives Defizit erklärt

Die theoretische Grundlage für derartige Schlüsse ist die sprachliche Relativitätsthese von Whorf: Unterschiedliche Sprachverwendung schafft unterschiedliche gesellschaftliche Erfahrung. Bernstein betrachtet Denken, Sprache und Erfahrung als Formen der Auseinandersetzung mit der Realität. seine normative Einstellung liegt darin begründet, dass für ihn die Richtung dieser Auseinandersetzung durch Kriterien wie Erfolg und Leistung festgelegt wird, Kriterien, die völlig von den Erziehungsvorstellungen der Mittelschicht abgeleitet sind.
Würden wir diesen Gedanken folgen, müssten wir annehmen, Umsetzungsschwierigkeiten zwischen dem Luxemburgischen und dem Deutschen müssten Ausdruck be-

stimmter schichtenspezifischer Planungsmechanismen und Ausdruck eines kognitiven Defizits sein. Die (teilweise) Erklärung der Interferenz aus linguistischen Strukturunterschieden zwischen den beiden Sprachen wäre unmöglich.

Bernstein und Oevermann haben eine relativ statische Auffassung von dem Verhältnis zwischen Denken und Sprechen, obschon Oevermann in seinen 'kritischen' Betrachtungen zu Bernstein eine Reihe von Einschränkungen:

1) Das "Bedingungsverhältnis" (445) zwischen Sprache und Kognition relativiert er sehr stark. Im Anschluss an einige Untersuchungen von Furth und Lenneberg an taubstummen Kindern musste er einsehen, dass kognitive Operationen, "Denken", auch ohne Sprache möglich sind. Dies spricht für die Auflassung Piagets, dass Sprache nicht wesentlich am Zustandekommen des Denkens oder kognitiven Operationen beteiligt ist.

"Der Besitz verschiedener Ausdrücke strukturiert weder die Operationen noch behindert ihr Fehlen deren Bildung; die Ausdrücke werden erworben und ihr Gebrauch wird funktional einem Prozess gemäß, der dem Modus der Strukturierung der Operationen selbst gleicht, nämlich durch ein Zusammenspiel von Dezentrierungen und Koordinationen. Die Leistung der Sprache muss daher auf einer anderen Ebene gesucht werden. Die Sprache kann die Aufmerksamkeit auf die zu einem Problem gehörenden Faktoren lenken" ebenso wie sie perzeptuelle Aktivitäten zu kontrollieren vermag, wie Luria und seine Mitarbeiter nachgewiesen haben: Sprache kann somit eine Operation vorbereiten, doch für die Bildung konkreter Operationen ist sie weder zureichend noch notwendig." (Sinclair de Zwart, zit. in Furth, 1972, S.190)

Für Oevermann bleibt das Bedingungsverhältnis zwischen Sprechen und Denken praktisch nur noch bei der "verbalen Vermittlung in Paarweisem Zuordnungslernen" sowie bei den "sprachlichen Voraussetzungen der Begriffsbildung" bestehen. (5. 445)

2) Auch in Bezug auf die Notwendigkeit, Sprechen und Denken im Prozess ihrer Entwicklung zu untersuchen, macht Oevermann Zugeständnisse an die Kritiker der Defizit-Theorie:

"So scheint das komplexe Wechselspiel von Sprache und Kognition sich erst in der Dimension der kognitiven <u>Entwicklung</u> im Allgemeinen und einzelnen Lernprozessen im Besonderen adäquat aufschlüsseln zu lassen." (438)

Zu den normativen Aspekten der Bernsteinschen Theorie bemerkt er:
"Wenn wir die nicht-verbal gemessene Intelligenz als Indikator für das Niveau der intellektuellen Leistungsfähigkeit interpretieren, dann deuten unsere Ergebnisse, wie wir gesehen haben, darauf hin, dass insgesamt der unmittelbare Zusammenhang zwischen Sprachniveau und kognitivem Niveau nicht hoch ist und zudem eine komplexere Struktur.in Abhängigkeit anderer, sozialer Merkmale aufweist. Es besteht daher die

Möglichkeit, dass die Bernsteinschen Annahmen bezüglich des sprachlichen Einflusses auf die Kognition zum Teil nur ein Vorurteil widerspiegeln und somit im Sinne der "self-fulfilling-prophecy" auf die Leistungen der Schüler der Unterschicht zurückwirken. Es muss nämlich gefragt werden, ob nicht die schichtenspezifischen Unterschiede im Sprachverhalten nur die Konformität mit schichtenspezifisch. wirksamen Wertschätzungen von Verbalisierungs-stilen indizieren, die ihrerseits im psychologischen Sinne die Kognition weniger beeinflussen als eine sozial wirksame, psychologisch aber ungerechtfertigte Konzeption, in der von undifferenzierten oder gar nur vom Kommunikationsmuster der Mittelschicht abweichenden Verbalisierungen auf eine undifferenzierte und unzureichende Kognition geschlossen wird. <u>In diesem Falle würde sich - in überspitzter Formulierung Bernsteins These als die zur wissenschaftlichen pseudo Objektivität erhobene Arroganz derjenigen erweisen die nun einmal die kulturellen Muster der legitimen Statuszuweisungsmechanismen definieren und die erfolgreich die Beherrschung der ihnen eigenen Symbolik als die einzig mögliche Form intelligenten Verhaltens erscheinen lassen.</u>". (S- 443, Hervorhebung von uns)

Eine andere Frage in diesem Zusammenhang ist die Interpretation der Ausgangsliteratur; als Beispiel nehmen wir die Interpretation Wygotskys bei Jäger und bei Oevermann:

Bei Oevermann heißt es (S.440):

Wygotsky nahm im Gegensatz zu Piaget an und. konnte auch experimentell belegen, dass die egozentrische Sprache des Kindes nicht den Übergang zur sozialisierten, sondern umgekehrt das Übergangsstadium zwischen der sozialisierten und der "inneren Sprache" darstellt. In der "inneren Sprache" schlagen sich die Kulturelemente der gelernten sozialisierten Sprache nieder, sie stehlen gleichsam die nach innen verlegte Kurzschrift der äußeren kommunikativen Sprache dar. Es ist nun leicht zu sehen, dass ein Kind, das gleichsam sozial zum Sprechen im "restringierten Code" "gezwungen" ist und nichts anderes gelernt hat, <u>auch eine "restringierte innere Sprache" aufbauen wird</u>. (Hervorhebung von uns). Die daraus folgenden Beschränkungen der kognitiven Entwicklung liegen auf der Hand."

Jägers Wygotsky-Interpretation geht in eine andere Richtung:

"Wygotsky bezeichnet Sprechen und Denken als eine mehr oder weniger bewusste Verallgemeinerung der Realität. Wenn wir Apfel sagen, haben wir nicht alle Äpfel, die wir je gesehen oder gegessen haben im Kopf, sondern wir haben einen ideellen Begriff "Apfel" im Kopf. Ideell deshalb, weil es den Apfel, den wir im Kopf haben, nie hundertprozentig so gibt, wie wir ihn uns vorstellen. Vielleicht wird dieses Problem deutlicher, wenn wir die Worte "Mann" und "Frau" nehmen und unsere Vorstellungen mit der Realität vergleichen; ... Der Zusammenhang zwischen Denken und Sprechen ist also nur zu verstehen, wenn man die konkrete Realität untersucht, in der sich Sprechen und Denken entwickelt und stattfindet. Denn wenn wir Sprechen und Denken als Verallgemeinerung der erfahrenen Realität bezeichnen ist klar, dass beim Sprechen und Denken nur etwas herauskommen kann, was vorher durch konkrete Erfahrung hereingekommen ist. Wenn wir also von Sprachbarrieren reden, müssen. wir wissen, ob es sich wirklich um eine Barriere Sprache handelt." (S. Jäger, a.a.O., S. 85)

Bei Oevermann wird die "innere Sprache", wie Furth sagt, "als eine subtilere Erklärung der Intelligenz durch die sprachliche Leistung" (1972, S. 173) angesehen, wo bei Jäger diese "einseitige Interpretation vermieden wird; Oevermann begreift die "innere Sprache" als reines Abbild der äußeren und etwa als "allgemeine Fähigkeit der inneren Repräsentation" (Furth; ibd.), als verbale Planungsstrategie. Für die soziolinguistische Fragestellung ist Jägers Haltung mit derjenigen Fishmans zu vergleichen, der die Analyse der äußern Bedingungen sprachlichen Verhaltens explizit fordert (vgl. 2.200). Die Fragen, welcher Natur die Beziehungen zwischen Denken und Sprechen sind, welche Seite was leistet bleiben jedoch ungeklärt.

Überhaupt stellt sich die Frage, ob soziolinguistische Untersuchungen hier eine Antwort geben können. Wohl können grobe Anhaltspunkte gegeben werden; den wesentlichen Beitrag können jedoch nur Studien zur genetischen Entwicklung von Sprechen und Denken beim Kinde (Piaget u.a.) liefern.

2.000 Bilingualismus[14] und Bilingualismusforschung

2.100 Definitionen und Forschungsinteressen

" Unter Bilinguismus und Multilinguismus erfasst man die allgemeine Tatsache all derjenigen Situationen, die die im allgemeinen gesprochene und in bestimmten Fällen schriftliche Verwendung zweier oder mehrerer Sprachen (langues) durch ein Individuum oder eine Gruppe erfordern; "Sprache" (langue) wird hier in sehr allgemeinem Sinn gebraucht und kann auch dem entsprechen , was man gemeinhin als Dialekt oder Platt bezeichnet. Diese Definition impliziert, dass man zum Verständnis der Gesamtheit der Phänomene des Bilinguismus nicht nur die Analyse eigentlich linguistischer Fakten berücksichtigt - was die strukturelle Untersuchung des Kontaktprozesses und seiner Konsequenzen erfordert - , sondern gleichfalls die soziologischer Faktorenn, die die Kontaktsituation und deren Veränderung definieren, sowie psychologischer Faktoren, die den Hörer oder die Gruppe von Hörern und die ursprünglichen Beziehungen, die sie mit ihren verschiedenen Sprachen ("langages") unterhalten, erfassen." (A. Tabouret-Keller, 1973, S. 226)

Das lange Jahre dauernde, getrennte Vorgehen der Disziplinen Psychologie, Soziologie und Linguistik, sowie unterschiedliche Methoden der Analyse, hatten zur Folge, dass eine ganze Palette von Termini zur Klassifizierung der verschiedenen Fälle von Bi- und Multilinguismus vorgeschlagen wurde.

2.110 Die Psychologie

Vor allem die Psychologie, die den Bi- oder Multilinguismus als Verhaltensform betrachtete, geizte nicht mit Ausdrücken. Man kann zwei große Definitionsrichtungen unterscheiden (vgl. ebd.):

A. Die erste Richtung betont die Genese des individuellen Zustandes des Bi- oder Multilinguismus.

Je nachdem ob ein Kind zwei Sprachen zur gleichen Zeit oder die Zweitsprache nach Kenntnis der ersten erlernte, nennt man es zweisprachig (frühzeitig zweisprachig) oder diglott (spät zweisprachig). Im ersten Fall beherrscht der Zweisprachige seine Sprachen gleich gut (ausgeglichener Bilinguismus), während der Diglotte seine Erstsprache

---

[14] 1) Bilingualisms = Bilinguismus
Beide Ausdrücke werden verwendet; ersterer ist lediglich die Übersetzung aus dem Englischen, der zweite die Übersetzung aus dem Französischen.

besser spricht. Eine weitere wichtige Unterscheidung wird getroffen zwischen dem Individuum, das seine Sprachen auf dem Hintergrund einer einzigen semio-kulturellen Situation, oder auch die Zweitsprache durch Vermittlung der Erstsprache, auf die man sich durch Übersetzen bezieht, erlernt hat, und dem Fall bei dem sich jede der beiden Sprachen auf eine verschiedene semio-kulturelle Situation bezieht.

Für den ersten Fall nehmen Erwin & Osgood an, dass die Dekodierung und Enkodierung von Zeichen-Stimuli aus beiden Sprachen über ein und denselben repräsentationalen "Mediationsprozess" laufen und bezeichnen dies als "<u>compound system</u>".

Fig. 1

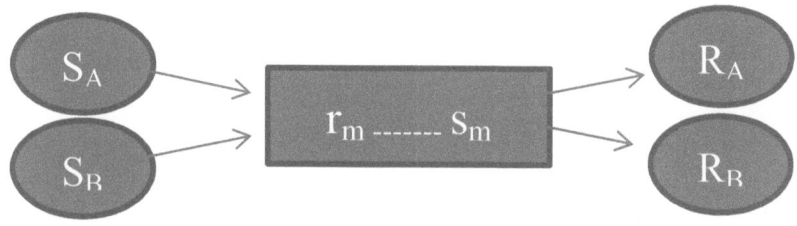

Im Zweiten Fall dagegen seien die verwandten (aber nicht identischen) Bedeutungsträger nebeneinander gelagert, und mehrere Wege des Übersetzens wären möglich:

Fig. 2

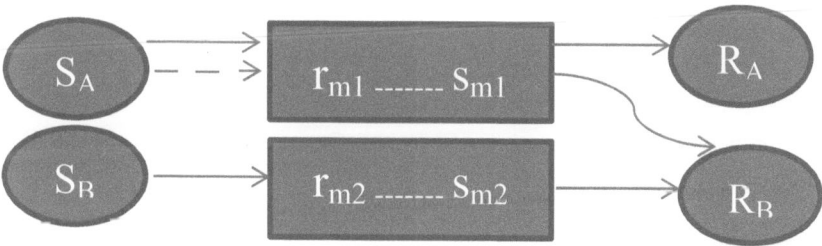

Fig. 3

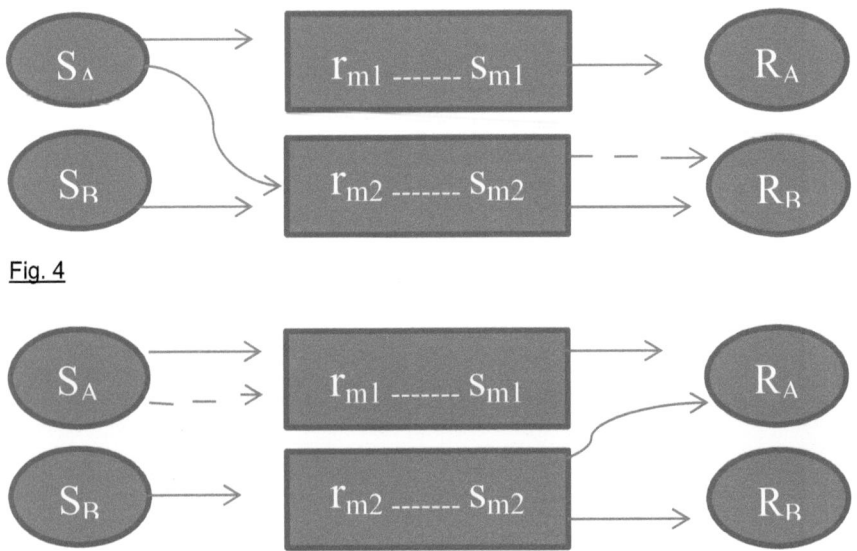

Fig. 4

Diesen Fall bezeichneten Erwin & Osgood als "coordinate system" (vgl. H. Hörmann, 1967, S. 210-212)

Dieses "compound-coordinate"-Modell wurde verschiedenen experimentellen Verifikationsversuchen unterzogen, fand aber keine entscheidende Bestätigung. Seine Hauptschwächen fasst Macnamara (selbst ursprünglicher Verfechter dieses Modells) folgendermaßen zusammen:

"Among the principal weaknesses of the Ervin and Osgood model is the fact that it makes no provision for denotation as distinct from connotation or for emotive meaning as distinct from either. Moreover the model does not discuss the problem of selecting an appropriate meaning from among the many meanings of a polysemous term, although this is one of the major criteria which a satisfactory semantic theory must meet. " (J. Macnamara, 1970, S. 28)

B) Die zweite Richtung hebt die Bedeutung der Sprachen (langues) innerhalb der sozialen Verhaltensformen hervor.

Hier wird unterschieden zwischen symmetrischem (Gleichheit der Kenntnisse in beiden Sprachen) und asymmetrischem Bilinguismus, der sich wiederum in vier Unterteilungen aufgliedern lässt:

a) den rezeptorischen oder passiven Bilinguismus: die am wenigsten beherrschte Sprache wird verstanden, aber nicht gesprochen;
b) den nicht-rezeptorischen Bilinguismus: die Sprache wird gesprochen, jedoch nicht vollständig verstanden;
c) den schriftlichen Bilinguismus: die am wenigsten beherrschte Sprache wird in der Lektüre verstanden, sie kann geschrieben, jedoch nicht beim Hören verstanden werden;
d) den technischen Bilinguismus: die Kenntnisse der Zweitsprache sind auf fachliche und technische Notwendigkeiten reduziert.

Die psychologische Forschung zum Problem des Bilingualismus (vgl. J. Fishman, 1968a, S. 21-27) ergab sich fasst ausschließlich aus pädagogischen Interessen. Es ging mehr oder weniger um die gleiche Frage: Hat Bilingualismus einen Einfluss auf die Intelligenz und auf schulisches Lernen? (Vgl. S. 139 ff, wo wir auf diese Problemstellung näher eingehen.)

Mit dem Bilingualismus an sich haben die Psychologen sich vergleichsweise wenig beschäftigt. Dies hatte zur Folge, wie Fishman es ausdrückt:

" that psychological studies of bilingualism have neither yielded an explicit model of bilingual functioning nor have they revealed the same componential sophistication as has been shown in connection with psychological exploration of other behaviours." (ebd., S. 22)

Weiterhin bemängelt Fishman die Ansicht dieser Psychologen, Bilingualismus sei eine einzige, sich nicht ändernde "Fähigkeit" oder "Kompetenz", auf die man von verschiedenen alternativen Verhaltensweisen oder Performanzen schließen kann.

Man stritt sich lange darüber, welche Art von Bilingualismus (s.o.) man denn als "wahren" Bilingualismus bezeichnen sollte bzw. welche dieser Arten Gegenstand psychologischer Untersuchungen sein sollte. Man einigte sich schließlich darauf, den Bilingualismus als breites Kontinuum zu fassen, in dem alle möglichen Formen vertreten sind. "
...

„...we consider bilingualism to be a continuum, or rather a whole series of continua, which vary amongst individuals along a whole variety of dimensions. That there can be variations in an individual's degree of bilingualism from speaking to listening, or from reading to writing is well known. (Weinreich, 1953). " (J. Macnamara, 1967, S. 60)

Eng verbunden mit dieser Auffassung steht die "balanced-dominant" - Unterscheidung, die lange im Mittelpunkt des Interesses stand. Mit dieser Unterscheidung nahm man an, dass eine ausgewogene (balanced) Beherrschung beider Sprachen von Vorteil sei, öffne doch die Dominanz einer Sprache über die andere den Weg zu einer Fülle von Interferenzen der dominanten Sprache auf die andere.

Untermauert wurde diese Unterscheidung gerne mit der Erwin/Osgoodschen Unterscheidung zwischen "compound" und "coordinate systems".

Entsprechend wurde auch unter dem Leistungsaspekt unterschieden zwischen "linguistic independence" (der Fähigkeit des Individuums seine Sprachen auseinanderzuhalten) und der "linguistic interference" (der Tendenz des Individuums beide Sprachen auf phonologischer, syntaktischer, lexikalischer und semantischer Ebene zu vermischen). (vgl. dazu: Macnamara, 1967, S. 66-73)

Aus Messungen "reiner Sprachfertigkeit" (man benutzte sprachspezifische Masse wie Übersetzungs- und Sprechgeschwindigkeit, Wortbenennungs- und Wortassoziationstests) schloss man auf die Dominanz einer Sprache bzw. auf die Balance zwischen beiden.

Dazu schreibt Fishman:

„... this usage makes it exceedingly cumbersome to deal with those bilinguals whose dominant (i.e. most used) language is not their most proficient language or, as even more common, to refer to those bilinguals whose proficiency is roughly equivalent in both languages but for whom one is clearly dominant over the other, either in toto or in definite domains of behavior. " (J.F., 1968a, S. 26)

Die Auffassung von Sprachfertigkeit als kontextfreie Kompetenz, und damit als unabhängig von Performanzumständen (Motivation, Einstellung, soziale Schicht usw.) sei, so Fishman, kaum realistisch. Noch unrealistischer aber sei das Konzept der Balance: Eine Gesellschaft, die nur "ausgewogene" zweisprachige Individuen hervorbringt, brauche nicht länger zweisprachig zu sein, denn keine Gesellschaft benötige zwei Sprachen für die jeweils gleichen Funktionen.

2.120 Die Linguistik

An der traditionellen linguistischen Forschung kritisiert Fishman, dass sie, ähnlich der Psychologie, vor allem die sprachliche Kompetenz ("langue"-Ebene) als ihr genuines Forschungsfeld ansah. Ohne die kontextspezifische Realität der Sprachverwendung näher zu betrachten, habe sie allzu schnell von Performanz-Daten auf die Kompetenz der Sprecher abstrahiert.

Psychologische und soziologische Dimensionen des Interferenzprozesses

Die Linguistik sah den Bilingualismus traditionell als "Sprachen im Kontakt", d.h., als, die Interaktion zweier Entitäten, die normalerweise in einem "reinen" und "unbefleckten" Zustand bestehen, und die nun miteinander in einen unnatürlichen Kontakt geraten sind. Entsprechend dem Modell einer reinen, monolithischen Sprache ("langue"), fasste sie diese Interaktion oder Fusion als "Interferenz" und damit als verderblich und schädlich auf.

Hierin sieht Fishman eine gewisse Voreingenommenheit der Linguistik, die daher rühre, dass sie es unterlassen habe die unterschiedlichen Sprachverhalten von Sprechern und ihre Einstellung zur Verwendung von Varietäten zu berücksichtigen. So denke der Zweisprachige, wenn er spricht, nicht "jetzt X, jetzt Y" oder "teils X, teils Y" oder "X und Y", sondern er betrachte seine Sprache eher als Art von X, oder Art von Y, oder oft gar als Z, d.h., als eigenständige Varietät.
(Letzterem entspricht etwa Gumperz' Annahme von einem einzigen verbalen Repertoire als Gesamtkompetenz eines bilingualen Sprechers, oder auch die DeCampsche "soziolinguistische Kompetenz")

So gesehen hätte man es in der bilingualen Situation mit einer Sprachgemeinschaft wie jeder anderen zu tun, deren Sprachvarietäten wie jeder anderen bestimmte Strukturen zugrunde lägen, und die herauszufinden die Aufgabe der Linguistik (oder Soziolinguistik) wäre.

Letztlich geht es bei diesem Problem auch um die Frage nach der sprachlichen Norm, und wir verweisen deshalb auf das Kapitel 1.400.

Der Begriff der "Interferenz" wäre in einer Theorie, wie der eben skizzierten, vollkommen überflüssig.

"... had the language repertoire of bilingual speech communities really been approached in an unbiased fashion, there would be no need for a term as 'interference' since there would be no need for purity." (Fishman, 1968a, S. 29)

Hier muss man, so meinen wir, Fishman den Vorwurf machen, dass er sich allzu sehr über die Realität hinwegsetzt. Man kann sich leicht ausmalen zu welch heillosem Durcheinander eine solche Auffassung führen würde, wenn man sie konsequent in den Schulen vertreten wurde. Man bräuchte dann nur noch die Interferenzen innerhalb derselben Sprache ebenfalls als irrelevant zu betrachten, und das Chaos wäre perfekt.

"If Joshua's (Fishman's - d. Verf.) trumpets are going to bring the walls of Jericho down, one would be happy not to be living in that particular city. " (E. Haugen, 1970, S. 2)

Auf das Problem der Interferenz kommen wir in Kapitel 2.440 noch ausführlicher zu sprechen.

2.130 Die Soziologie

An der soziologischen Forschung kritisiert Fishman die Inadäquatheit ihrer Methoden der Datenerhebung. Vor allem statistisch orientiert, habe sie sich zumeist auf Eigenberichte bilingualen Verhaltens und auf größere soziale Kategorien (soziale Klasse, ethnische und religiöse Zugehörigkeit, usw.) bezogen. Dabei sei das Problem der Beziehung zwischen Eigenberichten und tatsächlichem Verhalten nie diskutiert worden. Die sozialen Kategorien seien zu grob, als dass sie einen Bezug zum tatsächlichen interaktionalen Gruppenverhalten hätten.

Schlussfolgernd für die drei besprochenen Disziplinen stellt Fishman fest, dass sie den Bilingualismus nur am Rande behandelt haben, ohne sich für diesen an sich zu interessieren. Die Folge:

"Investigators have employed impoverished models of bilingualism, utilized conceptually impoverished data gathering approaches, obtained impoverished results and, as a result, reinforced an impoverished view of the field." (ebd., S. 34)

Er schlägt deshalb ein Modell vor, das den Bilingualismus interdisziplinär beschreiben und untersuchen soll.

2.200 Fishmans soziolinguistisches Modell zur Beschreibung des Bilingualismus

Das übergreifende Ziel dieses Modells ist:

"...to proceed from higher order to successively lower order abstractions in the organization of a prescriptive-descriptive theory and parallel methodology for the study of bilingualism." (ebd. S 34)

Dies soll in vier Schritten vor sich gehen:

A: Die Identifikation mit der Sprachgemeinschaft und deren auf die Sprachen bezogenen Wertbündel.

Hält eine Sprachgemeinschaft zwei Sprachen in einer mehr oder weniger stabilen Weise aufrecht, so muss jede Sprache mit einer bestimmten Untermenge komplementärer Werte der Gemeinschaft verbunden sein.

Psychologische und soziologische Dimensionen des Interferenzprozesses

Eine solche Situation wird seit Ferguson (1959) mit dem Terminus "Diglossie" bezeichnet. Fishman zieht ihn auf dieser höchsten Abstraktionsebene dem Terminus "Bilingualismus" vor:

„ ...bilingualism is essentially a characterization of individual linguistic behavior whereas diglossia is a characterization of linguistic organization at the socio-cultural level." (Fishman, 1967, S. 34)

CH. Ferguson definiert Diglossie folgendermaßen:

„ ...a relatively stable language situation in which, in addition to the primary dialects of the language (which may include a standard or regional standards), there a very divergent, highly codified (often grammatically more complex) superposed variety, the vehicle of a large and respected body of literature, either of an earlier period or of another speech community, which is learned largely by formal education and is used for most written and formal spoken purposes but is not used by any sector of the community for ordinary conversation. " (zit. in Macnamara, 1967, S. 3)

Fishman, der diesen Begriff also in sein Modell aufnimmt kommentiert ihn folgendermaßen:

"Initially it was used in connection with a society that used two (or more) languages for internal (intra-society) communication. The use of several separate codes within a single society (and their stable maintenance rather than their displacement of one by the other over time) was found to be dependent on each code's serving functions distinct from those considered appropriate for the other. Whereas one set of behaviors, attitudes and values supported, and was expressed in one language, another set of behaviors, attitudes and values supported and was ex-pressed in the other. Both sets of behavior, attitudes and values were fully accepted as culturally legitimate and complementary (i.e. non-conflictual) and indeed, little if any conflict between them was possible in view of the functional separation between them. This separation was often along the lines of an H (igh) language, on the one hand, utilized in conjunction with religion, education and other aspects of high culture, and a L(ow) language, on the other hand, utilized in conjunction with everyday pursuits of hearth, home and work. Ferguson spoke of H and L as superposed languages." (Fishman, 1967, S. 29-30)

Der Begriff der Diglossie wurde in der Folge weiter präzisiert und auf andere Sprachsituation ausgeweitet. So trugen Gumperz' Arbeiten dazu bei, dass man ihn auf Gesellschaften übertrug, die zwar nur eine offizielle Sprache anerkennen, deren Bi- oder Multilinguismus jedoch darin besteht, dass in ihr mehrere Dialekte, Register oder funktional differenzierte Sprachvarietäten gleich welcher Art zur Anwendung kommen. Darin könnten u.E. dann auch die sogenannten schichtenspezifischen Sprachvarietäten, wie sie Bernstein, oder besser noch Labov darstellte, eingeschlossen sein.

Psychologische und soziologische Dimensionen des Interferenzprozesses

Zumindest Macnamara (1967) nennt sie als Beispiel der Bilingualität einer normalerweise als monolingual betrachteten Gesellschaft.

Der Unterschied zwischen Sprachen („languages") und Sprachvarianten (resp. -varietäten) wird dabei praktisch aufgehoben. (z. Bsp. funktionelle Gleichsetzung zwischen Hochsprache und Dialekt unter dem Beschreibungsaspekt). Dazu wieder ein Zitat von Fishman:

"A theory which tends to minimize the distinction between two languages and varieties is desirable for several reasons. It implies that social consensus (rather than inherently linguistic desiderata) differentiates between the two and that separate varieties can become (and have become) separate languages given certain social encouragement to do so, just as purportedly separate languages have been fused into one, on the ground that they were merely different varieties of the same language." (J. Fishman, 1967, S. 33 Anm. 4)

Fishman brachte nun diesen eher soziologischen Begriff der "Diglossie" zusammen mit dem eher psychologischen Begriff des "Bilingualismus", und er erhielt somit vier Typen von Sprachgemeinschaften:

		Diglossie +	-
Bilingualismus	+	1. Diglossie und Bilingualismus	3. Bilingualismus ohne Diglossie
	-	2. Diglossie ohne Bilingualismus	4. weder Diglossie noch Bilingualismus

1. die Sprachen sind mit verschiedenen, komplementären Werten und Einstellungen verbunden. Die Mehrzahl der Mitglieder der Sprachgemeinschaft kennt diese Sprachen.
2. zwei oder mehrere Sprachgemeinschaften sind in eine religiöse, politische oder ökonomische Einheit zusammengefasst, ohne dass allerdings die sozialen Schranken, die sie trennen, überwunden worden wären. In dieser Situation ist oft keine oder aber nur eine Sprachgemeinschaft zweisprachig. Letztere bildet dann meistens eine herrschende Minderheit, die sich von der monolingualen Masse (oft den unteren Schichten) durch starke sozio-kulturelle und sprachliche Schranken absetzt.
3. je nach individuellen und sozio-kulturellen Umständen kann Bilingualismus ohne Diglossie in verschiedener Weise, d.h. differenziert nach Situation, Rollen, Themen und Kommunikationszielen auftreten. Aufgrund ihres Zusammenhangs mit sehr verschiedenartigen sozialen Parametern (Umsiedlung,

Einwanderungen, Gastarbeitertätigkeit, usw.) ist diese Situation rascher Wandlung unterzogen (vgl. N. Dittmar, 1973, S. 218)

4. nur kleine, isolierte und differenzierte Sprachgemeinschaften weisen diesen Typ auf. Aufgrund der geringen Rollendifferenzierungen und der häufigen "face-to-face"- Interaktion zwischen den Mitgliedern solcher Gemeinschaften entwickeln sich keine voll differenzierten Sprachregister oder -varietäten.

Wir werden bei der Darstellung der Sprachsituation in Luxemburg sehen, dass sie dem Typ 1) am nächsten kommt. Allerdings werden wir einige Einschränkungen machen müssen, da wir es dort mit drei Sprachvarietäten, einer L-Varietät und zwei H-Varietäten, zu tun haben. In dieser Darstellung werden wir auch zeigen, mit welchen Werten und Einstellungen die drei Sprachvarietäten verbunden sind. Dabei beziehen wir uns nicht auf eigene Untersuchungen, sondern ziehen unsere Informationen aus der vorliegenden Literatur, die, wie wir meinen, ein relativ zutreffendes Bild der Lage wiedergibt.

B. Die Domänen

Fishman geht von folgender Überlegung aus:

" Wenn die Stabilität zweier Sprachvarietäten von der stabilen Erhaltung zweier komplementärer Wertsysteme abhängt, dann müssen sich letztere in zwei komplementären Mengen von Domänen niederschlagen, in denen jeweils die eine oder die andere Varietät klar dominiert." (Fishman, 1968a, S.38 / übers. v. Dittmar, 1973, S. 215216)

Die Domänen sind Parameter der Identifizierung mit kulturellen Wertbündeln, und sie stellen den Versuch dar, die allgemeinsten institutionellen Bereiche (Familie, Freundschaft, Schule, Kirche, Arbeitsplatz, Regierung, ... in denen sich bestimmte kulturelle Identifikationen vollziehen, zu spezifizieren. Sie stellen die nächstniedere Abstraktionsebene dar und sagen etwas aus über die allgemeinen, normbezogenen und institutionell anerkannten Regeln der Sprachverwendung. Über die natürliche Variation und Inkongruenzen im Verhalten der Mitglieder der Gemeinschaft wird allerdings noch nichts ausgesagt.

C. Dimensionen sozialer Beziehungen

Hier geht es nun nicht mehr um die Beziehung zwischen Individuum und Sprache, oder Individuum und Institutionen, sondern um die gegenseitige Beziehung zwischen Individuen. Fishman unterscheidet dabei zunächst zwischen "offenen" und "geschlossenen" Netzen, d.h.,

„ ... the extent to which the relationships between individuals are governed by a single, overriding, fully formed set of specifications (closed networks) vs. whether their relationships permit the implementation of alternative values, alternative interests, alternative self-views and alternative other-views (open networks). " (Fishman, 1968a, S. 39)

Dies hat nach Meinung Fishman's auch einen Einfluss auf die Verwendung von Sprachen:

"In geschlossenen Netzen wird eine spezifische Varietät mit spezifischen Regeln benutzt, während in offenen Netzen aufgrund unterschiedlicher Werte und Interessen alternierender, variabler Sprachgebrauch möglich ist." (Dittmar, 1973, S. 216) (vgl. dazu 'auch eine Studie von Gumperz 1966, ebenfalls zusammengefasst in Dittmar, 1973, S. 277-278)

Der eigentlich konkretere Begriff auf dieser Abstraktionsebene ist jedoch derjenige der "Situation", begriffen als die "face-to-face"- Interaktion zwischen Gesprächspartnern in bestimmten Rollenbeziehungen, an bestimmten Orten und zu bestimmten Zeiten. Domänen sind Abstraktionen oder auch die Summierung von in ähnlicher Weise kategorisierten Situationen.

D. Typen von Interaktionen in sozialen Beziehungen.

Hiermit sind die Arten der Interaktion zwischen Individuen in einer bestimmten Situation gemeint. Wieder mit Gumperz unterscheidet Fishman zwei solcher Typen: "transaktionale" Interaktionen (bezogen auf formale Sprachsituationen, in denen der soziale Status dominiert), und "personale" Interaktionen (die familiäre Intragruppen-Kommunikation in informalen Situationen).

Auf die letzten beiden Abstraktionsebenen wollen wir bei der Beschreibung der Sprachsituation Luxemburgs nicht eigens eingehen. Hier fehlen uns einfach die nötigen Unterlagen. Zudem würde dies den Rahmen unserer Untersuchung, die auf der Abstraktionsebene der Domänen (im engeren Sinne der Schule) anzusiedeln ist, überschreiten.
Soweit Fishman's soziolinguistisches Modell zur Beschreibung des Bilingualismus. Es gibt u. E. einen sehr guten Rahmen ab für Untersuchungen in diesem Bereich.

Daneben zeigt es aber auch gewisse Nachteile:

Obwohl es eine sehr differenzierte Beschreibung einer Sprachsituation ermöglicht, bleibt es eben doch bloß beschreibend. Dittmar bemängelt vor allem das gänzliche Fehlen der Frage

„ ... warum, in welcher Weise und in welcher Gesellschaft Sprachverhalten nach Domänen differenziert ist." (Dittmar, 1973, S. 217)

Hier sei im konkreten Fall nach den historischen und gesellschaftlichen Gründen zu fragen, die solche Differenzierungen hervorbringen. Aus diesem Grunde schließen wir in unsere Sprachbeschreibung einen Teil über die historischen und politischen Grundlagen der Luxemburger Sprachsituation mit ein, und wir werden sehen, dass ohne den historischen Bezug die Sprachentwicklung, vor allem aber die Einstellung des Luxemburgers zu seinen Sprachen, sowie dessen Motivation diese zu lernen, gar nicht zu verstehen wären.

2.300 Beschreibung der Sprachsituation in Luxemburg

2.310 Geschichtliche und politische Grundlagen

Luxemburg wurde sozusagen zweisprachig geboren.

"In dem Augenblick, in welchem der Kampf zwischen den germanischen und den wallonischen Mundarten entlang einer Sprachgrenze, die mitten durch das Herzgebiet des ehemaligen Erbterritoriums der Karolinger verlief, zum Stillstand kam, schuf Siegfried von Ardenne die Grundlagen für eine Grafschaft (963), deren Gebiet sich nicht nur beiderseits einer Verwaltungsgrenze erstreckte, die Ober- und Niederlotharingien trennte, sondern auch beiderseits einer Sprachgrenze, die den romanischen Boden von den deutschen Ländern schied. " (R. Bruch; 1960; zit. in Verdoodt, 1968, S. 137)

Die Grafschaft Luxemburgs ließ sich demnach aufteilen in einen französischsprachigen Teil und einen solchen, in dem eine aus dem Westfränkischen entwickelte, also deutsche Mundart, gesprochen wurde. Im 14. Jahrhundert wurde dieser Tatsache amtlich Rechnung getragen durch Johann den Blinden, der die Verwaltung des Landes in ein wallonisches und ein deutsches "Viertel" (quartier) teilte.
Während vier Jahrhunderten der Fremdherrschaft wurde diese Zweiteilung aufrechterhalten, wobei das deutsche "Viertel" allerdings immer unter starkem französischem Einfluss stand.

" Immerhin wurde in dieser Periode das deutsche 'Viertel', das schon immer durch geographische Schranken von Natur aus abgesondert war und nun auch durch kulturelle und wirtschaftliche Barrieren von den deutschsprachigen Ländern eifersüchtig isoliert wird, schicksalhaft eine Art versteinertes Anhängsel der Avalois-Länder, die kulturell aufs schärfste zum romanischen Westen hin orientiert sind." (ebd., S. 138)

"Vielerlei Gründe trugen zu dieser Hinwendung zum Westen bei. Zunächst einmal ist die Nähe des romanischen Sprachgebietes in Wallonien, wie in Frankreich zu nennen; sodann der politische und kulturelle Einfluss, den Frankreich überhaupt westlich des Rheins ausübte. Hinzu kommt auch die Hausmachtpolitik der Grafen von Luxemburg und deren, allein schon aus verwandtschaftlichen Gründen zu erklärende, politische Ausrichtung nach Frankreich und dem romanischen Kulturraum. " (F. Hoffmann, 1964, 3. 12-13)

Für die im deutschen Viertel gesprochene Mundart hatte diese Einstellung a) eine stärkere Differenzierung vom Westfränkischen, und b) eine Durchdringung des germanischen Idioms mit dem romanischen Wortgut zur Folge. (vgl. ebd.) Ab 1959 wurden dem Herzogtum Luxemburg Schritt für Schritt Gebiete abgetrennt. Am 19. April 1839 schließlich, an dem mit dem Londoner Vertrag alle wallonischen Bezirke mit dem deutschsprachigen Bezirk Arel (Arlon) zu Belgien geschlagen wurden, blieb nur noch ein Restgebiet des ehemaligen "quartier allemand" übrig, das sich ab diesem Tage Großherzogtum Luxemburg nannte.

Ungeachtet der Tatsache, dass in diesem Gebiet seit jeher nur eine dünne Schicht von Adligen und auch von kultivierten Bürgern Französisch verstanden und trotz der Verdeutschungsbemühungen des damaligen Herrschers, Wilhelm I. der Niederlande, blieb neben dem Deutschen das Französische die erste Amtssprache des Landes

Zum Verhältnis der beiden Schriftsprachen in dieser Zeit ein Zitat von Baumgartner:

"1842 tritt das Großherzogtum (nunmehr Mitglied des Deutschen Bundes; Anm. d. Verf.) in den deutschen Zollverein ... Das Französische büßt an Macht ein. Die Verfassung von 1848 gibt ihm aber immer noch den Vorrang vor dem Deutschen, obgleich sie die Wahl der einen oder anderen Sprache im amtlichen Verkehr als frei erklärt. Von 1848 an vergrößert die deutsche Sprache beständig ihren Machtbereich; auch nachdem 1866 der Deutsche Bund aufgelöst worden ist und Luxemburg die volle Unabhängigkeit erhalten hat. Das Deutsche wird, hauptsächlich seit 1871, geradezu zur luxemburgischen Geschäftssprache. Doch bleibt dem Französischen seine herrschende Stellung im Kulturleben der Nation. Gewisse Kreise bezeichnen es hartnäckig weiter als Nationalsprache. "(Baumgartner, 19 , S. 75)
Im mündlichen Verkehr sprachen die Leute auf dem Gebiet des Großherzogtums ausschließlich und von Anfang an Luxemburgisch. Diese alte Bauernsprache hatte seine Eigenständigkeit bewahrt, ja wurde von nun an gar einflussreicher.
"Besonders nach 1815 wird durch diesen ureigenen Zug des Luxemburgischen, dieser schon an sich das jahrtausendalte Mal der zwischenstaatlichen, kulturellen Eigenart seiner Bewohner tragenden deutschen Mundart der 'letzten Provinz' des Westens (.) die Kluft zwischen den artverwandten Nachbarn jenseits der Mosel, Sauer und Our noch tiefer aufgerissen. Jenseits der Grenzflüsse beginnt die preußische Staatsgesinnung an Boden zu gewinnen und alle Schichten der Bevölkerung zu durchsetzen. Dadurch wird dort die Mundart nach und nach umgebildet und von der Hochsprache

Psychologische und soziologische Dimensionen des Interferenzprozesses

verdrängt, während sie im Luxemburgischen nach wie vor alle Lebensbereiche beherrscht, ..." (Hoffmann, 1964, S. 20)

Der Londoner Vertrag vom 11. Mai 1867 macht aus Luxemburg einen neutralen Staat unter der Garantie der Signatärmächte; Die preußische Armee räumt die Festung der Hauptstadt, die sie seit 1815-besetzt hielt. Das Land gestaltet seine Verfassung demokratischer.

1896 gebraucht C. M. Spoo, ein einheimischer Abgeordneter, als erster seine Mundart vor der Luxemburgischen Kammer. Konnte er sich damals auch noch nicht behaupten, so gelang es ihm jedoch später (1912) seine Forderung, das Luxemburgische müsste Schulfach in der Volksschule werden, durchzusetzen. Das Nationalgefühl des Luxemburgers und sein Verhältnis zur Mundart hatten sich in den letzten Jahren stark entwickelt. Diese Entwicklung wurde durch die Ereignisse der beiden Weltkriege, in denen das neutrale Luxemburg beide Mal von den Deutschen besetzt wurde, nur noch beschleunigt. Gleichzeitig nahm der Einfluss des Deutschen wieder zugunsten des Französischen ab. So schreibt Baumgartner nach dem ersten Weltkrieg:

" Seit dem letzten Kriege weisen die sprachlichen Verhältnisse wieder ein ganz anderes Gepräge auf. Das Französische gewinnt jetzt beträchtlich an Boden, so beträchtlich, dass es jene soeben erwähnten Kreise (s.o.) heute an die Stelle setzen, die vor dem Kriege das Deutsche einnahm. " (Baumgartner, 1932, S. 75)
Zum damaligen Sprachleben schreibt er weiter:

"Das Gesetz erklärt das Deutsche und das Französische als Amtssprachen. Doch erscheinen die amtlichen Anzeigen, Erlasse und Gesetze fast durchwegs Französisch geschrieben ... Die Aufschriften auf den amtlichen Schriftstücken, Münzen und Marken sind Französisch. Französisch ist die Sprache der Regierung. In der Abgeordnetenkammer spricht die große Mehrheit Französisch, die Minderheit Deutsch; der Gebrauch der Mundart ist nicht gestattet. Dagegen ist die Gerichtssprache meist das Luxemburgische, da sich die Richter an die Umgangssprache der Parteien halten; der Verteidiger jedoch hat Französisch zu sprechen. Das Urteil wird in französischer Sprache verlesen, mit Ausnahme desjenigen des Friedensrichters, das deutsch verkündet wird. Die Zeitungen wiederum erscheinen mit zwei Ausnahmen in deutscher Sprache. Von den Ausnahmen weist die eine zweisprachigen Text auf, die andere ist die einzige französische Luxemburgs, die stark unter dem Wettbewerb mit den deutschen Zeitungen zu leiden hat. Man vergesse aber nicht, dass die dreisprachigen Kreise ihre französischen Zeitungen(aus Frankreich) halten. In der Stadt Luxemburg sind die Geschäftsaufschriften beinahe immer französisch, die Straßennamen meist Französisch, selten französisch und deutsch angeschrieben.

Als Umgangssprache dient den Luxemburgern die Mundart. Vom Schuhputzer bis hinauf zum ersten Minister spricht jeder, wenn er unter Luxemburgern ist, seine Mundart, so erklärte man uns mehr als einmal und gerade in Kreisen, die dem Französischen sehr zugetan sind. Ja, ich hatte das Gefühl als ob man uns zu verstehen geben wollte: Sehen sie, wenn wir schon eine besondere Vorliebe für die französische Sprache und Kultur haben, das Luxemburgische ist und bleibt unsere Heimatsprache.

Wenn sich nun aber die Luxemburger mit einem Fremden, der ihre Mundart nicht spricht, in ein Gespräch einlassen, dann verhalten sie sich zur deutschen und zur französischen Sprache recht verschieden. Das Landvolk versteht Hochdeutsch, spricht es aber meist nicht gern und auch nicht fehlerfrei. Französisch wird auf dem Lande nicht überall verstanden und meist nicht gesprochen. - In der Stadt stehen die Vertreter der unteren Stände besser zum Französischen; wenigstens sträuben sie sich nicht, es zu sprechen, wenn dies auch mit stark luxemburgisch gefärbter Aussprache und nicht fehlerfrei geschieht. Doch bestehen hier große Unterschiede. Die Schicht der Regierenden, Beamten, Akademiker, der vornehmen Familien betrachtet das Französische als die Sprache der Bildung. " (ebd. S. 75-76)

Im zweiten ‚Weltkrieg erlebte Luxemburg eine wesentlich härtere Besatzung als die vorhergegangene. Das Großherzogtum erfuhr eine totale Germanisierungspolitik:

"Die Verfassung und die Gesetzgebung wurden außer Kraft gesetzt, der Gebrauch des Deutschen obligatorisch erklärt. Eine Bewegung zugunsten des Anschlusses Luxemburgs an das Reich wurde organisiert, die Volksdeutsche Bewegung. Das Großherzogtum wurde an der 'Gau Moselland' angeschlossen. Den Einwohnern wurde bald zur Pflicht gemacht, den verschiedenen Gliederungen der Partei beizutreten ... Im August 1942 wurden die jungen Leute zur deutschen Armee zwangsrekrutiert ... 3000 Luxemburger fielen in den Reihen der Wehrmacht, 5000 desertierten und 5000 wurden deportiert. " (P. Serant, 1960; zit. in Verdoodt, 1968, S. 140)

In dieser Zeit erblühte ein Widerstand gegen die Verdeutschung, wie sie Luxemburg noch nie erlebt hatte. Diesmal war es nicht mehr die kleine Zahl frankophiler Schwärmer der Oberschicht, die sich zur Wehr setzte, sondern eine echte Volksbewegung. Widerstand wurde zur Tugend, Deutsch-freunde wurden gehasst und nach dem Krieg auf nicht immer noble Art Verfolgt. Der Volksdeutschen Bewegung setzten die Luxemburger einen in dem Masse bisher nicht gefühlten Patriotismus, der deutschen Sprache einen blühenden Stolz auf ihre Mundart entgegen.

Eine oft zitierte. u.E. aber auch sehr wichtige Episode dieser Zeit, möge hierfür Beleg sein:

"Eine Volkszählung wurde für den 10. Oktober 1941 angeordnet. Den Fragen (.) über den Zivilstand wurden auch einige Fragen angefügt, die sich auf die Nationalität und die Muttersprache bezogen; es wurde (.) klargestellt, dass es verboten sei zu antworten 'luxemburgisch', da das Luxemburgische weder eine Nationalität noch eine Sprache sei ... Wie groß war dann aber nicht das Entsetzen des Gauleiters, als er am Vorabend einige Umfragen anstellen ließ und feststellen musste, dass 97% ... der Einwohner sich nach Sprache und Volkscharakter als luxemburgisch bekannt hatten! Die Volkszählung wurde sofort abgesagt." (a. Herchen, 1952; zit. in Verdoodt, 1968, 5.140)

Hierzu schreibt F. Hoffmann:

"Damit war wiederum einmal wie schon so oft die Mundart die Waffe zur Verteidigung der Luxemburger Sonderart gegen fremde Annexionsbestrebungen gewesen. Einzigartig ist dabei, dass diese Waffe im Kampfe gegen die Eindeutschung eine deutsche Mundart gewesen ist. " (Hoffmann, 1964, S.22)

Diese kurze Schilderung der Ereignisse macht deutlich:

„ ... dass dieser letzte Krieg in entscheidender Weise die offizielle Stellung des Deutschen erschüttert hat. So gab man es endgültig auf, im Parlament neben dem Französischen auch diese Sprache zu sprechen. Sie wurde durch das Luxemburgische ersetzt. Man suspendierte sogar den Deutschunterricht an den höheren Schulen auf ein Jahr. Dann kehrte man zu zwei Stunden pro Woche zurück. Die großen deutschen Kulturveranstaltungen (Theater, Vorträge usw.) verschwanden von der Bildfläche. Selbst die Verfassung wurde geändert, die bestimmte, „dass der Gebrauch des Deutschen und des Französischen fakultativ sei und dass die öffentliche Gewalt diese Freiheit nicht beschränken könne (Artikel 29)", indem nunmehr bestimmt wurde, dass „durch Gesetz der Gebrauch der Sprachen im Bereiche von Verwaltung und Justiz geregelt werde". (Artikel 29 neu)" (Verdoodt, 1968, S. 142)

Die Liebe des Luxemburgers zu seiner Mundart erreichte kurz nach dem Kriege ihren Höhepunkt. Eine ganz auf Luxemburgisch geschriebene Tageszeitung (d'Uniou'n) erschien. Man sprach schon von einer luxemburgischen Hochsprache oder Schriftsprache. Als "langue vivante" promovierte sie 1945 zum Pflichtfach in den 2 unteren Klassen der Mittelschulen.

Diese ursprüngliche Begeisterung erwies sich aber bald als allzu überschwänglich.

"Schon allein das dornige Problem der Rechtschreibung bildet hier eine nahezu unüberwindbare Schwierigkeit." (Hoffmann, 1964, S. 24)

Vor allem aber fehlte das Bedürfnis nach einer solchen Schriftsprache. Für den Schriftverkehr über die Grenzen hinaus hatte man ja das Französische und, trotz allem, immer noch das Deutsche.

In diesem Sinne schreibt R. Bruch:

"Der Luxemburger ist eben in der beneidenswerten Lage, für seinen Schriftverkehr gleich zwei Kultursprachen von Weltgeltung zur Hand zu haben. Dieser wesentlichen

Zweiteilung seiner sprachlichen Äußerungen, je nachdem ob sie nun auf mündlichem oder auf schriftlichem Wege geschehen, bleibt sich der Durchschnittsluxemburger instinktiv bewusst und wehrt sich tapfer, jedes Mal, wenn die endgültige Festsetzung einer spezifisch luxemburgischen Rechtschreibungg ihm ein Mehr an sprachlicher Arbeitsleistung aufzubürden droht. "•(Bruch, 1960; zit. in Hoffmann, 1964, S. 24)

2.320 Die Luxemburger Sprachgemeinschaft

Aus dem historischen Überblick über die Entwicklung der Sprachsituation in Luxemburg geht hervor, dass wir es in diesem Lande mit zwei Hoch- bzw. Schriftsprachen und einer Mundart, die kaum geschrieben wird, zu tun haben. Dieser Zustand hat sich erstaunlicherweise im Laufe der Jahre bis zum heutigen Tage nicht erwähnenswert verändert. Keine der drei Sprachvarietäten wurde aufgegeben, obwohl die eine oder die andere zeitweise in starke Bedrängnis geriet. Diese Stabilität scheint Ludovicy (1961) Recht zu geben, wenn er die Situation kennzeichnet als eine "Zwangslage" mit der "unvermeidlichen und geradezu schicksalhaften Notwendigkeit einer Doppelsprachigkeit, auf welche wir aus wirtschaftlichen, politischen und kulturellen Gründen weder verzichten könnten, noch verzichten möchten ... " (zit. in Verdoodt, 1968, S. 168)

Diese Gründe wollen wir kurz darstellen:

a) Geographische und wirtschaftliche Grundlagen

Luxemburg liegt eng eingekesselt zwischen Belgien im Westen und Norden, Frankreich im Süden und Deutschland im Osten. Das Land grenzt überwiegend an französischsprachiges Gebiet. Wir werden nun im Folgenden sehen, dass der Hauptteil der Luxemburger Industriegebiete entlang der Grenze zu Frankreich und Belgien liegt.

Wir halten uns wieder an Verdoodt (1968), der sich in diesem Kapitel weitgehend von H. Hemmer (1966) leiten lässt.

"Luxemburg zählt 330.009 weit überwiegend katholische Einwohner. Seine 2587 km umfassen zwei Naturlandschaften. Im Norden das Ösling, ein Land mit schwierigen Lebensbedingungen, jedoch sehr malerisch und Anziehungspunkt für die Touristen. (Hier wird überwiegend Landwirtschaft getrieben - Anm. d. Verf.) Im Süden das Gutland, wo der Bau der Bergflanken und der breiten Täler eine reiche und vielfältige landwirtschaftliche Tätigkeit begünstigt. An ausgesetzten Hängen schenkt die Weinkultur eine Ernte von zum Teil sehr geschätzten Sorten. Die Landwirtschaft beschäftigt heute nur noch 13 % der Bevölkerung. Der äußere Südwesten des Landes birgt das Minett, dessen Eisengehalt zwischen 20 und 32 % schwankt. Lange Zeit hindurch sah man als Rentabilitätsgrenze den Gehalt von 25 % an. Heute nimmt man aber an, dass die Umwandlung armer Erze diese Grenzen beträchtlich herabzusetzen vermag. Jedoch beginnen die Krise, die die namhafte, im Umkreis dieser Bergwerke bestehende Eisenindustrie, wie im übrigen jene ganz Europas, erfasst, und das Problem des Preises für Koks, den man importieren und umso ausgiebiger verwenden muss, je schwächer der Erzgehalt ist, ernsthafte Beunruhigung auszulösen. Von 46.000 Arbeitern, die insgesamt in der Industrie des Landes beschäftigt sind, arbeiten 24.000 in den Eisen- und Bergbauunternehmen. Daher hat sich die luxemburgische Regierung dafür eingesetzt, neue Industrien zu errichten, die auf den verschiedensten Gebieten tätig sind und sehr häufig sich auf amerikanisches Kapital stützen. Die wichtigste dieser Unternehmungen, Dupont de Nemours, gebraucht im Gegensatz zu der seit 1918 bestehenden Übung als Hilfssprache das Deutsche. Im Übrigen macht sich seit neuerem der Einfluss des deutschen Kapitals geltend, besonders in der Elektrizitätsgesellschaft der Ur (Flussname; franz. Our) und in der sozialistischen Gewerkschaftsbank. Gleichzeitig ist eine eindeutige Umorientierung des luxemburgischen Handels nach Deutschland hin zu beobachten, welches im Besonderen auf dem Gebiet der Eisenproduktion wiederum der erste Abnehmer geworden ist.

Jedoch sind es seit Beendigung der Zollunion mit diesem Land im Jahre 1918 und ihrer Ersetzung einer Zollunion mit Belgien im Jahre 1921 vor allem französische, belgische und schweizerische Finanzgruppen, die die wichtigsten Positionen in den Banken des Großherzogtums und in den größten Unternehmungen inne haben: ARBED (Acieries réunies von Burbach, Eich und Düdelingen), HADIR (Hochöfen und Stahlwerke von Differdingen, St. Ingbert, Rümelingen) und die "Minière et Metallurgique de Rodange".

Die Geringfügigkeit des hier angelegten deutschen Kapitals und die relative Armut der benachbarten Eifel bekunden deutlich die grundlegende Abhängigkeit der luxemburgischen Wirtschaft von den westlichen Ländern. Dieser Umstand ist auch unter dem kulturellen Gesichtspunkt festzuhalten. Ein letztes wirtschaftliches Phänomen wäre zu nennen, das nicht ohne einen gewissen Zusammenhang mit dem kulturellen Bereich ist. Von 46.000 in der Industrie beschäftigten Arbeitern haben 14.000 eine ausländische Staatsangehörigkeit, wobei Italien das wichtigste Kontingent liefert. Insgesamt erweist das luxemburgische Volk eine erstaunliche Assimilationsfähigkeit. Viele eingewanderte Arbeiter haben im Großherzogtum eine Familie gegründet: sie haben das Letzeburgische erlernt; ihre im Lande geborenen Kinder besitzen die Staatsangehörigkeit des Aufnahmelandes. (Verdoodt, 1968, S. 135-136)

b) Politische und sozio-kulturelle Gegebenheiten

Der Rückgriff auf fremde Sprachen, schon innerhalb der Landesgrenzen, ist bedingt durch die Begrenztheit der luxemburgischen Mundart. Sie ist als Schriftsprache kaum zu verwenden. Dies ist zur Genüge bewiesen worden nach dem 2. Weltkrieg, als man sich die größte Mühe gab, eine luxemburgische Rechtschreibung einzuführen.

Daneben hat sie aber nach Meinung P. Pescatore (1951) noch andere Nachteile:

"Sie reicht nicht aus, um abstrakte wissenschaftliche Inhalte in angemessener Form auszudrücken. Sie hat kaum eine Literatur von Bedeutung hervorgebracht. (Über diesen Punkt ließe sich allerdings streiten! Anm. d. Verf.) Daraus folgt die grundlegende Orientierung unserer Sprachpolitik: wir erkennen die Grenzen unserer Mundart und sind durchaus entschlossen. ihr ihren Charakter als Umgangssprache zu belassen. Wir haben nicht die Absicht, aus ihr eine Sprache im vollen Wortsinn zu machen. Diese Politik hat verschiedene Gründe für sich, von denen der wichtigste folgende ist: Angenommen einmal, es gelänge uns, unseren Dialekt in eine Sprache zu verwandeln, so würden wir uns selbst von der Welt der uns umgebenden Kulturen abschneiden. Unsere Gemeinschaft ist zu wenig zahlreich, um in jeder Hinsicht ihre eigene Kultur zu entwickeln, und sie würde sich selbst ersticken, wenn sie darauf abzielte, eine Sprachautarkie herbeizuführen. " (zit. in Verdoodt, 1968, S. 143)

Der geschichtlichen Entwicklung und der geographischen Lage zufolge greift der Luxemburger deshalb auf das Französische und das Deutsche zurück. Von diesen Sprachen sagt Pescatore:

"Keine von ihnen entspricht aber vollständig unseren Bedürfnissen; jede bietet Vorteile und Nachteile.

1) Die deutsche Sprache. Ihr Vorteil besteht in der Verwandtschaft mit der Nationalmundart; sie erlernt sich leicht und rasch. Gleichzeitig ist sie aber durch Erinnerungen an eine unglückliche geschichtliche Vergangenheit gekennzeichnet...

2) Die französische Sprache begegnet der Sympathie, die auf Grund einer Jahrhunderte alten Tradition der französischen Kulturwelt entgegengebracht wird. Das Französische ist die Sprache, in welcher die große Mehrheit der Akademiker ihre Studien absolvieren, ihrer Lektüre nachgehen und sich schriftlich ausdrücken. (Hier hat sich in der Zwischenzeit allerdings manches geändert. Anm. d. Verf.) Sie ist aber ihrer Herkunft nach von der natürlichen Sprache weiter entfernt, und ihr Studium wie ihre Verbreitung verlangen ernsthafte Anstrengungen. " (ebd. S. 144)

In diesem Zusammenhang ist ein wichtiger Zug des Luxemburgers, der gewissermaßen zu seinem Selbstverständnis gehört, hervorzuheben: Es ist die Vermittlerrolle zwischen dem germanischen und romanischen Sprachenbereich die er immer wieder gerne übernimmt.

So schreibt R. Bruch über den Luxemburger Linguisten:

Psychologische und soziologische Dimensionen des Interferenzprozesses

"Die besondere Lage seines Forschungsraumes in einer westlichen Ausbuchtung der Sprachgrenze und an einer alten Völkerstraße, die schon den paläolithischen Menschen von Westen nach Osten führte, schärft dem Luxemburger Linguisten den Blick für Perspektiven, die allzu leicht im germanisch-deutschen Kreis, dem seine Mundart angehört, übersehen werden. Seine Aufgabe ist nicht Abkapselung noch Einigelung, sondern Eröffnung und Einbau in die zwei Welten, deren er seine Kultur verdankt und von deren einstiger ephemerer Gemeinsamkeit eine lebendige Mundart, die gottlob keine bücherne Sprache hat werden wollen, in ihren alltäglichsten Erscheinungsformen bis heute kündet." (zit. in Hoffmann, 1964, S. 11)

Kommen wir nun auf die allgemeinen Regeln der Sprachverwendung in Luxemburg zu sprechen.

Das in der Neufassung des Artikels 29 angekündigte Gesetz über die Sprachenregelung ist bis heute nicht erlassen worden. Die allgemein negative Einstellung des Volkes gegenüber der deutschen Sprache, die seit dem letzten Krieg eng an das Nazi-Deutschland assoziiert blieb, erlaubte es den führenden, wie eh und je frankophilen Schichten, das Französische einzuführen, wo immer es nur möglich war. P. Pescatore fasste diese Praxis 1951 folgendermaßen zusammen:

"1. Die letzeburgische Mundart wird im Gespräch, für mündlichen Meinungsaustausch und für mündliche Erklärungen verwendet.

2. Man greift auf das Französische und das Deutsche zurück für die Wiedergabe von Inhalten, die über das Gesprächsniveau hinausgehen, wobei die Beziehung zwischen den beiden Sprachen die folgende ist:
Man gebraucht das Französische im Rahmen des Möglichen, und man verwendet das Deutsche nach Maßgabe des Unerlässlichen, d.h. praktisch überall, wo es sich darum handelt, sich mit Sicherheit einem weniger gebildeten Publikum verständlich zu machen. " (zit. in Verdoodt, 1968, S. 145)

Wir sollten in diesem Zusammenhang festhalten, dass die dominante Rolle des Französischen in einer ganzen Reihe von Domänen und Institutionen vor allem auf das Bestreben einer Minderheit zurückzuführen ist, die erst seit den letzten beiden Weltkriegen auf das volle Einverständnis des Volkes stoßen. Die Geschichte lehrt, dass das Sprachenproblem durchaus zum Konfliktherd zwischen Oberschicht und der übrigen Bevölkerung werden kann. So schreibt N. Margue über die Zeit unter Wilhelm II., der Luxemburg die längst versprochene eigene Verwaltung gab:

"Die Autonomie brachte in den Volksmassen mit den ersten Ansätzen eines politischen Eigenlebens eine gewisse Reaktion gegen die französischen Tendenzen der intellektuellen und politischen Oberschicht, die sich in einem gewissen Hinneigen, sei es zu Frankreich, sei es zum französischen Belgien kundtaten; Die Massen wollten ihr Luxemburgertum dadurch beweisen, dass sie sich als deutsch gaben und ihre Sprache,

Luxemburger Deutsch wie es damals hieß, im Gegensatz zum Französischen hochhielten. " (zit. in Hoffmann, 1964)

Nun, sicherlich wird im heutigen Luxemburg sich niemand mehr als deutsch bezeichnen wollen, sicherlich werden auch die meisten dem Französischen den Vorrang geben, Überreste dieses alten Gegensatzes, so scheint uns, sind aber immer noch zu beobachten. So belächelt das Volk zum Beispiel gerne die Bemühungen gewisser Kreise, die ihre Vorliebe zum Französischen u.a. dadurch bekunden, dass sie etwa ihr Dialekt mit möglichst vielen, aus dem Französischen entlehnten und anschließend "verluxemburgisierten" Wörtern schmücken, oder dass sie die, im Dialekt bereits integrierten französischen Lehnwörter wie "au-revoir" und "bonjour", nicht luxemburgisch sondern betont Französisch aussprechen.

2.330 Der Sprachengebrauch in den einzelnen Domänen

Entsprechend der oben erwähnten Praxis ("das Französische im Rahmen des Möglichen, das Deutsche nach Maßgabe des Unerlässlichen") verteilen sich die drei Sprachen auf die einzelnen Domänen.

Im Zwiegespräch unter Luxemburgern ist mit sehr wenigen Ausnahmen ausschließlich die Mundart die Sprache der Wahl. Genügt das Luxemburgische nicht mehr, so werden das Deutsche und das Französische meist gleichwertig herangezogen, wobei die Dominanz der einen oder der anderen Sprache von Domäne zu Domäne alternieren kann.

Angeregt durch Fishman und Reimen hat Verdoodt versucht eine zusammenfassende Übersicht über den gegenwärtigen Sprachengebrauch aufzustellen. Die Reihenfolge der Symbole (D für das Deutsche, F für das Französische, M für die Mundart) gibt die Reihenfolge der Häufigkeit an, mit welcher jede dieser Sprachen gebraucht wird. Dabei wird unterschieden zwischen Produktion (aktiver Gebrauch) und Verbrauch (passiver Gebrauch).

Psychologische und soziologische Dimensionen des Interferenzprozesses

		Produktion	Verbrauch
1.	Unterhaltungsliteratur	DFM	DFM
2.	wissenschaftliche Literatur (einschl. Zeitschriften)	FD	DF
3.	luxemburgische Tageszeitungen	DF	DF
4.	ausländische Tageszeitungen	-	FD
5.	Luxemburgische und ausländische Wochenblätter	DF	DF
6.	Fernsehen	F	DF
7.	Rundfunk	alle 3	DMF
8.	Schallplatten	M	F()DM
9.	Kino	-	()FD
10.	Theater	MF	MFD
11.	Kirchen	DM(F)	DM(F)
12.	Privatkorrespondenz	D(MF)	D(MF)
13.	Geschäftskorrespondenz (+ Schriftverkehr der öffentlichen und privaten Verwaltung, der Justizbehörden und der Armee)	FD	FD
14.	Aufschriften, Hinweistafeln, Anzeigen	FD	FD
15.	Vorträge	FDM	FDM
16.	Debatten in der Kammer und in den Gemeinderäten	MF	MF
17.	Hochschulunterricht	F	FD
18.	Höherer Schulunterricht	FD(M)	FD(M)
19.	Volksschulunterricht	DF(M)	DF(M)
20.	Gespräche unter Luxemburgern	M	M

" Das Französische ist vorherrschend in der wissenschaftlichen Literatur (nur Produktion), in der Einfuhr ausländischer Tageszeitungen (die vor allem von Mitgliedern der oberen Schichten gelesen werden. Anm. d. Verf.), in den Sendungen des luxemburgischen Fernsehens, im Hören von volkstümlichen Schallplatten, in der Geschäftskorrespondenz, in den Aufschriften und Hinweistafeln, in den Vorträgen und beim Hochschulunterricht.

Für das Deutsche gibt es keine ausschließlichen Verwendungsgebiete. Es wiegt aber vor in der Unterhaltungsliteratur, bei der Lektüre wissenschaftlicher Bücher, in den luxemburgischen Tageszeitungen, in den luxemburgischen und ausländischen Wochenblättern, bei der Wahl der Fernseh- und Radiosendungen, in der Kirche, in der Privatkorrespondenz und im Volksschulunterricht.

Es ist schwierig eine Schätzung zu versuchen, die sich auf den Anteil der Sprachen an der Gesamtheit der Anwendungsgebiete bezieht, dazu müsste man eine gemeinsame

Maßeinheit haben. Man kann indessen sagen, dass das Letzeburgische weitaus am häufigsten gebraucht wird. Sodann folgt das Deutsche. Das Französische ist jenen Verwendungsgebieten vorbehalten, die innerhalb der sozialen Rangfolge einen höheren Platz einnehmen... (Tabelle und Zitat von Verdoodt, 1968, S. 171-172)

Wir wollen nun die Domäne Unterricht, in der sich unsere Untersuchung abspielt, näher darstellen.

Domäne Unterricht

Die Frage, wie die luxemburgischen Kinder an die Fremdsprachen herangeführt werden, ist sehr wichtig zu beantworten aus Gründen, die aus der Diskussion des Bilingualismusproblems offenbar werden. In der Schulsituation werden die eigentlichen Fremdsprachenkenntnisse erst herausgebildet. Sie hat aber auch einen nicht geringen Einfluss auf Einstellung und Motivation, auf den Grad der Sprachbeherrschung, kann instrumentelles oder integratives Sprachlernen fördern, kann Sprachbeherrschung mit einem elitären Statusbewusstsein koppeln, usw...

Hier interessiert uns nicht die historische Entwicklung des Fremdsprachenunterrichts in Luxemburg; die Notizen dazu in dem vorhergehenden Text mögen ausreichen. Auch fanden in Luxemburg kaum breite und tiefgreifende Diskussionen um die Didaktik des Fremdsprachenunterrichts statt. Wir geben nur einen Überblick über die heutige Lage, wobei wir uns vor allem auf den Deutschunterricht beziehen.

Der Aufbau des Fremdsprachenunterrichts ist stark an die verschiedenen Schultypen festgemacht. In einer kleinen Übersicht beginnen wir am besten bei der Grundschule:

a) Grundschule

Im ersten Schuljahr beginnen die Kinder gleich mit dem Deutschen. Erst im dritten Trimester des 2. Schuljahres kommt das Französische hinzu. Am Ende der obligatorischen Schulzeit haben alle Kinder mehr oder weniger gute Deutschkenntnisse und auch das bisher gelernte Französisch sollte ausreichen um elementare Sätze formulieren und verstehen zu können.

Eine definitive didaktische Methode für den Deutschunterricht wurde bisher nicht festgelegt. Dazu heißt es im Lehrplan ("Plan d'études. Courrier de l'Education Nationale, 1964"):

"Die Methode ist dem Lehrer freigestellt. Er kann z.B. nach der synthetischen Schreiblesemethode der Fibel Verfahren, wobei er, soweit als nötig auch das Fingerlesen zu Hilfe ziehen darf. Er kann sich aber auch entscheiden für die natürliche Ganzheitsmethode ("méthode globale"; Anm. d. Verf.) oder für ein gemischtes Verfahren, wobei Grundsätze sowohl der synthetischen wie auch der ganzheitlich-analytischen Methode zur Anwendung kommen. Grundbedingung ist, dass er mit dem Wesen und der Technik des von ihm gewählten Verfahrens vollauf vertraut ist. " (S. 33)

Es scheint heute so, als ob sich vor allem die jüngeren Lehrer für die zweite, die Ganzheitsmethode entscheiden würden. Dies gilt natürlich nur für den ersten Lese- und Schreibunterricht. Die synthetische Methode ist die klassische Abc-Schützen-Ausbildungsmethode, nach der heute wohl kaum noch ein Lehrer arbeitet, wenigstens nicht in ihrer reinen Form.

Die natürliche Ganzheitsmethode wird im Lehrplan wie folgt dargestellt:

" Dieses Verfahren geht vom gefühlsbetonten Erlebnis aus (vgl. die Ausführungen Juhasz's zur Bedeutung des Sprachgefühls beim Fremdsprachenlernen bzw. bei der Interferenz; Anm. d. Verf.) und findet im kindlichen Mitteilungsbedürfnis seine stärkste Triebkraft. In einem oder ein paar einfachen Sätzen wird das Erlebnis des Kindes kurz zusammengefasst; der entsprechende Text wird in Druckschrift an die Tafel notiert und anschließend ganzheitlich gelesen (Stufe des Synkretismus). Gar bald finden die Kinder die ihnen schon bekannten Wörter heraus; neue Wörter, von denen in jedem Text nur etliche vorkommen, werden aus dem Kontext heraus erraten. Mit dem Herauslesen der schon bekannten Wörter ist die Stufe der Analyse bereits angebahnt. Durch Umstellen der Wörter werden neue Sätze gewonnen und gelesen: dabei sollten die Kinder angeleitet werden, immer wieder auf den Satzsinn aufzupassen und sinnwidrige Sätze herauszufinden, die der Lehrer mitunter absichtlich einfügt. - Dergleichen freie Texte werden das ganze Jahr hindurch Verfasst, an der Tafel verbessert, gelesen; anschließend wird daran geübt.

Einige Zeit nach Schulbeginn fällt den Kindern meistens auf, dass ähnlich lautende Wörter auch ähnlich geschrieben werden. Durch Abtrennung des gleichgeschriebenen oder gleichlautenden Wortteils werden die voneinander abweichenden Buchstaben oder Laute isoliert: die Beziehung zwischen Laut und Buchstabe wird hergestellt, d.h. der Buchstabe wird erkannt, gemerkt und in anderen Wörtern wiedererkannt (Stufe der Analyse). Diese Analyse der Wörter ist äußerst wichtig: Sie darf nicht unterbleiben und muss während langer Zeit fortgesetzt werden. Stellt sie sich nicht spontan vor Weihnachten ein (d.h. am Ende des ersten Trimesters - Anm. d. Verf.), so muss der Lehrer nachhelfen. In einer dritten Etappe endlich ist es den Kindern möglich, mittels der von ihnen isoliert erkannten Buchstaben und Buchstabengruppen neue, unbekannte Wörter zu lesen (Stufe der Synthese). (ebd. S. 36)

Obwohl uns diese Methode ziemlich ausgearbeitet erscheint, wird auf den starken Einfluss der Mundart, vor allem auf der Stufe des Synkretismus, nicht explizit eingegangen. Wohl macht mancher Lehrer seine Schüler auf den einen oder anderen "typischen Fehler" aufmerksam, doch ist die Interferenzproblematik noch nicht systematisch in die Methode eingebaut. Das Erlernen von Strategien zur Vermeidung von Interferenzfehlern könnte dazu beitragen, die Qualität der Sprachbeherrschung zu heben - falls dieses Lernen nicht wieder zum Drill ausartet.

Nach dem Anschauungsunterricht und den ersten Lese- und Schreibübungen (1. und 2. Schuljahr) sieht der Lehrplan "weiterführenden Leseunterricht", "freies Unterrichtsgespräch und Berichterstattung", "Wortschatz und Stilübungen", "Rechtschreibe- und Grammatikunterricht" und als letztes Stadium den Aufsatz vor. Diese einzelnen Stufen werden bis Enden des 6. Schuljahres progressiv eingeführt, wobei sie sich selbstverständlich stark überschneiden.

Der Französischunterricht verläuft ungefähr nach dem gleichen Schema, mit der Ausnahme, dass die Kinder das ABC bereits beherrschen, wenn mit Französisch angefangen wird. Dies ist eine große Lernerleichterung, auf deren Grundlage schneller vorangeschritten werden kann mit dem Resultat, dass, zumindest theoretisch, die Kinder nach Vollendung des 6. Schuljahres in beiden Sprachen dasselbe Niveau erreicht haben. Der Grad der Sprachbeherrschung ist in der Praxis jedoch meist besser in der deutschen als in der französischen Sprache.

Was geschieht mit der Mundart?

Im Lehrplan steht sie zwar an zweiter Stelle nach dem Religionsunterricht; die wenigen Zeilen die ihr gewidmet sind zeugen jedoch davon, dass sie faktisch bedeutungslos ist für die Erziehung der Kinder. Nach einer hochtrabenden Einleitung wird sie sofort in ihre Grenzen verwiesen:

" Der Luxemburgischunterricht soll die Kinder dazu bringen ihre Heimatsprache lesen und schreiben zu können; er. soll ihnen die Liebe zu ihrer Sprache und ihrer Heimat mit ins Leben geben. Unsere luxemburgische Sprache ist der Ausdruck unserer geistigen und kulturellen Eigenart und muss in der Schule einen Ehrenplatz einnehmen. " (ebd. S. 11)

Im Folgenden wird ihr jedoch der Charakter als Umgangssprache für die Nebenfächer wie Zeichnen, Handarbeiten, sowie beim Turnen und Spielen zugesprochen. Bei der Einschulung der Kleinkinder darf der Lehrer einige Wochen luxemburgisch mit den Kindern reden, damit diese sich "einfacher in das Schulleben eingliedern können" (S. 12); danach soll im Deutschen und im Rechnen jedoch ausschließlich Deutsch gesprochen werden. Die Funktion des Luxemburgischen im Unterricht ist also lediglich eine hilfs- bzw. umgangssprachliche. In den weiterführenden Schulen erlöschen dann auch diese.

b) Weiterführende Schulen
Mit dem Eintritt in die weiterführenden Schulen nach dem 6. Schuljahr beginnt die soziale Selektion; dies macht sich an der Stellung der einzelnen Sprachen im Fremdsprachenunterricht bemerkbar.

in den Berufsschulen wird in den Nebenfächern Deutsch gesprochen. Zu Deutsch und Französisch kommen zwei Jahre Englisch hinzu. Nach drei Jahren Schulausbildung treten diese Schüler meistens in den Berufe ein und gehen nur noch wenig zur Schule. Die Deutsch- und Französischkenntnisse werden etwas perfektioniert, das Englische bleibt elementar und wird meistens schnell vergessen.

in den Mittelschulen (in denen vor allem Bürokräfte ausgebildet werden) wird auch meistens Deutsch gelehrt; als dritte Fremdsprache, neben dem Französischen, kommt wieder Englisch hinzu. Das Resultat bleibt ähnlich wie in den Berufsschulen.

in den Gymnasien ist das Angebot reichhaltiger. Hier wird drei Jahre lang in den Nebenfächern deutsch gesprochen danach ausschließlich Französisch. Als zusätzliche Fremdsprachen wird Latein (section latine), Englisch (section moderne) allgemein, sowie nach drei Jahren Spanisch und Italienisch als Wahlfächer angeboten. Das Französische genießt den Vorrang vor dem Deutschen, was die Unterrichtsstundenzahl anbelangt. Resultat sind gute Deutschkenntnisse, annähernd gute Französischkenntnisse und annehmbare Kenntnisse in Englisch und einer der zusätzlich angebotenen Sprachen. Da aus den Gymnasien die künftigen Verwaltungsbeamten und -kader hervorgehen, wird auf das Französische besonderen Wert gelegt. Wichtig festzustellen ist, dass in den "besseren" Schulen das Französische einen starken Auftrieb erfährt, das Deutsche hingegen stark vernachlässigt wird. In den Berufs- und Mittelschulen wird das Deutsche als Gebrauchs- bzw. Hilfssprache beibehalten. Was den Auf- und Abbau von Vorurteilen gegenüber den Sprachen anbelangt, spielt natürlich das Verhalten des Lehrers im Fremdsprachenunterricht eine gewichtige Rolle.

2.340 Charakterisierung der Luxemburger Sprachgemeinschaft

Aus der obigen Beschreibung geht hervor, dass die luxemburgische Sprachgemeinschaft Fishman's erstem Typ - Diglossie und Bilingualismus - am nächsten kommt.

Aus soziologischer Sicht können wir eine L-Varietät (die Mundart) und zwei H-Varietäten (Deutsch und Französisch) unterscheiden.

Die Mundart fungiert als Alltagssprache. Sie genießt zwar relativ hohes Prestige und wird mehr gebraucht als die anderen Sprachen, doch erkennt man sie ohne Schwierigkeiten als hierarchisch niedrigere an. Sie ist gewissermaßen das Symbol der nationalen Eigenständigkeit. Dass komplementär dazu nun gleich zwei H-Varietäten bestehen, bietet zunächst eine Klassifikationsschwierigkeit. Die Paradebeispiele für Diglossie und Bilingualismus, wie Paraguay oder die Schweiz, weisen bloß 2 Varietäten auf. In Luxemburg sind es aber drei, und damit auch drei Verhältnisse: L - H1, L - H2 und H1 - H2.

Das Französische, seit jeher die Sprache der Bildung und Kultur, besitzt das weitaus höchste Prestige und wird eingeführt wo immer möglich. Dieser allgemeinen Tendenz werden Grenzen gesetzt durch die Tatsache, dass die große Mehrheit der Luxemburger das Französische oft nicht ausreichend beherrscht. Deutsch kann aber jeder. Deshalb wird Deutsch meist nur dort verwendet, wo das Luxemburgische nicht adäquat ist, und die Französischkenntnisse nicht ausreichen.

Das Verhältnis Luxemburgisch-Deutsch ist demnach schwierig zu charakterisieren. Linguistisch gesehen verhalten sich beide Varietäten zueinander wie "standard" und "dialect": Luxemburgisch ist erwiesenermaßen ein deutscher Dialekt. Soziologisch gesehen stimmt dies jedoch nicht. Deutsch wird, wie wir gesehen haben, von niemandem in der gewöhnlichen Konversation benutzt und wird meistens auch als Fremdsprache angesehen; Luxemburgisch hingegen wird von jedem, ungeachtet regionaler oder sozialer Unterschiede, gesprochen.

Beide Varietäten stehen also in einem diglossalen Verhältnis besonderer Art: Zwar sind sie ihren Funktionen nach mehr oder weniger streng verteilt und komplementär, doch genießt nicht die H- sondern die L-Varietät das höhere Prestige. Die Grenzen der Funktionsbereiche in denen das Deutsche verwandt wird sind relativ durchlässig, d.h., man hat in manchen Domänen die Tendenz das Deutsche durch die Mundart zu ersetzen. Umgekehrt jedoch sind die Grenzen sehr resistent. Der Luxemburger spricht nicht gern deutsch, selbst dann nicht, wenn er in deutschsprachige Länder reist.

Dies deutet an, dass derjenige Luxemburger, der Deutsch fehlerlos und ohne Interferenzen mit seiner Mundart anwenden will, besondere Gründe dafür haben muss (z. Bsp. in der Geschäftskorrespondenz mit deutschen Firmen).

2.400 W. Mackeys Modell zur Beschreibung des Bilingualismus

Neben den schon erwähnten Nachteilen des Fishman'schen Modells, besteht, zumindest für unsere Untersuchung, ein weiterer Nachteil darin, dass sich daraus keine konkrete Hypothesen ableiten lassen.

Die Variable Interferenz schließt Fishman bewusst aus. Aber auch die psychologischen Variablen, wie Intelligenz, Einstellung und Motivation, werden kaum berücksichtigt. Dies kommt wohl daher, dass er den Bilingualismus vor allem aus soziologischer Sicht betrachtet. Was wir aber brauchen, ist ein Modell, das den Bilingualismus auf psychologischer Ebene, d.h. auf der Ebene des Individuums beschreibt und untersucht. Genau das tut William Mackey, dessen Position aus folgendem Zitat klar hervorgeht:

"Bilingualism is not a phenomenon of language; it is a characteristic of its use. It is not a feature of a code but of the message. It does not belong to the domain of 'langue' but of 'parole'.

If language is the property of the group, bilingualism is the property of the individual. " (Mackey, 1968, S. 54)

Aus der Revision der verschiedenen Definitionen des Konzeptes gewinnt er die Erkenntnis, dass es eigentlich arbiträr ist zu welchem Zeitpunkt man jemanden, der eine Zweitsprache spricht, als "bilingual" bezeichnet. Daraus zieht er die Konsequenz, Bilingualismus als relatives Konzept zu betrachten. Zusätzlich schließt er den Gebrauch von mehr als zwei Sprachen in dieses Konzept mit ein. Folglich stellt sich für jedes Individuum die Frage nach dem Grad seiner Zweisprachigkeit, nach den Funktionen seiner einzelnen Sprachen, nach dem Ausmaß des wechselnden Gebrauchs der Sprachen und schließlich nach den Interferenzen zwischen den Sprachen.

Somit kommt Mackey zu folgender Definition:

"Bilingualism is a behavioral pattern of mutually modifying linguistic practices, varying in degree, function, alternation, and interference." (ebd., S. 556)

Die vier Charakteristika sind eng miteinander verbunden. So ist der Grad der Zweisprachigkeit abhängig von den Funktionen der einzelnen Sprachen. Grad und Funktion bestimmen das Ausmaß und die Leichtigkeit des Wechsels zwischen den Sprachen. Alle drei schließlich bestimmen die Interferenz der einen Sprache auf die (mit der) andere(n).

2.410 Wechsel ("alternation")

Da der Wechsel zwischen den Sprachen eigentlich nur im mündlichen Verkehr von Interesse ist, können wir, da wir uns auf schriftliches Material beziehen, diesen Aspekt vernachlässigen.

2.420 Grad

Mackey macht hier die auf Weinreich (1953) zurückgehenden Unterscheidungen zwischen bestimmten Fertigkeiten ("Listening, reading, speaking, writing") und verschiedenen linguistischen Ebenen ("phonological-graphic, grammatical, lexical, semantic, stylistic").

Mit Hilfe von noch auszuarbeitenden Tests sollten am Individuum die vier Fertigkeiten in seinen einzelnen Sprachen auf allen linguistischen Ebenen erfasst werden und in eine individuelle Tabelle übertragen werden. So erhalte man ein ausführliches Bild des Grades seiner Zweisprachigkeit.

2.430 Funktion

Der Grad der Beherrschung einer Sprache ist, so Mackey, abhängig von ihrer Funktion, d.h., von den Zwecken zu denen, und von den Bedingungen unter denen, sie benutzt wird.

Diese können extern und intern sein.

Externe Funktionen:

"The external functions of bilingualism are determined by the number of areas of contact and the variation of each in duration, frequency, and pressure." (S. 557)

Dabei werden zwei Typen der Aktivität unterschieden: bloße passive Rezeption ("comprehension") und zusätzlicher aktiver Gebrauch ("expression").

Interne Funktionen:

"These include non-communicative uses, like internal speech, and the expression of intrinsic aptitudes, which influence the bilingual's ability to resist or profit by the situations with which he comes in contact." (S. 565)

Sehr interessant für unsere Untersuchung ist das Konzept der "aptitude", das Mackey hier anführt. Hierunter fallen alle diejenigen Variablen, die er als Bedingungen unter denen Sprachen verwendet werden bezeichnet. Es wird nicht recht klar, warum Mackey sie zu den Funktionen zählt, könnten sie doch selbst eine eigene Gruppe bilden.

Aber auch das Konzept "aptitude" wird nicht klar definiert, und wir sind gezwungen zu interpretieren.

Dazu zuerst ein weiteres Zitat:

"In describing bilingualism it is important to determine all those factors which are likely to influence the bilingual's aptitude in the use of his languages or which in turn may be influenced by it." (S. 565)

Mackey nennt 6 solcher Faktoren: Geschlecht, Alter, Intelligenz, Gedächtnis (memory), Spracheinstellung und Motivation.

Unklar bleibt, ob er unter "aptitude" Sprachbegabung oder etwa "Sprachgefühl" (vgl. Juhasz, 5.139) versteht, oder ob er damit bloß die Geschicklichkeit des Zweisprachigen im Umgang mit seinen Sprachen ("the bilingual's aptitude in the use of his languages") meint. Letzteres zumindest scheint uns plausibel zu sein, und wir würden Mackey folgendermaßen interpretieren:

Die sechs genannten Faktoren beeinflussen möglicherweise die Geschicklichkeit des Zweisprachigen im Umgang mit seinen Sprachen, die sich in der Fähigkeit ausdrückt, in bestimmten Situationen Interferenzen zu vermeiden ("to resist") und darüber hinaus neue Sprachkenntnisse zu erwerben ("to profit").

Uns interessiert dabei vor allem die Beziehung zwischen der Fähigkeit Interferenzen zu vermeiden und der Intelligenz. Wir wollen an dieser Stelle nicht weiter auf diese Frage eingehen, da sie Gegenstand eines eigenen Kapitels (s. 3.120) sein wird.

Geschlecht und Alter haben wir in unserer Untersuchung kontrolliert. Den Faktor "memory" haben wir vernachlässigt, aber wir müssen ihn bei der Interpretation unserer Ergebnisse im Auge behalten.

Auf die Faktoren Spracheinstellung und Motivation wollen wir nun näher eingehen.

W.E. Lambert, der sich besonders für diesen Aspekt des Sprachgebrauchs und -erwerbs interessierte, schreibt dazu folgendes:
"...the development of bilingual skill very likely involves something more than a special set of aptitudes because one would expect that various social attitudes and motives are intimately involved in learning a second language." (Lambert, 1967, S. 91)

"When viewed from a social-psychological perspective, (.) one would expect that if the student is to be successful in his attempts to learn another social group's language he must be both able and willing to adopt various aspects of behavior, including verbal behavior, which characterize members of the other linguistic-cultural group. The learner's ethnocentric tendencies and his attitudes toward the other group are believed to determine his success in learning the new language. His motivation to learn is thought to be determined by both his attitudes and by the type of orientation he has toward learning a second language. The orientation is instrumental in form if, for example, the purposes of language study reflect the more utilitarian value of linguistic achievement, such as getting ahead in one's occupation and is integrative if, for example, the student is oriented to learn more about the other cultural community, as if he desired to become a potential member of the other group. (.) In either case, the more proficient one becomes in a second language the more he may find that his place in his original membership group is modified at the same time as the other linguistic cultural group becomes something more than a reference group for him. Depending upon the compatibility of the two cultures, he may experience feelings of chagrin or regret as he loses ties in one group, mixed with the fearful anticipation of entering a relatively new group. The concept of Anomie first proposed by Durkheim (1897) and recently extended by Srole (1951) and Williams (1952), refers to such feelings of social uncertainty or dissatisfaction." (Lambert, 1967, 8. 102)

Lambert & Gardner (1959) machten zu diesem Problembereich Untersuchungen in Montreal an englischsprachigen Studenten, die Französisch lernten. Sie fanden, dass deren Leistungen in dieser Sprache sowohl von "aptitude" (hier Sprachbegabung) und der verbalen Intelligenz, als auch von einer sympathischen Einstellung ("orientation") gegenüber der französischen Sprachgemeinschaft abhängig waren. Studenten mit "integrativer" Motivation ("orientation") waren erfolgreicher als diejenigen mit bloß "instrumentellen" Interessen.

In einer follow-up Studie fand Gardner (1960), dass diese Einstellungen gegenüber der anderen Sprachgemeinschaft schon innerhalb der Familie entwickelt werden. Allerdings ständen sie in keiner Beziehung zu den Französisch-Kenntnissen der Eltern, noch zu der Anzahl derer französischer Bekanntschaften. Dies bedeute, dass eine integrative Motivation nicht so sehr damit zusammenhänge, dass man mehr Kontakte zum Französischen hat, sondern vielmehr von einer allgemeinen, in der Familie herrschenden Einstellung stamme.

Nun, in Kanada genießt das Englische im allgemeinen ein höheres Prestige als das Kanadisch-Französische; demnach sind die englischsprachigen Kanadier mit integrativen "orientations" gegenüber der französischen Sprachgemeinschaft auch relativ selten. Ähnlich wird es logischerweise auch beim Luxemburger sein, jedenfalls was sein Verhältnis zur deutschen Sprachgemeinschaft anbelangt. Mit wenigen Ausnahmen wird wohl jedem Schüler, wenn auch nicht immer explizit, ein eher instrumentelles Interesse an der deutschen Sprache vermittelt. Unterschiede zwischen den Vpn. werden in diesem Punkte also kaum bestehen. Wir vermuten diese aber am Zusammenhang mit dem Grad in dem dieses instrumentelle Interesse erkannt und realisiert wird.

Um zu zeigen, was wir hiermit meinen, greifen wir noch einmal auf Gumperz' Unterscheidung zwischen "<u>offenen</u>" und "<u>geschlossenen</u>" Netzen zurück:

" In geschlossenen Netzen wird eine spezifische Varietät mit spezifischen Regeln benutzt, während in offenen Netzen aufgrund unterschiedlicher Werte und Interessen alternierender Sprachgebrauch möglich ist." (Dittmar, 1973, S. 216)

Wenn wir nun annehmen, dass geschlossene Netze in viel stärkerem Masse in den unteren Schichten auftreten als in den höheren (Gumperz und Fishman äußern sich hierzu leider nicht), so könnte man das Verhältnis des Luxemburgers zur deutschen Sprache, differenziert nach sozialen Schichten, sehr vereinfacht folgendermaßen charakterisieren:

Nach unten geschlossen, nach oben geöffnet.

Das heißt, für die unteren Schichten gelten die Werte und Interessen wie sie nach dem letzten Krieg gesetzt wurden, also: Deutsch nach Maßgabe des Unerlässlichen (geschlossene Netze sind resistenter gegenüber Änderungen); die oberen Schichten dagegen haben durch veränderte Werte und Interessen ökonomische, wissenschaftliche, kulturelle) einen neuen Zugang zum Deutschen gefunden.

Für die einen wäre demnach gutes Deutsch (frei von Interferenzfehlern i.e.S.) nicht so wichtig und oft gar nicht einmal erwünscht; für die anderen würde Deutsch wieder zunehmend wichtiger.

Das eben beschriebene ist natürlich nichts als reine Vermutung und kann nicht als wissenschaftliche Aussage gewertet werden. Ob sie zutrifft, kann erst in genaueren Untersuchungen überprüft werden. Falls in unserer Untersuchung jedoch Unterschiede zwischen den Schichten hinsichtlich der Vermeidung von Interferenzfehlern auftreten, kann sie als mögliche Erklärung herangezogen werden.

2.440 Interferenz

Da die Interferenz ein zentraler Begriff unserer Untersuchung ist, müssen wir genauer auf ihn eingehen.

2.441 Definition und Abgrenzung

Mackey gibt diesem Begriff eine sehr allgemeine Definition: "Interference is the use of features belonging to one language while speaking in another." (1968, S. 569)

Dieser Definition ziehen wir diejenige Weinreichs vor, dessen 1953 erschienene Werk "Languages in Contact" für Mackey und viele andere Autoren mehrerer Fachrichtungen wegweisend war:

„ ...those instances of deviation from the norms of either language which occur in the Speech of bilinguals as a result of their familiarity with more than one language, i.e. as a result of language contact, will be referred to as <u>Interference</u> phenomena." (S. 1)
Weinreich betont ferner das prozesshafte dieser Beeinflussung:

„ ...the term interference implies the rearrangement of patterns that result from the introduction of foreign elements into the more highly structured domains of language ..." (ebd.)

Psychologische und soziologische Dimensionen des Interferenzprozesses

Der 'Mechanismus der Interferenz' ist nach ihm unabhängig davon, wie ähnlich beide Sprachen im Kontakt sind. Es sei auch unwesentlich, ob es sich dabei um Kultursprachen, Dialekte, Soziolekte oder sogar Idiolekte (z. Bsp. die Sub-Varietäten zweier benachbarter Familien) handelt. Diese Unterschiede bestimmen lediglich die Anzahl der potentiellen Interferenzen. Die Realisierung potentieller Interferenzen wollen wir Interferenzfehler nennen.

Wir werden im Folgenden versuchen diese etwas holperige Begriffsbestimmung zu klären.

Interferenzfehler sind im Wesentlichen Abweichungen von der Norm einer Sprache. Die Norm bestimmt, ob Entlehnungen aus anderen Sprachen als Fehler oder als akzeptierte Fremdwörter bezeichnet werden. Von letzteren sagt man, dass sie integrierter Bestandteil der Sprache ("langue" oder "code") sind und nicht als störend empfunden werden. Mackey (1970) macht darauf aufmerksam, wie relativ die Begriffe Integration und Interferenz sind, und wie schwer sie auseinanderzuhalten sind. Vor allem der Zeitfaktor spielt hier eine Rolle:

Die meisten integrierten Wörter waren irgendwann auch einmal Interferenzfehler und können zu einem späteren Zeitpunkt auch wieder als solche aufgefasst werden. Auf ähnliche Weise können Abweichungen von der Norm irgendwann integriert werden. Dieser Wechsel kann bei bestimmten Wörtern und bestimmten Sprachgemeinschaften schnell oder auch nur stufenweise vor sich gehen. Somit ist aus rein synchronischer Sicht kaum festzustellen, an welcher Stelle der Skala Interferenz - Integration ein bestimmtes Wort liegt. (vgl. dazu auch Juhasz, 1970, S. 33: "Die Norm in synchronischer und in diachronischer Sicht")

Wir wollen diese Diskussion nun nicht weiter ausbreiten. Nachzutragen bleibt aber noch, dass Interferenz als Erscheinung der "parole", die integrierte Entlehnung als Bestandteil der "langue" aufgefasst wird.

Weinreich beschränkt seinen Begriff von Interferenz auf solche Abweichungen von der Norm, die aus dem Kontakt zweier Sprachen (oder mehrerer) resultieren.

Nun sind aber nicht alle Abweichungen von einer Sprache L2 auf den Einfluss einer Sprache L1 zurückzuführen. W.R. Lee (1972), der auf dieses Problem näher eingeht, hebt eine andere Möglichkeit der Abweichung hervor, die Mackey (1965) als "the extension by analogy of patterns one has already learned in L2" charakterisiert. G. Nickel (1971) macht in diesem Zusammenhang die Unterscheidung zwischen "inter-structural interference between target languages" und "intra-structural confusing and conflation of distinct rules of the target language". Außerdem erwähnt er die Möglichkeit, dass Fehler auch physiologisch oder psychologisch bedingt sein können. (vgl. Lee, 1972, S. 15-16)

124

2.442 Zwei Arten der Beeinflussung

Juhasz (1970), der sich wie wir für die Wirkung muttersprachlicher Elemente auf fremdsprachliche interessiert, umschreibt die zwei grundsätzlichen Möglichkeiten der Beeinflussung folgendermaßen:

" Das muttersprachliche und das fremdsprachliche Element fügen sich auf ähnliche Weise in das jeweilige System ein. (...) In diesen Fällen wirkt der bewusste Vergleich oder der spontane Einfluss des muttersprachlichen Zeichens in der Richtung, dass der Sprachausübende nicht gegen die Norm der Fremdsprache verstößt." (S. 30)

In diesem Fall liegt Lernerleichterung ("facilitation") vor.

" Das muttersprachliche und das fremdsprachliche Element fügen sich auf verschiedenen Weise in das jeweilige System ein; ihre Struktur, ihre Valenz, ihre semantische Kongruenz, ihre Bedeutungsstruktur, ihre Verwendungszwecke usw. unterscheiden sich ganz oder teilweise voneinander. (...)

Bei diesen Oppositionen wirkt das Element der Muttersprache störend (interferierend) und muss auf irgendeine Weise neutralisiert werden, damit der Sprachausübende nicht gegen die Norm der Fremdsprache verstößt." (S. 30)

Da in diesem Zusammenhang oft eine Parallele zu lernpsychologischen Begriffen wie Transfer und Hemmung gezogen wird, wollen wir auch diese Frage anschneiden.

J.B. Carroll (1968) machte den Versuch herauszufinden, ob die Lernpsychologie zum Problem der linguistischen Gemeinsamkeiten bzw. Unterschiede zwischen zwei Sprachen einen Beitrag leisten kann. Er schreibt folgendes:

"Between any two linguistic systems there may be both similarities and contrasts in proportions that will vary with the languages involved. The hypothesis of applied contrastive linguistics is that wherever there are similarities, learning can be facilitated, and wherever there are contrasts, learning may be retarded or interfered with. In the psychology of learning, facilitation and interference phenomena are considered under the generic concept of transfer - transfer of learning or transfer of training. Facilitation and interference are spoken of as representing positive or negative transfer, respectively." (S. 114-115)

Die Lernpsychologie unterscheidet grundsätzlich zwei Richtungen der Übertragung:

- Retroaktion ("retroactive inhibition/interference" oder "retroactive facilitation")
- Proaktion ("proactive inhibition/interference oder "proactive facilitation")

Psychologische und soziologische Dimensionen des Interferenzprozesses

Diese Begriffe sind insofern vorteilhaft als sie klarer unterscheiden zwischen dem Prozess der Übertragung (transfer), der Richtung (Proaktion oder Retroaktion) und dem Ergebnis (Interferenz oder " facilitation "). Mit dem Prozess der Übertragung an sich hat sich die Psychologie wenig beschäftigt. Sie war vielmehr daran interessiert die Möglichkeiten der Vorhersage herauszufinden. Osgood hat die Ergebnisse zahlreicher Untersuchungen zu dieser Frage in seinem sog. "Osgood transfer surface" -Modell zusammengefasst.

Es drängt sich nun die Frage auf, ob die Psychologie aufgrund dieser Erkenntnisse einen Beitrag leisten kann zur Frage der Vorhersage positiven oder negativen Transfers im Falle des Kontaktes zweier oder mehrerer Sprachen. Carroll wandelt diese Frage um in die vor allem pädagogisch relevantere Frage, ob man von der Psychologie erfahren kann, wie man positiven Transfer maximieren und negativen Transfer vermindern könnte.

Seine Antwort ist ein: Noch nicht.

Der Psychologe würde, so meint Carroll, zunächst feststellen, dass hier mehrere Faktoren mit eingehen (Situation, Intelligenz und Motivation des Lernenden). Vor allem aber hätten die Untersuchungen, wie sie von Psychologen durchgeführt wurden, entschiedene Nachteile.

1. Few studies of transfer in psychology have dealt with transfer from one very highly learned system of habits to a new and different set of habits." (S. 117) (Meistens sei mit sinnlosen Silben gearbeitet worden) "In such an experiment it is impossible to produce a degree of learning that simulates that represented by a native language system, and hence it is also impossible to study the effects of that degree of learning when there is a transfer to a new and different learning task. " (S. 118)

2. Ein zweiter Nachteil bestehe darin, dass es sich oft um Situationen handelte, in denen ein neues Bändel von Gewohnheiten die alten eher ersetzen als bloß ergänzen sollte. Dies entspreche jedoch keineswegs der Situation des Fremdsprachenlernens, in denen der Lernende seine erste Sprache ja gerade nicht vergessen soll.

Carroll's Bewertung der psychologischen Arbeiten zu diesem Thema überhaupt, fällt sehr negativ aus:

One gets the impression, in fact, that current psychological experimentation spends more and more effort on less and less." (S. 121)

Prinzipiell jedoch meint er, dass die Psychologie sich dieser Fragen durchaus annehmen könnte. Sie müsste nur endlich von der Ebbinghaus'schen Tradition wegkommen und sich, anstatt mit sinnlosen Silben, mit gesprochenem und geschriebenem Fremdsprachen-Material beschäftigen.

Der Beitrag der Lernpsychologie zur Interferenzforschung besteht also vor allem darin, dass sie eine bessere Begriffsbestimmung ermöglicht. Zusätzlich wird eines klarer:

Positiver und negativer Transfer (also " facilitation " und Interferenz) haben denselben Ursprung, denselben Mechanismus, sie bezeichnen denselben Prozess, und der Unterschied zwischen ihnen besteht nur im linguistischen Ergebnis. (vgl. Juhasz, 1970, S. 32)

In beiden Fällen werden muttersprachliche Gewohnheiten bewusst oder unbewusst in die Fremdsprache übertragen. Im ersten Fall korrespondieren die übertragenen Elemente mit denen der Fremdsprache, und das Ergebnis ist positiv. Im zweiten Fall korrespondieren diese nicht, und es bestehen zwei Möglichkeiten: das neg. Ergebnis wird beim Lernenden rechtzeitig antizipiert und er versucht es auf irgendeine Weise zu vermeiden; schafft er dies nicht, oder merkt er die "Falle" erst gar nicht, so findet die Übertragung statt, und es kommt zu einem negativen Ergebnis.

2.443 Die Bestimmungsmomente der wechselseitigen Interferenz zweier Sprachen im Kontakt

Diese sind zunächst sprachstruktureller Natur:

"If the phonic or grammatical systems of two languages are compared and their differences delineated, one ordinary has a list of potential forms of interference
in the given contact situation. " (Weinreich, 1953, S. 3)

Vor allem die Kontrastive Linguistik hatte sich dieses Ziel zur Aufgabe gemacht. Im Vordergrund stand die Annahme, man könne aufgrund genauer Kenntnisse über die Unterschiede (und später auch der Ähnlichkeiten) zweier Sprachen vorhersagen, wo Interferenz und wo Lernerleichterungen zu erwarten seien. Diese Hoffnung stellte sich jedoch bald als illusorisch heraus. (vgl. Lee, 1972). Der Grund hierfür lag vor allem darin, dass man potentielle Interferenz mit Interferenzfehlern verwechselte.

Schon Weinreich hatte darauf aufmerksam gemacht, dass " not all potential forms of interference actually materialize". (1953, S. 3)

Psychologische und soziologische Dimensionen des Interferenzprozesses

Neben den sprachstrukturellen Merkmalen seien nämlich eine ganze Reihe außersprachlicher Faktoren, sowohl psychologischer als auch soziologischer Art, zu berücksichtigen.

Weinreich nennt zwölf solcher Faktoren:

1. "The speaker's facility of verbal expression in general and his ability to keep two languages apart;
2. Relative proficiency in each language;
3. Specialization in the use of each language by topics and interlocutors;
4. Manner of learning each language;
5. Attitudes toward each language, whether idiosyncratic or stereotyped.
6. Size of the bilingual group and its socio-cultural homogeneity or differentiation; (...)
7. Prevalence of bilingual individuals with given characteristics of speech behavior (in terms of points 1-5 above) in the several subgroups;
8. Stereotyped attitudes toward each language ("prestige") (...)
9. Attitudes toward the culture of each language community;
10. Attitudes toward bilingualism as such;
11. Tolerance or intolerance with regard to mixing languages and to incorrect speech in each language;
12. Relation between the bilingual and each of the two language communities of which it is a marginal segment. " (Weinreich, 1953, S. 3-4)

Wir wollen auf diese Faktoren nicht weiter eingehen, da sie teils in Fishman's, teils in Mackey's Modell zur Sprache gekommen sind.

Aber auch die Kenntnis all dieser Faktoren gestattet noch keine Vorhersage über das Auftreten oder Nicht-Auftreten von Interferenz. Die Form und die Anzahl der Interferenzen variieren nämlich zusätzlich intra-individuell je nach Zeitpunkt und je nach den Umständen. Mackey unterscheidet deshalb noch weitere Variationsquellen:

a. das Medium über welches die Sprache läuft, d.h., gesprochen oder geschrieben,
b. der Stil in dem gesprochen oder geschrieben wird, also deskriptiv, erzählend, Konversationsstil, usw.,
c. die soziale Rolle, die der Sprecher in einem bestimmten Fall einnimmt (auch " Register " genannt),
d. der Kontext innerhalb der eingenommenen Rolle,
e. die Situation innerhalb eines bestimmten Kontextes,
f. schließlich der Text selbst.

"It is the text, therefore, within a context of situation used at a specific register in a certain style and medium of a given dialect, which is the appropriate sample for the description of interference." (Mackey, 1968, S. 571)

Angesichts der Vielzahl der in den Übertragungsprozess eingehender Faktoren, ist es gewiss noch nicht an der Zeit Vorhersagen treffen zu wollen. Zurzeit ist es wichtiger die einzelnen Beziehungen näher zu untersuchen, und dies ist letztlich das Ziel unserer Untersuchung.

Zusammenfassend seien nun noch einmal folgende begriffliche Unterscheidungen hervorgehoben:

Den " Mechanismus der Interferenz " (Weinreich) wollen wir lieber mit dem lernpsychologischen Begriff " Transfer " umschreiben. Er bezeichnet den Prozess der Übertragung von Elementen einer Sprache in eine andere.

Ein Transfer kann grundsätzlich in 2 Richtungen verlaufen: proaktiv (von L1 zu L2) oder retroaktiv (von L2 zu L1). Fügen sich Elemente beider Sprachen auf ähnliche Weise in das jeweilige System ein, so ist das linguistische " Ergebnis " einer Übertragung solcher Elemente positiv (kein Verstoß gegen die Norm der jeweiligen Sprache). Es liegt dann Lernerleichterung ("facilitation") vor.

Fügen sich Elemente beider Sprachen auf verschiedene Weise in das jeweilige System ein, so besteht potentielle Interferenz (Lernerschwerung). Das linguistische " Ergebnis" einer Übertragung solcher Elemente ist negativ. Es kommt zu einem Verstoß gegen die Norm der jeweiligen Sprache, den wir Interferenzfehler nennen.

Auf linguistischer Ebene unterscheiden wir mit Mackey (1968, S. 573-583) fünf Arten von potentiellen Interferenzen oder, im Falle der Übertragung, von Interferenz-fehlern:

- kulturelle
- semantische
- lexikalische
- grammatische
- phonische

In welchem Ausmaß Übertragungsprozesse nun tatsächlich stattfinden, ist neben der Anzahl potentieller Interferenzen von einer ganzen Reihe psychologischer und soziologischer Faktoren, sowie von Medium, Stil, Register, Kontext, Situation und Text abhängig.

Wie, wann und wo diese einzelnen Faktoren den Übertragungsprozeß beeinflussen ist weitgehend unbekannt.

Psychologische und soziologische Dimensionen des Interferenzprozesses

3.000 Beziehungen zwischen den Variablen

3.100 Interferenz und kognitive Faktoren

Die Frage nach der Beziehung zwischen Interferenzen (genauer: Interferenzfehlern) und bestimmten kognitiven Fähigkeiten ist in dieser Spezifität neu. Sie geht allerdings zurück auf die traditionelle Frage nach den Beziehungen zwischen Bilingualismus und Intelligenz. Die unterschiedlichen Auffassungen über die Art der Beziehungen lassen sich wiederum aus unterschiedlichen Standpunkten zum Problem des Zusammenhangs zwischen Denken und Sprache ableiten.

Vor allem zwei Positionen sind in diesem Zusammenhang zu berücksichtigen:
Für Autoren, die einen sprachdeterministischen Standpunkt à la Whorf vertreten, ist die Frage relevant, wie und in welchem Ausmaße eine Zwei- oder Mehrsprachigkeit die kognitive Entwicklung beeinträchtigt, oder fördert.

Andere Autoren, die Sprache und Denken in einem wechselseitigen Verhältnis (etwa im Sinne von Piaget) sehen, interessieren sich, neben der genannten Beziehung, an erster Stelle für die Frage, wie und in welchem Ausmaße bestimmte kognitive Fähigkeiten die sprachlichen Fertigkeiten eines bilingualen Sprechers beeinflussen oder determinieren.

3.110 Die Frage nach dem Einfluss der Zweisprachigkeit auf die Intelligenz

Nach den Vor- und Nachteilen der Zweisprachigkeit wurde schon sehr früh gefragt. Aus erklärlichen Gründen war gerade Luxemburg an diesem Problem besonders interessiert. Dies bezeugt die Tatsache, dass dort ein internationaler Kongress (1928), mit dem Thema "le bilinguisme et l'éducation" stattfand. Es ging dabei um die Fragen nach den Vor-und Nachteilen der mehrsprachigen Erziehung, um die Beeinflussung des Denkens, um den Grad der Beeinträchtigung des Intelligenzquotienten sowie um soziale Probleme.

Die Vorteile die man der Zweisprachigkeit einräumt sind rasch aufgezählt. Sie kommen zum Ausdruck in der folgenden Bemerkung von Schopenhauer, die Kainz kommentiert:

"Was heute so oft als Störung und Schwierigkeit gewertet wird - nämlich die Verschiedenheit der Begriffsinhalte und -umfänge - ist nach ihm (Schopenhauer) ein Vorteil, weil es gerade dadurch zu einer für den Denker höchst nützlichen und aufschlussreichen wechselseitigen Erhellung der 'pan-identischen' begrifflichen Analoga und Äquivalente in den verschiedenen Sprachen kommt. " (Kainz, 1965, Bd. V/I, 5.342)

Auf dem Luxemburger Kongress, so schreibt G. Schmidt-Rohr (in Kainz, ebd., 5.337), ging die einheitliche Meinung jedoch dahin, dass Zweisprachigkeit Hemmung und Störung der kindlichen Entwicklung bedeutet.

Nun muss man sich fragen, aufgrund welcher theoretischen Vorannahmen, und aufgrund welcher Beobachtungen man zu solchen Schlüssen kam.

a. Kainz (ebd., S. 337-341) hat die theoretischen Vorannahmen in drei Thesen zusammengefasst:

Die erste These, die Whorf später aufnahm, und die heute unter dem Begriff "Sprachdeterminismus" heftig diskutiert wird, lautet folgendermaßen:

" Alles Sprechen ist nicht ein bloß sekundäre Einkleiden eines ohne die bestimmte Sprache (d.h. unabhängig von den in ihr enthaltenen Denkmitteln und präformierten Sichtweisen der Wirklichkeitsauffassung) gewonnenen gedanklichen Gehalts, also keine nachträgliche Formulierung eines unabhängig von ihr bereits gedanklich fertig Vorhandenen. Vielmehr reicht die Wirkung der Sprache in die Denkarbeit hinein und ist am So-Sein ihrer Ergebnisse entscheidend mitbeteiligt. " (ebd. S. 338)

Hieraus gewann man, zusammen mit einer zweiten These (dass man in der Sprache wesentlich mehr zu sehen habe als ein bloßes Mitteilungswerkzeug) die Konsequenz, "dass Zweisprachigkeit die Orientierung in der Welt dauernd schädigen müsse, weil ein Nebeneinander zweier Sichtweisen in einer Person Unsicherheiten des Denkens im Gefolge habe. Das Kind erfährt - so sagt man - durch die in seiner Muttersprache niedergelegten Konzeptionen eine so entschiedene geistige Prägung, dass jede dazu tretende Sprache, falls sie in frühester Jugend und in Konkurrenz mit der Muttersprache gewonnen wird, gefährden müsse. " (ebd. ,S. 339)

Diese von Kainz als unhaltbar bezeichnete Konsequenz führte dazu, dass -man von den Zweisprachigen gar als "linguistisch Kranken" sprach (vgl. Haugen, 19; Diebold, 1968)

Haugen meinte den Terminus " Schizoglossia " einführen zu müssen, den er folgendermaßen definierte:
"Schizoglossia may be described as a linguistic malady which may arise in speakers and writers who are exposed to more than one variety of their own lan-guage." (E. Haugen, 19 S. 203)

In Fortsetzung dieses Gedankens fügt er hinzu, dass die „Opfer" einer Schizoglossie sich oft durch ein unproportioniertes, sogar unausgewogenes Interesse an der Form

Psychologische und soziologische Dimensionen des Interferenzprozesses

anstatt an der Substanz einer Sprache auszeichnen. Diese Argumentation entspricht ziemlich genau dem was man lange Zeit von Luxemburger Autoren, vor allem Sprachlehrern zu hören bekam: Der Luxemburger schenke seine Aufmerksamkeit mehr dem Wort als der Idee (dessen Bedeutung). Er sei geistig verarmt, und dergleichen mehr.

Als völlig unhaltbar bezeichnet Kainz die dritte These, die den erblichen Sprachencharakter in den Mittelpunkt stellt. Auf sie wollen wir gar nicht erst eingehen.

b. Betrachten wir nun die Daten, oder besser die Beobachtungen, aufgrund derer man zu diesen Schlüssen kam.

Stein des Anstoßes waren die Fehler, die Zweisprachige charakteristischerweise immer wieder machen, wenn sie " die Anwendungsweise der Lautzeichen auf die Welterscheinungen in falscher Angleichung unterbewusst von der einen Sprache auf die andere übertragen. (Schmidt-Rohr, zit. in Kainz, ebd., S. 337)

Es handelt sich also um die Fehler die wir als Interferenzfehler bezeichnet haben.

Wieviel man nun in diese Erscheinungen hineininterpretierte, wird im folgenden Zitat klar:

"Fehler dieser Art sind indes Anzeichen einer viel ernsteren Schwierigkeit. Es wird hier nicht nur gegen die Form des Gedankens gesündigt, sondern gegen-das Denken selbst. Das Kind wird durch Doppelsprachigkeit bei der Aufstellung der zum denkenden Erfassen der Welt nötigen begrifflichen Klassen gestört. Dabei leidet das Denken mehr, als für ein grobes Auge ersichtlich ist. Dieses sieht fast nur die formalen und syntaktischen Analogiefehler, die am wenigsten bedeutsamen Mängel. Viel schwerer wiegt, dass das Kind unsicher wird bei der Einordnung der Welterscheinungen in die begrifflichen Vergleichseinheiten, woraus sich ein Halb- und Falschverstehen von Begriffen ergibt. Daraus ergibt sich weiter eine deutliche Unterlegenheit zweisprachiger Kinder gegenüber den einsprachig aufgewachsenen." (Schmidt-Rohr, ebd.)

c. Für Vertreter dieser Thesen war es nur logisch, dass, wenn die Zweisprachigkeit einen derart negativen Einfluss auf die kognitive Entwicklung hat, dies sich auch im Intelligenzquotienten niederschlagen müsste.

In zahlreichen (psychologischen) Untersuchungen zu diesem Problem kam es keineswegs zu den erwarteten eindeutigen Resultaten. Zwar konnte man bei Bilingualen einen durchwegs niedrigeren IQ feststellen (besonders in verbalen IQ-tests), doch merkte man bald, dass man dies nicht ohne weiteres auf die alleinige Wirkung des sprachlichen Sonderstatus dieser Vpn. zurückführen konnte. Nan wurde aufmerksam auf eine Reihe anderer Faktoren, wie kulturell und sozio-ökonomische Bedingungen, allgemeiner schulischer Leistungsrückstand, emotionelle Begleiterscheinungen usw.

Kurz, man merkte genau das, was Fishman der Psychologie vorwirft, nämlich, dass sie die Sprachfertigkeit undifferenziert als kontextfreie Kompetenz auffasste.

Es zeigte sich daneben auch, dass bei einem Vergleich der Untersuchungen, eine Reihe von Problemen auftauchte. Darcy hat diese Probleme zusammengefasst (1963):

- An erster Stelle war man lange Zeit nicht darüber einig wie man den Bilingualismus definieren sollte. Als man ihn dann mehr oder weniger einstimmig als Kontinuum auffasste, entstand das Problem, wie man den Grad des Bilingualismus beim Einzelnen messen sollte. Da dies, wie wir bei Mackey gesehen haben, vor allem ein linguistisches Problem ist, taten sich die Psychologen verständlicherweise schwer das rechte Nass zu finden. 'Die in diesem Zusammenhang oft benutzte " balance-dominance "-Unterscheidung haben wir schon dargestellt und kritisiert (S. 100).

- Ein nächstes Problem bestand in der Wahl der Intelligenztests. Anfangs wandte man nur verbale, später nur nichtverbale Gruppentests an. Beides führte zu sehr unterschiedlichen Resultaten. Darcy schlägt deshalb die gleichzeitige Anwendung verbaler und nicht-verbaler individueller Intelligenztests vor.

Fraglich bleibt aber, ob man dadurch eine Verbesserung der Untersuchungen erreichen kann, d.h., ist die Frage nach dem Einfluss von Bilingualismus auf den IQ prinzipiell sinnvoll?

J. Macnamara hat sich in seinem Vortrag auf der " 21st Annual Roundtable " mit dieser Frage beschäftigt.

Er geht dabei aus von Überlegungen die Wygotsky und Piaget sie zur Entwicklung von Sprache und Denken angestellt haben. Deshalb sei hier ein Zitat von Piaget vorgeschoben, das, wie uns scheint, den wechselseitigen Zusammenhang von Denken und Sprache vorzüglich beschreibt;

"...language is not enough to explain thought, because the structures that characterize thought have their roots in action and sensorimotor mechanisms that are deeper than linguistics. It is also evident that the more the structures of thought are refined, the more language is necessary for the achievement of this elaboration. Language is thus a necessary but not a sufficient condition for the construction of logic operations. It is necessary because within the system of symbolic expression which constitutes language the operations would remain at the stage of successive actions without ever being integrated into simultaneous systems or simultaneously encompassing a set of interdependent transformations. Without language the operations would re-main personal and would consequently not be regulated by interpersonal exchange and cooperation. It is in this dual sense of symbolic condensation and social regulation that language is indispensable to the elaboration of thought. Thus language and thought are linked in a genetic circle where each necessarily leans on the other in interdependent formation and continuous reciprocal action. In the last analysis, both depend on intelligence itself, which ante-dates language and are independent of it. " (Piaget 1954; in Adams, 1972, S. 179)

Auf der Grundlage dieser Theorie stellt Macnamara nun die These auf, dass die Mehrzahl linguistischer Universalien auf bestimmte wesentliche Erscheinungen der Intelligenz zurückzuführen ist.

These are the features which insure that mathematics logic and science are essentially the same the world over; these are the reason that every language is translatable into every other language; these are the basic reason for disbelieving Whorf. " (Macnamara, 1970, S. 33)

Genau diese Erscheinungen (die kognitiven Universalien bei Piaget) werden in Intelligenztests meistens nicht erfasst. Letztere wurden geschaffen um individuelle Unterschiede in der Intelligenz festzustellen. Dimensionen die nicht zwischen Individuen diskriminieren (außer bei stark Zurückgebliebenen oder emotionell Gestörten), werden notwendigerweise nicht berücksichtigt. (s. Kritik der Intelligenzmessung, Abschnitt 3.322)

Nach Piaget sind aber gerade diese kognitiven Fähigkeiten die Grundlage der Intelligenz. Berücksichtigt man sie nicht, so kann man auch keine Aussagen über die Intelligenz einer Person treffen.

Welche Schlussfolgerungen ergeben sich aus dieser Theorie für die Frage nach dem Einfluss des Bilingualismus auf die Intelligenz?

"Against such a background one wonders what the question might mean (...) it seems unlikely that bilingualism should have any effect upon the development of the basic, common, cognitive structures." (Macnamara, ebd., S. 33)

Die speziellere Frage, ob der Bilingualismus den IQ beeinflusst, findet Macnamara trivial:

"An indefinitely large number of factors can affect IQ without having any direct bearing on what we intuitively recognize as intelligence. Among such factors is command of language." (ebd. S. 39)

Die zweisprachigen Kinder, die man in zahlreichen Untersuchungen mit monolingualen Kindern verglichen hat (s. Darcy), beherrschten oft die in der Schule, und meistens auch in den Tests geforderte Sprache nur unvollständig (Bsp. Portorikaner in amerikanischen Schulen). Ist es dann verwunderlich wenn diese Kinder in IQ-tests (besonders den verbalen) schlechter abschnitten?

Macnamara will nicht die Resultate solcher Untersuchungen bestreiten. Er wendet sich nur dagegen, Unterschiede in IQ-tests auf den negativen Einfluss von Bilingualismus auf die Intelligenz schlechthin zurückzuführen.

Er ist sich der Tatsache durchaus bewusst, dass Unzulänglichkeiten in der Beherrschung der in der Schule geforderten Standardversion einer Sprache den Bilingualen zusätzliche Lernschwierigkeiten bereiten. Unabhängig von der Unkenntnis bestimmter Wörter, Idiome und syntaktischer Strukturen, genüge dazu schon das allgemeine Fehlen der Familiarität mit, oder der Kontrolle über die Standardsprache.

So gesehen, kann also die Zweisprachigkeit sicherlich einen Einfluss auf den Schulerfolg und damit auch auf das Abschneiden in, auf Schulleistung zugeschnittenen, Intelligenztests haben.

3.120 Juhaszs Kritik

In Kapitel 1.400 über die sprachliche Norm und den sprachlichen Fehler brachten wir bereits ein Zitat von Juhasz in dem er den Unterschied zwischen Sprachfehlern und Erkenntnisfehlern deutlich macht. (s. Abschnitt 1.400).

Juhasz setzt sich sehr differenziert mit den oben dargestellten Theorien. Humboldts, Whorfs und Weisgerbers auseinander. (1970, S. 148-158) Seine diesen Theorien entgegengesetzte Auffassung kommt in dem folgenden Zitat zum Ausdruck:

"Die objektive Wirklichkeit existiert unabhängig vom Bewusstsein des Menschen. Unsere Kenntnis dieser Wirklichkeit unterscheidet sich in Abhängigkeit von dem geschichtlichen Zeitpunkt, von dem Apparat der Erkenntnistätigkeit, von der gesellschaftlichen Notwendigkeit des Erkennens einer gewissen Erscheinung oder Gesetzmäßigkeit u. a. - sowie auch von der Sprache, die allerdings mit den anderen Faktoren in einem korrelativen Verhältnis steht. (...) Phylogenetisch gesehen spielt die Sprache jedoch nie eine primäre Rolle; ist sie einmal da, so beeinflusst und lenkt sie als System von Leitschemata unser Denken; genügt sie aber nicht mehr den objektiven Anforderungen, so verändert sie sich (...) oder/und nimmt andere Mittel in Anspruch, wie z. Bsp. die Mathematik." (Juhasz, 1970, S. 150)

Mit dieser Theorie wendet sich Juhasz scharf gegen die extremen Ansichten eines Courtenay (1919, " Die dem sprachlichen Denken eigene Weltanschauung wird zur Weltanschauung des Menschen überhaupt ") oder eines Gabelentz (1901, " Jede Sprache verkörpert eine Weltanschauung, die Weltanschauung einer Nation ").

Er gibt zu, dass "Bildhaftigkeit und Struktur der Muttersprache durch ihren hohen Grad der Automatisiertheit das Denken 'vorformen'", bestreitet aber die These, "dass Menschen mit verschiedenartiger Muttersprache über die objektiven Erscheinungen verschiedenartig denken."

Genauso wie es einem Ungarn "vollkommen klar" ist, " dass ein Neffe kein Vetter ist, obwohl er für beide dasselbe Zeichen hat " , so ist auch die Liebe des Luxemburgers zu einer Frau eine andere als die zum Bier, obwohl ihm zum Ausdruck seiner Liebe in beiden Fällen nur ein Wort zur Verfügung steht: "gär hun" (gern haben).

Mit Bierwisch (1966) vertritt Juhasz die Auffassung, dass nicht Wahrnehmung sich unterscheidet, sondern die Möglichkeit sie auszudrücken.
Demnach bestehen im Zweisprachigen auch nicht zwei verschiedene Weltanschauungen oder gar zwei verschiedene Realitäten; dieser hat lediglich zwei verschiedene Möglichkeiten die objektiven Erscheinungen sprachlich zu beschreiben.

<u>Interferenzfehler sind deshalb auch nicht Ausdruck eines Konfliktes in der kognitiven Erfassung der Realität; sie deuten, lediglich auf Schwierigkeiten, des Zweisprachigen hin, zwei Möglichkeiten der sprachlichen Darstellung der Realität auseinanderzuhalten.</u>
Jedwede Interpretation dieser Schwierigkeiten als Konflikt innerhalb des Individuums mit schwerwiegenden Konsequenzen für dessen Persönlichkeit muss als gewagt, zumindest aber als zweifelhaft betrachtet werden. Wenn man bedenkt mit welch großer Leichtigkeit die Luxemburger "quer durch die Sprachen" reden, und wie wohl sie sich trotz schulischen Drills dabei fühlen, so kommt man zu der Überzeugung, dass hier Dinge verteufelt wurden, die das Natürlichste der Welt sind.

Das will nun nicht heißen, dass wir uns mit Fishman's Standpunkt (s. 5. 102) identifizieren wollen. Wir meinen trotz allem, dass die Vermeidung von Interferenzfehlern ein wichtiges Ziel des Fremdsprachenunterrichts bleiben muss, nicht weil der Schüler sonst in psychische Konflikte kommt, sondern einfach deshalb, weil er sonst die Gefahr läuft von anderen nicht verstanden zu werden.

3.130 Folgerungen

In den vorhergehenden Kapiteln haben wir versucht darzustellen, wie eng die Frage nach dem Einfluss von Bilingualismus auf die Intelligenz mit einer sprachdeterministischen Auffassung des Zusammenhangs zwischen Sprache und Denken verbunden ist.

Psychologische und soziologische Dimensionen des Interferenzprozesses

Wir haben gesehen, dass diese Frage, stellt man sie vor einen anderen theoretischen Hintergrund, sozusagen gegenstandslos wird. Die Sprache spielt wohl eine Rolle bei der Entwicklung bestimmter kognitiver Funktionen höherer Ordnung, jedoch bedingt sie nicht die Intelligenz schlechthin. Der Bilingualismus kann einen indirekten Einfluss auf bestimmte kognitive Fähigkeiten haben, die in der Schule gefordert, eigentlich aber erst dort entwickelt werden. Indirekt deshalb, weil der Bilingualismus zu Lernschwierigkeiten führen kann, und erst diese sich auf die weitere kognitive Entwicklung möglicherweise hemmend auswirken kann. Keinen Einfluss kann eine Zweisprachigkeit jedoch auf die vor diesem Zeitpunkt bereits entwickelten " kognitiven Universalien " haben, da hier nicht die Intelligenz sondern die Sprache die abhängige Variable ist. (vgl. dazu das Zitat von Piaget, S. 143)

Demnach muss die erste Frage, die man hinsichtlich des Zusammenhangs zwischen. Bilingualismus und Intelligenz stellt, folgendermaßen lauten:

Haben bestimmte kognitive Faktoren einen Einfluss auf den Bilingualismus?

Wenn wir nun wieder Mackey's Modell heranziehen, können wir diese Frage in mehrere Teilfragen aufgliedern:

Haben bestimmte kognitive Faktoren einen Einfluss darauf, welchen Grad an Bilingualismus ein Individuum erreichen kann?

Haben bestimmte kognitive Faktoren einen Einfluss darauf, mit welcher Leichtigkeit und Schnelligkeit ein Individuum zwischen seinen Sprachen wechseln kann?

Haben bestimmte kognitive Faktoren einen Einfluss darauf, in welchem Ausmaß ein Individuum seine Sprache auseinanderhalten, bzw. Interferenzfehler vermeiden kann?

Es ist diese letztere Frage, mit der wir uns näher befassen. Dabei dürfte aus dem bisherigen klar geworden sein, dass es sich bei den kognitiven Faktoren nur um eine Reihe von Einflussgrößen unter anderen handeln kann. (vgl. Abbildung)

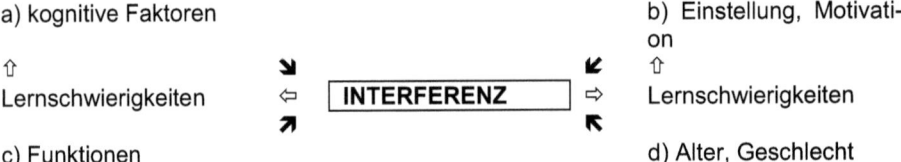

a) kognitive Faktoren
⇧
Lernschwierigkeiten ⇐ | **INTERFERENZ** | ⇒ Lernschwierigkeiten

b) Einstellung, Motivation
⇧

c) Funktionen

d) Alter, Geschlecht

In diesem Schema sind nur die Variablen berücksichtigt, die für unsere Fragestellung relevant sind. Möglicherweise sind zwischen diesen Variablen auch noch andere Beziehungen möglich; der Einfachheit halber haben wir jedoch nur diejenigen eingetragen, die wir bisher besprochen haben, und, die uns am plausibelsten erscheinen. Es soll dabei die wechselseitige Beziehung zwischen kognitiven Faktoren und der Interferenz, unter Berücksichtigung anderer außersprachlicher Faktoren (Variablen b, c, d = Kontrollvariablen) zum Ausdruck kommen. Die direkte Wirkung kognitiver Faktoren bei der Vermeidung von Interferenzfehlern ist durch eine ununterbrochene Linie, die rückwirkende, indirekte Wirkung des gehäuften Auftretens von Interferenz auf kognitive Faktoren durch eine gestrichelte Linie dargestellt.

In unserer Untersuchung hoffen wir nun, zumindest einige dieser kognitiven Faktoren bestimmen zu können, deren jeweilige Wirkung wir dann wieder theoretisch interpretieren werden.

Es wurde schon gesagt, dass wir nicht alle die, bei Mackey angegebenen, Bestimmungsmomente der Interferenz kontrollieren können. Da unsere Arbeit zum Zeitpunkt der Datenerhebung noch in einem anderen theoretischen Rahmen stand, haben wir einige Variablen, die erst mit der Änderung dieses Rahmens relevant wurden, nicht genügend berücksichtigt. Es handelt sich vor allem um die, auf Einstellung und Motivation bezogenen, Variablen. An entsprechender Stelle bei Mackey haben wir versucht zu zeigen, dass diese Variablen möglicherweise zwischen den sozialen Schichten diskriminieren. Für letztere werden wir diese Hypothese überprüfen.[15]

3.200 Interferenz und soziologische Faktoren

Weinreich (1953) hat das angestrebte Ziel der Interferenzforschung folgendermaßen charakterisiert:

"To predict typical forms of interference from the sociolinguistic description of a bilingual community and a structural description of its languages is the ultimate goal of interference studies. Unfortunately this aim cannot be attained till the missing link - the correlation between characteristics of individual bilinguals and interference in their speech - is supplied."(S. 86)

Dieses Zitat unterstreicht die Wichtigkeit der Untersuchung psychologischer Faktoren, zu denen wir mit Mackey auch die Intelligenz zählen.

---

[15] Eine direkte Berücksichtigung dieser Variablen wird aber in einer bereits angelegten Untersuchung erfolgen. Der Kommilitone Jean-Paul Klein, der dieses Problem zum Thema seiner Diplomarbeit gemacht hat, wird unsere Arbeit insofern ergänzen, als er diese Variablen, plus die Variable " alternation ", an unserer Stichprobe möglichst genau erfassen wird. Auf diese Weise werden dann die meisten der MACKEY'schen Bestimmungsmomente berücksichtigt, und eine Überprüfung unserer eigenen Resultate möglich sein.

Psychologische und soziologische Dimensionen des Interferenzprozesses

Nun kann man aber psychologische Faktoren nicht ohne weiteres von soziologischen trennen. Erstere kann man schlussendlich immer auf den sozio-kulturellen Hintergrund einer Gesellschaft zurückführen.

"It is clear that of the factors which make a language dominant for a bilingual (...), the usefulness of a language, its role in social advance, and its literary-cultural value are given to the individual by his surroundings; the relative status of the languages is therefore likely to be the same for most bilinguals in an undifferentiated environment. But even the order in which, and the age at which, the languages are learned, the extent of written usage, the relative proficiency, and the emotional involvement with the languages are frequently laid down for the language users by their society." (ebd., S. 83)

Aus diesen Gegebenheiten folgt Weinreich, dass auch die Bereitschaft des Individuums Interferenzen zu machen, bzw. solche zu vermeiden, teilweise durch seine Umwelt bestimmt wird.

Als besonders wichtige Aspekte des sozio-kulturellen Hintergrunds nennt Weinreich:

- die Funktionen der einzelnen Sprachen,
- bestimmte Kriterien, nach denen die Gemeinschaft in bestimmten Untergruppen eingeteilt werden kann,
- Sprachloyalität und Sprachverlust.

Am relevantesten erscheint uns dabei der zweite Aspekt, da mit ihm die anderen Aspekte weitgehend berücksichtigt werden können.

Von den Kriterien, die Weinreich zur Unterteilung einer Gemeinschaft anführt, sind für unsere Untersuchung nur einige von Bedeutung. Aus der Beschreibung der Sprachsituation in Luxemburg ging hervor, dass wir es mit einer relativ homogenen Sprachgemeinschaft zu tun haben. So bestehen kaum Religionsunterschiede - die überwiegende Mehrheit der Bevölkerung ist katholisch. Ebenfalls irrelevant sind die von Weinreich weiter angeführten Kriterien der Rasse und der kulturellen oder ethnischen Zugehörigkeit. Nur die Kriterien Geschlecht, geographische Lage, Stadt- vs. Landbevölkerung, berufliche Situation und Sozialstatus (denen wir noch das Kriterium Ausbildung zufügen wollen) fallen möglicherweise ins Gewicht.

Geographische Lage.

Hinsichtlich dieses Kriteriums ließe sich unsere Stichprobe in mindestens 2 Gruppen unterteilen:

- die an französischsprachige Länder (Frankreich, Belgien angrenzenden Landesteile.

- die an Deutschland angrenzenden Landesteile.

Da alle Landesteile in unmittelbarer Nähe zu beiden Sprachgebieten liegen, dürfte diese Aufteilung kaum relevant sein.

Stadt- und Landbevölkerung.

Eine Unterteilung nach diesem Kriterium ist in Luxemburg schwierig, da es dort keine Großstädte und damit keine eigentliche Stadtbevölkerung gibt. Die Grenzen zwischen Stadt- und Landbevölkerung können allerdings über die Bevölkerungsdichte bestimmt werden.

Berufliche Situation.

Der Beruf ist nach der Schule die Domäne in der den Sprachkenntnissen größere Bedeutung zukommen kann. Die verschiedenen Berufe machen eine aktive, teilweise auch passive Beherrschung der Schriftsprachen aber nicht gleichermaßen erforderlich. Diese sind Voraussetzung für akademische Berufe, höhere Büroberufe und leitende Stellen jeder Art, verlieren aber an Bedeutung in eher manuellen Berufen (nicht-selbständige Handwerker - Hilfsarbeiter). Das Ausmaß an Kontakt mit den Schriftsprachen, und damit deren Funktion für den einzelnen, wird also wesentlich durch die berufliche Situation bestimmt.

Wir erwarten nun, dass diejenigen Eltern, die in ihrem Beruf die Notwendigkeit der Beherrschung der Schriftsprachen tagtäglich erfahren, diese Erkenntnis viel eher auch auf ihre Kinder übertragen als andere Eltern, die mit der Mundart auskommen. Letztere haben meistens nur passive Kontakte (über Massenmedien) mit den Schriftsprachen und das Problem der Vermeidung von Interferenzen oder anderer Fehler stellt sich eigentlich gar nicht.

Erwähnenswert ist in diesem Zusammenhang ein Untersuchungsergebnis Oevermanns (1972) das besagt, dass zwischen den Eltern der Mittelschicht und denen der Oberschicht hinsichtlich der Berufsaspiration für ihre Kinder Unterschiede bestehen:

"Die Eltern der Mittelschicht erhoffen sich für ihre Kinder eher einen höheren Büroberuf oder gar einen akademischen Beruf, während die Unterschichteltern häufiger technische oder handwerkliche Berufe im Auge haben."(S. 132)

Ob in Luxemburg ähnliche Verhältnisse bestehen, müsste allerdings noch überprüft werden.

Mittelschichts-Eltern legen deshalb im Sinne einer antizipatorischen Sozialisation"(Erwin-TRIPF, 1971, S. 75) möglicherweise mehr Wert darauf, dass ihre Kinder die Hochsprachen möglichst gut beherrschen lernen.

Schulbildung

Aus der Beschreibung der Sprachsituation ist klar hervorgegangen in welchem Masse die Schulbildung ausschlaggebend für ausreichende Sprachkenntnisse und auch für den sozialen Aufstieg ist. Wir brauchen deshalb hier nicht weiter darauf einzugehen.

Soziale Schicht

Unter dieser Bezeichnung wollen wir einige der oben genannten Kriterien zusammenfassen, die als Indikatoren dieses globalen Indexes angesehen werden können. Auf die Problematik dieses Verfahrens kommen wir an anderer Stelle noch zu sprechen.

3.300 Soziale Schicht und kognitive Fähigkeiten

Die Beziehung zwischen diesen Variablen ist für uns nicht von zentralem Interesse. Wir wollen sie dennoch berücksichtigen, da sie in ähnlichen Untersuchungen immer wieder dargestellt wird. In diesem Kapitel wollen wir nun kurz einige Ergebnisse zu diesem Bereich zitieren, um dann aber vor allem die Begriffe der Intelligenz und der sozialen Schicht, sowie die Beziehung zwischen beiden zu problematisieren.

3.310 Untersuchungsergebnisse:

(Alle Zitate aus Dittmar, 1973, S; 36-51; vgl. auch Ginsburg, 1972, S. 94-140)

"Bereits 1942 konnte McNemar eine Korrelation zwischen der Art der Beschäftigung der Eltern und der Intelligenz der Kinder aufzeigen. Zwei- bis fünfjährige Kinder aus der Mittelschicht wiesen durchschnittlich 20 IQ-Punkte mehr auf als gleichaltrige Kinder aus der Arbeiterschicht (gemessen wurde nach dem "Stanford-Binet-Intelligenztest").

Eine ähnliche große schichtenspezifische Diskrepanz ergab sich für Jugendliche im Alter zwischen 15 und 18 Jahren."(S. 38)

"Ergebnisse gleicher Tendenz finden sich bei Eels et al. (1951) und Ravenette (1963). Darüber hinaus zeigen diese beiden Untersuchungen deutlich, dass die sprachlichen Tests eine höhere Korrelation mit der sozialen Schicht eingehen als die nichtsprachlichen. (In Eels et al. wird übrigens in diesem Zusammenhang festgestellt, dass der verbale Intelligenztest die unteren Schichten benachteiligt)."(ebd.)

Mit Bernstein wurde es dann klar, dass schichtenspezifische Unterschiede vor allem im Sprachgebrauch zu lokalisieren sind.

Gray und Klaus untersuchten 1968 eine Reihe schwarzer Kinder aus den Elendsvierteln von Tennessee. Ihre Ergebnisse fasst Dittmar folgendermaßen zusammen:

"Die Kinder zeigen geringe Wahrmehmungsaktivität und sind zu den einfachsten Diskriminierungen nicht fähig ... In der Art der Begriffsbildung spiegelt sich ihr Konkretes Denken wieder; sie antworten emotional und lassen jede Art von Abstraktionen vermissen."(S. 41)

Die wohl detaillierteste Untersuchung stammt von Deutsch (1967). Er und seine Mitarbeiter untersuchten insgesamt 292 schwarze und weiße Kinder im ersten und fünften Schuljahr mit ca. 100 Variablen auf ihre Intelligenz, ihre Sprach-, Denk- und Lesefähigkeit in Korrelation mit der Rasse und der sozialen Schicht. Die Kinder kamen aus verschiedenen Städten und Schulen der USA.

Für die Hälfte der Variablen fand Deutsch signifikante Korrelationen mit der sozialen Schicht. Die Höhe dieser Korrelationen lag durchweg zwischen .20 und .40.

Die Liste der Untersuchungen ließe sich beliebig fortsetzen. Man könnte vor allem noch Untersuchungen aus Deutschland anfügen. Da es uns hier jedoch weniger auf die Darstellung der Befunde als vielmehr auf die, diesen Untersuchungen gemeinsame Mängel ankommt, mögen diese wenigen "klassischen" Untersuchungsergebnisse genügen.

3.320 Diskussion

3.321 Theoretische Vorannahmen:

Die Mehrzahl der Autoren, die sich mit dem Zusammenhang zwischen sozialer Schicht und Intelligenz beschäftigen, gehen implizit oder explizit von der Annahme aus, dass US-Kinder (US = Unterschicht) intellektuell defizient sind. Uneinigkeit herrscht nur über die Frage, wie es zu diesem Defizit kommt. Die einen - Ginsburg nennt sie die "nativists"- führen ihn auf Vererbung zurück und räumen irgendwelchen pädagogischen Bemühungen diesen Zustand zu ändern keine Chance ein. Mit diesen Autoren wollen wir uns nicht weiter beschäftigen, da man heute doch allgemein überzeugt ist, dass neben der Anlage auch die Umwelt eine erhebliche Rolle in der kognitiven Entwicklung spielt. Die anderen – die "empiricists" bei Ginsburg sehen die Ursache dieses Defizits vor allem in der Umwelt in der US-Kinder leben, also im Unterschichtsmilieu. Dieses Milieu ist nach Meinung dieser Leute in verschiedener Hinsicht defizitär:

Es biete dem Kind wenig Stimulierung; der Erziehungsstil der US-Eltern sei demjenigen der MS-Eltern (MS = Mittelschicht) in mehrfacher Weise unterlegen; die Kommunikation (vor allem der Mutter) mit dem Kinde sei verarmt, verlaufe meist über nichtverbale Kanäle und über bloße Intonation; seit Bernstein schließlich führt man die Sprache der Unterschicht selbst, den "restringierten Code" als Hauptargument an.

Wir wollen nun auf diese Hauptpunkte näher eingehen um zu zeigen, dass hier nur dann von Defizit gesprochen werden. kann, wenn man Mittelschichtkriterien als Norm nimmt und die US-Kinder an ihr misst. Andernfalls aber kann keines dieser Argumente aufrechterhalten werden, es sei denn als bloße Behauptung, der man beliebig viele gegenüber stellen kann.

Das Argument der mangelnden Stimulierung wird schon dadurch entkräftet, dass es auch Defizittheoretiker gibt, die von einer Überstimulierung ausgehen, durch die die US-Kinder frustriert würden, und eine adäquate kognitive Entwicklung verhindert werde. Nun, Ginsburg meint, dass weder das eine noch das andere zutreffe, wenn man nicht von einer Mittelschichtsperspektive ausgeht:

"Certainly a slum is not a pleasant place to live in, and certainly the middle class does not approve of much that occurs there. But this does not necessarily imply that the slum is not stimulating environment in its way. Like other environments, it contains sounds and shapes and it presents obstacles to surmount. In some respects, living in the slum requires ä sharper intellect than that required to survive in middle-class suburbs. "(S. 15)

Psychologische und soziologische Dimensionen des Interferenzprozesses

Das Argument des, für die kognitive Entwicklung ungeeigneten Erziehungsstils der US-Eltern zeigt neben der Mittelschichts-Perspektive auch die Arroganz einiger Leute, mit der sie den. betreffenden Eltern erzieherische Untauglichkeit bescheinigen wollen. Daneben aber ist an diesem Argument, wie übrigens an den anderen Argumenten auch, die Vorstellung eines einheitlichen Bildes der US zu kritisieren. Uns ist keine Untersuchung bekannt, die eine solche Typologisierung eindeutig nahelege. Wir wollen nicht bestreiten, dass es von Milieu zu Milieu Akzentverschiebungen im Erziehungsstil; im Sinne einer optimalen Anpassung an die jeweiligen Lebensbedingungen, gibt. Die Frage ist nur, ob erstens die Unterschiede so eklatant sind, und zweitens, ob sie dazu noch einen derart starken Einfluss auf die kognitive Entwicklung des Kindes haben können.

Hier wird unserer Meinung nach der Einfluss der Umwelt allzu sehr überschätzt. Studien von Piaget, Lenneberg (1967), sowie eine Untersuchung von Ginsburg, Wheeler und Tulis (1971) legen vielmehr die Auffassung nahe, dass das Kind. an seiner kognitiven Entwicklung selbst aktiv beteiligt ist, und die Umwelt (auch die soziale Schicht.) eine sekundäre Rolle spielt.

Dasselbe gilt für das Argument der mangelnden verbalen Kommunikation in der Unterschicht. Wir wollen es am Beispiel der "Mutter-Kind-Hypothese" verdeutlichen. Dittmar (1973, S. 81-93) fasst diese folgendermaßen zusammen:

"Unterschichtsmütter elaborieren ihre Sprache (...) weniger als Mittelschichtsmütter, sie determinieren die Kinder weitgehend durch Appelle an den Status und geben dem Kind wenig Impulse für eine rationale und kognitive Entfaltung des Denkens."(S. 81)

Anschließend referierte er Untersuchungen von Bernstein und Henderson (1969) und von Hess und Shipman (1967). Dabei kommt er zu folgenden Schlussfolgerungen:

Es gibt wohl Unterschiede im Mutterverhalten, doch sind diese häufig nicht signifikant, manchmal gering und manchmal trivial. Die Methoden der Untersuchungen weisen zum Teil erhebliche Schwächen auf. Weder die Einschätzungstests von Bernstein und Henderson noch die Beobachtungen im Labor von Hess und Shipman geben ein zutreffendes Bild davon, wie Mütter in natürlichen Situationen das Lernen ihrer Kinder stimulieren. Seine abschließende Beurteilung dieser und anderer Untersuchungen ist sehr negativ:

„Schließlich sind alle Untersuchungen nicht imstande zu klären, welchen Einfluss das Mutterverhalten auf die kognitive Entwicklung des Kindes ausübt. Es ist nicht einmal klar, ob überhaupt ein starker Einfluss besteht. Es ist merkwürdig, dass sich nirgendwo ein Nachweis über diese Zusammenhänge findet, wo doch alle diese Kindverhalten ausgehen und diese sogar zur Grundlage kompensatorischer Programme machen wollen.

Soviel müssen wir feststellen: ein überzeugender Beweis der Mutter-Kind-Hypothese wurde bisher nicht geliefert. (S. 92-93)

Es mag stimmen, dass die Kommunikation in den unteren Schichten häufiger über nicht-verbale Kanäle verläuft. Es-wird aber nirgends bestätigt, dass diese die kognitive Entwicklung ernsthaft beeinträchtigen muss. Dies wird lediglich immer wieder behauptet, ja als selbstverständlich vorausgesetzt. Es scheint ein Charakteristikum der Mittelschichtsperspektive zu sein die Wichtigkeit der Verbalisierung von Gedanken zu überschätzen.

Auf das Argument der Restringiertheit der Unterschichtssprache, oder besser: der verbalen Planungsstrategien der US, brauchen wir hier nicht mehr weiter einzugehen. Wir haben uns mit dieser Theorie und ihrer Kritik weiter oben ausführlich auseinandergesetzt, und wir sind zur Überzeugung gekommen, dass dieses Argument nicht bestätigt werden konnte.

Stimmt man nun all diesen Bedenken zu, so muss man sich fragen ob denn die Hypothese vom kognitiven Defizit der US-Kinder theoretisch überhaupt noch nützlich ist. Zumindest kann man es machen, wie Labov es hinsichtlich verschiedener Sprachvarietäten tat, und die Hypothese aufstellen, dass US- und MS-Kinder äquivalente kognitive Fähigkeiten entwickeln, und diese These beibehalten solange das Gegenteil nicht bewiesen ist.

Damit wären wir bei Ginsburgs "developmental view" angelangt, einem Standpunkt, den er folgendermaßen beschreibt:

"...poor children live in a unique environment. They hear a distinctive dialect; they must solve problems that middle-class children cannot even imagine; they suffer special kinds of oppression; they often live in despair. These are all distinctive conditions with which the poor, but not some others, must cope and for which they develop special accommodations, unique ways of be-having and thinking. The result of all this is that poor children must in some respects be different from middle-class children. "(S. 16)

"...there do exist social-class differences in cognition. Yet the differences are relatively superficial, and one must not make the mistake of calling them deficiencies or considering them analogous to mental retardation."(s. 14)

Ginsburg verleugnet also zunächst nicht; dass es schichten-spezifische Unterschiede gibt. Sie sind das unvermeidliche Resultat der biologischen Adaptation an verschiedene Umwelten. Sie werden aber erstens ohne Vorurteil, d.h., nicht ausgehend von der Mittelschichtsnorm, betrachtet und, zweitens nicht überschätzt.

Der Hauptpunkt der" developmental view" besteht nämlich darin, dass den Gemeinsamkeiten zwischen den Schichten besondere Beachtung geschenkt wird.[16] Diese wurden nämlich von den Defizittheoretikern kaum berücksichtigt:

"...in many fundamental ways poor children's cognition is quite similar to that of middle-class children. There are cognitive universals, modes of language and thought shared by all children (except the retarded and severely emotionally disturbed) regardless of culture or upbringing. "(S. 14)

"In the early years, all children encounter adult languages which, despite cultural differences, are similar in basic grammatical form. As a result of their biological nature, all children, again regardless of culture, develop languages which share a remarkable similarity in grammatical form. "(S. 16)

Ginsburg gewann diese Auffassung aus einer intensiven Kritik an der Defizithypothese (s.o.) und ihren Methoden (s.u.). Seine These basiert auf den Arbeiten von J. Piaget und dessen Schülern. Sie wird unterstützt durch eine Reihe von "cross-cultural studies", die Ginsburg ausführlich diskutiert (S. 129-139) und aus denen er folgende Schlussfolgerungen zieht:

"In general, the available research supports Piaget's views. The cross-cultural studies show that the basics of cognitive functioning, at least as Piaget describes it, are quite similar in a variety of cultures through-out the world. The ages at which children master Piagetian tasks may not be precisely the same in Geneva as in Hong-Kong, but in both cases cognitive development seems to follow the same general course. In view of this, it seems unlikely that the minds of lower-class children within Western societies differ in remarkable ways from those of middle-class children. The available research sup-

---

[16] 2) Es geht hier um den alten Streit zwischen Differentieller und Entwicklungspsychologie, oder zwischen Differentieller und Allgemeiner Psychologie hinsichtlich des Intelligenzbegriffes.

ports this conjecture. Some studies show no social-class differences in intellect; other studies show minor differences. "(S. 137-138)

und:

"... there must be social-class differences in the content of thought, and there may be some social-class differences in the pattern of thought. (Hervorhebung vom Verf.). But we must not permit these differences to obscure the basic similarities - the cognitive universals.

Taking this perspective, we see that much current theory concerning poor children's intellect is often misleading and incorrect: poor children do not suffer from massive deficiencies of mind. If this is so, there a basic question remains. How do poor children develop powerful intellectual skills despite an apparently deprived environment? "(S. 139)

Zur letzten Frage erhielt er Aufschlüsse in der schon erwähnten Untersuchung von Ginsburg, Wheeler und Tulis (1971 die Dittmar zusammengefasst hat:

„In einem sogenannten 'open classroom' (antiautoritärer Erziehungsstil) lehrten die Autoren fünf- und sechsjährigen Unterschicht- und Mittelschichtkindern auf völlig unkonventionelle Art und Weise Lesen und Schreiben. Die Kinder wurden nur auf ihre Initiative hin in der Erlernung von Lese- und Schreibfertigkeiten angeleitet. Über ein Jahr lang wurden sie in kleinen Gruppen größtenteils sich selbst überlassen. Ihr Selbstlernprozess und ihre kreative Eigenaktivität waren erstaunlich. Die Ergebnisse der Untersuchung ... zeigen, dass die Kinder in der Erlernung von Lese- und Schreibfähigkeiten keine schichtenspezifischen Unterschiede aufwiesen. Dieser Tatbestand ist einmal auf ihre Lernmotivation, zum anderen auf ihre kreative Eigeninitiative zurückzuführen."(S. 112)

Aufgrund all seiner Überlegungen stellt Ginsburg dann folgende 5 Thesen auf:

1. ...poor children's intellect shows healthy development because these children are active learners, who play a major role in shaping their own growth. (S. 180)
2. A second reason for children's healthy intellectual development is the fact that their environment is quite adequate for promoting the basic forms of cognitive activity". (S. 183)

3. Poor children do not need a great deal of parental teaching to develop adequately. "(S. 185)

4. Poor children develop some special intellectual strength as a result of adaptation to a distinctive environment. "(S. 186)

5. Poor children's skills are sometimes unsuited to the typical school, and poor children may fail to develop some abilities which it emphasises". (S. 188)

Nachdem wir nun eine neue Perspektive gewonnen haben, wollen wir uns mit den in Kapitel 3.310 dargestellten Untersuchungsergebnissen, die ja scheinbar die Defizithypothese belegen, auseinandersetzen und uns fragen, wieso diese Resultate zustandekommen konnten, und was sie aussagen.

3.322 Die Intelligenzmessung:

Wann immer Kinder aus verschiedenen sozialen Schichten hinsichtlich ihrer Leistungen in Intelligenztests verglichen werden, liegt der Leistungsdurchschnitt der US-Kinder signifikant unter demjenigen der MS-Kinder.

Beweisen diese Ergebnisse die Richtigkeit der Defizithypothese und widerlegen sie Ginsburgs Konzeption? Um diese Frage zu. beantworten, befasst sich. Ginsburg ausführlich mit der Bedeutung dieser Tests selbst und deckt folgende vier Mythen auf: (s. Ginsburg, 1)72, S. 26-45)

1) The first myth is that the IQ-test measures an intelligence which is a unitary mental ability". (S. 26)

Dieser Standpunkt postuliert das Vorhandensein einer Entität mit Namen "Intelligenz" und vertritt die Auffassung, dass Individuen sich danach unterscheiden, in welchem Masse sie diese Entität oder Fähigkeit zu intelligentem Verhalten besitzen. Der IQ spiegelte diese Unterschiede wieder.

Anhand einiger typischer Testitems zeigt Ginsburg nun, dass an der Lösung einer Testaufgabe jeweils eine Reihe unterscheidbarer mentaler Operationen beteiligt sind, die immer nur einen Teil der "Intelligenz" ausmachen können. Die Leistung in einem dieser Items wird deshalb schwer interpretierbar, und erst recht die Zusammenfassung der Leistungen zu einem globalen Wert, dem IQ. Jedenfalls kann ein solcher Wert nichts mehr über die mentalen Operationen, durch die er zustande gekommen ist, aussagen. So mag es schichtenspezifische IQ-Unterschiede geben; sie beweisen aber nicht notwendigerweise einen Unterschied in der "Intelligenz". Was sie beweisen ist nicht klar.

<u>2) The second myth is that differences in IQ reflect fundamental differences in intellect."(S. 26)</u>

Es gibt in der Psychologie immer noch keine allgemein verbindliche Definition der Intelligenz. Deshalb spricht man heute nicht mehr gerne von einer solchen Entität, sondern nimmt lieber an, in IQ-Tests würden die grundlegenden intellektuellen Fähigkeiten gemessen werden. Das was der Test nicht zu messen imstande ist, sei nicht so wichtig. Entsprechend dieser Auffassung reflektieren Differenzen in IQ-Tests Unterschiede in fundamentalen Aspekten intelligenten Verhaltens, selbst wenn man diese nicht mit Sicherheit spezifizieren kann.

Diese Auffassung ist natürlich schwer zu widerlegen, da es reine Definitionssache ist, was man als grundlegend betrachtet und was nicht. Auf einen Definitionsstreit will Ginsburg sich auch nicht einlassen. Er wählt einen anderen Weg:

Angenommen man kennt die Kreativität als grundlegende intellektuelle Fähigkeit an, so deutet doch vieles darauf hin, dass die in IQ-Tests nicht berücksichtigt wird. (vgl. Getzels & Jackson, 1962). Es ist auch allgemein bekannt, dass in diesen Tests großen Wert auf verbale Fähigkeiten gelegt wird. Letztere scheinen aber durchwegs passiver Art zu sein: man muss Instruktionen verstehen; man muss die Fähigkeit haben die üblichen Definitionen bestimmter Wörter zu reproduzieren...

Die kreative Anwendung von Sprache kommt dabei zu kurz. Zumindest ein wichtiger Aspekt (und wer sagt uns, ob es nicht noch andere gibt?) wird von IQ-Tests also nicht erfasst.

Wichtiger ist aber noch die Tatsache, dass Unterschiede im IQ viele Gemeinsamkeiten bei Kindern verdecken, diese aber für intelligentes Verhalten von entscheidender Bedeutung sind.

Ginsburg nennt das Beispiel der unterschiedlichen Leistungen zweier Kinder in einem IQ-Test. Das eine Kind definiert im Wortschatztest 15 Wörter richtig; das andere schafft nur 13 Wörter. Auch in den anderen Untertests lag das erste Kind jeweils ein paar Punkte über der Leistung des zweiten. So erreichte es einen IQ von 110 gegenüber einem IQ von 90 des anderen Kindes. Was bedeuten nun diese 20 Punkte IQ-

Differenz? Die Tatsache, dass beide Kinder in jedem Untertest zumindest einige Aufgaben lösen konnten, zeigt doch, dass beide über die dazu erforderlichen mentalen Operationen verfügen. Beiden Kindern fehlte beispielsweise nicht die grundlegende psychologische Funktion des Definierens. Was dem einen Kind fehlte, war bloß die Fähigkeit ein <u>bestimmtes</u> Wort, z. Bsp., zu definieren. Das heißt aber, dass die Unterschiede nicht qualitativer, sondern quantitativer Art sind.

Für die Interpretation schichtenspezifischer Unterschiede in IQ-Tests implizieren diese Überlegungen folgendes: Ein IQ-Unterschied von 10 bis 20 Punkten ist nicht nur schwer zu interpretieren, sondern ist vor allem irreführend.

„The numerical difference falsely implies a general difference in intellect; it fails to reveal that lower- and middle-class children share many of the same intellectual skills". (S. 37 ebd.)

Damit will Ginsburg den IQ-Test nicht als solchen für untauglich erklären. Er ist nur nicht das richtige Instrument für die Aufdeckung elementarer Gemeinsamkeiten. Er wurde geschaffen zum Zwecke der Auslese, also zur Feststellung von Unterschieden zwischen Individuen.

„So the IQ-test, by definition, must concentrate on measuring the mental abilities on which children differ. These abilities, however, are not the only abilities that children possess, and it is folly to think that they represent the entirety of intelligence. Children possess many mental operations in common. While differences in IQ scores cannot reflect these, they are no less a part of intelligence than the skills the test does measure". (ebd. S. 37)

<u>3) The third myth is that the IQ test measures intellectual competence."(S. 27)</u>

Es wird allgemein angenommen, dass die Versuchsperson im IQ-Test ihr Bestes gibt, dass der IQ ihre höchstmöglichen Leistungskapazitäten reflektiert. Dies wird von den meisten Testautoren selbst auch zur Bedingung für die Gültigkeit der Testresultate gemacht.

Nun haben mehrere Studien gezeigt, dass Kinder aus verschiedenen sozialen oder kulturellen Milieus in der Testsituation (vor allem der standardisierten) sehr unterschiedlich motiviert sind. (Zigler & Butterfield, 1960;

Psychologische und soziologische Dimensionen des Interferenzprozesses

HERTZIG et al. 1968). Die Volle der Motivation wurde besonders von Zigler und Butterfield hervorgehoben, in deren Studie schon die geringen Bemühungen die Testsituation angenehmer und weniger bedrohlich zu gestalten zu relativ hohen IQ-Gewinnen führten. Im Allgemeinen wurde gefunden, dass Kinder der unteren sozialen Schichten weit weniger leistungsmotiviert sind als MS-Kinder. Dies ist dadurch zu erklären, dass die Aufgaben in IQ-Tests nach MS-Werten konstruiert sind, und. die US-Kinder entsprechend wenig motiviert sind, ihnen fremde Problemstellungen anzugehen. Für diese Kinder kann deshalb angenommen werden, dass sie in den Tests nicht ihr Bestes geben, und die Aussagekraft ihrer Testresultate muss bezweifelt werden.

4) <u>The fourth myth is that the IQ test measures an in-nate ability which is relatively unaffected by experience.</u> (ebd.)

Dieser Punkt sei nur erwähnt weil er einen weiteren ungelösten Fragenkomplex der Intelligenzforschung darstellt: das Anlage-Umwelt Problem.

Hier Ginsburgs treffende Zusammenfassung der Ergebnisse zu dieser Frage:

„In sum, "environment" refers to many kinds of influences; heredity operates in extraordinarily complex ways; and "Intelligence" is not one thing but many. Given all these complexities, a sensible answer to the nature-nurture issue seems beyond our gasp (that is to say the question is non-sensible). All we can offer are clichés: the environment influences the IQ, so does heredity, and yes, Virginia, there is an interaction between the two".

Folgerungen:

Wenn IQ Tests also nicht eine Entität "Intelligenz" erfassen, wenn sie einige Aspekte der Intelligenz überbetonen., andere wichtige Aspekte aber nickt berücksichtigen, wenn manche Kinder nicht genügend motiviert sind, ihr Bestes zu geben, und der Test somit nicht ihre intellektuelle Kompetenz misst, wenn schließlich nur die Unterschiede zwischen Individuen festgestellt werden, nicht aber die Gemeinsamkeiten, was beweisen dann Untersuchungsergebnis.se in denen US-Kinder im Durchschnitt 10 bis 20 IQ-Punkte unter dem Durchschnitt der MS-Kinder liegen? „Sehr wenig!" meint Ginsburg:

„Very little. There is the possibility that lower-class children are not as well motivated to take the test as middle-class children. If this is the case, then the IQ difference may be illusory. Even if the lower-class children are well motivated, the IQ difference does not mean a great deal. It means that lower-class children perform slightly less well, as a group, on set of tasks demanding for their solution a particular array of mental skills. These skills are largely verbal, not very creative, and not necessarily of great importance. Moreover, lower- and middle-class children possess many of the same skills, and the difference in IQ does not reflect these. This, I think, is the meaning of social-class differences in IQ. (S. 45)

Ginsburgs Kritik richtet sich vor allem gegen IQ Tests in der Art des Stanford-Binet Intelligenztests. Sie trifft in ihren wesentlichen Punkten jedoch ebenso andere Verfahren, wie beispielsweise die Testbatterie in der Deutschen Untersuchung von 1967. Zwar wird in solchen Batterien eine größere Anzahl von Variablen aneinandergereiht, es bleibt jedoch unklar, was denn nun wirklich gemessen wird. Auf den ersten Blick sieht man allerdings schon die Überbetonung der Verbalisierung. So wird etwa die Fähigkeit zur Begriffsbildung ausschließlich über die verbale Ebene "gemessen". Dies ist aber irreführend, da Begriffe auch auf der nicht-verbalen Ebene operieren können. Kann ein Kind in diesem Test also bestimmte Begriffe nicht verbalisieren, so heißt das noch lange nicht, dass es die Fähigkeit zur Begriffsbildung nicht besitzt. Dies trifft umso eher zu, wenn es sich um ein mehr oder weniger an richtig definierten Begriffen handelt, d.h., ob es nun 10 oder bloß 5 Begriffe richtig benennt. Seine Fähigkeit zur Begriffsbildung auf verbaler Ebene hat es nämlich schon mit 5 richtigen Lösungen bewiesen.

Zudem werden Testbatterien normalerweise in standardisierter Form und als Gruppentests verabreicht. Die Frage der Motivation muss also berücksichtigt werden. Da dies bei den gängigen Tests nur schwer zu realisieren ist, muss die Interpretation umso vorsichtiger erfolgen.

3.323 Die soziale Schicht:

Wenn wir nun die Ergebnisse von Untersuchungen aus verschiedenen Ländern miteinander vergleichen sollen, so besteht ein Hauptproblem darin, dass die sozialen Schichten von verschiedenen Autoren nach manchmal sehr unterschiedlichen Methoden gebildet werden. Bei Bernstein erfolgt die Aufteilung mehr oder weniger über den Daumen. Zudem bildet er, entsprechend seiner Dichotomisierungspraxis, bloß 2 Schichten: die Mittelschicht (MS) und die Unterschicht (US). Oevermann, der diese

Vorgehensweise an Bernstein kritisiert, ließ sich deshalb eine differenzierte und kompliziertere Methode einfallen und bildete 4 Schichten (US, UMS, MMS, OMS). Bei der Auswertung seiner Daten jedoch, spricht auch er, teils aus Gründen der Nicht-Repräsentativität seiner Stichprobe, teils aus Gründen der Vergleichbarkeit mit Bernsteins Theorie, nur noch von US und MS.

Nun sind Schichtenmodelle in diesen Untersuchungen ja immer grobe Maßstäbe, nach denen Kinder in Gruppen eingeteilt werden, in denen jeweils vergleichbare Sozialisationsbedinungen herrschen. Auf letztere ging Bernstein, wie wir dargestellt haben, zwar ausführlich ein, blieb aber auf einem sehr hohen Abstraktionsniveau. Vor allem sein Rückgriff auf die Rollentheorie führte zu einer Typologisierung des Schichtenmilieus, die nun allzu schnell und unreflektiert auf andere Länder übertragen wurde. Oevermann (und mit ihm die gesamte deutsche Soziolinguistik) bezweifelte anfangs nicht die Vergleichbarkeit der Schichtenmilieus und deren Verhältnis zueinander in England und in Deutschland. Man benutzte das gleiche Vokabular wie Bernstein und es schien so, als ob in der US bzw. MS Englands im Wesentlichen die gleichen Sozialisationsbedinungen herrschten wie in der US bzw. MS der Bundesrepublik. Erst nachdem sich in seiner Untersuchung erwies, dass die schichtenspezifischen Unterschiede weit weniger ausgeprägt waren, als es sich in den Bernstein Untersuchungen darstellte, räumte Oevermann ein, dass immerhin die Möglichkeit bestehe,

„dass tatsächlich (…) in Deutschland die den verschiedenen sozialen Schichten korrespondierenden Subkulturen sich in der Spezifität ihrer tradierten Kommunikationsmuster nicht in dem Masse unterscheiden wie in England und die Kommunikationsbarrieren zwischen den Schichten nicht mehr so starr sind wie dort."(Oevermann, 1972, 8. 296)

Wenn Oevermann auch meint, man sollte diesen Punkt nicht überstrapazieren solange keine linguistischen Untersuchungen für repräsentative Gruppen der Unterschicht vorlägen, so glauben wir, dass er für die Vergleichbarkeit der vorliegenden Untersuchungen von zentraler Bedeutung ist. Nach Ammon (1972, S. 15) muss eine Soziolinguistik,

„ die ein tiefergehendes Verständnis ihres Gegenstandes anstrebt, (…) das Verhältnis von Sprache und Gesellschaft in seiner jeweiligen konkreten historischen Situation bestimmen."

So muss man berücksichtigen, dass in England, und in verstärktem Masse auch in den USA, in die Beschreibung der US unter anderem auch Variablen wie kulturelle, ethni-

Psychologische und soziologische Dimensionen des Interferenzprozesses

sche und Rassenzugehörigkeit eingehen. Sie spielen im Sozialisationsprozess der betreffenden Kinder eine wichtige Rolle, und man kann nicht wie dies meist getan wird, von ihnen abstrahieren. In der Bundesrepublik hingegen (und auch in Luxemburg) haben diese Variablen kaum Einfluss. Hier wird beispielsweise die soziale Verteilung von Dialekt und Hochsprache von Bedeutung.

Wir wollen uns damit gegen die Tendenz wenden, die darin besteht, stark generalisierte und typologisierte Schichtenkonzepte zu benutzen, die eine genauere und konkretere Beschreibung der in einer bestimmten Untersuchung gebildeten Schichten scheinbar überflüssig machen.

Dagegen wendet sich auch Schlieben-Lange (1973):

„Zwar können in einer - nennen wir es einmal so -"allgemeinen Soziolinguistik" Kategorien zur Erfassung der soziolinguistischen Wirklichkeit aufgestellt werden (...). Die soziolinguistische Arbeit aber besteht darin, diese Kategorien in der Untersuchung der historischen Situation zu füllen und womöglich die Kategorien selbst aufgrund des Befundes in Frage zu stellen. Keinesfalls aber ist es möglich, inhaltliche Bestimmungen soziolinguistischer Art beliebig von einer Gesellschaft auf die andere, von einer Zeit auf die andere zu übertragen."(S. 69) (Herv. d. Verf.)

3.330 Schlussfolgerung

Die am Anfang dieses Kapitels erwähnten Untersuchungen beweisen nicht die Annahme eines kognitiven. Defizits der Unterschichtkinder. Ihnen haften. konkrete Mängel, sowohl bei der Erfassung der Intelligenz als auch bei der Bildung sozialer Schichten, an. Auch die Tatsache, dass ähnliche Ergebnisse in verschiedenen Ländern gefunden werden konnten, erhöht nicht die Beweiskraft solcher Ergebnisse.

Wie schon bei der Defizithypothese hinsichtlich der Sprache (s. Bernstein), zeigten wir, dass uns auch hinsichtlich der Intelligenz eine unvoreingenommene, differenztheoretische Ausgangsposition, nützlicher erscheint.

4.000 Empirische Untersuchung

4.100 Zur Anlage der Untersuchung

Die weiter oben angesprochenen Beziehungen zwischen Interferenz, kognitiven Fähigkeiten und sozialer Schicht sollen im empirischen Teil dieser Arbeit herausgestellt und untersucht werden. Es handelt sich bei diesen Begriffen um solche, die sich auf nicht direkt beobachtbare Phänomene beziehen, und die nach MacCorquodale & Meehl (1948) als 'intervenierende Variablen' bzw. 'hypothetische Konstrukte bezeichnet werden.[17] Da nach dem klassischen Postulat empirischer Forschung nur beobachtbare und registrierbare Sachverhalte Gegenstand psychologischer Untersuchungen sein dürfen, müssen aus den entsprechenden theoretischen Konzeptionen operationale Definitionen abgeleitet werden, d.h. also: Für jede der zu untersuchenden Größen sind der Beobachtung zugängliche Indikatoren oder empirische Variablen festzulegen (siehe 4.300), die mit einem angemessenen Verfahren erfasst werden können (siehe 4.400). Nach Auswertung dieser Verfahren und nach Aufbereitung der aus ihnen gewonnenen Werten (siehe 4.700) kann die eigentliche statistische Analyse vorgenommen werden.

Nach Cronbach (1957) lassen sich in der psychologischen Forschung zwei Ansätze unterscheiden: In der sogenannten experimentellen Psychologie werden bestimmte antezedente Bedingungen mit der Absicht manipuliert, die sich daraus ergebenden konsequenten Reaktionen und Zustände festzustellen. Die Beziehung zwischen den unabhängigen und den abhängigen Variablen ist von Interesse und die registrierten interindividuellen Unterschiede bezüglich der abhängigen Variablen werden weiter nicht beachtet. Für den sogenannten korrelationalen Ansatz sind gerade diese unterschiedlichen Ausprägungen der abhängigen Variablen von Bedeutung, und zwar insofern sie über die Identität der Merkmalsträger zusammenhängen.

"While the experimenter is interested only in the variation he himself creates, the correlator finds his interest in the already existing variation between individuals, social groups and species. ... The well-known virtue of the experimental method is that it

---

[17] Diesen Autoren folgend stehen intervenierende Variablen für gedankliche Konstruktionen, denen nichts real Existierendes entspricht - was wir für die Intelligenz annehmen wollen (siehe 4.370) - und hypothetische Konstrukte für erschlossene Entitäten, wie sozialer Satus und Interferenz.

brings situational variables under tight control. It thus permits rigorous tests of hypotheses and confident statements about causation. ... The correlator's mission is to observe and organize the data from Nature's experiments. As a minimum outcome, such correlations improve immediate decisions and guide experimentation". (Cronbach, 1957, 671 f)

Wenn wir davon sprechen Beziehungen zwischen Variablen untersuchen zu wollen, so ist damit die Aufdeckung von Interdependenzen gemeint. Somit kann unsere Untersuchung als Interdependenzanalyse oder Korrelationsstudie deklariert werden, deren Ziel es ist, die im Untersuchungsfeld vorgefundenen Zusammenhänge zwischen einigen relevanten Variablen aufzuklären (siehe 4.800).

Insofern Artefakte - formale Korrelationen, Inhomogenitätskorrelationen - ausgeschlossen sind, können festgestellte signifikante Zusammenhänge auf zweifache Weise interpretiert werden. In den häufigsten Fällen wird man den Zusammenhang zwischen zwei Variablen als Gemeinsamkeits- oder Kommunalitätskorrelation interpretieren, d.h. dass die gemeinsame Variation beider Variablen durch den Einfluss eines einzelnen oder mehrerer Faktoren bedingt wird. Nur selten wird man "aufgrund sachlogischer Überlegungen oder erfahrungsbedingter Erkenntnisse in der Lage sein, einen beachtlichen Zusammenhang als kausale Korrelation zu deuten, d.h. die Änderung eines 'abhängigen Merkmals' als Auswirkung der Änderungen eines 'unabhängigen Merkmals' zu interpretieren." (Lienert, 1973, 522)

Da die gemeinsame Variation von bestimmten Variablen untersucht werden soll, muss bei der Durchführung der Datenerhebung auf die Konstanz der Untersuchungsbedingungen geachtet werden, damit diese nicht als Variationsquellen wirksam werden können (siehe 4.600)

Die Kennzeichnung unserer Untersuchung als Interdependenzanalyse kann mit ihrer Einstufung als 'pilot study' verbunden werden.

"Correlations guide experimentation"(Cronbach, s.o.). Obschon wir kein absolutes Neuland betreten, möchten wir den Erkundungscharakter unserer Arbeit betonen und damit ihre Stellung unter den empirischen Methoden bestimmen.

4.200 Methodische Vorbemerkungen

Psychologische und soziologische Dimensionen des Interferenzprozesses

Die von uns untersuchten Variablen stellen Merkmale von Individuen dar, von denen wir annehmen, dass sie dimensional und damit auch skalierbar sind, so dass die unterschiedlichen Ausprägungen dieser Merkmale im weitesten Sinne des Wortes gemessen werden können. Dazu muss jeder Ausprägung eines Merkmals eine Zahl zugeordnet werden, d.h. nach einer definierten Messregel werden die Relationen zwischen den Merkmalsausprägungen in dem angelegten Zahlensystem abgebildet. Generell werden dabei gleichen Ausprägungen die gleiche Zahl, und verschiedenen Ausprägungen verschiedene Zahlen zugeordnet. Wenn zwischen den Merkmalsausprägungen eine Ordnungsrelation angenommen werden kann, derart dass $x1 = x2$ oder $x1 > x2$ oder $x1 < x2$, dann wird von einer Ordinalskala gesprochen. Können wir annehmen, dass die Differenz der Ausprägungsgrade proportional zu der Differenz der zugeordneten Zahlen ist, dann liegt eine Intervall-Skala vor (Togerson, 1967; Lienert, 1973).

Bei den von uns vorgenommenen Messungen i.e.S.[18] kann nicht angenommen werden, dass dieselbe Differenz zwischen zwei Messwerten auch immer derselben Ausprägungsdifferenz entspricht. So kann z.B. nicht behauptet werden, dass der Leistungsunterschied zwischen 6 und 7 richtigen Antworten bzw. Punkten gleich dem Leistungsunterschied zwischen 7 und 8 Antworten bzw. Punkten sei. Es kann lediglich festgestellt werden, dass mit 8 Antworten oder Punkten eine höhere Leistung erbracht wurde als mit 7 oder 6. Mit diesem Argument wollen wir für alle Leistungsskalen das Ordinal-Niveau annehmen[19], jedoch zugleich die Möglichkeit einer Niveau-Progression begründen. Diese ist nur "unter Benutzung zusätzlicher Informationen gerechtfertigt: Hat man z.B. Zufallsstichproben von Individuen hinsichtlich eines bestimmten Merkmals der Größe nach geordnet, also eine Rangreihe gebildet und weiß man, dass das Merkmal in der Population normalverteilt ist, dann kann man den Rängen gleiche Flächen unter der Normalverteilungsdichte zuordnen und die Abszissen inmitten dieser Flächen als 'Quasi-Messwerte' akzeptieren."(Lienert, 1973, 84)

Da ordinale Skalen nur gegenüber monotonen, ansteigenden Transformationen invariant sind, beschränken sich die erlaubten Operationen auf Addition und Multiplikation

---

[18] Unter Messungen im engeren Sinne sind stets solche entlang einer Intervall-Skala gemeint (Lienert, 1973, 82)
[19] Weiter soll angenommen werden, dass wir es mit polychotomen Merkmalen zu tun haben, "mit Merkmalen also, die zwar als stetig verteilt gedacht, aber nur als Stufen einer Rangskala erhoben werden können."(Lienert, 1973, 137)

mit Konstanten, auf Potenzen, sowie auf deren Umkehrfunktionen[20]. Damit werden auch die zulässigen Statistiken auf Modus, Median, Perzentile usw. eingeengt.

Neben dem Skalenniveau unserer Variablen, nimmt die Annahme ihrer Normalverteilung eine wichtige Stellung in der Diskussion um die Auswahl der statistischen Methoden ein, insofern als normalverteilte Messwerte i.e.s. von den klassischen - oder sogenannten parametrischen - Verfahren vorausgesetzt werden.

Von den einzelnen Datenpopulationen kann jedoch nicht ohne weiteres angenommen werden, dass sie normalverteilt sind, auch wenn die Normalverteilungshypothese in der Stichprobe formal-statistisch, d.h. mit nur geringer, aber dennoch über der Signifikanzschranke liegender Wahrscheinlichkeit aufrecht erhalten wird. In diesen Fällen, in denen die Verteilung der Grundgesamtheit eigentlich unbekannt oder nicht sicher normalverteilt ist und zudem lediglich ein ordinales Skalenniveau angenommen werden kann, wollen wir verteilungsfreien statistischen Verfahren den Vorzug geben (Lienert, 1973, 1o4 ff).

Bei den Intelligenztestvariablen wollen wir allerdings, aufgrund der bisherigen Forschungspraxis, eine andere Position beziehen. Da die hier zugrundeliegenden Fähigkeiten tatsächlich normalverteilt sein dürften, kann eine nicht normale Verteilung dieser Stichprobenwerte auf skalenverzerrende Erhebungsverfahren zurückgeführt werden (Lienert, 1973, 140). In diesen Fällen ist eine skalen- und verteilungsmodifizierende Transformation angebracht, indem die Rohwerte über Prozentränge in Standardwertäquivalente und T-Werte umgewandelt werden (Lienert, 1969, 328 ff; Lienert, 1973, 137 ff). Mit der Normal- bzw. Quasinormalverteilung der Intelligenztestwerte in der Stichprobe sind auch die Möglichkeit einer Niveau-Progression (siehe oben), und damit die Anwendung parametrischer Verfahren für diese Variablengruppe gegeben (siehe 4.790).

Es bleibt noch anzumerken, dass bei der Verarbeitung unseres Datenmaterials im Rechenzentrum der Universität Heidelberg neben den Rechen-Programmen 'NRMP' (F. Gebhardt), 'PAFA' (P. Schnell & F. Gebhardt), 'Nonpar Test' (P. Beutel), sowie eigenen Fortran-Programmen hauptsächlich die Programme des 'Statistical Package for the Social Sciences (SPSS)' (Nie et al., 1970) Anwendung fanden.

---

[20] Bei der Datenverarbeitung wird diese Einschränkung gelegentlich übergangen, wodurch der Informationsgehalt der transformierten Skala auf unkontrollierbare Weise verändert werden kann.

4.300 Empirische Variablen

4.310 Kontrollvariablen

Unter dieser Überschrift soll eine Variablengruppe zusammengefasst werden, die vor allem für die einzelnen Stichprobenentnahmen von Wichtigkeit ist. Darüber hinaus können einzelne Kontrollvariablen als Kriterium bei Stichprobenaufteilungen und anschließenden Lokationsvergleichen dienen.

Das Dialektsprecherkriterium ist ausschließlich für die Bestimmung der zweiten Stichprobe relevant. Es soll als alternatives Merkmal über die Zugehörigkeit zur Stichprobe der Dialektsprecher entscheiden und wird über die täglich im engeren familiären Bereich gesprochene Sprache definiert.

Das Alter, eine sonst übliche Kontrollvariable, wird in dieser Arbeit weiter nicht beachtet, da es über die Definition der Grundgesamtheit konstant gehalten wird.

Das Geschlecht wird bei der definitiven Stichprobenentnahme weitgehend berücksichtigt und auf spezifische Leistungsunterschiede hin untersucht (Lokationsvergleiche).

Über eine weitere, für alle Stichprobenentnahme wichtige, Kontrollvariable, nämlich die Region, und über ihre Beziehung zur Bevölkerungsdichte gibt der folgende Exkurs Aufschluss.

4.320 Exkurs : Demographische Angaben zum Untersuchungsgebiet und dessen Einteilung in Regionen.

Im folgenden Exkurs wollen wir uns auf die Ergebnisse der Volkszählung vom 31.12.1966 stützen (STATEC 1968).

Am genannten Stichtag wurden 334 790 Personen mit Wohnsitz im Großherzogtum Luxemburg gezählt. Aus dieser Zahl wurde eine durchschnittliche Dichte von 129 Einwohnern pro Km2 errechnet.

Mit den Bevölkerungsdichten der einzelnen Verwaltungseinheiten des Landes wollen wir uns etwas näher befassen. Wir glauben nämlich die sozio-ökonomischen Verhältnisse differenzierter erfassen zu können, wenn wir unser Untersuchungsgebiet nach dem Kriterium der Bevölkerungsdichte unterteilen. Die statistische Grundeinheit für demographische Untersuchungen in Luxemburg ist die Gemeinde. Wenn wir uns im Folgenden auf die nächstgrößere Verwaltungseinheit beziehen und versuchen unser Untersuchungsgebiet auf der Ebene von Kantonen zu gliedern, so soll damit bessere Übersichtlichkeit und einfachere Verrechnung erreicht werden. Dass dieses Vorgehen sinnvoll ist bestätigt Trausch (1972,5.9):

„Bien que leurs limites ne correspondent pas à des frontières naturelles, commune et canton sont des notions encore proches de la réalité démographique. Le canton ou une agglomération de canton est apte à caractériser démographiquement une région du pays."

Betrachten wir die Bevölkerungsdichte (D) der 12 Kantone und der Gemeinde Luxemburg[21] (5) so fällt auf, dass nur die Hauptstadt (D=1.497) und der Kanton Esch (D=472) eine wesentlich höhere Dichte haben, die Kantone Luxemburg (D=119) und Capellen (D=l00) heben sich etwas von den restlichen ab, deren Dichten weniger als 80 Einwohner pro Km2 betragen. Wenn das Untersuchungsgebiet nach dem Kriterium der Bevölkerungsdichte in zusammenhängende Regionen aufgeteilt werden soll, so können die Gemeinde Luxemburg und der Kanton Esch als zwei verschiedene Regionen angesehen werden. Zu einer dritten Region können die Kantone Luxemburg und Capellen zusammengefasst werden, die als Randgebiete der beiden ersten Regionen eine sinnvolle Einheit bilden. Übrig bleiben 9 Kantone, die wir vorläufig in zwei weitere Regionen unterteilen wollen.

Damit ergeben sich folgende Untersuchungsregionen:

Region	Verwaltungseinheit	Dichte	Bevölkerungsanteil
1. Süden	Kanton Esch	472	34%
2. Hauptstadt	Gemeinde Luxemburg	1.497	23%
3. Zentrum	Kantone: Luxemburg Capellen	119 100	13%
4. Osten	Kantone: Remich	80	

---

[21] Die Sonderstellung der Hauptstadt wir in den Statistiken immer wieder hervorgehoben. Wir wollen deshalb in den nun folgenden Ausführungen die Gemeinde Luxemburg gleichberechtigt neben die Kantone stellen, und unter der Bezeichnung "Kanton Luxemburg" die Umland-Gemeinden der Hauptstadt zusammen fassen.

	Grevenmacher	72	10%
	Echternach	53	
5. Norden	Kantone: Diekirch	79	
	Mersch	58	
	Vianden	48	
	Redingen	39	20%
	Wiltz	36	
	Clerf	33	

Beschreibung der Untersuchungsregionen

Süden: Am 31.12.1966 lebten 34% der Gesamtbevölkerung in den 9 Stadt-und in den 5 Landgemeinden des Kantons Esch[22]. Fast die Hälfte der erwerbstätigen Bevölkerung arbeitete in den Stahlwerken. Insgesamt waren zwei Drittel der Arbeitnehmer in der Industrie, die restlichen in Dienstleistungsbetrieben beschäftigt.

Hauptstadt: Für die Gemeinde Luxemburg wurde eine Einwohnerzahl von 77 055 festgestellt. Mit einem Anteil von 23% an der Gesamtbevölkerung, als mit Abstand größte Stadt, waren hier fast zwei Drittel der Berufstätigen in Dienstleistungsbetrieben beschäftigt.

Zentrum: In dieser Region wohnten am Stichtag der Volkszählung 13% der Gesamtbevölkerung in 20 Land- und 1 Stadtgemeinde. In den Randgebieten der Hauptstadt waren mehr als 50% der dort wohnenden Arbeitnehmer im Dienstleistungssektor tätig, aus dem Grenzgebiet zu Belgien pendelten über 50 % der Erwerbstätigen dieser Gegend zu ihren Arbeitsplätzen in der Industrie.

Osten: Hier lebten 10% der Gesamtbevölkerung in 24 Land-und 3 Stadtgemeinden. Abgesehen von einigen Dienstleistungszentren touristischen Charakters und einigen wenigen Industrieunternehmen, wird die Region von der Landwirtschaft und hauptsächlich vom Weinbau geprägt.

Norden: Zum Zeitpunkt der Volkszählung lebten hier 20% der Gesamtbevölkerung in 60 Land-und 3 Stadtgemeinden. Ähnlich wie im Osten wird auch diese Region, abgesehen von einigen größeren Industrie-und Dienstleistungszentren, zu einem großen Teil von Land-und Forstwirtschaft geprägt.

---

[22] Mit Stadtgemeinde werden 17 der 126 Gemeinden des Landes bezeichnet, in denen mehr als 2.000 Personen in der Hauptortschaft wohnen.

4.330 Soziale Schicht

Vom Begriff der sozialen Schicht wird zwar oft Gebrauch gemacht, doch ist seine Bedeutung keineswegs allgemein anerkannt. Ohne auf die verschiedenen Verwendungsweisen des Begriffes einzugehen, wollen wir lediglich zur Verständigung angeben, was im Rahmen dieser Arbeit unter sozialer Schicht verstanden werden soll.

Der Begriff soziale Schicht soll aus Ausdruck für die gesellschaftliche Statusverteilung verwendet werden, wobei mit Status die Lage eines Menschen bezeichnet werden soll,

„die er auf Grund der ihm ... zugeordneten sozialen Wertschätzung im Verhältnis zu anderen Menschen einnimmt. Erfolgt diese Wertung ausdrücklich nur im Hinblick auf ein bestimmtes Kriterium, z.B. auf seine Berufsposition oder seine Abstammung, so soll vom Berufsstatus oder Abstammungsstatus gesprochen werden. ... Bezieht sich die Wertung auf alle für die sozialen Gebilde relevanten Kriterien, geht es also darum, die Wertschätzung eines Menschen zu erfassen, die ihm generell in diesem Gebilde im Vergleich zu anderen Menschen zukommt, so soll je nach dem betrachteten Gebilde vom betrieblichen, gemeindlichen oder gesellschaftlichen Status die Rede sein."(Bolte, Kappe u. Neidhardt,1967,246 f.)

Die im Schichtungsbegriff implizierte Vorstellung einer hierarchischen Anordnung von Gruppen.

„ ... passt genau auf die Statusverteilung, deren vertikale Dimension durch den Vorgang der Bewertung konstituiert wird. ... Allerdings darf man nicht vergessen, dass jede durch den Vorgang der Bewertung zustande gekommene eindeutige Vertikalvorstellung einen gewissen Grad willkürlicher Vereinfachung in sich birgt, solange sich die differentielle Bewertung der Merkmale nicht nachweisbar auf einen vollständigen Wertkonsensus in der betreffenden Gesellschaft stützt."(Mayntz, 1972, 743)

„Generell wird in der soziologischen Terminologie eine Anzahl von Menschen, die im Hinblick auf ein oder mehrere "sozial relevante"(d.h. das gegenseitige Verhalten beeinflussende) Merkmale gleich (oder ähnlich) erscheinen ... als eine Sozialkategorie bezeichnet. Verbinden sich mit den Abstufungen des jeweiligen Merkmals Wertungen im Sinne von höherer oder geringerer sozialer Wertschätzung und liegt den Abstufungen nicht eine mehr oder weniger willkürliche "statistische" Gliederung zugrunde, sondern handelt es sich um wirklich verhaltensrelevante Abgrenzungen, dann soll von Schichten gesprochen werden."(Bolte, Kappe, u. Neidhardt, 1967, 248)

Demnach würde die Bestimmung des sozialen Status nicht nur die Zuordnung eines Platzes im sozialen Gefüge, sondern auch eine Bewertung dieses Platzes beinhalten. Der sozialen Wertschätzung wird auf diese Weise eine zentrale Stellung eingeräumt.

Sie wird zunächst auf solche Merkmale bezogen, die beim Individuum eindeutig feststellbar sind und für die auch eine einmütige Bewertung angenommen werden kann. Diese Merkmale werden dann als Indikatoren des sozialen Status eingesetzt, der seinerseits nach dem Kriterium der sozialen Wertschätzung skaliert wird.

Bei der Konstituierung des sozialen Status wollen wir uns nicht mit nur einem Merkmal begnügen, sondern vielmehr einen multiplen Statusindex verwenden. So hat z.B. R. Mayntz in ihrer Euskirchener Untersuchung (1958,132f.) Beruf, Schulbildung, Einkommen, Wohnverhältnisse und Ausstattung des Haushalts als Variablen ihres Statusindexes bestimmt. Allerdings haben Scheuch und Mitarbeiter (1970) ihren Index von ursprünglich 9 auf die 3 Variablen Ausbildung, Beruf und Einkommen reduziert und diese Kurzfassung seit 1961 in Untersuchungen verwendet. Dieser letzte Index schien uns, von der Variablenauswahl, ihren Abstufungen und deren Bewertung, sowie von der allgemeinen Anwendbarkeit her gesehen am geeignetsten den Status in dieser klassischen Form zu erfassen.

Mit der Reduktion auf 3 Indikatoren des sozialen Status entsteht die Gefahr, dass manche für die Beeinflussung des Sprachverhaltens besonders wichtige Variablen nicht berücksichtigt werden. Dies hat Oevermann (1972) bereits hervorgehoben und deshalb zusätzliche Variablen wie Berufsaspiration der Eltern, Lesegewohnheiten usw. eingesetzt. Wie wir weiter unten (4.410) noch sehen werden, hatten wir bei der Erfassung dieser letzten Variablenkategorie einige Schwierigkeiten. Wir werden deshalb, in Anlehnung an Scheuch und Mitarbeiter, lediglich die Bewertung der Ausbildung, des Berufs und des Einkommens in die Bestimmung

des sozialen Status eingehen lassen. Eine auf der Basis dieser Skala vorgenommene Gliederung kann jetzt, unter der Annahme verhaltensrelevanter Abgrenzungen, als soziale Schichtung interpretiert werden. Hierbei gibt die Festlegung der Schichtgrenzen jedoch Anlass zu Kritik.

„In manchen Fällen ist es durchaus denkbar, dass gerade innerhalb und nicht zwischen den Schichten größere Verhaltensunterschiede, auch Sprachverhaltensunterschiede, auftreten."(Ammon, 1973,14)

Wir können dieser Gefahr aus dem Wege gehen, indem wir hauptsächlich mit der nichtgegliederten Statusskala arbeiten und bei der Schichtung möglichst homogene Gruppen bilden werden.

4.340 Sprachkontakte[23]

In Anlehnung an die von Mackey (1968) beschriebenen externen Funktionen des Bilingualismus (siehe 2.430 können wir einige Variablen bilden, deren Erhebung ursprünglich nicht vorgesehen war. Bei der Konstruktion unseres Fragebogens haben wir hauptsächlich an die Erfassung der sozialen Schicht gedacht. Deshalb wurde, den Vorschlägen Oevermann'S (1972) entsprechend, auch nach Lesegewohnheiten und anderen Medienkontakten gefragt. Durch unseren Verzicht auf die Auswertung dieser Fragen im Hinblick auf die Bestimmung des sozialen Status, konnte der Auswertungsplan nachträglich geändert werden, was zur Bildung eben dieser Sprachkontaktvariablen führte. Dass wir uns dabei an dem bereits erhobenen Material orientieren mussten, war unvermeidlich. Mackey versteht unter der Funktion einer Sprache den Zweck und die Bedingungen ihrer Benutzung, wobei die von ihm unterschiedenen externen Funktionen durch die Zahl der Kontaktbereiche sowie deren Intensität bestimmt werden. Dabei ist wiederum zwischen einem aktiven Gebrauch und einer passiven Rezeption zu trennen. Was den aktiven Gebrauch der beiden Hochsprachen betrifft, so dürften bei unseren Vpn. keine großen Unterschiede auftreten, da dieser sich hauptsächlich auf die Schule beschränkt. Außerhalb der Schule sind höchstens Auslandsaufenthalte, die Privatkorrespondenz und fremdsprachige Verwandte und Bekannte von Bedeutung. Von der Privatkorrespondenz kann angenommen werden, dass sie in deutscher Sprache Verfasst wird, da die französischen Sprachkenntnisse kaum dazu ausreichen würden. Was die mannigfaltigen passiven Sprachkontakte betrifft, so können wir nur Angaben hinsichtlich den wichtigsten Massenmedien und der Buchlektüre machen. Angesichts der Spärlichkeit dieser Daten, wollen wir auf eine differenzierte Variablenbildung, so wle Mackey (1968,559) vorschlägt, verzichten und statt dessen je ein globales Maß für den Kontakt mit den beiden Hochsprachen bilden.

4.350 Interferenz

---

[23] Eine umfassendere Datenerhebung zu diesem Thema wurde inzwischen auf unsere Anregung hin von J.P. Klein im Rahmen einer Diplomarbeit durchgeführt.

Psychologische und soziologische Dimensionen des Interferenzprozesses

Die Interferenz, oder genauer der Interferenzprozess, ist nicht beobachtbar, wir können lediglich auf ihn schließen. Dies geschieht am einfachsten über sogenannte Interferenzfehler, also Abweichungen von der Norm der einen Sprache, die man auf den Einfluss einer anderen zurückführen kann.

Bei Mackey (siehe 2.440) haben wir gesehen, dass die Interferenz von sehr vielen Faktoren abhängen kann, und sowohl inter- als auch intraindividuell variiert. Uns interessieren vor allem die interindividuellen Unterschiede, die auf psychologische und soziologische Faktoren zurückgeführt werden. Dennoch sollen die Faktoren, welche nach Mackey intraindividuelle Unterschiede bewirken auch berücksichtigt werden. Als Grundlage für deren Erfassung nehmen wir zwei deutsche Texte, die im Stil insofern differieren, als der eine frei erzählend (Aufsatz), der andere nach genau vorstrukturiertem Schema zustande kommt (Übersetzungsdiktat). Zudem wird bei dem einen eine sehr lockere, bei dem anderen eine schulähnliche, streng strukturierte Atmosphäre (Situation) geschaffen (siehe 4.42o bzw.. 4.430). Auf diese Weise können wir in Anlehnung an Mackey's Hypothesen erwarten, dass sich, was die Zahl der produzierten Interferenzfehler anbelangt, beide Texte unterscheiden. Wichtig aber ist, dass der Prozess der Interferenz selbst, der für uns von zentralem Interesse ist, in beiden Fällen derselbe sein muss. In beiden Texten schließen wir deshalb auch auf gleiche Weise vom Interferenzfehler auf den Interferenzprozess. Jedes Mal wird im deutschen Text nach fremden Elementen (Abweichungen von der deutschen Norm) gesucht und gefragt, ob diese aus dem luxemburgischen Dialekt stammen könnten, d.h. es wird versucht das entsprechende 'Modell' (sogenannt seit Haugen, 197o, 39) in der Erstsprache zu identifizieren. Findet sich ein solches Modell, so sprechen wir von einem Interferenzfehler und nehmen an, dass ein Interferenzprozess stattgefunden hat.

Dabei unterscheiden wir nicht weiter zwischen Interferenzfehlertyp, d.h. Einheit oder Struktur, und auch nicht auf welchem linguistischen Niveau (semantisch, lexikalisch, grammatisch ...) die Übertragung stattgefunden hat. Anstelle dessen beziehen wir uns auf eine Liste der "durch das Luxemburgische bedingte Fehlerquellen beim Schreiben des Deutschen", die von J. Milmeister aus der Durchsicht von über tausend Septimaner-Aufsätzen gewonnen, und von F. Hoffmann (1969, 58-69) bearbeitet und zusammengestellt wurde. Diese Liste umfasst und beschreibt verschiedene Bereiche potentieller Interferenz (oder Fehlerkategorien) zwischen dem Deutschen und dem Luxemburgischen, in denen Luxemburger Schüler auf häufigsten Fehler machen[24]. Auf diese

---

[24] Wie wir weiter unten noch darstellen werden, ließen wir eine dieser Kategorien (Steigerung des Adjektivs) fallen und bildeten 3 neue Kategorien (Kontrastmangel, Geschlecht des Substantivs und Zeitform).

Weise beschränkt sich die Identifizierung eines Fehlers als Interferenzfehler auf die bloße Feststellung, ob er einer der in der Liste aufgeführten Fehlerkategorien entspricht.

4.360 Satzkomplexität

Um die in unserem ursprünglichen Design vorgesehene Erfassung des elaborierten bzw. restringierten Codes nicht ganz aufzugeben, haben wir die Variable 'Satzkomplexität' in unsere Untersuchung aufgenommen. Abgesehen von der allgemeinen Kritik an der Defizit-Theorie und an der Satzkomplexität im Besonderen, wurde diese Variable berücksichtigt, um die auf sie bezogenen Hypothesen der Defizit-Theorie zu überprüfen. Für Oevermann (1972) ist die 'höhere syntaktische Komplexität der Mittelschicht-Kinder' statistisch gesichert und zwar ausschließlich für den Bereich der 'Konstruktion von Satzgefügen' (s. 210). Mittelschicht-Kinder konstruierten nach Oevermann mehr Nebensätze 1., 2. und 3. Grades. Am deutlichsten waren die Unterschiede bei Subordinationen. Angesichts der Schwierigkeiten, die Konstruktion der einzelnen Variablen zu Oevermanns Satzkomplexität nachzuvollziehen, entschieden wir uns für das Verfahren von D. Homberger, das zur Bestimmung der Satzkomplexität eingesetzt wurde (siehe 4.421). Dieses Verfahren beschränkt sich ausdrücklich auf die Satzkonstruktion, den Bereich also, der nach Oevermann die deutlichsten Unterschiede aufzeigt.

4.370 Intelligenz

Wenn wir in der bisherigen Diskussion den Begriff Intelligenz verwendet haben) so ist damit keineswegs ein 'einheitliches, reales Faktum' (Roth u.a. 1972,8) angesprochen worden, sondern es wurde lediglich eine begriffliche Annahme getroffen, mit deren Hilfe die Zusammenhänge zwischen bestimmten beobachtbaren Leistungen beschrieben und erklärt werden sollen. Diese für den Intelligenzbegriff relevanten Leistungen können primär als eine Funktion interagierender Prozesse des Denkens, des Lernens und des Gedächtnisses angesehen werden, deren begriffliche Nähe zur Intelligenz sich eben aus diesem funktionalen Zusammenhang ableitet. In der Tat werden weitgehende Überlappungen zwischen den Begriffen angenommen, wodurch sich die Abgrenzung des Intelligenzbegriffes erheblich erschwert (siehe ebd., 15 ff).

Unter Berücksichtigung von motivationalen, intentionalen und situativen Einflüssen ergeben sich aus der oben postulierten Funktionsgleichung so vielfältige Erscheinungsformen kognitiver Leistung, dass die Annahme einer einheitlichen, allgemeinen intellektuellen Fähigkeit ausgeschlossen scheint. Es hat sich deshalb auch als vorteilhaft erwiesen, unter dem Begriff Intelligenz eine Menge unterscheidbarer Einzelfähigkeiten zusammenzufassen. In diesem Sinne wurden in der 'Dimensionsforschung' ((A. O. Jäger 1970, S. 5)) auf der Basis von standardisierten Testaufgaben, mit Hilfe der Faktorenanalyse, Versuche unternommen, zu einer systematischen Ordnung intelligenter Prozesse zu gelangen. Die Ergebnisse dieser Forschung sind, je nach theoretischen Annahmen, Stichproben, Testverfahren und Analysetechniken recht verschieden. Auch haben sich Schwächen und Grenzen dieser Vorgehensweise gezeigt, so dass Ansprüche auf die Konstruktion einer Intelligenztheorie ausschließlich auf der Basis von faktorenanalytischen Untersuchungen weitgehend zurückgenommen werden müssen. Die durch die Faktorenanalyse ermöglichte Ordnung mannigfaltiger Phänomene führte zu einer differenzierteren Erfassung kognitiver Leistung, indem alle nur denkbaren Typen von Intelligenzaufgaben simultan analysiert wurden[25] Inwieweit damit eine optimale Repräsentation der Intelligenzleistung erreicht werden konnte, bleibt allerdings fraglich, denn die Intelligenzaufgaben, die in faktorenanalytische Arbeiten eingingen, "weisen in den wenigsten Fällen die kennzeichnenden Merkmale der Problemsituationen auf, die dem Individuum außerhalb der Testsituation, d.h. im sogenannten täglichen oder beruflichen Leben, begegnen. Die meisten Testaufgaben sind jenen Problemsituationen nicht nachgebildet, sondern sie sind im präzisen Sinne des Wortes 'erfunden', wobei nicht verkannt werden soll, dass diese Erfindungen wegen ihrer Originalität und testgemäßen Praktikabilität den Autoren oft alle Ehre machen."(Süllwold 1968, 238f).

Für unsere Arbeit stellte sich das Problem, eine Stichprobe von Intelligenzaufgaben zusammenzustellen, mit deren Hilfe eine möglichst differenzierte Erfassung intellektueller Fähigkeiten gewährleistet werden kann. Damit wurden allerdings einige Annahmen über diese Fähigkeiten vorausgesetzt, d.h. die Fähigkeiten, die repräsentiert werden sollen, müssen auch definiert sein. In diesem Sinne wollen wir uns auf die rezente faktorenanalytische Untersuchung von A.O. Jäger (1970) stützen, in der versucht wurde die Modelle von Meili, Thurstone und Guilford zu überprüfen. Darüber hinaus hat A.O. Jäger ein eigenes Modell vorgeschlagen, in dem 6 'Hauptdimensionen der Intelligenz' definiert sind, die sich in seiner Untersuchung als hochgradig konsistent erwie-

---

[25] Die Zahl der simultan analysierbaren Variablen wird durch die Verarbeitungskapazität, sowie durch das, was man den Probanden an diagnostischen Verfahren zumuten kann, begrenzt.

sen. Demnach wollen wir zur Beschreibung der Intelligenz folgende hypothetische Fähigkeiten[26] annehmen:

- Anschauungsgebundenes Denken,
- Einfallsreichtum und Produktivität
- Konzentrationskraft und Tempo-Motivation,
- Verarbeitungskapazität und Urteilsfähigkeit,
- Zahlengebundenes Denken,
- Sprachgebundenes Denken.(siehe A.O. Jäger 1970, 175f)

4.400 Untersuchungsverfahren

4.410 Fragebogen

Dem Elternfragebogen (siehe Anhang) kommt eine dreifache Funktion zu: Erstens soll er das Dialektsprecherkriterium überprüfen, zweitens die soziale Schichtzugehörigkeit bestimmen und drittens verschiedene Sprachkontakte erfassen. Bei der Konstruktion des Fragebogens haben wir uns an dem von Oevermann (1972) angewendeten Verfahren orientiert. Trotzdem mussten wir eine zweite Fassung schreiben, da in der Voruntersuchung einige anscheinend zu präzise Fragen auf Widerstand stießen und somit unvollständige Angaben zu erwarten waren. In dieser zweiten Fassung wurden, nach einigen einführenden Fragen[27], der Beruf, die Ausbildung und das Einkommen der Familienmitglieder angesprochen (Fragen 5 bis 12). Danach wurden Fragen zu den Lesegewohnheiten und dem Interesse an Radio-und Fernsehsendungen gestellt (Fragen 13 bis 21). Frage 22 bezog sich auf Auslandsreisen. Abschließend wurde nach der zwischen den Familienmitgliedern gesprochenen Sprache sowie deren Nationalität gefragt (Frage 23 u.24).Die letzte Frage galt der Person des Fragebogenbeantworters. Als solche wurden nur die Eltern der Vpn oder ein im Haushalt lebender erwachsener Verwandter zugelassen.

---

[26] Es handelt sich zwar hier nicht um empirische Variablen, sondern vielmehr um Indikatoren intellektueller Fähigkeit, die mit einer Reihe testpsychologischer Verfahren erfasst werden können (siehe 4.440 u. 4.790).
[27] Auf die Auswertung dieser Fragen, die sich auf die Bildungs-und Berufsaspiration der Eltern bezogen, wurde verzichtet, da in den meisten Fällen keine diskriminierenden bzw. schwer einzuordnende Angaben gemacht wurden.

Die Selektion der Dialektsprecher wurde nach den Antworten zu den Fragen 23 und 24 vorgenommen. Sprachen Vater und Mutter, oder Vater und Kind, oder aber Mutter und Kind in ihrem täglichen Umgang eine andere Sprache als Luxemburgisch, so wurde das Dialektsprecherkriterium als nicht erfüllt betrachtet. Auch wurde eine gewisse Dialekttradition verlangt, indem Kinder, deren beide Elternteile der Nationalität nach Ausländer sind, nicht als Dialektsprecher eingeordnet wurden.

Die Antworten zu den Fragen nach Beruf, Ausbildung und Einkommen wurden nach einer Punktetabelle bewertet, die sich weitgehend an den Vorschlägen von Scheuch u.a. (1970, 102 ff) orientiert (siehe Anhang). Im Falle der Berufstätigkeit beider Elternteile wurde der höher bewertete Beruf in Betracht gezogen. Die Ausbildung der Eltern wurde zu gleichen Teilen berücksichtigt, d.h. die entsprechenden Punktwerte wurden addiert. Beim Einkommen der Familie wurde auch die Kinderzahl beachtet, indem ab dem 3. nicht berufstätigen Kind ein Punkt, und ab dem 5. zwei Punkte abgezogen wurden.

Wie eine erste Analyse der Antworten auf die Fragen 13 bis 21 ergab, waren hier keine weiteren differenzierenden Informationen zur Statusbestimmung zu gewinnen[28]. Dies ist unter anderem eine Folge davon, dass wir in der zweiten Fassung einige präzisere Fragen fallen lassen mussten[29]. Es wurden deshalb nur 6 Fragen im Hinblick auf Sprachkontakte aus dieser Reihe ausgewertet. Die Fragen 15, 17 und 19 bezogen sich auf die Intensität der Buchlektüre, sowie der Teilnahme an Radio-und Fernsehsendungen. Je nach Häufigkeit dieser Medienbenutzung wurden hier 3, 2, 1 oder o Punkte vergeben. Aus den Antworten zu Frage 16 und 21 ging hervor ob dabei deutsch-oder französischsprachige Lektüre bzw. Sendungen bevorzugt wurden. War dies nicht der Fall , so wurde der aus Frage 15 bzw. 17 und 19 ermittelte Punktwert zu gleichen Anteilen dem Konto beider Sprachen, d.h. den Variablen deutsch- und französischsprachige Kontakte, zugeteilt. Im Falle einer Präferenz wurde der bevorzugten Sprache 2/3 des Punktwertes, der anderen nur 1/3 angerechnet. Zusätzlich wurden bei einer Bevorzugung von deutsch- oder französischsprachigen Reisegebieten 4 bzw. 2, andernfalls jeweils 3 Punkte vergeben. In der Summe dieser Punktwerte sehen wir ein globales Maß, den Kontakt zu der deutschen bzw. französischen Sprache zu quantifizieren.

---

[28] Besonders stark kam der 'Social Desirabilty Effect' zum Ausdruck.
[29] In der ersten Fassung wurden auch die Namen von Zeitungen, Zeitschriften, Fernseh- und Radiosendungen sowie Buchtitel erfragt.

4.420 Aufsätze

Bei der Wahl der Themen hielten wir uns an die 3 Kriterien, die Oevermann (1968, l03) hervorgestrichen hat:

1. Das Thema sollte für die Schüler - gemessen an den in der Schule üblichen Aufsatzthemen - ungewöhnlich und stimulierend sein. Dadurch sollten die Schüler motiviert werden, sich auch in der schriftlichen Form möglichst weitgehend ihrer persönlichen, alltäglichen Sprechweise gemäß auszudrücken.
2. Die Themen sollten in gleicher Weise für den Erfahrungshorizont der Schüler der Unterschicht und der Mittelschichten relevant sein.
3. Die Themen sollten den altersspezifischen Interessen der Schüler entsprechen."

Direkt von Oevermann übernahmen wir das Thema „Mit Erwachsenen hat man es manchmal nicht leicht". Als zweites wählten wir das Thema "Ich bin Mitglied einer Räuberbande". Beide Themen waren sehr weit gefasst und ein eigentliches Verfehlen von vorn herein ausgeschlossen. Es zeigte sich, dass das letzte Thema die Kinder am stärksten anspornte, weshalb wir auch nur die Aufsätze zu diesem Thema auswerteten. Die üblichen Geschichten waren dabei Überfälle auf Banken, Züge und Menschen, aber auch harmlose Streiche.

Die Instruktion wurde auf Luxemburgisch gegeben und lautet in der Übersetzung

"Wir schreiben jetzt einen Aufsatz. Ihr habt eine halbe Stunde Zeit. Schreibt alles, was Euch durch den Kopf geht. Auf die Fehler braucht Ihr hier nicht zu achten, die sind hier nicht so wichtig. Der Aufsatz wird nicht vom Lehrer verbessert. Ihr braucht also keine Angst zu haben, dass Ihr Noten darauf bekommt. Das Thema schreibe ich an die Tafel. Hat jeder verstanden? Stellt Euch also vor, Ihr wäret Mitglied einer Räuberbande. Versucht zu schreiben, was Ihr alles anstellen würdet. Schreibt nur munter darauf los, sowie es Euch in den Kopf kommt."

Nachfragen wurden solange beantwortet, bis jeder schrieb. Der Versuchsleiter gab sich Mühe die Atmosphäre möglichst entspannt zu gestalten. Die Kinder schrieben meist begeistert darauf los, dabei waren sie oft so von ihren Geschichten hingerissen, dass sie laut lachten oder "Peng" und "Bum" riefen. Sie hatten in der Regel auch das Bedürfnis, ihre Einfälle gleich publik zu machen. In dieser freien und nicht mehr schulähnlichen Situation schrieb jedes Kind mindestens eine DIN A4 Seite.

4.421 Auswertung der Satzkomplexität

Zur Auswertung der Satzkomplexität übernahmen wir eine Methode, die von D. Homberger (1972, 76-83) beschrieben wird. Bei diesem Verfahren werden Sätze danach unterschieden, ob sie einfach, mehrfach, rechts oder links verzweigt oder eingebettet sind-und entsprechend bewertet.

- Einfache Verzweigung (0 Punkte): Hauptsätze wie z.b. "Die aufgebrachte Opposition verlangt eine Erklärung."
- Mehrfache Verzweigung (2 Punkte für jeden Hauptsatz außer dem 1.) koordinierte Hauptsätze wie z.b. "Es wird Sommer, und die Temperaturen steigen."
- Rechtsverzweigung (3 Punkte) :Hauptsätze mit angehängten Relativsätzen, indirekten Frage oder Redesätzen, subordinierten Gliedsätzen oder Infinitivsätzen mit 'zu' oder 'um zu' wie z.b. "Die Polizei Verfolgt den Dieb, der mit einem gestohlenen Wagen flieht."
- Linksverzweigung (4 Punkte) : Hauptsätze mit vorangestellten Subordinationen wie z.b. "Galt er früher als aussichtsreicher Titelverteidiger, so ist er heute ohne jede Chance."
- Einbettung (5 Punkte) :Hauptsätze mit eingebetteten Relativsätzen wie z.B. "Die Frau, die Napoleon betrügt, verlässt Frankreich."
- Besondere Hauptsätze (3 Punkte) haben wir nur dann berücksichtigt, wenn damit eine Kapitelüberschrift erstellt, oder in der Erzählung höhere Spannung erzeugt werden konnte. Es musste ersichtlich sein, dass ein solcher Satz aus stilistischen Gründen eingesetzt worden war.

Es wurden von jedem Aufsatz maximal 20 Sätze bewertet. Die Punktsumme wurde durch die Zahl der bewerteten Sätze dividiert und er-gab so die Satzkomplexität.

4.422 Auszählung der Interferenzfehler

Wie bereits unter 4.350 dargestellt, wurde die Identifizierung eines Fehlers als Interferenzfehler von der Erfüllung eines doppelten Kriteriums abhängig gemacht: Erstens musste eine Abweichung von der Norm der hochdeutschen Sprache vorliegen, zweitens musste die Abweichung auf den Einfluss des Luxemburgischen zurückgeführt werden können.

Psychologische und soziologische Dimensionen des Interferenzprozesses

Von besonderer Hilfe waren hier F. Hoffmanns Fehlerkategorien. Fast alle Interferenzfehler konnten in diese, sowie in drei weitere Kategorien eingeordnet werden. Auf die einzelnen Fehlerkategorien wollen wir anhand von Beispielen aus den ausgewerteten Aufsätzen näher eingehen:

Flexion der Substantive: Erwartungsgemäß wurden hier viele Fehler gemacht) wie z.b. "Wir bauten ein Schuppen. "Dies kommt wohl daher, dass im Luxemburgischen der unbestimmte Artikel „een"(ein), wie auch die Pronomina "mäin", "däin", "keen" (mein, dein, kein) durch keine besondere Endung für Akkusativ und Nominativ unterschieden werden, wie das im Deutschen der Fall ist (Hoffmann, 1969, 6o). Der Genitivus possessionis wurde meist mit dem im Luxemburgischen üblichen Possessivpronomen gebildet, z.b. "Den Kindern ihre Sachen". In den Fällen, in denen es sich nicht um ein regelrechtes Besitzverhältnis handelte, wurde der Genitiv meist mit der Präposition 'von' zum Ausdruck gebracht, z.B. "Der Chef von der Polizei". In beiden Fällen wurde vom Luxemburgischen direkt ins Deutsche übersetzt. Das Modell für diese Genitivbildung liegt also jeweils direkt in der Mundart. Fehler bei der Mehrzahlbildung rühren daher, dass die Mundart keinen Unterschied zwischen starker und schwacher Flexion macht. Dadurch kommt es zu Fehlern wie "die Schlüsseln" oder "die Händen". Im Dativplural ergeben sich Fehler dadurch, dass beim luxemburgischen Substantiv das '-n' in allen Fällen verschwunden ist, falls ein solches nicht schon im Nominativ oder Akkusativ existiert, z.B. "Wir kamen mit Stühle".

- Relativpronomina: Viele Fehler wurden auch bei den Relativpronomina gemacht. In der Mundart tritt 'wo' sehr häufig an die Stelle von 'der, die, das' oder fungiert als Ersatz für die Konjunktion 'dass', z.B. "sie verrieten das Versteck, wo der Boss war".
- Verben: In dieser Kategorie kamen Fehler vor allem dadurch zustande, dass in der dritten Person Plural und bei nachgestelltem Subjekt das 'n' weggelassen wurde, sowie es in der Mundart die Regel ist, z.B. "dann sagte die Polizisten zu mir". Verwechslungen der transitiven und der intransitiven Form, dort wo es in der Mundart nur eine gibt, traten ebenfalls auf.
- Präpositionen: Hier mussten wir das allumfassende 'bei' immer wieder feststellen, z.B. "wir waren bei ihre Mutter fragen gegangen". Vereinzelt wurden aber auch andere Präpositionen übertragen, z.B. "wir fuhren in Amerika".
- Syntax: Im hochdeutschen Satz stehen der Infinitiv oder das Partizip an letzter oder - wenn ein persönliches Verb vorhanden ist - an vorletzter Stelle. Diese Regel gilt auch im Luxemburgischen. Eine Ausnahme bildet im Deutschen der Infinitiv in Nebensätzen, was Fehler wie"..., weil sie sonst müssten

sterben" veranlasst. Auch ein Partizip und ein Infinitiv in einer Konstruktion bzw. Inversionen können Interferenzfehler hervorrufen. Z.B. "du hättest sollen am Tag vorher mit ihr fahren" bzw. "sag ihm es". Die meisten syntaktischen Fehler ergaben sich in Sätzen wie "Claude und ich, wir gingen...". Hoffmann hat dies den für die Mundart charakteristischen "Syntaktischen Rücklauf" genannt, "der dadurch entsteht, dass das Relativpronomen 'zurückgenommen' wird. (1969, 60)

- <u>Nebensätze</u>: Fehler bei der Bildung von Nebensätzen entstehen dadurch, dass das Luxemburgische gegenüber dem Deutschen arm an Konjunktionen ist und die Parataxe der Hypotaxe vorzieht. Wir fanden einige Fehler bei der Anwendung der Konjunktion 'weil', die, im Gegensatz zum Hochdeutschen, im Luxemburgischen einen Hauptsatz einleiten kann, z.b. "wir müssen gut aufpassen damit uns keiner sieht, weil der Mechaniker ist da". Häufiger noch fanden wir Fehler bei der Verwendung von 'um zu' und 'zu', zwischen denen der Luxemburger nicht unterscheidet) z.B. "ich hatte keine Lust, um einkaufen zu gehen".

- <u>Stil</u>: Obwohl wir nicht alle die bei Hoffmann aufgezählten Merkmale berücksichtigt haben, wurden viele stilistische Fehler festgestellt. Nicht bewertet haben wir die" Wortarmut der Schüler", die teilweise durch das" reduzierte Wortarsenal" der Mundart bedingt ist, oder die stereotype Verwendung von "farblosen Verben" wie "machen, kommen, rennen, gehen" oder der Wendungen mit "schön, gut, dann". Dagegen bewerteten wir die unpassende Verwendung von passiven anstelle von aktiven Wendungen z.B. "Die Lehrerin sollte einen Streich gespielt bekommen (kriegen)". Die Mehrzahl der stilistischen Fehler bestand jedoch in der Übernahme von Wörtern der Mundart, die im hochdeutschen gar nicht, oder zumindest nicht in demselben Sinn verwendet werden z.B. "stibitzen" (stehlen), "er kam uns nach" (er verfolgte uns).

- <u>Zeitformen</u>: Diese Fehlerkategorie wurde von uns hinzugefügt da wir die Erfahrung machten, dass es den Kindern sehr schwer fällt die richtige Zeitform zu finden. Im Luxemburgischen, ebenso wie im Süddeutschen (siehe Reiners, 1967,51), wird für Erzählungen - im Unterschied zur Hochsprache, die das Imperfekt gebraucht - das Perfekt als Zeitform verwendet. Insofern Erzählungen in der Vergangenheit handeln, wäre das Imperfekt also angebracht.

- <u>Personalpronomina</u>: Fehler dieser Kategorie sind vor allem bei der direkten Anrede zu finden z.B. "wer sind Sie? (wer seid Ihr?)". Sie resultieren aus der allgemeinen Unsicherheit des Luxemburger in der Anwendung dieser Pronomina. Im Luxemburgischen unterscheidet man, wenn man über eine weibliche Person redet, ob diese eine erwachsene bzw. verheiratete Frau ist oder noch ein junges Mädchen. Im ersten Fall sagt man "sie"(wie in Deutschen), im anderen Fall "hat". "Es"(die entsprechende deutsche Form zu "hat") wird im hochdeutschen nur gebraucht, wenn das logische Subjekt in der Form eines sächlichen Dingwortes erscheint) z.B. "das Mädchen ...es...".

- <u>Kontrastmangel</u>: Juhasz (1967) spricht von Kontrastmangel vor allem in Bezug auf die Bedeutung von Wörtern. z.B. kann das ungarische Wort "üveg" im Deutschen die Bedeutung von "Glass" oder aber "Flasche" haben. Wir wollen hier allerdings keine Bedeutungsunterschiede ansprechen, wenn wir von Kontrastmangel reden, sondern Interferenzfehler wie folgende zusammenfassen: "Einst konnte ich noch sagen ..."(Luxemburgisch: ént =Deutsch: eins), "Sie wüllten ..."(L.: wullen = D.: wühlten), "Er nietste ..."(L.: néitzen = D.: nieste), "In unsern Garten ..."(L.: onsem = D.: unserem).
- <u>Weitere Fehlerkategorien</u>: Bei indirekter Rede oder in indirekten Fragesätzen können nach Hoffmann Fehler dadurch entstehen, dass der Luxemburger den Konjunktiv Präsens nicht kennt und deshalb meistens den sogenannten Konditionalis verwendet. Da im Luxemburgischen manche Substantive ein anderes Geschlecht als im Deutschen haben) können auch dadurch Interferenzfehler entstehen.

4.430 Übersetzungsdiktat

Dieses Verfahren besteht in einem, nach bestimmten Kriterien zusammengesetzten, luxemburgischen Text, der den Probanden Satz für Satz diktiert wurde, und den diese sofort ins Deutsche übersetzen und niederschreiben sollten. (siehe Anhang)

Damit werden gegenüber dem Aufsatz folgende Vorteile erzielt:

- die Bedingungen, unter denen der deutsche Text zustande kommt, können weitgehend konstant gehalten werden, d.h. die intra-individuellen Einflussgrößen (Medium, Stil, Kontext, Situation und Text) werden kontrolliert,
- die Anzahl der potentiellen Interferenzen im Text ist für jede Versuchsperson dieselbe,
- bestimmte relevante Fehlerkategorien können systematisch in den Text eingebaut werden,
- die Durchführung und die Auswertung sind weitgehend standardisiert.

Psychologische und soziologische Dimensionen des Interferenzprozesses

Bei der Zusammenstellung des luxemburgischen Textes gingen wir folgendermaßen vor: Ausgehend von der im vorhergehenden Abschnitt erläuterten Liste typischer Fehlerkategorien, erfanden wir eine Kurzgeschichte, in die bestimmte 'Interferenz-Fallen' (so genannt nach Juhasz, 1970, 49) eingefügt wurden. Dabei waren wir einerseits bestrebt, möglichst viele dieser Kategorien zu berücksichtigen, andererseits konnten wir - im Interesse eines zusammenhängenden Textes - nicht vermeiden, dass einige Kategorien nicht repräsentiert, und andere überdurchschnittlich oft vertreten sind[30].

Eine erste Durchsicht des erhobenen Materials veranlasste uns die bereits beschriebenen Kategorien 'Kontrastmangel' und 'Zeitform' nachträglich einzuführen so dass insgesamt folgende Fehlerkategorien oder -typen bei der Auswertung des Übersetzungsdiktats berücksichtigt wurden:

1. Flexion der Substantive (Fehler Nr. 1 u. 2) z.B. "Dem Vater sein Hut"
2. Relativpronomina (Fehler Nr. 3) "Es war zum ersten Mal, wo Gabi Ferien machte"
3. Verben (Fehler Nr. 4) ... wurden meine Schwester und ich früh erwacht,..."
4. Präpositionen (Fehler Nr. 5 - 15) z.B.: "Er stand bei der Tür"
5. Syntax (Fehler Nr. 16 - 18) z.B.: "Dann sag ihm es"
6. Nebensätze (Fehler Nr. 19 u. 20) z.B.: "Gabi war froh, für von zuhause wegzukommen"
7. Stil (Fehler Nr. 21 - 26) z.B.: "daheim"=„dohém" (zuhause)
8. Zeitformen (Fehler Nr. 27 - 34) z.B. "Als wir weggefahren sind..."
9. Personalpronomina (Fehler Nr. 35) "Es war zum ersten Mal, dass es Ferien machte"
10. Kontrastmangel (Fehler Nr. 36 - 41) z.B.: "Die Streck von Grenoble bis ..."

---

[30] Hier sei vermerkt, dass uns bei der Konstruktion dieses Verfahrens die Arbeiten von János Juhasz (1970) von großem Nutzen gewesen wären. Leider wurden uns diese erst nach der Datenerhebung bekannt. Juhasz verwendete eine sehr ähnliche Methode: Es "wurden ungarische Sätze zum Übersetzen ins Deutsche gegeben, wobei jeder Satz eine Interferenz-Falle enthielt, d.h. jeder Satz Verführte die Versuchsperson dazu, ihre Muttersprache auf eine bestimmte Weise zur Geltung zu bringen."(49) Im Gegensatz zu uns wählte Juhasz keinen zusammenhängenden Text, wodurch es ihm ermöglicht wurde systematischer vorzugehen.
"Diese Sätze wurden so angeordnet, dass ähnliche Arten von Fehlern nicht einander folgten und durchschnittlich jedem fünften Satz ein richtiger Satz folgte. Dieser hatte die Aufgabe die Versuchsperson irrezuführen, d.h. sie auch an der Richtigkeit dieser Sätze zweifeln zu lassen und ihre Aufmerksamkeit von den Fehlern der anderen Sätze abzulenken."(49)
Wenn wir auch nicht so systematisch vorgingen, so lässt sich allgemein doch sagen, dass unser Verfahren mit demjenigen von Juhasz gut vergleichbar ist.

4.440 Intelligenztestbatterie

Die von A.O. Jäger betonte Notwendigkeit weiterer Invarianz-prüfungen zu den von ihm definierten Hauptfaktoren der Intelligenz (1970, 176) wurde von H. Buschmann (1970) aufgenommen (siehe auch Hörger u. Buschmann, 1971). In dieser Arbeit wurden die von Jäger identifizierten Hauptfaktoren erfolgreich reproduziert, was als Bestätigung für deren prinzipielle Gültigkeit geltend gemacht werden kann.

Die Daten, die zu diesem Ergebnis führten, waren an 120 Schülern der 4. Grundschulklasse erhoben worden, d.h. an einer Probandenstichprobe, die um ca. 8 Jahre jünger war als die von Jäger (1970, 36). Da unsere Stichprobe, wie wir weiter unten noch sehen werden, sich aus Schülern der 6. Primärschulklasse zusammensetzt, sind die von Buschmann angewendeten Testverfahren im Prinzip auch für unsere Untersuchung benutzbar. Anders als bei Jäger handelt 9S sich hier um Untertests mit meist ähnlichen Aufgaben und nicht um Einzelaufgaben. Die Auswahl der Untertests wurde in Anlehnung an A.O. Jägers Hauptfaktoren vorgenommen, d.h. zu jedem Faktor wurden einige Untertests zusammengestellt, die ihn vermutlich repräsentieren. Dies konnte bei der Identifizierung der Faktoren dann auch in den meisten Fällen nachgewiesen werden.

Da Buschmanns Testbatterie Jägers Faktoren hinlänglich repräsentiert und als Gruppenverfahren bei 12-jährigen Schülern anwendbar ist, konnten wir uns leicht dazu entscheiden sie weitgehend zu übernehmen. Lediglich den von Buschmann verwendeten Pauli-Test, der ein einstündiges Dauerrechnen verlangt, haben wir durch den weniger ermüdenden d2 ersetzt[31]. Bevor wir auf die einzelnen Untertests eingehen, wollen wir die Tests vorstellen in deren Rahmen sie konstruiert wurden:

Das Prüfsystem für Schul- und Bildungsberatung (PSB) (W. Horn, 1969) ist eine Modifikation des Leistungsprüfsystems (LPS) und wurde als Verfahren zur Diagnose der Eignung für weiterführende Schulen konzipiert.

Die Aufgaben zum Nachdenken (AzN4+) von E. Hylla und B. Kraak besitzen als Ausleseverfahren für die weiterführenden Schulen eine lange Tradition und sind 1965 von H. Horn u.a. neu bearbeitet worden (Normierung 1968). Es wird eine Paralleltest-Reliabilität von .85 (N=289) angegeben.

---

[31] Die Mengenleistung im Pauli-Test und im d2 korrelieren zu r = .51.

Der Allgemeine Schulleistungstest für 4. Klassen (AST4) (Fippinger, 1967) gilt als Hilfsmittel für eine möglichst objektive Einschätzung der Schulleistungen in den Hauptfächern der Grundschule. Paralleltest-Reliabilität .91(N-112).

Die Standard Progressive Matrices (SPM) (Raven, 1960)[32] (16) gibt es seit 1938 als sprachfreien Intelligenztest, da zur Aufgabenlösung keine sprachlichen Formulierungen notwendig sind. Die Retest-Reliabilität wird mit .83 bis .93 angegeben.

Der Aufmerksamkeit-Belastungs-Test (d2) von R. Brickenkamp (1966) soll die "allgemeine Leistungsfähigkeit, Konzentrationsfähigkeit, Aufmerksamkeit" erfassen. Die Retest-Reliabilität beträgt zwischen .84 und .98.

Der Z-Test von H. Zulliger (1948) ist ein Formdeutungsverfahren, das auf den Vorlagen von Rorschach und Behn entwickelt wurde. Die 3 Farbklekse stehen auch als Diapositive zur Verfügung.

Die beiden Aufgabentypen 'Verschiedene Möglichkeiten' und 'Konsequenzen' haben wir

"wegen des Mangels an psychometrischen Tests, die die produktive Seite der Intelligenz erschließen können und somit auf Jägers Faktor 'Einfallsreichtum und Produktivität' substantielle Ladungen erwarten lassen"(Buschmann, 1970, 19)

in unsere Testbatterie aufgenommen. Sie wurden in Anlehnung an A.O. Jäger (1970, 258 ff) konstruiert, wobei das Alter der Probanden berücksichtigt wurde (siehe Anhang). In der folgenden Zusammenstellung wollen wir eine Übersicht über die Art der Testaufgaben geben, die in unsere Testbatterie aufgenommen wurden.

---

[32] Buschmann verwendete die Coloured Progressive Matrices, die hauptsächlich für Kinder im Alter von 5 bis 11 Jahre vorgesehen sind.

Psychologische und soziologische Dimensionen des Interferenzprozesses

Test Nr.	Initiale	Aus Test:	Name und Beschreibung
1	MZ	SPM	Progressive Matrizen: Erkennen von Aufbaugesetzen bei Symbol- oder Figur-Feldern
2	WV	PSB	Wortschatz und -verständnis: Auffinden von Rechtschreibefehlern
3	FR	PSB	Wortschatz und -verständnis: Auffinden von Rechtschreibefehlern
4	BZ	PSB	Buchstaben und Zahlenreihen: Erkennen des Aufbauprinzips der Reihe
5	WE	PSB	Worteinfall: Auffinden von Wörtern mit gleichem Anfangsbuchstabe
6	VW	PSB	Verstümmelte Wörter: Auffinden von Rechtschreibefehlern in unvollständigen Wörtern
7	AW	PSB	Abwickelungen: Zuordnung zwischen geometrischen Figuren und ihren Netzen
8	GO	PSB	Gottschaldt Figuren: Auffinden von vorgegebenen Figuren in einem Muster
9	ZA	PSB	Zahlenaddieren: Bilden der Quersumme von achtstelligen Zahlen
10	ZV	PSB	Zahlenvergleich: Auffinden von Übertragungsfehlern
11	RE	AzN4+	Rechnen: eingekleidete Rechenaufgaben
12	AN	AzN4+	Analogien: Wortanalogien
13	ZR	AzN4+	Zahlenreihen: Fortsetzen von gesetzmäßig aufgebauten Zahlenreihen
14	SE	AzN4+	Satzergänzen: Ergänzung von lückenhaften Sätzen
15	IV	AzN4+	Instruktionsverständnis: richtige Ausführung von Anweisungen
16	VM		Verschiedene Möglichkeiten: siehe Anhang
17	KQ		Konsequenzen: siehe Anhang
18	ZT[33]	Z-Test	Z-Test: Deuten von Farbklecksen
19	KR	AST4	Kopfrechnen: 4 Grundrechenarten
20	SR	AST4	Schriftliches Rechnen: 4 Grundrechenarten
21	TA	AST4	Textaufgaben: Eingekleidete Rechenaufgaben
22	LV	AST4	Leseverständnis: Sinnverständnis nach Lektüre von Geschichten
23	WS	AST4	Wortschatz: Verständnis von Wörtern
24	RS	AST4	Rechtschreiben: Auffinden von Rechtschreibefehlern
25	HK[34]	AST4	Heimatkunde: Heimatkundliches Wissen und Kartenverständnis
26	D2[35]	d2	Auffinden einer Zeichenkombination

---

[33] Es wurde die Zahl der abgegebenen Antworten erfasst

[34] In diesem Untertest wurden die Items Nr. 4,1o, 11, 16, 17 und 19 durch entsprechende Fragen zur Luxemburger Heimatkunde ersetzt.

[35] Hier wurde der Wert GZ-F, d.h. die Gesamtzahl der Antworten abzüglich der Fehler, berücksichtigt.

179

4.500 Grundgesamtheit und Untersuchungsstichprobe

Wir wollen uns jetzt der Personengruppe zuwenden, die mit den beschriebenen Verfahren untersucht wurde. Diese Gruppe, die wir Untersuchungsstichprobe nennen werden, wurde aus einer größeren Gruppe, der sogenannten Grundgesamtheit oder Population ermittelt. In der folgenden Darstellung geht es darum diese Grundgesamtheit zu definieren und das Zustandekommen der Untersuchungsstichprobe sowie ihre Zusammensetzung zu beschreiben. Wenn wir von Grundgesamtheit, Population oder Stichprobe sprechen, so wird, einem laxeren Sprachgebrauch folgend, auf die Merkmalsträger Bezug genommen und nicht, wie im formalen Sinne, ausschließlich auf die Beobachtungen (Lienert, 1973, 35).

4.510 Grundgesamtheit der Merkmalsträger

Aus den vorhergehenden theoretischen Überlegungen ergibt sich, dass die Grundgesamtheit der Merkmalsträger durch das Dialektsprecherkriterium definiert werden muss (siehe 4.410). Da es uns aber unmöglich war eine repräsentative Stichprobe für die gesamte Dialektsprecherpopulation zu ziehen, mussten wir uns notgedrungen für eine kleinere Grundgesamtheit entscheiden. Wegen der leichteren Zugänglichkeit und der geringeren Abweichung hinsichtlich des Alters und verschiedener schulischer Bedingungen, haben wir unsere Population auf die Teilmenge der 6-Klässler eingeengt. Zur Information des Lesers sei schnell gesagt, dass in Luxemburg die Grundschule erst nach der 6. Klasse in verschiedene weiterführende Schulzweige einmündet.

Die auf diese Weise definierte Grundgesamtheit ist endlich und relativ klein. Sie kann dennoch nicht ohne weiteres aufgelistet werden, da wir beim Dialektsprecherkriterium nicht nur die Staatsangehörigkeit, sondern vielmehr Sprachgewohnheiten berücksichtigten, die erst erfragt werden mussten. Wir sind deshalb zunächst von allen Schülern der 6. Primärschulklasse ausgegangen. Ihre Verteilung über die Untersuchungsregionen lieferte die Quoten für die Stichprobenentnahme. Unabhängig von dieser Vorgehensweise kann die Population der Merkmalsträger wie folgt definiert werden: Merkmalsträger sind alle 6-Klässler im öffentlichen Unterricht des Schuljahres 1973/74, sofern sie das Dialektsprecherkriterium erfüllen.

4.520 Verteilung der 6-Klässler

Statistische Übersichten über die Schülerzahlen des Primärschulunterrichts werden jedes Jahr vom Luxemburger Unterrichtsministerium veröffentlicht. Da wir unsere Arbeit bereits einige Wochen nach Schulbeginn anlaufen ließen, konnten wir nicht von dieser Informationsquelle Gebrauch machen, da die Daten für das neue Schuljahr noch nicht vollständig vorlagen. Mit den bereits Verfügbaren Daten und den Listen der Schulinspektoren und Schulkommissionen haben wir für die 6. Primärschulklasse eine Liste aufstellen können, die 252 Klassen mit 4.252 Kindern umfasst. Ein Vergleich mit der im Mai 1974 veröffentlichten Statistik des Ministeriums ergab, dass ungefähr 97,5% der 6-Klässler von unserer Liste erfasst wurden. (MEN 1974)

Verteilung der 6-Klässler über die Untersuchungsregionen:

Region	Zahl der Schüler	Anteil in %	Zahl der Klassen	Durchschnittliche Schülerzahl
Süden	1.468	35	71	21
Luxemburg	730	17	37	20
Zentrum	687	16	39	18
Osten	428	10	32	13
Norden	939	22	73	13
Gesamt	4.252	100	252	17

Für das relative Übergewicht an Klassen in den Regionen Norden und Osten kann die regional unterschiedliche Klassenfrequenz verantwortlich gemacht werden. Für das ganze Gebiet betrug die kleinste Klassenfrequenz 2, die größte 31 Schüler. Die kleinen Werte wurden hauptsächlich in schwach bevölkerten ländlichen Gemeinden ermittelt, in denen ein Lehrer oft zwei Klassen zusammen unterrichtet (sogenannte Sammelklassen). Dies trifft vor allem für die Regionen Norden und Osten zu. Ungefähr die Hälfte der Klassen aus diesen Regionen haben weniger als 13 Schüler. Im gesamten Untersuchungsgebiet jedoch sind es nur 26% der Klassen mit ungefähr 13% der Schüler, die eine Klassenfrequenz von weniger als 13 haben.

4.530 Untersuchungsstichprobe (N=376)

Aus der oben beschriebenen Menge der 6-Klässler haben wir eine erste Stichprobe gezogen, welche Aufschluss über die Verteilung der Dialektsprecher und ihre soziale

Psychologische und soziologische Dimensionen des Interferenzprozesses

Schichtzugehörigkeit geben soll. Da die Schüler in Klassen gruppiert sind, die nach Regionen unterschieden werden sollen, wurde bei der Entnahme der Untersuchungsstichprobe eine nach Regionen geschichtete Klumpenauswahl angewendet, d.h. es wurden aus jeder Region nach Zufall so viele Klassen gezogen, bis die dem Verteilungsschlüssel entsprechende Schülerzahl annähernd erreicht war. Der Verteilungsschlüssel war vorher, nach regionalen Anteilen an der Gesamtzahl der 6-Klässler für einen Stichprobenumfang von 360 errechnet worden.

Verteilung der Schüler und Klassen der Untersuchungsstichprobe über die Regionen:

Region	Anteil in %	Verteilungsschlüssel	Zahl der Schüler	Zahl der Klassen
Süden	35	126	127	6
Luxemburg	17	62	73	3
Zentrum	16	57	64	3
Osten	10	36	34	2
Norden	22	79	80	5

Zu dieser Stichprobe muss noch gesagt werden, dass Klassen mit einer Frequenz von weniger als 13 Schülern nicht berücksichtigt wurden, da wir unter diesen fast ausschließlich Sammelklassen vermuteten, deren Untersuchung uns aus technischen Gründen schwierig erschien. Die auf diese Weise ausgeschlossenen Schüler sind hauptsächlich in den ländlichen Gemeinden der Regionen Norden und Osten zu finden. Streng genommen kann unsere Untersuchungsstichprobe also nicht für Schüler aus Klassen mit weniger als 13 Schülern repräsentativ sein, weil diese Schüler anderen Unterrichtsbedingungen ausgesetzt sein dürften, besonders weil sie meistens in Sammelklassen unterrichtet werden. Die anschließende Beschreibung der 19 Klassen unserer Untersuchungsstichprobe soll die Vielfältigkeit der Klassencharakteristika andeuten und als ein Argument gegen eine Einschränkung der Repräsentativität unserer Stichprobe verstanden werden.

- Trotz der Nicht-Berücksichtigung kleinster Klassen befanden sich 2 Sammelklassen in der Stichprobe, in denen 6- und 5-Klässler im Verhältnis 17:10 bzw. 16:7 unterrichtet wurden.
- 5 Klassen hatten eine Frequenz von 13 bis 17, 8 Klassen wurden von 18 bis 22 und 6 Klassen von 23 bis 27 Schülern frequentiert.

Psychologische und soziologische Dimensionen des Interferenzprozesses

- 9 Klassen waren in Stadt- und 10 Klassen in Landschulen untergebracht, genauer gesagt stammten 5 Klassen mit 117 Schülern aus Gemeinden mit einer Einwohnerdichte von mehr als 1000
- 6 Klassen mit 119 Schülern und 8 Klassen mit 142 Schülern stammten aus Gemeinden mit 200 bis 1.000 bzw. weniger als 200 Einwohnern pro km^2.
- 2 Klassen hatten nur männliche Schüler, alle anderen waren gemischt.
- Es befanden sich 193 und 185 Mädchen in dieser Stichprobe.
- Zum Alter der Schüler ist zu bemerken, dass abgesehen von einigen hängengebliebenen oder früher eingeschulten Schülern die Mehrzahl zum Testzeitpunkt sich in ihrem 12. Lebensjahr befand.
- (Auffallend ist, dass 16 der Lehrpersonen männlichen und nur 3 weiblichen Geschlechts waren, was vielleicht ein Zeichen dafür ist, dass das weibliche Lehrpersonal hauptsächlich die unteren Klassen unterrichtet.)

4.600 Verlauf der Untersuchung

Nach der Beschreibung von Untersuchungsmaterial und Untersuchungsstichprobe, wollen wir noch einige Angaben zum Untersuchungsverlauf machen.

Vor Beginn der eigentlichen Datenerhebung haben wir eine Voruntersuchung durchgeführt, in der wir erste Erfahrungen mit unserem Testmaterial sammelten. Außerdem haben wir die von uns erstellten luxemburgischen Instruktionen getestet und in ihre endgültige Fassung gebracht. Die Testfolge, die Pausen und weitere Testbedingungen konnten daneben festgehalten werden. Eine unvorhergesehene Konsequenz der Voruntersuchung ergab sich in der Veränderung des Fragebogens (siehe 4.410). Da wir in der eigentlichen Untersuchung getrennt als Versuchsleiter fungieren sollten, nahmen wir die Gelegenheit wahr unser eigenes Verhalten in der Test- sowie in den Randsituationen aufeinander abzustimmen. Auch lernten wir das Lehrerverhalten als Einflussgröße zu beachten.

Bei der Aufteilung der Schulklassen auf die 3 Versuchsleiter gingen wir von zwei Gesichtspunkten aus: Zunächst sollten die einzelnen Versuchsleiter in allen Regionen einen möglichst gleich hohen Anteil an Schülern untersuchen; Daneben mussten die

Psychologische und soziologische Dimensionen des Interferenzprozesses

Anreisewege der Versuchsleiter berücksichtigt werden. Auf diese Weise wurden jedem der 3 Versuchsleiter 2 Südklassen, je 1 Klasse aus der Hauptstadt und dem Zentrum, sowie 2 Ost-oder Nordklassen zugeteilt (20). Das Lehrpersonal dieser Klassen, mit dem wir anschließend Kontakt aufnahmen, zeigte generell Interesse an unserer Untersuchung und gewährte uns Beistand in einigen praktischen Problemen.

Für die Datenerhebung wurden pro Klasse 3 Termine benötigt, die in Zeitabständen von ungefähr einer Woche aufeinander folgten und zu denen nacheinander folgende Testserien durchgeführt wurden:

1. Testserie (Vormittags)	
AzN4+ (1. Teil)	50 Minuten
Pause	10 Minuten
AzM4+ (2. Teil)	50 Minuten
Pause	20 Minuten
Aufsatz: Räuberbande	30 Minuten
Pause	10 Minuten
VM und KQ	20 Minuten
	190 Minuten

2. Testserie (Nachmittags)	
AST4 (1. Teil)	45 Minuten
Pause	10 Minuten
AST4 (2. Teil)	45 Minuten
Pause	20 Minuten
Diktat	20 Minuten
	140 Minuten

3. Testserie (Vormittags)	
D2	15 Minuten
PSB	90 Minuten
Pause	20 Minuten

Psychologische und soziologische Dimensionen des Interferenzprozesses

Aufsatz: Erwachsene	30 Minuten
Pause	10 Minuten
SPM	15 Minuten
Z-Test	15 Minuten
	195 Minuten

Zu Beginn der ersten Testserie stellte sich der entsprechende Testleiter den Schülern vor und erklärte, einige Aufgaben mit ihnen durchführen zu wollen, die für eine Untersuchung benötigt und deshalb nicht von ihrem Klassenlehrer benotet werden würden. Im Übrigen wurde den Schülern gesagt, die Aufgaben seien spannend und abwechslungsreich und sie sollten versuchen ihr Können unter Beweis zu stellen.

Die Instruktion zu den einzelnen Testverfahren wurde von uns in Anlehnung an die Testautoren ins Luxemburgische übertragen. Sie wurde vorgelesen und erläutert, verschiedene Übungsbeispiele wurden an der Tafel vordemonstriert um das Verständnis der Instruktion zu gewährleisten[36].

In den kurzen Pausen blieben die Schüler meistens im Klassenzimmer, während die längeren Pausen von vornherein so geplant waren, dass sie mit den üblichen Schulpausen zusammenfielen.

Am Ende der ersten Testserie wurde den Schülern der Fragebogen ausgehändigt, mit der Aufforderung ihn zu Hause von dem Vater oder der Mutter ausfüllen zu lassen und bis zum nächsten Termin wieder mitzubringen.

Insgesamt ist die Testdurchführung wie geplant und ohne nennenswerte Störungen abgelaufen. Die einzelnen Verfahren wurden im Allgemeinen mit Begeisterung und Eifer bewältigt. Viele Schüler bedauerten wegen der zeitlichen Begrenzung nicht alle Aufgaben erledigen bzw. nicht alles schreiben zu können. Aufkommende Ermüdung oder Unlust konnte im Allgemeinen nicht festgestellt werden. Die ganze Untersuchung schien von den Schülern als eine willkommene Abwechslung erlebt zu werden.

---

[36] Die Instruktion zu den Aufsätzen bzw. den Übersetzungsdiktat sind unter 4.420 bzw. im Anhang wiedergegeben.

4.700 Aufbereitung der Daten

4.710 Exkurs: Lehrerberatung

Für alle Schüler, die an der Untersuchung teilgenommen hatten, wurden 3 ausgewählte Testverfahren ausgewertet und für eine Lehrerberatung heran gezogen. Damit wollten wir eine Gegenleistung für das freundliche Entgegenkommen des Lehrpersonals erbringen. Aus unserer Testbatterie schien uns, den Empfehlungen ihrer Autoren und einer weitverbreiteten Praxis nach zu urteilen, PSB, AZN4+ und die Progressive Matrices am besten zu diesem Zweck geeignet. Zur Eichung der Testrohwerte wurde die anschließend beschriebene Stichprobe N=288 benutzt. Dabei musste jedoch für die Untertests des AZN4+ ein 'ceiling effect'[37] (22) festgestellt werden, der zu einer mangelnden Differenzierung im obersten Leistungsabschnitt führte und somit den prognostischen Wert dieses Verfahrens minderte. Eine Eichtabelle für die 3 genannten Verfahren ist in dem Papier enthalten, das den Lehrern neben den Ergebnissen ihrer Schüler übergeben wurde. (siehe Anhang: Schoos, Soisson u. Vandivinit, Drei psychologische Testverfahren zur Schulberatung in der 6.PrimärschulklasseDrei psychologische Testverfahren zur Schulberatung in der 6. Primärschulklasse).

4.720 Stichprobe der Dialektsprecher (N=288)

Gemäß unserer Definition der Grundgesamtheit mussten zuerst die Dialektsprecher in der Untersuchungsstichprobe (N=378) aussortiert werden. Nach Auswertung der Fragen zum Dialektsprecherkriterium (siehe 4.410) konnten 54 Schüler als Ausländer von der weiteren Datenverarbeitung ausgeschlossen werden. Dies traf auch für 25 weitere Schüler zu, für die kein beantworteter Fragebogen vorlag. 11 Schüler, die an einem Testtermin abwesend waren, wurden ebenfalls ausgeschlossen, so dass die verbleibende Stichprobe der Dialektsprecher mit vollständigem Material nur noch 288 Schüler umfasst, 141 Jungen und 147 Mädchen, die sich wie folgt über die Regionen verteilten:

---

[37] Man spricht von 'ceiling effect' wenn bei zu leichten Tests ein Gutteil der Pbn. den höchsten Testwert erreicht.

Verteilung der Dialektsprecher über die Regionen[38]

Region	Häufigkeit	Anteil in %
Süden	87	30,2
Stadt	53	18,4
Zentrum	51	17,7
Osten	29	10,1
Norden	68	23,6
Gesamt	288	100,0

In der nun folgenden Beschreibung der weiteren Auswertung und Aufbereitung der Daten wird auf diese Stichprobe der Dialektsprecher mit vollständigem Material Bezug genommen.

4.730 Soziale Schichtzugehörigkeit

Die Fragen zur Ausbildung und zum Beruf der Eltern, sowie zum Einkommen der Familie wurden wie bereits beschrieben ausgewertet (siehe 4.410) und analysiert. Nach der Interkorrelation dieser 3 Variablen wurde ein Statusindex gebildet und der Versuch gemacht einzelne Schichten zu bestimmen.

4.731 Ausbildung der Eltern

Die erzielten Punkte auf der Ausbildungsskala streuen von 0 bis 40 mit dem Median 6.97 und einem Modalwert von 2 Punkten. Die Verteilung ist also extrem rechtsschief,

---

[38] Die Anteile an der dialektsprechenden Bevölkerung konnten hier nicht aufgeführt werden, da die offiziellen Statistiken die Ausländer nicht nach dem von uns bestimmten Dialektsprecherkriterium unterscheiden.

indem 54 der Fälle einen kleineren Punktwert als 7 annehmen (Schiefe = 1.62). Allein 33% der Fälle haben 2 Punkte oder weniger (Exzess = 3.13, d.h., sehr breitgipflig). Erinnern wir uns daran in welchen Fällen 0, 1 oder 2 Punkte vergeben wurden (siehe Anhang: Auswertungstabelle für den Fragebogen), so bedeutet dieses Ergebnis, dass ein Drittel der Elternpaare ausschließlich die Primärschule besucht hat. Analysiert man die gesamte Verteilung auf das Zustandekommen der Punktwerte hin, so lassen sich 4 Ausbildungsgruppen oder Bildungsstufen bestimmen:

In einer ersten Gruppe werden die Elternpaare zusammengefasst, die beide außer dem Primärschulabschluss(wenn überhaupt) keine andere abgeschlossene Ausbildung haben.

- Hat ein Elternteil eine abgeschlossene Lehre, Technikerausbildung, Handels- oder Realschulabschluss, während der andere wenigstens die Primärschule abgeschlossen hat, so wird das Elternpaar der 2. Gruppe zugeordnet.

- Wenn beide Elternteile eine abgeschlossene Berufsausbildung (Handwerkt Handel, Technik) oder mittlere Reife haben, oder wenn ein Elternteil die Handels- oder Realschule erfolgreich besucht hat, während der andere diese nicht abschließen konnte, oder aber wenn ein Elternteil das Gymnasium oder eine höhere Fachausbildung absolvierte, während der andere wenigstens den Primärschulabschluss hat, dann wird das Elternpaar in die 3. Gruppe eingeordnet.

- In der 4. Gruppe sind die Elternpaare zu finden, von denen wenigstens einer Abitur, eine höhere Fachausbildung oder studiert hat, während der andere wenigstens eine abgeschlossene Berufsausbildung besitzt.

Verteilung der Elternpaare über die Bildungsstufen

Stufe	Häufigkeit	Anteil in %	kumul. Anteil in %
1	126	43,8	43,8
2	81	28,1	71,9
3	59	20,5	92,5
4	22	7,6	100,0
Gesamt:	**288**	**100,0**	

4.732 Beruf des Haupternährers

Auf der Berufsskala streuen die Punkte von 1 bis 30 mit dem Median 8.25 und einem Modus von 7. Auch diese Verteilung ist rechtsschief (Schiefe = 0.59). Gemäß den aus der Sozialstatistik wohlbekannten Gruppen haben wir unsere Berufsskala in 7 Berufsgruppen unterteilt.
Verteilung der Eltern über die Berufsgruppen

Gruppe	Häufigkeit	Anteil in %	Kumulativer Anteil in %
Ungelernte oder Hilfsarbeiter	55	19,1	19,1
Angelernte und Facharbeiter	86	29,9	49,0
Einfache Angestellte und Beamte	33	11,5	60,4
Selbständige und Landwirte in kleinen Betrieben	35	12,2	72,6
Mittlere Angestellte und Beamte	34	11,8	84,4
Mittlere Selbständige und große Landwirtschaftsbetriebe	29	10,1	94,4
Akademische und freie Berufe, leitende Angestellte und Beamte, Selbständige in großen Unternehmen	16	5,6	100,0
Gesamt:	288	100	

Vergleichen wir diese Unterteilung unserer Berufsskala mit der von Moore u. Kleining (1960, 91), die ausschließlich den Beruf als Statusindiktator benutzten, so lassen sich folgende Parallelen ziehen. Die beiden untersten Gruppen der Handlanger bzw. der Straßen-und Landarbeiter machen 21% der von Moore u. Kleining eingeordneten Fälle aus (19% bei uns), die qualifizierten Arbeiter 31% (3o%), die untersten Angestellten und Beamten l0% (12%), die kleinen Selbständigen, unteren Angestellten und Beamten 17% (12%), die mittleren Angestellten und Beamten, sowie die mittleren Selbständigen 15% (21%) und schließlich die leitenden Angestellten und Beamten, die Akademiker und großen Selbständigen 6% (6%). Die etwas größeren Abweichungen bei den Angestellten und Beamten sind darauf zurückzuführen e dass Moore u. Kleining zwischen untersten, unteren, mittleren und leitenden, wir aber nur zwischen einfachen, mittleren und leitenden Angestellten und Beamten unterschieden haben, wodurch sich eine etwas abweichende Zuordnung ergibt.

4.733 Einkommen der Familie

Die Werte dieser Skala streuen von 1 bis 12 mit dem Median und Modus 7. Diese Verteilung ist also nicht schief, dafür aber breitgipflig (Exzess 0.59). Durch die ungenügende Differenziertheit dieser Skala (siehe Anhang: Auswertungstabelle für den Fragebogen), lassen sich nur 3 Einkommensgruppen oder -bereiche bestimmen. Jeweils 14% der Familien liegen mit ihrem monatlichen Nettoeinkommen im unteren Einkommensbereich mit weniger als 15.000 Fr. (1.000DM), oder im oberen mit mehr als 35.000 Fr. (2.300 DM). Die restlichen 72% liegen zwischen diesen Grenzen im mittleren Einkommensbereich.

4.734 Zusammenhang von Ausbildung, Beruf und Einkommen

Wir können davon ausgehen, dass Ausbildung, Beruf und Einkommen signifikant interkorrelieren. Darüber hinaus wird, abgesehen von der zeitlichen Situierung der Ausbildung vor dem Beruf und dem Einkommen, die Ausübung eines Berufes in vielen Fällen von einer bestimmten Ausbildung abhängig gemacht und auch das Einkommen wird meistens durch den Beruf und die Ausbildung determiniert, so dass man aus diesen sachlogischen Gründen eine kausale Korrelation annehmen kann.

Korrelation der Statusvariablen (bivariat, Spearmans rho bei einseitiger Fragestellung, dem Signifikanzniveau 0.00l und dem Stichprobenumfang N=288)

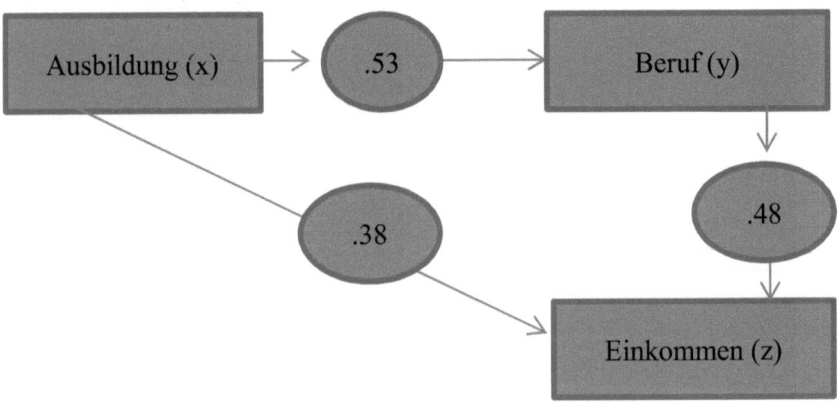

partieller Korrelationskoeffizient: rho xz.y = .18
multipler Korrelationskoeffizient: rho z(xy) = .50

Psychologische und soziologische Dimensionen des Interferenzprozesses

Da rho nichts anderes ist, als der auf Rangwerte angewendete Produkt-Moment Korrelationskoeffizient r, wollen wir sein Quadrat als Determinationskoeffizienten interpretieren, wodurch der Varianzanteil ausgedrückt wird, der durch den Zusammenhang zwischen zwei Variablen bestimmt ist. Unter der Annahme einer kausalen Korrelation, wollen wir folgende Aussagen machen:

- 28% der Varianz der Berufsskala sind durch die Varianz der Bildungsskala determiniert. Dass dieser Anteil nicht höher ist, liegt wohl daran, dass in einigen Berufsgruppen, besonders bei den Selbständigen und den Landwirten, nicht nur die Ausbildung, sondern auch andere Faktoren wie Eigentum und Initiative von Einfluss sind.
- 23% der Einkommensvarianz werden von der Varianz der Berufsskala aufgeklärt. Hier dürften ebenfalls andere Variablen wie Branche, Dienstalter, Geschäftstüchtigkeit usw. eine Rolle spielen. Auch schlägt die Ausbildungsvarianz nach rho xz.y mit 3% Varianzaufklärung, die nicht über den Beruf vermittelt werden, zu Buche. Dem multiplen Koeffizienten zufolge können 25% der Einkommensvarianz von der Ausbildungs- und Berufsvarianz aufgeklärt werden. (Alle Werte sind aufgerundet.) Diese Ergebnisse sprechen unserer Ansicht nach für die Wahl eines multiplen Statusindexes, denn der Zusammenhang zwischen den Indexvariablen ist nicht so eindeutig, dass eine Variable allein den Differenzierungsgrad der 3 kombinierten Variablen erreichen könnte.

Der monotone Zusammenhang zwischen den Statusvariablen wird auch im dreidimensionalen Streuungsdiagramm gut sichtbar. Im unteren Einkommensbereich überwiegen die Arbeiter mit geringer Schulbildung, bei den mittleren Einkommen streuen hauptsächlich die Arbeiter und Angestellten über die 3 ersten Bildungsstufen, während bei den hohen Einkommen die mittleren und leitenden Angestellten und Beamte mit dem höchsten Bildungsniveau den Ausschlag geben. Bei den Selbständigen und Landwirten ist allerdings eine durchgehend niedrigere Bildungsstufe auffallend. In allen Einkommensgruppen erreichen sowohl die kleinen als auch die großen Selbständigen und Landwirte selten eine höhere Bildungsstufe als die zweite. Dass dadurch besonders der Zusammenhang zwischen Ausbildung und Beruf schwächer wird, wurde bereits oben erwähnt.

4.735 Sozialer Status

Nachdem wir die Variablen Ausbildung, Beruf und Einkommen zunächst einzeln und dann in ihrem Zusammenhang betrachtet haben, wollen wir sie jetzt als Aspekte oder Bestimmungsstücke eines sozialen Statusindexes zusammenfassen. Dazu haben wir die oben genannten Variablen addiert, ohne sie vorher zu gewichten. Auf diese Weise fand jede Variable gleich starke Berücksichtigung, allerdings dürfte die Differenziertheit der Berufs- und vor allem Ausbildungsskala entscheidend zur Differenziertheit der Gesamtskala beitragen.

Auf diese letztere wollen wir uns im Folgenden unter der Bezeichnung sozialer Status beziehen.

Die neugebildete Skala streut zwischen den Punktwerten 3 und 75 mit dem Medien 23.2 und einem Modus von 16. Zwei weitere nicht ganz so hohe Gipfel liegen bei den Punktwerten 11 und 21 und bedingen den hohen Exzesswert von 1.12. Wie nicht anders zu erwarten ist auch die Verteilung dieser Gesamtskala rechtsschief (Schiefe = l.00).

Diese ordinale Skala ist ein differenziertes Maß für den sozialen Status und wird, manchmal etwas unkorrekt als soziale Schicht bezeichnet, in unsere Interdependenzberechnungen eingehen. Darüber hinaus haben wir den Versuch gemacht die Statusskala in 'verhaltensrelevante Abstufungen' einzuteilen, indem wir sie nacheinander mit ihren konstituierenden Variablen in eine zweidimensionale Tafel brachten und auf Überlappungen hin untersuchten. Es ergaben sich 5 Skalenbereiche, die sich hinreichend unterscheiden dürften, um als Schichten in dem oben beschriebenen Sinne (siehe 4.330) interpretiert werden zu können

- Im untersten Skalenbereich (3-12 Punkte) machen die ungelernten Arbeiter 87%, die angelernten nur 11% der Fälle aus. 96% dieser Schicht haben keine abgeschlossene Berufsausbildung im Sinne der Bildungsstufe 1. Das Einkommen liegt für 45% unter und für 55% über 15.000 fr., in keinem Fall jedoch über 35.000 Fr.
- Der 2.Skalenbereich (13-22 Punkte) wird zu 67% von angelernten oder Facharbeitern eingenommen. Die ungelernten Arbeiter, sowie die kleinen Angestellten und Beamte machen je 11% und die kleinen Selbständigen und Landwirte 9% dieser Schicht aus. Allerdings ist die 2.Bildungsstufe bereits zu 45% vertreten, die übrigen 55% werden von der 1.Bildungsstufe belegt. Das Einkommen liegt für 86% im mittleren und für 14% im unteren Bereich.
- Im 3.Skalenbereich (23-32 Punkte) sind die Facharbeiter, die kleinen Angestellten und Beamte, sowie die kleinen Landwirte und Selbständige zu je 27% vertreten. Dementsprechend sind auch die 3 ersten Bildungsstufen zu 35, 29 bzw.36% repräsentiert. 86% liegen im mittleren und 12% bereits im oberen Einkommensbereich.
- Im 4.Skalenbereich (33-52 Punkte) führen die mittleren Angestellten und Beamte mit 41%, gefolgt von den mittleren Landwirten und Selbständigen mit 31% und den kleinen Landwirten und Selbständigen mit l0%. 52% haben die 3.Bildunesstufe, 31% die 2. und 15% bereits die 4.erreicht. Auch verdienen

schon 35% mehr als 35.000 fr., die restlichen 65% aber haben noch ein mittleres Einkommen.
- Die letzte Skaleneinteilung (53-75 Punkte) besteht zu 64% aus der Berufsgruppe der freien und akademischen Berufe, der leitenden Angestellten und Beamte, sowie der größeren Selbständigen. 28% dieser Schicht sind auch noch bei den mittleren Angestellten und Beamte zu finden. Allerdings wird die 4.Bildungs-stufe von 93% erreicht und das gilt ebenfalls für den höheren Einkommensbereich.

Verteilung der Eltern über die Schichten

Schicht	Häufigkeit	Anteil in %	Kum. Ant. In %
1	53	18,4	18,4
2	86	29,9	48,3
3	77	26,7	75,0
4	58	20,1	95,1
5	14	4,9	100,0
Gesamt:	288	100,0	

Wir wollen darauf verzichten unsere Schichten als untere, mittlere oder obere Unter-, Mittel- oder Oberschicht zu bezeichnen, sondern uns mit der Beschreibung der von uns bestimmten Schichtung begnügen. Auch dürften Vergleiche mit Schichtungsmodellen, so wie Bolte, Kappe und Neidhardt (1967, 316) sie darstellen, zu keiner neuen Erkenntnis führen, da eventuelle Abweichungen immer auf unterschiedliche Schichtungsbestimmungen zurückgeführt werden können.

4.740 Soziale Schicht, Region und Geschlecht

Nach der Bestimmung der sozialen Schichten konnten diese mit den Variablen Geschlecht und Region in Verbindung gebracht werden. Dabei zeigte es sich, dass in der Stichprobe der Dialektsprecher die Geschlechter nicht zufällig über die Schichten verteilt sind. Dies trifft ebenfalls für die Verteilung der Geschlechter über die Regionen zu. Diese Kontigenzen werden weiter unten berücksichtigt, denn zunächst wollen wir die Beziehung zwischen Schicht und Region herausstellen. Eine Mehrfeldertafel und der auf ihrer Grundlage errechnete CHI^2-Unabhängigkeitstest weist einen signifikanten Zusammenhang zwischen den sozialen Schichten und den Untersuchungsregionen auf (CHI^2=30.23 mit 16 Freiheitsgrade, Alpha=0,05). Erinnern wir uns an die Beschreibung der Regionen einerseits und an die der Schichten andererseits (siehe 4.32o bzw.4.735), so wird dieser Zusammenhang leicht erklärbar, indem:

Psychologische und soziologische Dimensionen des Interferenzprozesses

- in den dicht besiedelten Industrieregion des Südens die Facharbeiter, und damit die 2.Schicht, stark überrepräsentiert ist.
- wie im Süden, auch in der Hauptstadt der Anteil der 5.Schicht über dem Landesdurchschnitt liegt. Am stärksten vertreten sind hier allerdings im Gegensatz zum Süden die mittleren Angestellten und Beamte, und damit die 4.Schicht.
- im Zentrum, d.h.im ländlichen Randgebiet des Südens und der Hauptstadt, die ungelernten Arbeiter, und damit die 1.Schicht, stärker als die anderen sind.
- im Osten und im Norden hauptsächlich die Landwirte und die Selbständigen aber auch die Angestellten und Beamte, und damit die 3.Schicht, stärker vertreten sind als im Landesdurchschnitt.

Diese Kontingenz zwischen Schicht und Region wird im Folgenden von Bedeutung sein, wo es darum geht einen Quotenplan für die definitive Stichprobenentnahme zu erstellen.

4.750 Ausgewogenen Stichprobe (N=80)

Wenn wir die Stichprobe der Dialektsprecher von 288 auf 80 reduzierten, so hatte dies vor allem zwei Gründe: Erstens wollten wir den Zeitaufwand für die Auswertung des erhobenen Materials in vernünftigen Grenzen halten[39], und zweitens wollten wir eine nach Schichten, Regionen und Geschlecht ausgewogene Stichprobe ziehen, deren Umfang für die geplanten statistischen Verfahren ausreichend ist, auch wenn das Material von mehr als 200 Schülern auf diese Weise nicht in die definitive Auswertung miteinbezogen wurde, so war seine Erhebung dennoch notwendig, um eine nach regionaler Herkunft differenzierte definitive Stichprobe zu erhalten. In anderen Worten: Die im Vergleich zur Grundgesamtheit umfangreichen ersten Stichproben (Untersuchungs- und Dialektsprecherstich-probe) waren nötig, um über die relativ hohe Klassenzahl eine möglichst breite Streuung der regionalen Herkunft unserer definitiven Probanden zu gewährleisten.

Zur Entnahme der ausgewogenen definitiven Stichprobe wurde ein Quotenplan auf der Basis der Beziehung zwischen Schicht und Region erstellt, d.h. für jede Zelle dieser 5 x 5 Feldertafel wurde, gemäß ihrem Anteil an der Gesamttafel, die Schülerzahl für einen Stichprobenumfang von 80 bestimmt. Damit sollte die bei den Dialektsprechern festgestellte Verteilung der Schichten über die Regionen reproduziert werden. Um zu vermeiden, dass einzelne Zellenbesetzungen oder auch Randhäufigkeiten zu klein ausfallen, haben wir die beiden Regionen Osten und Norden, sowie die 4. und die 5.

---

[39] Es soll bedacht werden, dass zu diesem Zeitpunkt auf eine Auswertung der Aufsätze nach dem Schema von Oevermann (19; a) noch nicht verzichtet worden war.

Schicht jeweils in einer Region bzw. Schicht vereinigt. Der dadurch entstandene Informationsverlust ist, angesichts der geringen Unterschiede zwischen den jeweiligen ursprünglichen Kategorien, zu vertreten und wird durch die leichtere Handhabung der neuen Stichprobe aufgewogen. Aus der Stichprobe der Dialektsprecher wurden jetzt die nach dem Quotenplan vorgesehenen Schüler innerhalb jeder Schicht-Region-Gruppe zufällig nach Geschlechtern getrennt gezogen, wodurch auch eine Gleichverteilung der Geschlechter über Schichten und Regionen erreicht werden konnte[40]

Die auf diese Weise bestimmte Stichprobe setzt sich aus je 40 Jungen und Mädchen zusammen, die meistens zu dritt oder zu viert den über das ganze Untersuchungsgebiet verstreuten Schulklassen entnommen wurden. Über die Regionen und Schichten verteilen sie sich wie folgt[41]:

	1. Schicht	2. Schicht	3. Schicht	4.+5. Schicht	Gesamt:
Süden	4 5,0	10 12,5	5 6,5	6 7,5	25 31,3
Luxemburg	3 3,8	3 3,8	4 5,0	5 6,3	15 18,8
Zentrum	5 6,3	3 3,8	3 3,8	2 2,5	13 16,3
Osten & Norden	3 3,8	8 10,0	9 11,3	7 8,8	27 33,8
Gesamt:	15 18,8	24 30,0	21 26,3	20 25,0	80 100,0

Als Detail wäre noch zu erwähnen, dass 30% der Probanden aus Gemeinden mit einer Bevölkerungsdichte von mehr als 1.000, 26% aus Gemeinden mit einer Dichte von 200 bis 1.000, und 44% aus Kommunen mit weniger als 200 Einwohnern pro km^2 stammen. Ferner kamen 10% aus Sammelklassen, 15% aus Klassen mit einer Frequenz von 13 bis 17, 36% aus Klassen mit 18 bis 22 und 39% aus Klassen mit 23 bis 27 Schülern.

4.760 Sprachkontakte

---

[40] In dieser Stichprobe entsprechen sich auch die Anteile des von den einzelnen Versuchsleitern erhobenen Materials. Ferner besteht keine Kontingenz zwischen Versuchsleiter einerseits und Geschlecht, Schicht und Region andererseits.
[41] Es werden jeweils die Häufigkeit sowie ihr Anteil am Stichprobenumfang angegeben.

Die bevorzugten sprachlichen Kontakte der Fragebogenbeantworter, die als repräsentativ für das familiäre Milieu der Vpn. betrachtet werden, wurden in Form einer auf deutsch- und einer auf französischsprachige Kontakte bezogenen Variablen festgehalten, die sowohl die Richtung als auch das Ausmaß dieser Sprachkontakte beinhaltet. In der definitiven Stichprobe streuen die deutschsprachigen Kontakte zwischen 6 und 2o Punkten mit dem Median 13.5 und einem Modus von 14. von der Schiefe und dem Exzess her zu urteilen weicht die Verteilungsform nicht signifikant von der Normalverteilung ab. Dies trifft auch für die französischsprachigen Kontakte zu, die zwischen 4 und 19 Punkten mit dem Median 11 und einem Modus von 9 streuen. Berechnen wir die Anteile der deutsch- bzw. französischsprachigen Kontakte an diesen zusammengenommen, so ergibt sich für den Anteil der deutschsprachigen Kontakte eine normale Verteilung mit dem Median 0.526 und einem Modus 0.500, bei einer Streuung zwischen 0.370 und 0.714. Komplementär zu dieser Verteilung verhält sich die des Anteils der französischsprachigen Kontakte. Sie streut zwischen 0.286 und 0.630 mit dem Median 0.474 und einem Modus von 0.500.

Als kleiner Beitrag zur Beschreibung der Sprachsituation in Luxemburg kann hier festgehalten werden, dass Ausmaß und Anteil der deutschsprachigen Kontakte in den kleinen Landgemeinden signifikant höher ist als in den Gemeinden mit einer Bevölkerungsdichte von mehr als 200 Einwohnern pro km^2. Das Ausmaß der französischsprachigen Kontakte hingegen ist in der Hauptstadt signifikant am höchsten, im Zentrum am niedrigsten. Diese, mit Hilfe des H-Test festgestellten, signifikanten Lokationsunterschiede bezüglich der Kriteriumsvariablen Dichte und Region dürften mit der Schichtspezifität der Sprachkontakte zusammenhängen[42]. In der Tat konnten für die Anteile, der deutsch-bzw. französischsprachigen Kontakte hochsignifikante Unterschiede bei den sozialen Schichten festgestellt werden (alpha = 0,01) und zwar nehmen mit der Schicht die Anteile der deutschsprachigen Kontakte ab während die der französischsprachigen zunehmen.

Fragen wir angesichts dieser Ergebnisse nach dem Zusammenhang zwischen dem sozialen Status und speziell der Ausbildungskomponente einerseits und den Sprachkontakten andererseits, so ergeben sich folgende signifikante Korrelationskoeffizienten:

Korrelation zwischen Sprachkontakt und Status
(bivariat, Spearmans rho bei einseitiger Fragestellung, dem Signifikanzniveau 0,05 und dem Stichprobenumfang N = 80)

	Sozialer Status	Ausbildung der

---

[42] Es zeigte sich, dass die Ausbildung der Eltern in den Gemeinden mit einer Bevölkerungsdichte von mehr als 200 Einwohnern pro km signifikant höher war als in den dünner besiedelten Gemeinden.

		Eltern
Deutschsprachige Kontakte	-.32	-.28
Französischsprachige Kontakte	.27	.39
Anteil der deutsch-sprachigen Kontakte	-.38	-.43
Anteil der französisch-sprachigen Kontakte	.38	.43

Wie dem Vorzeichen der Koeffizienten zu entnehmen ist, wird die beim Lokationstest bereits festgestellte Richtung der schichtspezifischen Sprachkontakte bestätigt. Außerdem erweist sich die Ausbildung der Eltern als die für die Korrelation Sprachkontakt-Status relevanteste Variable. Unter der Annahme einer kausalen Korrelation würde die Ausbildungsvarianz fast 19% der Sprachkontaktvarianz aufklären, vorausgesetzt die Angaben des Fragebogenbeantworters gelten nicht nur für diesen allein, sondern für beide Elternteile.

4.770 Interferenz

Nachdem die Übersetzungsdiktate wie bereits beschrieben (siehe 4.430) ausgewertet waren, wurde für jede vorgesehene Interferenzfalle die relative Häufigkeit der richtigen und der, im Sinne der erwarteten Interferenz, falschen Übersetzungen festgehalten.

Analyse der Diktatfehler

Unter der Überschrift R wird die relative Häufigkeit der richtigen 'und unter F die der im Sinne der erwarteten Interferenz falschen Übersetzungen aufgeführt. Fehlende oder ausweichende falsche Übersetzungen, die nicht bewertet werden konnten, stehen in der letzten Spalte. Alle Angaben sind in % und aufgerundet. Nr.. bezieht sich auf die Fehlernummer und T auf seinen Typ.

Psychologische und soziologische Dimensionen des Interferenzprozesses

T (Typ)	Nr..	R	F	?
I	1	54	42	4
	2	66	31	3
II	3	36	55	9
III	4	36	59	5
IV	5	48	52	0
	6	32	54	14
	7	50	50	0
	8	100	0	0
	9	89	7	4
	10	83	17	0
	11	44	54	2
	12	26	73	1
	13	61	34	5
	14	49	50	1
	15	79	21	0
V	16	55	29	17
	17	63	27	10
	18	44	50	6
VI	19	5	94	1
	20	30	65	5
VII	21	69	30	1
	22	86	8	6
	23	85	9	6
	24	91	8	1
	25	84	16	0
	26	63	22	15
VIII	27	45	54	1
	28	21	79	0
	29	18	72	0
	30	19	81	0
	31	31	69	0
	32	11	89	0
	33	15	85	0
	34	16	84	0
IX	35	56	41	3
	36	96	4	0
	37	84	1	15
	38	96	1	3
	39	90	9	1
	40	85	9	6
	41	85	13	2

Psychologische und soziologische Dimensionen des Interferenzprozesses

Diskussion der Fehler im Einzelnen:

Fehlertyp I: Flexion der Substantive (Nr. 1 und 2)
Die meisten Schüler gebrauchten hier die richtige Wendung "der Hut meines Vaters" oder "Vaters Hut" bzw. "der Hund des Nachbarn". 42% bzw. 31% der Schüler verwendeten Formulierungen im Sinne der erwarteten Interferenz.

Fehlertyp II: Konjunktionen (Nr. 3)
Hier machten 55% der Schüler den erwarteten Interferenzfehler, 9% der Schüler gebrauchten andere, ebenfalls 'falsche Wendungen wie z.B. "als".

Fehlertyp III: Verben (Nr. 4)
59% der Schüler schrieben "erwacht" bzw. "erweckt" im Sinne der erwarteten Interferenz. Einige Schüler ließen das Wort einfach fallen oder gebrauchten zusammengesetzte, ebenfalls falsche Konstruktionen wie z.B. "aufgeweckt".

Fehlertyp IV: Präpositionen (Nr. 5-15)
In dieser Kategorie waren 11 Fehler möglich; wir haben sie nach abnehmender Häufigkeit geordnet: (Nr. 12) 73% der Schüler gebrauchten hier die Präposition "zu" anstatt "in". (Nr. 6) 54% machten den erwarteten Interferenzfehler, indem sie "auf die Côte d'Azur" fuhren. Bemerkenswert ist hier auch, dass 14% der Schüler andere falsche Konstruktionen gebrauchen oder die Präposition einfach ausließen. (Nr. 11) Bei 54% der Schüler stand die Nachbarin "bei" der "Tür", oder "auf" der Tür es handelt sich hier um luxemburgische Redewendungen, die ins Deutsche übernommen wurden. (Nr. 5) 52% mussten "den Vater fragen". (Nr. 7) 50% der Schüler erwachten "den" nächsten Morgen. (Nr. 14) Ebenfalls 50% kamen "auf" Nice, anstatt "nach" Nice. (Nr. 13) Hier machten nur 34% den erwarteten Interferenzfehler „auf" Nice, obschon er im selben Kontext gebraucht wird, wie in Nr. 14. Da es jedoch auch möglich ist "von Grenoble bis Nice" zu fahren und damit das luxemburgische "op" zu vermeiden, wichen wahrscheinlich viele Schüler auf diese Möglichkeit aus. (Nr. 15) Nur 21% der Schüler schrieben hier: "Wie wir unser Hotel gefunden hatten". 79% gebrauchten hier die richtige Präposition mit "als". (Nr. l0) Auffallend ist, dass derselbe Fehler hier auch nur von 17% der Schüler gemacht wurde. (Nr. 9) Nur 7% der Schüler gebrauchten hier die erwartete Formulierung "für das erste Mal". Die meisten Schüler gebrauchten die ausweichende, wenn auch nicht falsche Formulierung "das erste Mal". (Nr. 8) Hier setzte kein Schüler den erwarteten Artikel "die". Im Luxemburgischen werden Vornamen häufig (außer in der direkten Anrede) mit dem Artikel gebraucht. Bei Mädchennamen wird jedoch meistens ein d' gebraucht, das in der Aussprache verschluckt wird. Bei "d'Gabi" konnte wohl auf diese Weise die Interferenzfalle umgangen werden. Hätte man vielleicht "de Jang" (Johann) diktiert, hätten bestimmt mehr Schüler in der deutschen Übersetzung den Artikel gebraucht.

Fehlertyp V: Syntax (Nr. 16-18)

Die Inversion "es ihm" wurde von 5o% der Schüler nicht gemacht. (Nr. 16 u. 17) Hier beträgt der Anteil der erwarteten Interferenz-fehler 28 bzw. 27%. Bemerkenswert ist allerdings, dass 17 bzw. 10% der Schüler hier die Schwierige Konstruktion mit "sollen" umgingen, z.b. "ob wir nicht verreisen" oder "ob. wir nicht in die Ferien fahren" (ad Nr. 16) bzw. "weil wir um 5 Uhr fortfuhren" (ad Nr. 17).

Fehlertyp VI: Nebensätze (Nr. 19-20)
94% der Schüler machten hier den erwarteten Interferenzfehler. Der Gebrauch der Konjunktion "weil" scheint sehr fest verankert. 5% gebrauchten die Konjunktion "denn", aber kein Schüler gebrauchte die von uns erwartete 'richtige' Konjunktion "da". [43](Nr. 2o) Viele Schüler schrieben hier "um von zu Hause", eine Konstruktion, die wir als Interferenzfehler bewerteten. Zusammen mit denen, die "für von" im Sinne der erwarteten Interferenz gebrauchten, machten sie 65% aus.

Fehlertyp VII: Stil (Nr. 21-26)
Von den erwähnten wortgetreuen Entlehnungen aus dem Luxemburgischen sind eigentlich nur 3 interessant: So wurde "dohém" (Nr. 21) von 30% der Schüler mit "daheim" anstatt "zuhause" und "geholl" (Nr. 25 bzw. 26) mit "geholt" von 16 bzw. 22% übersetzt. Bei den Fehlern Nr. 22, 23 und 24 machten nur 8,9 bzw. 8% der Schüler den erwarteten Interferenzfehler: Nr. 22 "schoetzeg" (schnell) wurde mit "schützig", Nr. 23 "gou'fen" (wurden) mit "gaffen, gab, gaben" und Nr. 24 "gouf" (wurde) mit "gaff, ging" übersetzt. Beim Fehler 26 ließen 15% die Konstruktion mit „nehmen" weg, oder gaben ausweichende, jedoch falsche Antworten wie z.B. "wir haben...gefahren".

Fehlertyp VIII: Zeitformen (Nr. 27-34)
Für diese Fehlerkategorie zeigte sich eindeutig, dass die Kinder das Perfekt als Erzählungsform bevorzugten. 7 Interferenzfehler dieses Typs wurden jeweils von wenigstens 69% der Schüler gemachte Lediglich Nr. 27 hat eine geringere Fehlerhäufigkeit.

Fehlertyp IX: Personalpronomina (Nr. 35)
In 41% der Fälle gebrauchten die Kinder "es" oder "hat" anstatt "sie". Ein Zeichen dafür, dass dieser Fehler nicht vernachlässigt werden darf und dass es richtig war, ihn in die Bewertung aufzunehmen.

Fehlertyp X: Auslassungsfehler und Kontrastmangel (Nr. 36-41) In dieser Rubrik gab es zwar Schüler, die im Sinne der erwarteten Interferenz Auslassungsfehler machten, jedoch liegen die Werte nie über 13%. Bei Nr. 37 "Sache" gebrauchten 15% der Kinder Formulierungen wie "nachdem mein Vater es sich überlegt hatte..." oder ließen das Dingwort einfach weg.

---

[43] Nachträglich wurde hier ein Auswertungsfehler unsererseits festgestellt. Da diese Variable, zwar aus einem anderen Grund, von der nachfolgenden Verarbeitung ausgeschlossen war, wurde dadurch kein weiterer Schaden angerichtet.

Aus dieser Übersicht wird die breite Streuung der Fehlerhäufigkeiten deutlich. Einige Interferenzfallen (NT 19 u. Nr. 32) haben in über 85% der Fälle den erwarteten Interferenzfehler provoziert, während andere (NT 8, 9, 22, 24, 36, 38 u. 39) bei weniger als 15% der Versuchspersonen zu einem Interferenzfehler Anlass gaben. Diese fest verankerten bzw. seltenen Fehler haben wir von der weiteren Verrechnung ausgeschlossen, da uns ihre Rückführung auf Interferenzprozesse fraglich schien und sie sowieso wenig differenzierten, da entweder die meisten oder die wenigsten der Schüler sie gemacht haben.

Auf der Grundlage der restlichen 32 Fehlermöglichkeiten wurden zwei Variablen gebildet. Zuerst wurde für jede Versuchsperson die Zahl der Interferenzfehler, und damit die Ausprägung der Variablen Fehlersumme bestimmt. Anschließend wurde mit einer Variablen Fehlergewicht dem unterschiedlichen Schwierigkeitsgrad der einzelnen Interferenzfallen Rechnung getragen, indem die Interferenzfehler mit den ihrem Schwierigkeitsgrad entsprechenden Gewichten aufsummiert wurden. Dabei wurde der Schwierigkeitsgrad einer Interferenzfalle durch die relative Häufigkeit der Fälle ausgedrückt, in denen eine richtige Übersetzung vorlag. Je weniger eine Interferenzfalle zu Fehlern veranlasste, je leichter sie also zu umgehen war, desto höher wurde sie zu Lasten der Versuchsperson berechnet, die auf sie 'hereingefallen' waren. Wenige schwierige Fehler wurden nach dieser Verrechnungsweise eine niedrige, und viele leichte eine hohe Ausprägung der Variablen Fehlergewicht herbeiführen. Neben diesen aus dem Diktat gewonnenen Variablen wurde ebenfalls die Zahl der Interferenzfehler im Aufsatz bestimmt (siehe 4.4.3) und auf die Gesamtzahl der produzierten Wörter bezogen. Mit dieser Variablen, die wir Fehlerzahl benannt haben, wird die Anzahl der im Aufsatz gemachten Interferenz-fehler pro l00 Wörter angegeben. Da beim Aufsatz keine standardisierten Interferenzfallen vorlagen, haben wir hier lediglich die Interferenzfehler ausgezählt, wobei allerdings die unterschiedliche Länge und damit die Zahl der potentiellen Interferenzfallen berücksichtigt wurden.

Betrachten wir nun die Verteilungen dieser Variablen, so lässt sich für die aus dem Diktat ermittelten Variablen Fehlersumme und Fehlergewicht, im Gegensatz zu der Aufsatzvariablen Fehlerzahl, keine signifikante Abweichung von der Normalverteilung bestellen. Die Zahl der Diktatfehler streut zwischen 3 und 25 mit dem Median 14 und einem Gipfel bei 9 Fehlern. Das Fehlergewicht nimmt Werte zwischen 0.91 und 12.22 an, wobei der Median 5.09 und der Modus 5.50 beträgt. Die Zahl der Aufsatzfehler pro l00 Wörter liegt zwischen 0 und 5.2.

Mit einem Median von 1.6 ist die Verteilung linksasymetrisch (Schiefe=0.55). Auch wenn man die fast 200 Wörter des Diktats in Rechnung stellt, so liegt der Median der Aufsatzfehler weit unter dem vergleichbaren Median der Diktatfehler.

Die Interkorrelation zwischen den Interferenzvariablen ist zwar signifikant, doch recht schwach. Diktat- und Aufsatzfehler korrelieren lediglich mit 0.23. Auch die Korrelation zwischen Fehlergewicht und Fehlerzahl beträgt nur 0.24.

Signifikante Lokationsunterschiede konnten nur über die Regionen festgestellt werden, und zwar war in den meisten Fällen sowohl die Zahl als auch das Gewicht der Diktatfehler in den Regionen Hauptstadt und Zentrum höher als in den Regionen Süden, Osten und Norden.

4.780. Satzkomplexität

Die Variable Satzkomplexität streut zwischen 0 und 3.9 mit dem Median und Modus 1.6. Damit ist sie auch signifikant linksasymetrisch (Schiefe=0.62). Die Zahl der Wörter im Aufsatz beträgt im arithmetischen Mittel 248.1 und hat eine Standardabweichung von 71.2. Auch diese Verteilung ist signifikant linksasymetrisch (Schiefe = 0.90).

Für diese letzte, kardinal skalierte Variable konnte bei den Regionen ein signifikanter Lokationsunterschied festgehalten werden und zwar schrieben die Schüler aus der Hauptstadt die längsten und die Schüler aus dem Zentrum die kürzesten Aufsätze.

4.790 Kognitive Fähigkeiten

Wie bereits unter 4.200 angedeutet, ist für diese Variablengruppe eine parametrische Datenverarbeitung vorgesehen, und zwar soll der Versuch gemacht werden Jägers Hauptfaktoren für unsere Variablen- und Merkmalsstichprobe zu reproduzieren(siehe 4.370 u. 4.440). Dazu wollen wir im Folgenden zunächst die Verteilungen der einzelnen Intelligenztests beschreiben und auf ihre Anpassung an die Normalverteilung hin überprüfen.[44]

Nach der Transformation der nicht-normalverteilten Untertests (siehe 4.2oo), waren die Vorbedingungen erfüllt, eine Interkorrelationsmatrix auf der Basis von Produkt-Moment-Korrelationen zu berechnen. In der anschließend durchgeführten Faktorenanalysee wurden nach der Hauptkomponenten- oder Hauptachsenmethode (Überla, 1968, 93 ff) 12 Faktoren und damit über 90% der Gesamtvarianz extrahiert.

Somit ist die obere Grenze für die Zahl der interpretierbaren Faktoren festgelegt (Fürntratt, 1968, 63). Es wurden verschiedene Faktorenzahlen orthogonal nach dem Varimax-Kriterium rotiert. Die 6-Faktoren-Lösung schien uns am akzeptabelsten, was sicher auch durch unsere Intention Jägers Hauptfaktoren zu reproduzieren beeinflusst wurde.

---

[44] Die Normalverteilungshypothese wurde nach F. Gebhardt (1966) über die Schiefe und den Exzess der einzelnen Verteilungen geprüft.

Was die Interpretation der auf diese Weise determinierten Faktoren betrifft, so wollen wir jeweils nur die Variablen heranziehen, deren Kommunalität zu einem nennenswerten Anteil durch den entsprechenden Faktor aufgeklärt wird.

"Es liegt nahe, als Mindestgröße dieses 'nennenswerten Teils' 50% anzusetzen. Entspricht die Ladung einer Variablen in einem Faktor weniger als 50% ihrer Kommunalität, d.h. ist a^2/h^2 <50 (a = Ladung, h =errechnete Kommunalität), so bedeutet dies, dass sie entweder vornehmlich einen anderen oder dass sie überhaupt mehr als einen Faktor repräsentiert, also faktoriell komplex ist." (Fürntratt, 1968, 66)

Psychologische und soziologische Dimensionen des Interferenzprozesses

Verteilung der Intelligenztestvariablen

Variable	arithmetisches Mittel	Standard-abweichung	Schiefe	Exzess	X^{45}
1 MZ	28.4	6.30	-0.97	3.88	X
2 WV	26.8	8..55	0.32	3.68	
3 FR	21.7	4.98	0.05	2.96	
4 BZ	22.3	3.51	-0.38	2.21	
5 WE	19.6	6.30	0.14	2.53	
6 VW	17.8	5.22	0.01	3.16	
7 AW	20.6	8.79	-0.09	2.15	
8 G0	19.7	4.12	0.33	2.22	
9 ZA	9.9	6.04	0.86	4.71	X
10 ZV	33.8	7.83	0.85	3.82	X
11 RE	7.6	2.88	0.17	2.29	
12 AN	14.8	3.78	-0.72	2.90	X
13 ZR	12.1	2.88	-0.55	2.59	X
14 SE	8.3	2.25	-0.35	2.50	
15 IV	7.7	2.79	-0.53	2.38	X
16 VM	13.6	4.78	0.24	2.31	
17 KQ	8.9	3.21	0.59	3.56	X
18 ZT	12.8	5.85	0.70	3.70	X
19 KR	11.8	3.87	-0.40	3.45	
20 SR	13.8	5.02	0.43	2.96	
21 TA	11.6	4.11	-0.40	2.60	
22 LV	12.2	3.50	-0.28	2.13	
23 WS	17.6	6.07	-0.03	1.96	
24 RS	15.2	3.95	-0.95	3.30	X
25 HK	18.7	6.07	0.21	2.44	
26 D2	273.8	47.72	0.17	2.34	

---

[45] Wird ein 'x' angegeben, so liegt eine der Messgrößen ST3 oder ST4, die aus dem 3. bzw. 4. Momenten gebildet werden und asymptotisch N (0,1) verteilt sind, außerhalb der zweiseitigen 5%, Schranke.

Psychologische und soziologische Dimensionen des Interferenzprozesses

Varimax-Rotation des Faktorenmusters in der 6-Faktoren-Lösung

Variable	Fl	F2	F3	F4	F5	F6	h^2
1 MZ	-.16	.08	-.74	.0l	.02	.17	.61
2 WV	-.82	.18	-.25	-.02	-.25	.02	.83
3 FR	-.16	.11	-.63	.09	.0l	.35	.56
4 BZ	-.35	.07	-.62	-.0l	.03	.23	.57
5 WE	-.15	.65	-.17	-.09	.27	-.03	.56
6 VW	-.69	-.04	-.21	-.04	-.03	.13	.54
7 AW	.09	.17	-.09	-.02	.31	.39	.29
8 G0	-.11	.02	-.12	-.06	.04	.59	.39
9 ZA	-.39	.23	-.09	-.18	.43	.02	.43
l0 ZV	.21	.08	-.09	.03	.77	-.01	.64
11 RE	-.55	.34	-.19	-.20	.12	.44	.70
12 AN	-.22	.32	-.22	.03	-.0l	.73	.74
13 ZR	-.26	.13	-.54	-.04	.11	.50	.65
14 SE	-.40	.52	-.16	-.09	-.07	.21	.51
15 IV	-.31	.38	-.42	-.05	.04	.43	.61
16 VM	-.19	.61	-.04	-.15	.l0	.28	.52
17 KQ	-.02	.79	-.11	.03	.05	.21	.68
18 ZT	.05	.30	-.53	-.04	.33	-.14	.50
19 KR	-.46	.l0	-.16	-.25	.21	.51	.61
20 SR	-.19	.24	-.0l	-.86	.04	.18	.86
21 TA	-.57	.36	-.19	-.17	.17	.24	.60
22 LV	-.47	.46	-.18	.26	.14	.14	.57
23 WS	-.59	.39	-.20	.48	.07	.15	.80
24 RS	-.39	.54	-.49	-.18	.0l	-.05	.72
25 HK	-.58	.40	-.04	-.12	.13	.25	.59
26 D2	-.19	.05	.0l	.0l	.61	.27	.49
Quadratsumme	3.94	3.31	2.76	1.30	1.65	2.61	
in %	25.3	21.3	17.7	8.4	l0.6	16.8	

Aufgeklärte Kommunalität (a^2/h^2) in %

Variable	F1	F2	F3	F4	F5	F6
1. MZ	04	01	90	00	00	05
2. WV	81	04	07	00	08	00
3 FR	04	02	70	02	00	22
4.BZ	22	01	68	00	00	09
5. WE	04	76	05	01	13	00
6. VW	88	00	08	00	00	03
7 AW	02	10	03	00	32	52
8 GO	03	00	04	01	00	92
9 ZA	35	12	02	07	44	00
10 ZV	07	01	01	00	91	00
11 RE	43	17	05	05	02	28
12 AN	06	14	07	00	00	72
13 ZR	10	03	46	00	02	39
14 SE	32	52	05	01	01	09
15 IV	16	24	29	00	00	30
16 VM	07	71	00	04	02	15
17 KQ	00	91	02	00	00	06
18 ZT	00	18	56	00	21	04
19 KR	34	02	04	10	07	42
20 SR	04	07	00	85	00	04
21 TA	53	21	06	05	05	10
22 LV	38	37	06	12	03	04
23 WS	44	19	05	29	00	03
24 RS	21	40	34	04	00	00
25 HK	57	27	00	02	03	11
26 D2	08	01	00	00	76	15

Interpretation der Faktoren:

F1: Nach dem Vergleich der Variablen, die auf diesem Faktor hoch laden, mit den bei Buschmann (1970, 46) angegebenen Ladungen, glauben wir in diesem ersten Faktor Jägers Hauptdimension "Sprachgebundenes Denken" vorliegen zu haben. Mit den Untertests 6 *"Verstümmelte Wörter* (aufgeklärte Kommunalität = 88%, Ladung = .69) und *2 Wortschatz und Wortverständnis* (a. K. = 81%, L. = .82) kann dieser Faktor als typischer Vertreter des in vielen Faktorenanalysen auftretenden verbalen Faktors angesehen werden. Wird in den Untertests.'25. Heimatkunde' (a. K.= 57%, L.=.58)[46] und

---

[46] Dieser Untertest besteht zum Teil aus allgemeinen Fragen zur Heimatkunde und zum Teil aus Fragen zum Kartenverständnis. Wegen der zeitlichen Begrenzung konnte dieser letzte Teil von

21 Textaufgaben (a.K.= 53%, L. = .57) zwar Allgemeinbildung abgefragt bzw. das Aufstellen von arithmetischen Gleichungen verlangt, so ist diesen Leistungen doch offensichtlich die Kenntnis und das Verständnis einzelner Wörter, sowie vor allem das Verstehen zusammenhängender sprachlicher Aussagen vorgelagert; in der Tat dürfte davon die richtige Antwort abhängen. Damit erscheinen zunächst die Allgemeinbildung oder besser das Wortwissen, die Wortkenntnis im Sinne eines passiven Wortschatzes als gemein saures Charakteristikum dieser Untertests.

F2: Wie bei Buschmann (1970, 52) luden auch bei uns die Untertests *17 Konsequenzen* (a. K. = 91%, L. = .79), *5 Worteinfall* (a.K. = 76%, L. = .65) und *16. Verschiedene Möglichkeiten* (a. K. = 71%, L. = .61) am höchsten auf diesem Faktor, so dass wir in ihm Jägers "Einfallsreichtum und Produktivität" zu erkennen meinen. Es fällt nicht schwer das Gemeinsame dieser Tests in der Produktion von vielfältigen und divergierenden sprachlichen Lösungen zu sehen. Da es bei der am höchsten ladenden Variablen *17. Konsequenzen*, deren Kommunalität zu 91% von F2 aufgeklärt wird, um mehr als Wortflüssigkeit, d. h. um die Produktion einer Vielfalt inhaltlich verschiedener Ideen geht, können für die Faktoreninterpretation vier Leistungen, welche Flüssigkeit, Variabilität und Reichtum der Einfälle verlangen, geltend gemacht werden. Wie stark auch dieser Faktor durch verbale Leistungen bestimmt wird, ist auch daraus ersichtlich, dass die Kommunalität einiger Variablen wie *14 Satzergänzen, 22 Leseverständnis* und *24 Rechtschreiben* größtenteils von F2 aufgeklärt wird.

F3: Mit den Untertests *1 Progressive Matrizen* (a. K. = 90%, L. =.74), *3. Figurenreihen* (a. K. = 70%, L. = .63), *4. Buchstaben- und Zahlenreihen* (a. K. = 68, L. = .62) und *13. Zahlenreihen* (a. K. =46%, L. = .54) haben wir typische Tests des sogenannten "inductive reasoning"-Faktors vorliegen. hier geht es hauptsächlich darum die Beziehungen zwischen Figuren und Symbolen zu erkennen, daraus Regeln abzuleiten und anzuwenden, wozu relativ komplexe Denkabläufe notwendig sind. Damit glauben wir in diesem Faktor eine Entsprechung Jägers Faktor "Verarbeitungskapazität, formallogisches Denken und Urteilsfähigkeit" sehen zu können, insofern beziehungserfassendes Denken, d.h. bildliches und symbolisches Beziehungserkennen (Guilford, 1970, 362f) hier angesprochen wird. Dass die Kommunalität von *18. Z-Test* zu 56% von diesem Faktor aufgeklärt wird, können wir uns nur dadurch erklären, dass das visuelle Erlernen, d.h. in diesem Fall das Deuten von visuellen Einheiten, bei diesem Untertest ausschlaggebend gewesen sein muss.

F4: Dieser Faktor klärt nur 8,4% der Gesamtkommunalität auf und hat auch nur eine bedeutende Ladung (.86), nämlich die von dem Untertest *20 Schriftliches Rechnen* (a. K. 85%). Damit ist die Interpretation dieses Faktors als Zahlengebundenes Denken zwar gewagt, aber dennoch naheliegend. Dass von allen Untertests, in denen gerechnet wird, nur dieser auf F4 hoch lädt, kann dadurch erklärt werden, dass bei *11 Rech-*

---

nur wenigen Probanden bewältigt werden, so dass dieser Untertest mehr durch seinen ersten Teil repräsentiert wird.

nen und *21 Textaufgaben* nicht nur Rechenfertigkeit, sondern vor allem sprachliches Verständnis abverlangt wird. Die hohen Ladungen von *19 Kopfrechnen* auf F1 und F6 lassen sich durch das Verbalisieren der Rechenoperationen, sowie durch deren Projektion vor das "geistige Auge" erklären.

F5: Mit den Untertests *l0 Zahlenvergleich* (a. K. = 91%, L. = .77), *26 d2* (a. K = .76, L. = .61) und *9. Zahlenaddieren* (a .K. = 44%, L. = .43) lässt sich dieser Faktor leicht im Sinne von Jägers Faktor "Konzentrationskraft und Tempo-Motivation" interpretieren. Es kommt bei diesem Untertest hauptsächlich darauf an, so viele Aufgaben wie möglich in der vorgegebenen Zeit zu bewältigen, wobei von den einzelnen Aufgaben her kein nennenswerter Anspruch gestellt wird. Damit scheinen die Arbeitsgeschwindigkeit und die Konzentrationsfähigkeit grundlegend für die Interpretation dieses Faktors zu sein. Die hohe Kommunalitätsaufklärung von *26 d2* durch F5 kann als Validierungsbeitrag angesehen werden, da dieser Test mit dem Anspruch, Konzentrationsfähigkeit zu messen, auftritt. Es bleibt noch anzumerken, dass die von *9. Zahlenaddieren* geforderten Rechenoperationen, angesichts der Ladung auf F1, ebenfalls stark mit verbalen Fähigkeiten zusammenhängen.

F6: Die Untertests *8 Gottschaldt Figuren* (a. K. =92%, L. = .59), *12. Analogien* (a. K. =72%, L. = .73) und *7. Abwickelungen* (a. K. =52%, L. = .39) sind für die Interpretation dieses Faktors primär relevant. Bei den Gottschaldt Figuren und den Abwickelungen handelt es sich eindeutig um eine figurale-bildhafte Aufgabenstellung. Doch dürfte in F6 nicht nur diese Material-Gemeinsamkeit repräsentiert sein, sondern mindestens auch Komponenten funktionaler Natur (Jäger, 1970, 115). Damit wird versucht die hohe Ladung von *12. Analogien* auf diesem Faktor zu erklären, so dass eine Interpretation von F6 als "Anschaungsgebundenes Denken" möglich ist. Mag die Fähigkeit und Neigung zum anschauungsgebundenem Denken sich auch vornehmlich bei figural-bildhaftem Material manifestieren, so kann sie aber auch in der Transponierung andersartigen Materials in ein derart anschauliches Medium zum Ausdruck kommen.

Abschließend wollen wir noch die Verteilung der Intelligenzvariablen in verschiedenen Teilstichproben beschreiben. Als Kriterium für die Aufteilung der Stichproben, wurden die Variablen Geschlecht und sozialer Status bestimmt. Unter der Annahme die Verteilungsunterschiede seien nur auf die Wirkung der jeweiligen Kriteriumsvariablen zurückzuführen, wurden folgende signifikante Lokationsunterschiede festgestellt: Kriteriumsvariable Geschlecht[47]

	Jungen	Mädchen

---

[47] Für die folgenden Variablen lag die Wahrscheinlichkeit für t bei zweiseitiger Fragestellung unter dem Signifikanzniveau 0.05. Zur Beschreibung der Gruppen sind Mittelwerte und Standardabweichungen (letztere zwischen Klammern) angegeben.

F1: Sprachgebundenes Denken[48]	0.21 (0.93)	-0.21 (0.81)
F6 Anschauungsgebundenes Denken	0.23 (0.81)	-0.23 (0.85)
8 Gottschaldt Figuren	20.78 (3.53)	18.55 (4.38)
10 Zahlenvergleich	48.53 (9.12)	53.18 (10.46)
11 Rechnen	8.40 (2.76)	6.83 (2.82)
18 Z-Test	48.40 (9.21)	53.83 (10.37)
25 Heimatkunde	20.20 (5.95)	17.18 (5.87)

Kriteriumsvariable Soziale Schicht[49]

	SS1	SS2	SS3	SS4
F2 Einfallsreichtum und Produktivität	-0.15 (0.87)	-0.35 (0.71)	0.30 (0.85)	0.22 (0.91)
5 Worteinfall	17.27 (5.54)	17.42 (5.74)	22.00 (5.74	21.35 86.92)
14 Satzergänzen	7.60 (2.41)	7.33. (5.01)	9.38 (1.53)	8.95 (2.48)
20 Schriftliches Rechnen	11.07 (7.35)	13.25 (4.61)	14.38 (4.61)	16.05 (4.84)
25 Heimatkunde	17.95 (7.35)	15.54 (4.35)	20.90 (5.61)	20.70 (5.87)

4.800 Interdependenzanalyse

In diesen zentralen Teil der Datenverarbeitung gingen 32 kognitive Variablen (26 Intelligenztestvariablen und 6 Intelligenzfaktoren), 5 linguistische sowie 4 soziologische Variablen ein.

Es wurden zunächst bivariate Korrelationen für alle Kombinationen aus diesen 3 Variablengruppen gerechnet, wobei sich lediglich signifikante Korrelationen für die Beziehung zwischen den kognitiven Variablen einerseits und den linguistischen und soziologischen Variablen andererseits ergaben. Das Fehlen von Korrelationen in ausreichender Höhe für die Beziehung zwischen linguistischen und soziologischen Variablen hatte zur Folge, dass die verschiedenen Kombinationen von partiellen Korrelationskoeffizienten[50] kaum höher als .01 von den bivariaten Koeffizienten abweichen. Auch für

---

[48] F1 wurde hier positiv gepolt.
[49] Die Wahrscheinlichkeit für F lag unter 0.05.
[50] Der partielle Koeffizient wurde nach folgender Formel berechnet: (Lienert, 1973, 658)

multiple Koeffizienten[51] mit den linguistischen Variablen als Zielvariable trifft dies zu, wie übrigens schon aus den Formeln zu ersehen ist. Lediglich bei Einsetzung kognitiver Variablen als Zielvariable waren nennenswerte Unterschiede des multiplen zum entsprechenden bivariaten Koeffizienten feststellbar. Diese Beziehung zwischen kognitiven Variablen und der Kombination Statuslinguistische Variablen ist jedoch irrelevant, da die Interferenz - und nicht die Intelligenz - für uns von zentralem Interesse ist. Aus diesen Gründen haben wir auf die Darstellung der partiellen oder multiplen Koeffizienten verzichtet und begnügen uns mit den bivariaten.

Die Berechnung der monotonen[52] Zusammenhänge zwischen zwei Messwertreihen i.w.S. erfolgte mittels des nonparametrischen Rangkorrelationskoeffizienten von Spearman (rho oder r_s) (Lienert, 1973, 590ff).

Für einen Stichprobenumfang von N=80 dürfte die Signifikanz einer Korrelation nicht effizienter nach Kendalls tau als nach Spearmans rho geprüft werden (ebd. 609). Dies trifft umso mehr zu, als der problematischen Signifikanzprüfung von rho bei Rangaufteilungen durch eine bindungskorrigierte Berechnung begegnet wird (ebd. 598). Dieses korrigierte rho wurde in den von uns benutzten Rechenprogrammen über die t-Verteilung auf Signifikanz geprüft (Nie et al, 197o, 154).

Bivariate Korrelation: Kognitive Variablen - Sozialer Status (Spearmans rho bei zweiseitiger Fragestellung und dem Signifikanzniveau 0.05)

Kognitive Faktoren und Variablen	Ausbildung der Eltern	Beruf der Eltern	Einkommen Der Eltern	Sozialer Status
F1				
25 Heimatkunde	.34			.27
21 Textaufgaben		.26		.28
11 Rechnen	.28			.25
F2 Einfallsreichtum	.31			.22

$$\text{rho}_{xy.z} = \frac{\text{rho}_{xy} - \text{rho}_{xz} * \text{rho}_{yz}}{\sqrt{(1 - \text{rho}^2_{xz}) * (1 - \text{rho}^2_{yz})}}$$

[51] Der multiple rho-Koeffizient wurde wie folgt berechnet: (Lienert, 1973, 660)

$$\text{rho}_{x(yz)} = \sqrt{\frac{\text{rho}^2_{xy} + \text{rho}^2_{xz} - 2\,\text{rho}_{xy} * \text{rho}_{xz} * \text{rho}_{yz}}{1 - \text{rho}^2_{yz}}}$$

[52] Die Faktoren und Variablen wurden so angeordnet, dass auf jeden Faktor die Variablen folgen, die am höchsten auf ihm laden.

17 Konsequenzen	.22		
5 Worteinfall	.31		.27
14 Satzergänzen	.27	.23	.22
24 Rechtschreibung	.29		.22
F4 Zahlengebundenes Denken		.31	.26
20 Schriftliches Rechnen		.34	.31
F6			
12 Analogien	.23		.22
15 Instruktionsverständnis	.31		
22 Leseverständnis	.30		.24

Psychologische und soziologische Dimensionen des Interferenzprozesses

Bivariate Korrelation: Kognitive - Linguistische Variablen (Spearmans rho bei zweiseitiger Fragestellung und dem Signifikanzniveau 0.05

Kognitive Faktoren und Variablen	Fehlersumme	Fehlergewicht	Fehlerzahl	Satzkomplexität	Zahl der Fehler
F1 Sprachgebundenes Denken	-.30	-.32			
6 Wortverständnis	-.30	-.32			
2 Wortschatz	-.31	-.34			
25. Heimatkunde	-.37	-.33			
21 Textaufgaben	-.33	-.33			
23 Wortschatz	-.39	-.39			
11 Rechnen	-.35	-.37			
F2 Einfallsreichtum	-.27	-.33			
17 Konsequenzen	-.31	-.37			
5 Worteinfall					
16 Verschiedene Möglichkeiten	-.36	-.38			
14 Satzergänzen	-.38	-.33			
24 Rechtschreibung	-.38	-.44			
F3 Formallogisches Denken	-.23	-.24			
1 Progressive Matrizen	-.30	-.30			
3 Figurenreihen	-.24				
4 Buchstabenreihen	-.45	-.44			
18 Z-Test					
13 Zahlenreihen	-.33	-.32		-.22	
F4 Zahlengebundenes Denken				-.22	
20 Schriftliches Rechnen				-.22	
F5 Konzentration					
10 Zahlenvergleich					
26 d2					
9 Zahlenaddieren					
F6 Anschauungsgebundenes Denken					
8 Gottschaldt Figuren					
12 Analogien	-.40	-.40	-.24		
7 Abwickelungen					-.29
19 Kopfrechnen	-.31	-.32			

15 Instruktionsverständnis	-.31	-.32
22 Leseverständnis	-.28	-.31

5.000 Interpretation der Ergebnisse

Von den in Kapitel 3.000 angesprochenen Beziehungen lassen sich deren zwei, nämlich die zwischen der Satzkomplexität bzw. der Intelligenz einerseits und dem sozialen Status andererseits, auf Fragestellungen der Defizit-Theorie zurückführen. Die Beziehungen zwischen sozialem Status bzw. Intelligenz und -Interferenz gehen dagegen eher aus differenztheoretischen Annahmen hervor. Wir wollen jetzt die von uns empirisch festgestellten Zusammenhänge im Lichte dieser theoretisch postulierten Beziehungen diskutieren.

5.100 Satzkomplexität - Sozialer Status

Anhand dieses Variablenpaares wollten wir überprüfen, ob Mittelschichtkinder eine komplexere syntaktische Struktur haben als Unterschichtkinder, d.h. ob sich eine positive Korrelation auffinden lässt. Das Ausbleiben von signifikanten Korrelationen für diese Beziehung spricht jedoch gegen die oben formulierte Hypothese der Defizit-Theorie und lässt sich wie folgt erklären:

1. Die Satzkomplexität ist ein zweifelhaftes linguistisches Kriterium. Wir verwiesen bereits bei der Diskussion der Arbeit Oevermann's auf den Artikel von G. Schultz, wo die Satzkomplexität als stilistisches Kriterium definiert wird (1.130 d. A.[53]). Löffler kommt bei der Diskussion der durch. die Mundart bedingten-syntaktischen Fehlern auch zu dem Schluss, dass man sich hier sehr schnell auf der Ebene des Stils befindet (1.300 d .A.), da die Zielsprache kein einheitliches Kriterium sein kann. Aus dem Artikel von Pfütze kann man folgern, dass der normative Aspekt bei der Bewertung des Stils eine große Rolle spielt; dass Sätze nach dem aufgebaut werden sollen was man sagen will und nicht nach den Kriterien einer mittelschichtorientierten Grammatik. Dies war jedoch das Verfahren Oevermanns. Was unsere Stichprobe anbelangt, so müssen wir annehmen, dass alle Kinder aufgrund ihrer identischen sprachlichen Erfahrungen im Umgang mit der Mundart deren (durchaus vorhandenen) verschiedenen Stilebenen ohne. schichtenspezifische Abweichungen ins Deutsche übertragen konnten[54].

---

[53] d. A. bedeutet, dass hier auf ein Kapitel dieser Arbeit verwiesen wird.
[54] Eine unveröffentlichte Untersuchung, die unter der Anleitung von Herrn WIRTGEN am Institut Pédagogique in Luxemburg durchgeführt wurde konnte dies bestätigen. Die Probanden - eine Teilstichprobe unserer Untersuchungsstichprobe - schrieben zusätzlich einen luxemburgischen Aufsatz. Die Auswertung dieses

2. Bei der Auswahl unserer Stichprobe Verfuhren wir etwas sorgsamer als die meisten Autoren der Defizit-Theorie. Die Stichprobe war für die definierte Grundgesamtheit repräsentativ und nach dem Dialektsprecherkriterium sprachlich homogen, d.h. Kinder aus allen sozialen Schichten waren vertreten, Insofern sie der Luxemburger Sprachgemeinschaft angehörten. Dass wir unter diesen Bedingungen keine signifikanten Korrelationen zwischen den Variablen sozialer Status und Satzkomplexität erhielten, spricht dafür, dass hohe oder signifikante Korrelationen in anderen Untersuchungen als statistische Artefakte betrachtet werden. können (Jäger: 1.300 d. A.; Bernstein: 1.121 d .A.). Oevermanns Resultate bezüglich der Satzkomplexität können wir wie folgt interpretieren: Unter Verweis auf das Zitat von Bernstein (1.121 d. A.), wo er auf den tautologischen Charakter normativer Messungen eingeht, nehmen wir an, dass die Versuchspersonen der Stichprobe Oevermanns unterschiedliche Erfahrungen mit der Hochsprache gemacht hatten, was sich dann auch in den Resultaten niederschlug.

3. Die Untersuchungssituation hatte keinen Einfluss auf die Ergebnisse. Wir hielten uns bei der Durchführung des Aufsatzes streng an die Kriterien von Oevermann. Die Kinder konnten frei schreiben und es wurde ausdrücklich versichert, dass die Aufsätze nicht bewertet würden. Die Atmosphäre bei der Durchführung war günstig. Obwohl einige Schüler mit dem Thema nicht viel anfangen konnten, wetteiferten die meisten, wer die originellste Geschichte schreiben könne. Unterschiede - die aber zum Teil nicht festgehalten wurden - ergaben sich lediglich in der Originalität und der Länge der Aufsätze. Dies spricht wiederum für die Annahme, dass keine schichtenspezifische Unterschiede im syntaktischen Bereich auftreten, wenn die Bedingungen für alle Schüler gleich sind. Die Befunde von Reichwein (1.121 d. A.) legen sogar nahe, dass auch in dem Fall, wo Mittelschichtkinder durch die Themenwahl (Aufstellung eines formalen Briefes) anscheinend bevorzugt werden, keine Unterschiede auftreten.

5.200 Kognitive Variablen - Sozialer Status

Von der Theorie der deprivierten Unterschichtkinder her, wäre eine positive Korrelation zwischen kognitiven Variablen und den Sozialstatusindikatoren zu erwarten. In der Tat hat man für diesen Zusammenhang einen Korrelations-koeffizienten von .35 festgestellt (Ausubel 1968, zit. n. Majoribanks, 1973). Auch in der "Equality of Educational

---

sowie des deutschen Aufsatzes nach Oevermanns Code-sheet ergab, dass die Schüler sich genauso elaboriert im Luxemburgischen wie im Deutschen ausdrücken können. Die luxemburgischen Aufsätze waren lediglich kürzer, was daran liegen kann, dass die Schüler sich selten schriftlich in der Mundart ausdrücken.

Opportunity Survey" (Cotman et al. 1966, zit. n. Jencks, 1973, 309) wurden Koeffizienten in der Höhe von .30 zwischen den Intelligenztestleistungen von 6-Klässlern und dem Beruf des Vaters ermittelt. Weiter wurde nach Jencks (ebd.) eine Korrelation von .36 zwischen den Testwerten aus dem Stanford-Binet und dem Beruf des Vaters gefunden.
Die in unserer Arbeit festgestellten signifikanten Zusammenhänge zwischen kognitiven und Statusvariablen (4.800 d. A.) sind im Allgemeinen etwas schwächer als die oben angegebenen; die Koeffizienten nehmen Werte von .22 bis .34 an. Von den in dieser Arbeit berücksichtigten Statusvariablen ist es vor allem die Ausbildung der Eltern, die die höchsten Korrelationen aufweist, woraus jedoch keine präziseren Schlüsse gezogen werden können. Es dürfte zwar allgemein akzeptiert werden, dass die häusliche Lernumwelt den ersten und vielleicht dauerhaftesten Einfluss auf die Intelligenzentwicklung des Kindes ausübt, doch scheint hier eine differenziertere Erfassung der Umweltfaktoren, so wie sie Majoribanks (1973) vorschlägt, vonnöten zu sein um weitergehende Aussagen zu treffen (siehe unten).

Wenn wir uns jetzt der Analyse der Variablen zuwenden, die signifikant mit den Statusvariablen korrelieren, so lässt sich leicht feststellen, dass außer dem 'Schriftlichen Rechnen' alle anderen Untertests hauptsächlich sprachliche. Fertigkeiten ansprechen. In der Tat laden diese Variablen mehr oder weniger stark auf einem oder beiden der sprachlichen Faktoren F1und F2. Dieser letztere, den wir als "Einfallsreichtum und Produktivität" interpretiert haben, korreliert ebenfalls mit dem sozialen Status. Aus dem Vorzeichen der Koeffizienten sowie aus den Lokationsvergleichen mit der Kriteriumsvariablen 'soziale Schicht' (4.790 d. A.) ist zu entnehmen, dass die unteren sozialen Schichten - im Gegensatz zu den oberen - auch die niedrigeren Werte in den entsprechenden Untertests aufweisen; dies gilt auch für F2. Damit erhält die in der Faktorenanalyse bereits hervorragende Rolle der Sprache - hier wurden 46,6% der Gesamtkommunalität von den eindeutig sprachlichen Faktoren F1 und F2 aufgeklärt - eine neue Dimension.

Kann dieser Zusammenhang zwischen sprachlichen Fertigkeiten und sozialem Status zur Untermauerung defizittheoretischer Annahmen herangezogen werden? Unserer Ansicht nach nicht, denn wir glauben ihn adäquater wie folgt erklären zu können:

1. In der von Ginsburg geleisteten Kritik an dem Zustandekommen, schichtspezifischer Intelligenztestunterschiede (3.322 d. A.) wurde bereits die starke Verbalisierung von Testbatterien, so wie auch wir sie verwendet haben, betont. Dies bedeutet, dass außer der Instruktion, in sehr vielen Untertests sprachliches Material verarbeitet werden muss, d.h. also dass sprachlichen Fertigkeiten ein überragender Wert zugemessen wird.

2. Abgesehen von dieser Überbetonung verbaler Fähigkeiten dürfte, durch die Orientierung der Tests an den Mittelschichtnormen (middle class bias), der Erfahrungshorizont von Mittelschichtkindern begünstigt werden, was sich

dann in positiven Korrelationskoeffizienten niederschlägt. So dürfte z.B. ein Mittelschichtkind bei der Frage nach den Konsequenzen eines Stromausfalls in der Lage sein weitaus mehr Antworten zu geben, da es von seinem Elternhaus her größere Erfahrungen mit einer Vielzahl von Elektro-Geräten gesammelt hat.

3. Gibt man Statusindikatoren wie Beruf, Ausbildung der Eltern usw. zu Gunsten von differenzierteren Faktoren zur Erfassung der familiären Umwelt auf, so erhält man zwar höhere Korrelationen mit einzelnen Intelligenzfaktoren (Majoribanks, 1973), doch wird damit auch die direkte Verbindung zum sozialen Status aufgegeben. Dies scheint uns begrüßenswert, denn eine Variable wie "Elterliches Interesse an der Schule" dürfte - unserer Ansicht nach für viele psychologische Fragestellungen relevantere und präzisere Aussagen erlauben als die Variable "Ausbildung der Eltern". Es bliebe dann noch festzustellen, in welchem Verhältnis das Schulinteresse der Eltern zu ihrer Ausbildung steht.

4. Abschließend sei noch darauf verwiesen, dass Korrelationen von .30 zwischen kognitiven Variablen und Statusindikatoren lediglich l0% an Varianz aufklären, was von vornherein keine ins Gewicht fallende Interpretation zulässt.

5.300 Sozialer Status – Interferenz

Der soziale Status wird von WEINR.EICH zwar explizit als Bezugsgröße im Interferenzprozess genannt (3.200 d. A.), doch wird ihm lediglich ein indirekter Einfluss zugestanden. Diese-Vermittlung wird hauptsächlich von Einstellungsvariablen übernommen, die sich auf die Sprachen selber, die Kultur ihrer Sprecher und den Bilingualismus als solchen beziehen (2.442 d. A.). Mackey redet dann auch nicht weiter von sozialem Status, sondern arbeitet gleich mit Variablen wie "soziale Rolle", "Spracheinstellung" und "Motivation". Dabei dürfte die soziale Rolle, die ein Sprecher in einer bestimmten Situation einnimmt, zweifelsohne wenigstens mit der Statusvariablen Beruf zusammenhängen (2.442 d. A.). Was die Spracheinstellung und die Motivation betrifft, so lässt sich auch hier eine Verbindung zur sozialen Schicht herstellen (2.442 d. A.).

Wenn wir trotz diesen Positionen von Weinreich und Mackey den sozialen Status direkt mit der Interferenz in Verbindung brachten, so ist dies auf die in unserem ursprünglichen Design vorgesehene Datenerhebung zurückzuführen. In einer von uns angeregten Diplomarbeit hat J.P. Klein die von uns nicht berücksichtigten Einstellungsvariablen an einer Teilstichprobe unserer Untersuchungsstichprobe erhoben.

Das Ausbleiben von Korrelationen für die Beziehung sozialer Status - Interferenz steht allerdings nicht im Widerspruch zu Weinreichs oder Mackeys Hypothesen, die wir weiter beibehalten wollen. Wir erklären dies mit der relativen Homogenität unserer Stichprobe bezüglich ihrer Einstellung zur deutschen Hochsprache. Der Einwand, dass dieses Argument im Widerspruch zu dem festgestellten Zusammenhang zwischen Status und Sprachkontakt (4.760 d. A.) steht, ist hier zu erwarten, denn der soziale Status korreliert nämlich negativ mit deutschsprachigen und positiv mit französischsprachigen Kontakten. Zur Auflösung dieses Widerspruchs wollen wir geltend machen, dass die Sprachkontakt-und Statusvariablen über den Fragebogen bei den Eltern, und die Interferenz über den Aufsatz bei ihren Kindern erhoben wurde. Da nun aber Kinder nicht als passive Opfer ihrer Sozialisationsagenturen - in diesem Fall des Elternhauses betrachtet werden können, sondern ihnen durchaus eine eigene Meinungsbildung zugetraut werden muss, sind die Spracheinstellungen der Eltern zwar übernommen aber noch nicht aktualisiert worden. Wir wollen behaupten, dass die von uns untersuchten Primärschüler, unabhängig von den vom Elternhaus tradierten Einstellungen, von den Hochsprachen das Deutsche bevorzugen, weil es ihren schulischen und sicher auch privaten Bedürfnissen besser gerecht wird. Erst im weiteren Sozialisationsverlauf, d.h. in der weiterführenden und beruflichen Ausbildung, bahnen sich Unterschiede in den Spracheinstellungen an. Es wird hier von den schulischen und beruflichen Anforderungen, sowie von den übernommenen Einstellungen her, der einen oder der anderen Hochsprache den Vorzug gegeben, was sich dann in der festgestellten Korrelation zwischen dem sozialen Status und den Sprachkontakten ausdrückt.

5.400 Kognitive Variablen – Interferenz

Der einzige uns bekannte Autor, der explizit die Intelligenz in Beziehung zur Interferenz setzte, ist Mackey. In seinem Modell ist sie eine der die Interferenz beeinflussenden Variablen. Wir differenzierten diese Hypothese dahingehend, dass wir nicht von Intelligenz schlechthin, sondern von bestimmten kognitiven Fähigkeiten sprachen, die am Interferenzprozess beteiligt sein können. Dabei gingen wir nicht von präzisen Vorstellungen über die Art dieser Fähigkeiten aus, sondern wollten lediglich erste Anhaltspunkte zu dieser Hypothese erhalten, was durch die von uns gefundenen signifikanten Korrelationen erreicht wurde (4.800 d. A.).

Es fällt sofort auf, dass - im Gegensatz zu den aus dem Übersetzungsdiktat gewonnenen Variablen - die Aufsatzvariable "Fehlerzahl" sozusagen nicht mit den kognitiven Variablen korreliert. Eine Erklärung dafür wollen wir in den Bedingungen sehen, unter denen der Aufsatz geschrieben wurde. Wir nehmen an, dass durch die hier geschaffene zwanglose Situation die Möglichkeit zur Umgehung von Interferenzfehlern häufiger genutzt wurde. Dafür spricht, dass im Aufsatz allgemein weniger Interferenzfehler gemacht wurden als im Diktat (2.770 d. A.), in dem die Umgehung einer Interferenzfalle nur schwer möglich war. Als weiteren Beleg für diese Erklärung wollen wir die schwache Interkorrelation von .24 zwischen der im Diktat und Aufsatz ermittelten Fehlerzahl anführen.

Von der Höhe der errechneten Koeffizienten her zu urteilen, ist keine bedeutende Varianzaufklärung möglich, so dass die Wichtigkeit der festgestellten Zusammenhänge nicht überschätzt werden darf. Dennoch ist zunächst die Existenz von signifikanten Korrelationen zwischen kognitiven Fähigkeiten und der Interferenz belegt. Damit eröffnen sich Interpretationsmöglichkeiten für den Interferenzprozess, besonders dann wenn von der Theorie her kausale Korrelationen angenommen werden können.

5.410 Interpretation der Korrelationen

Der Faktor "Sprachgebundenes Denken", den wir als Wort-Wissen oder Wortkenntnis, aber auch als verbales Verständnis interpretiert haben, korreliert signifikant mit den beiden Interferenzvariablen. Dies gilt ebenfalls für die Untertests 'Verstümmelte Wörter', 'Wortschatz und Wortverständnis', 'Rechtschreiben' und 'Wortschatz'. Hier geht es um das Erkennen von vertrauten deutschen Wörtern unter erschwerten Bedingungen, wobei in den drei ersten Tests lediglich die Wortstruktur, in dem letzten aber auch die Wortbedeutung angesprochen wird. Wie man sich leicht vorstellen kann, dürften diese Kenntnisse in der L2 (2.440 d. A.) besonders für Übersetzungen von L1 in L2 relevant sein.

In den Untertests 'Heimatkunde', 'Textaufgaben', 'Rechnen' und auch 'Leseverständnis', die ebenfalls mit den Interferenzvariablen korrelieren, wurden vornehmlich das Verständnis von zusammenhängenden sprachlichen Aussagen erfasst. Darüber hinaus kann hier auch eine begriffliche Durcharbeitung, d.h. ein allgemeines Durchdenken (Guilford, 1970, 367) geltend gemacht werden. Durch ihren allgemeinen Charakter sind die hier angesprochenen Fähigkeiten natürlich an vielen kognitiven Operationen und so auch am Interferenzprozess beteiligt. Auch für das Erkennen von potentiellen Interferenzen dürfte ihnen besondere Bedeutung zukommen.

Eine interessante Parallele zum Interferenzprozess, so wie wir ihn im Übersetzungsdiktat provoziert haben, sehen wir im Untertest 'Verstümmelte Wörter'. Sollten in diesem Untertest Wörter unter reduzierten Reizbedingungen erkannt werden, so ging es im Übersetzungsdiktat in vielen Fällen - besonders aber bei der Fehlerkategorie Kontrastmangel darum, in den vorgegebenen luxemburgischen Reizwörtern die richtigen deutschen Wörter zu erkennen.

Für den Faktor "Einfallsreichtum und Produktivität" wurde ebenfalls eine signifikante Korrelation mit den Interferenzvariablen gefunden. Die in diesem Faktor angesprochene Fähigkeit, eine Vielzahl von adäquaten sprachlichen Lösungen zu produzieren, dürfte in den Fällen eine Rolle spielen, wo es darum geht eine erkannte potentielle Interferenz zu vermeiden. Die Korrelation für den Untertest 'Verschiedene Möglichkeiten' geht unserer Ansicht nach auch in diese Richtung, da hier Gedankenflüssigkeit und semantische Spontanflexibilität, d.h. die Fähigkeit, "eine Vielzahl von Gedanken zu erzeugen, wenn die Situation es erfordert" (Guilford, 1970, 375), erfasst werden.

Was die Korrelation für den Untertest 'Konsequenzen 'betrifft, so wollen wir hier die Fähigkeit, "die Folgen einer vorgegebenen Situation vorauszusehen" (ebd. 368), geltend machen. Bezogen auf den Interferenzprozess könnte diese begriffliche Voraussicht insofern eine Rolle spielen, als sie es ermöglicht eine potentielle Interferenz und den Interferenzfehler vorauszusehen und somit die Suche nach einer adäquaten Lösung in die Wege zu leiten.

Von den Untertests 'Satzergänzen' und 'Instruktionsverständnis' kann angenommen werden, dass sie nicht divergierendes, sondern eher konvergierendes sprachliches Denken erfassen, denn hier dürfte die Fähigkeit, "eine Antwort zu finden, die auf eine vorgegebene oder implizierte begriffliche Beziehung passt" (ebd. 370) angesprochen werden. Diese Ableitung semantischer Korrelate scheint den Anforderungen des Übersetzungsdiktats gerecht zu werden, indem jeweils nur eine einzige, aber eindeutig richtige Antwort verlangt wurde.

Im Gefolge vom Faktor "Verarbeitungskapazität, formal-logisches Denken und Urteilsfähigkeit" korrelieren auch die Untertests 'Progressive Matrizen', Figurenreihen', 'Buchstabenreihen', 'Zahlenreihen' und außerdem noch 'Analogien' mit den beiden Interferenzvariablen. In diesen Untertests wird sowohl bildliches als auch symbolisches' Material verarbeitet. Der hier angesprochenen Fähigkeit des beziehungserkennenden Denkens kommt eine bedeutende Rolle im Interferenzprozess zu, insofern Entsprechungen von Elementen aus L1 in L2 gesucht werden. Um die Parallele zum Interferenzprozess aufzuzeigen, wollen wir darauf verweisen, dass in den oben genannten Untertests die Ergänzung eines Systems durch bestimmte - der Systemregel entsprechende Symbole - verlangt wird. Betrachten wir L2 als ein System mit definierten Regeln, so lässt sich die im Diktat gegebene Aufgabe ähnlich wie die oben beschriebene darstellen: Es soll das Element gefunden werden, welches sich in das Zielsystem so einfügt, dass gegen dessen Regeln nicht verstoßen wird. In anderen Worten: Für den in L 1 ausgedrückten Sachverhalt soll eine Entsprechung gefunden werden, die sich mit den Regeln von L2 vereinbaren lässt.

5.420 Integration der Befunde

Allen bereits diskutierten Interferenzfehlertypen ist gemeinsam, dass bestimmte eingeübte Reaktionsmuster perseverieren, d.h. dass das in einem Regelsystem Gelernte in ein anderes übertragen wird. Dies erinnert an Fergusons Definition der Rigidität:

Psychologische und soziologische Dimensionen des Interferenzprozesses

"Eine rigide Person beharrt dennoch darauf, eine Reaktionsweise, Bedeutung oder Assoziation, die sie einmal gelernt hat, auch dann anzuwenden, wenn diese Reaktionsweise fehl am Platze ist." (Guilford, 1970, 380)
Im Interferenzprozess dürfte der hier beschriebene negative Transfer sich von dem positiven Transfer zunächst nur dadurch unterscheiden, dass er zu einem Fehler führen kann. In beiden Fällen perseveriert nämlich eine in L1 gelernte Reaktionsweise, die in L2 entweder zu einem richtigen (positiver Transfer) oder zu einem falschen Ergebnis (negativer Transfer) führen kann. Hinzu kommt, dass der positive Transfer bewusst oder unbewusst ablaufen kann, wohingegen der negative Transfer meistens unbewusst sein dürfte, da man davon ausgehen kann, dass ein Fehler nur unter besonderen Umständen bewusst gemacht wird.

Wir wollen annehmen, dass das Erkennen einer potentiellen Interferenz im Übersetzungsdiktat eine erste wichtige Rolle auf der Suche nach der richtigen Antwort gespielt hat. Hierbei dürften - wie oben ausgeführt wurde - Fähigkeiten wie das verbale Verständnis und das allgemeine Durchdenken hinsichtlich der L2 von Bedeutung sein. Besonders auch die begriffliche Voraussicht dürfte für die Antizipation von Interferenzfehlern wichtig sein.

Bei der Suche nach einer adäquaten Entsprechung in L2 ist zunächst die Möglichkeit einer Übersetzung gegeben. In diesem Fall dürfte das Wortwissen, also der deutsche Wortschatz und auch wieder das verbale Verständnis entscheidend beteiligt sein. Darüber hinaus kann man sich vorstellen, dass die Fähigkeit zur Ableitung semantischer Korrelate, sowie das semantische Beziehungserkennen, Begriffsorientierte Übersetzungen begünstigt, womit sich die Wahrscheinlichkeit einer adäquaten Übersetzung vergrößern dürfte.

Kann auf diese Weise keine Übersetzung gefunden werden, so besteht immer noch die Möglichkeit das Problem zu umgehen, indem andere Ausdrucksweisen für den entsprechenden Sachverhalt in L1 gesucht werden. Hier scheint unserer Ansicht nach divergierendes sprachliches Denken, besonders aber die semantische Spontanflexibilität von Einfluss zu sein. Damit ist allerdings noch keine Lösung gefunden, sondern dasselbe Problem stellt sich wieder - .diesmal für ein anderes Element aus L1 von vorne, wobei allerdings auch die bisher angestellten Überlegungen genutzt werden können.

Dazu wollen wir folgendes Beispiel aus dem Diktat anführen: Die direkte Übertragung von "mengem Papp sein Hutt" ins Deutsche führt zu dem folgenden Interferenzfehler: "Meinem Vater sein Hut". Wird diese Lösung als fehlerhaft erkannt, so kann die Übersetzung "meines Vaters Hut" gewählt werden. Damit ist der Genitiv zwar richtig gebildet, die ursprüngliche Wortstellung aber noch beibehalten worden. Ist der Proband mit dieser 2. Lösung auch nicht zufrieden und findet er die richtige Lösung nicht direkt, so kann er wie oben beschriebenen in der L1 von folgendem alternativen Element ausgehen: "den Hutt vu mengem Papp", dessen direkte Übertragung "der Hut von meinem

Vater" zwar auch falsch wäre, jedoch die richtige Wortstellung hätte. Gelingt es dem Probanden sozusagen eins und eins zusammenzuzählen, so müsste ihm die richtige Lösung "Der Hut meines Vaters" in die Augen springen.

5.430 Übertragungsprozesse zwischen L1 und L2

Wir versuchen in diesem Abschnitt die Erkenntnisse aus den bisherigen Überlegungen in einigen Diagrammen deutlich zu machen. Dazu werden wir die einzelnen Übertragungsprozesse erklären, zusammenfassen und schließlich in einem einzigen Diagramm darstellen.

1. Es besteht keine potentielle Interferenz

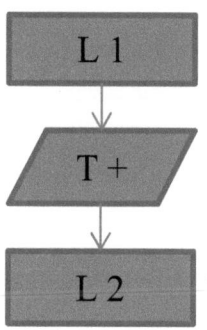

L1 = Ausgangssprache
L2 = Zielsprache
T+ = positiver Transfer

Viele luxemburgische Wörter wie z.B. "schnell", "Glas", "Bauer" usw. sind was Orthographie und Lautgestalt anbelangt mit den deutschen Wörtern identisch, können also bei Übertragungen nicht zu Fehlern führen.

2, Die potentielle Interferenz wird antizipiert und umgangen (1. Strategie zur Vermeidung von Interferenzfehlern)

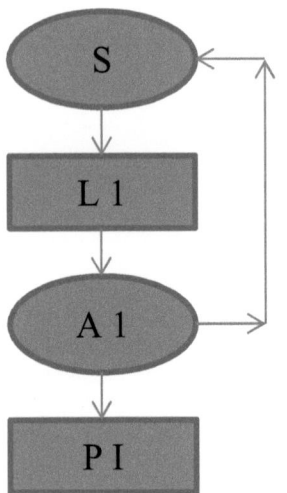

A 1 = Antizipation der potentiellen Interferenz
P I = Potentielle Interferenz
S = semantische Spontanflexibilität

Das luxemburgische Wort "schëtzeg" (schnell) wird z.B. von den meisten Dialektsprechern sofort als typisch luxemburgisch und somit als nicht direkt ins Deutsche übertragbar erkannt.

Was wir hier unter Antizipation der potentiellen Interferenz verstehen, betrifft Fähigkeiten wie verbales Verständnis und begriffliche Durcharbeitung. Darüber hinaus wollen wir annehmen, dass das Sprachgefühl sowie die Erfahrungen des Sprechers im Umgang mit L2 eine gewichtige Rolle spielen. In diesem Fall sucht der Sprecher in L1 nach einem sprachlichen Element (Synonym, Paraphrasierung) um so neue Übertragungsprozesse zu finden. In diesem Ablauf ist die semantische Spontanflexibilität wahrscheinlich von Einfluss, da es um die Produktion einer Vielfalt von divergierenden Antworten geht.

3. Es besteht potentielle Interferenz, über den negativen Transfer kommt es zu einem Interferenzfehler

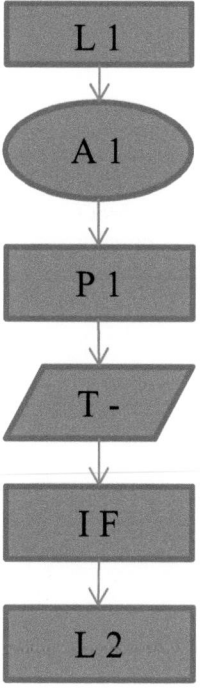

Im Gegensatz zu dem vorhergehenden Fall wird die Interferenz hier nicht antizipiert, d.h. der Übertragungsprozess findet unbewusst statt.
In diesem Fall perseveriert also eine stark automatisierte Assoziation wie in den folgenden Beispielen:
"Blëtz" - "Blitz"
"setzen" - "sitzen",
was bei
"schëtzeg" - "schitzig" (schnell)
"Pëtz" - "Pitz" (Brunnen)
zu Interferenzfehler führt.
T- = negativer Transfer
IF = Interferenzfehler

4. Es besteht potentielle Interferenz, das Resultat des negativen Transfers wird wahrgenommen und vermieden. (2. Strategie zur Vermeidung von Interferenzfehlern)

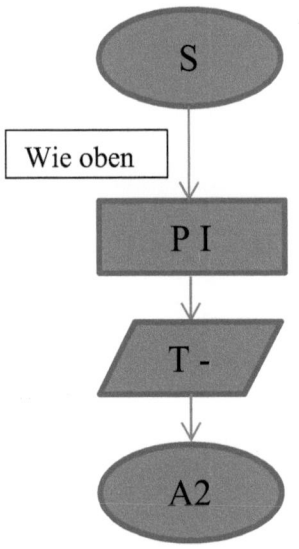

A 2 = Antizipation des Interferenzfehlers

Hier wird der negative Transfer in Gedanken vollzogen und der sich daraus ergebene Interferenzfehler erkannt. Dabei dürften Fähigkeiten wie Ableitung semantischer Korrelate und begriffliche Voraussicht von Bedeutung sein. Die Vermeidung des Interferenzfehlers besteht in der Rückkehr nach L1 (siehe oben)

5. Es besteht potentielle Interferenz und der Interferenzfehler wird absichtlich gemacht, d.h. obwohl der negative Transfer bewusst ist.

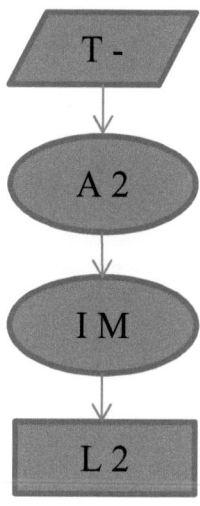

I M = instrumentelle Motivation

Wie im vorhergehenden Fall wird auch hier der negative Transfer erkannt, und der Interferenzfehler vorhergesehen. Aus einer Reihe von verschiedenen Gründen, wie instrumentelle Motivation, Zeitdruck oder negative Einstellung zur Zielsprache, wird der Interferenzfehler nicht vermieden, sondern bewusst gemacht.

6. Es besteht potentielle Interferenz, was den Sprecher dazu bewegt in der Zielsprache L2 nach Äquivalenten für das sprachliche Element aus L1 zu suchen.
(3. Strategie zur Vermeidung von Interferenzfehlern)

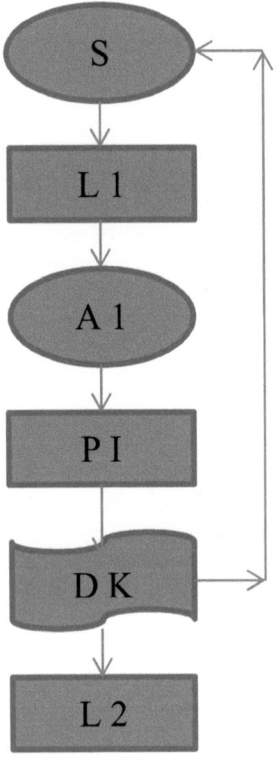

Dabei dürften Fähigkeiten wie divergierendes Denken, im Besonderen semantische Spontanflexibilität, aber auch der Wortschatz in der L2 von Bedeutung sein. Daneben wären auch noch positive Einstellungen zur Zielsprache, integrative Motivation und der Grad der Bilingualität zu erwähnen. Aber auch konvergierendes Denken insbesondere das Ableiten semantischer Korrelate ist hier wahrscheinlich beteiligt. Je nach Ergebnis dieser Anstrengungen ist eine Übertragung in L2 oder eine Rückkehr in L1 möglich.

D = divergierendes Denken
K = konvergierendes Denken

7. Es besteht potentielle Interferenz, der der Sprecher mit einer Übersetzung versucht entgegenzuwirken. (4. Strategie zur Vermeidung von Interferenzfehlern)

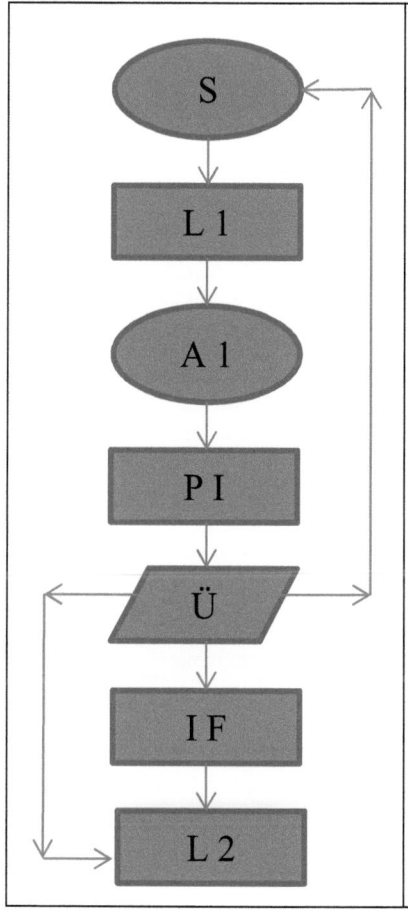

Es besteht hier zunächst die Möglichkeit einer richtigen Übersetzung. Abhängig vom Wortschatz und vom Grad der Bilingualität dürfte dieser Prozess mehr oder weniger automatisch ablaufen. Falsche Übersetzungen sind zwar denkbar, doch muss es sich hier nicht um Interferenzfehler handeln. Auch kann der Fall eintreten, dass keine adäquate Übersetzung gefunden, und deshalb ein neues Element in L1 gesucht wird.

Ü   Übersetzung

Psychologische und soziologische Dimensionen des Interferenzprozesses

Wenn wir in dem untenstehenden Diagramm versuchen den Ablauf der Übertragungsprozesse zwischen L1 und L2 schematisch darzustellen, so ist damit lediglich eine Zusammenfassung der bisherigen Überlegungen intendiert.

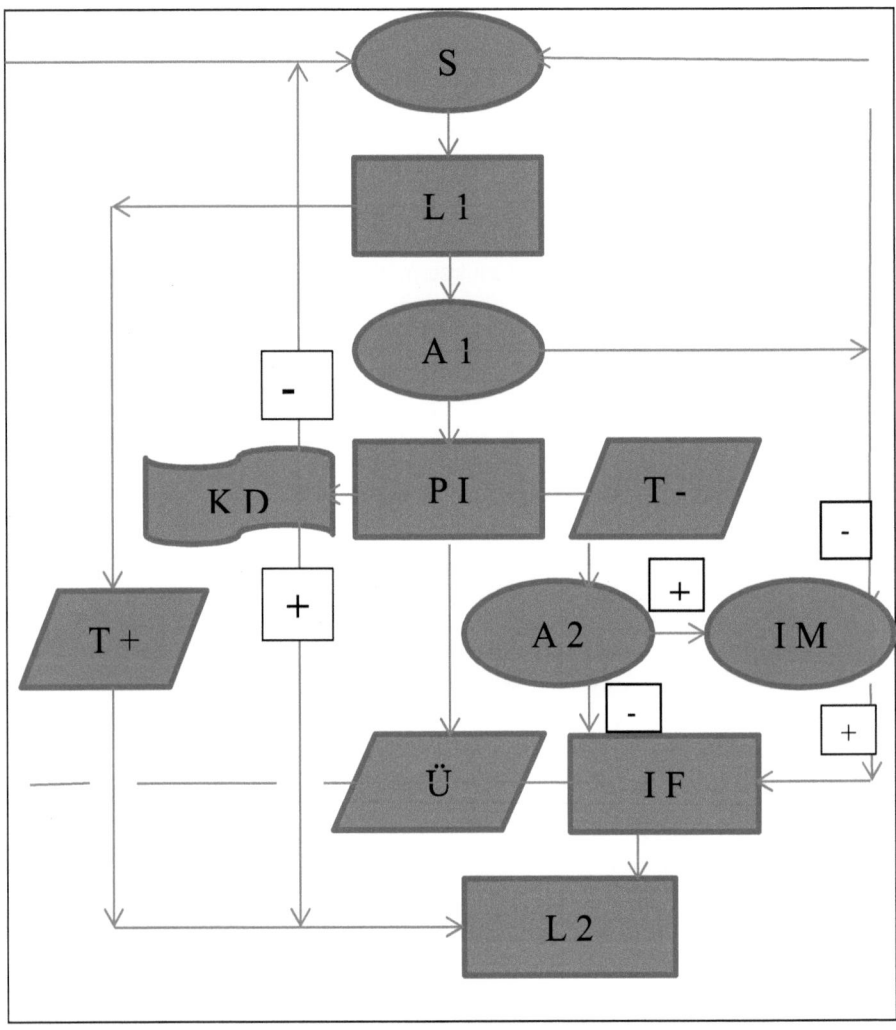

Psychologische und soziologische Dimensionen des Interferenzprozesses

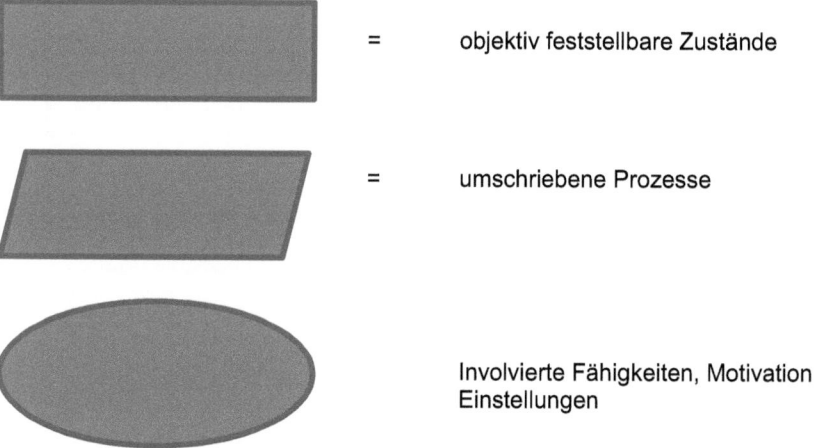

= objektiv feststellbare Zustände

= umschriebene Prozesse

Involvierte Fähigkeiten, Motivation Einstellungen

5.500 Theoretische und praktische Konsequenzen

Wir wollen jetzt versuchen, Konsequenzen im Rahmen der pädagogischen Psychologie zu formulieren. Der Begriff der "Instruktion" wird in diesem Zusammenhang für uns bedeutsam, weil wir davon ausgehen, dass der Prozess der Interferenzvermeidung insofern gelernt werden kann, als die von uns beschriebenen Strategien bewusst angewendet werden können. Die folgende Definition der Instruktionstheorie soll deshalb als Rahmen für dieses Kapitel fungieren:

"Wir verstehen ... unter einer Instruktionstheorie ein System erfahrungswissenschaftlich überprüfter oder überprüfbarer, mehr oder minder allgemeiner widerspruchsfreier Sätze zur Beschreibung, Erklärung und Optimierung des Ingangsetzens, Steuerns und Kontrollierens von Lernprozessen." (Hofer/Weinert, 1973, S.l0)

Darüber hinaus wollen wir die Anregungen aus der Literatur zusammenfassen und kommentieren, die sich auf unser Problemgebiet beziehen.

Einer der oft diskutierten Lernprozesse ist der Transfer. Er taucht immer wieder auf als Erklärung und Voraussetzung der Übertragung von bereits erworbenen Fähigkeiten auf neuartige Situationen. Gagné (1962) benutzt ihn zur Erklärung von produktivem Lernen schlechthin:

"Produktives Lernen stellt sich   dar als eine Übertragungsleistung von Übungserfahrungen (aus ‚learning sets' gewonnen) auf neue Aktivitäten, die auf diesen erworbenen Fähigkeiten aufbauen." (in Hofer/Weinert, 1973, S. 120)

Allgemein wird die Steigerung positiven Transfers als ein erstrebenswertes Ziel pädagogisch-psychologischer Bemühungen gesehen. Man versuchte deshalb, die Dimensionen zu bestimmen, die die Übertragung möglich machen, was man durch Umgestaltung des Ausgangsmaterials zu erreichen hoffte:

So fand Judd (1908):

... dass die verbale Kenntnis eines Prinzips eine fördernde Wirkung auf die Höhe des Transfers hat, der in einer Situation, die die Anwendung dieses Prinzips erforderlich macht, offenbar wird." (Overing & Travers, in Hofer/Weinert, 1973, S. 89)

Hendrickson & Schröder (1941) zeigten weiter:

„... dass die Menge des Transfers in Beziehung steht zu der Menge der Information, die gegeben wird, d.h. je weniger Information, desto weniger Transfer, und umgekehrt." (ebd.)

An diese Untersuchungen schlossen Overing & Travers (1966) an, indem sie die Auswirkungen verschiedener Methoden der Vermittlung des Prinzips erforschten. Sie bestätigten die oben genannten Ergebnisse, konnten aber darüber hinaus eine Beziehung zwischen der Art, in der das betreffende Prinzip vermittelt wird und dem Ausmaß an Transfer feststellen. Im Einzelnen legen die Ergebnisse nahe,

„... dass die Übertragung (Transfer) dann erleichtert wird, wenn (a) Übung unter Vorhandensein von nicht relevanter Information stattfindet, (b) wenn eine Einstellung gebildet wird, die das zu lernende Material in Verbindung zu einer praktischen Situation bringt, und (c) wenn das erworbene Wissen vor seiner Anwendung verbalisiert wird." (ebd., S.l04)

Untersuchungen wie diese beziehen sich im Wesentlichen auf den Aspekt der Optimierung des Ingangsetzens von Lernprozessen.

Im Gegensatz dazu konzentriert sich unsere Arbeit im Sinne der oben gegebenen Definition der Instruktionstheorie auf die Beschreibung und Erklärung des speziellen Lernprozesses Transfer im sprachlichen Bereich, d.h. nicht die quantitative Beziehung zwischen Ausgangsmaterial und Lernresultat, sondern die qualitative Seite dieser Beziehung, nämlich der Lernprozess selbst, steht im Mittelpunkt unseres Interesses. Mit anderen Worten: wir betrachten den Interferenzprozess (Transfer) nicht als einen Mechanismus, der in bloßer Abhängigkeit von den spezifischen Reizbedingungen automatisch abläuft, sondern als Prozess, dessen Ablauf durch das Einsetzen bestimmter Strategien (kognitiver Natur) aktiv gesteuert werden kann. Überspitzt formuliert heißt das, dass nicht nur mit Hilfe des Transfers gelernt wird, sondern der Transfer selbst (d.h. bestimmte Strategien der Übertragung) gelernt werden kann. Daraus folgern wir, dass es uns nicht darum gehen kann, für das Lernen einer bestimmten Zweitsprache eine Liste der häufigsten Interferenzfallen aufzustellen, die dann von den Schülern auswendig gelernt werden soll. Wir wollten im Gegenteil versuchen, Strategien einzuüben, die allgemein für das Fremdsprachenlernen von Bedeutung sind, und, im Sinne von Gagné, selbst als ‚learning sets' betrachtet werden können.

Wenn dies das Ziel ist, das wir anstreben, müssen jedoch noch zwei Bedingungen erfüllt werden:

    a. Der Prozess der Interferenz muss weiter analysiert werden
    b. Die bereits bestehenden praktischen Vorschläge müssen auf ihre Relevanz hin überprüft werden

zu (a)

Es müsste möglich sein, die in unserem Flussdiagramm angegebenen Strategien zur Vermeidung von Interferenzfehlern experimentell nachzuvollziehen und, in einem zweiten Schritt, auf ihre Effektivität hin zu überprüfen. Dabei müsste jedoch berücksichtigt werden, welcher Art das interferierende Element ist, d.h. ob es sich um eine Einheit oder eine Struktur handelt. Ferner müsste unterschieden werden, auf welcher linguistischen Ebene die Übertragung potentiell oder tatsächlich stattfindet.

Da wir diese beiden letztgenannten Unterscheidungen in unserer Arbeit nicht berücksichtigt haben, ist unser Modell wahrscheinlich noch sehr ungenau. Es ist durchaus möglich, dass sich andere Strategien der Übertragung finden lassen, und die unsrigen sich teilweise als irrelevant herausstellen. Prinzipiell glauben wir - wie gesagt - gezeigt zu haben, dass der Transfer nicht ein unbekannter, sozusagen in einer "black box" automatisch ablaufender Prozess ist, sondern dass er sich durchaus als Mechanismus begreifen lässt, der als Oberbegriff für eine Reihe definierbarer Strategien steht.

Sollte es nun gelingen, solche Strategien experimentell zu isolieren, so wird es auch möglich sein zu bestimmen, unter welchen Voraussetzungen (linguistische Unterschiede: zwischen L1 und L2, kognitive Fähigkeiten, Grad des Bilingualismus, Einstellung und Motivation) eine bestimmte Strategie eingesetzt werden kann.

"Art und Ausmaß der Lernübetragung sind abhängig von der Entwicklung allgemeiner und spezifischer transferfördernder Methoden. Der reflektierten, möglichst häufigen Erfahrung richtiger und falscher Lernübertragungen kommt ebenso große Bedeutung zu, wie der Vermittlung effektiver Problemlösungs-strategien und positiver Einstellungen dazu." (Weinert, 1974, S. 707)

Wir können die verschiedenen Strategien hinsichtlich mehrerer Kriterien unterscheiden:
- Komplexität: ist der Verlauf der Übertragung direkt oder mehrfach verzweigt?
- Schwierigkeitsgrad: Sind eine oder mehrere kognitive Fähigkeiten involviert?
- Generalität: ist die Strategie spezifisch für eine bestimmte Sprachkontaktsituation, oder lässt sie sich in mehreren oder allen Sprachkontaktsituationen anwenden?
- Effektivität: wie groß ist die Wahrscheinlichkeit, dass eine bestimmte Strategie zu positiven bzw. negativen Resultaten führt?
- Schnelligkeit: mit welcher Geschwindigkeit führen die einzelnen Strategien zu positiven Ergebnissen?

zu (b)

In der Literatur (s. 1.300) gibt es bereits konkrete Vorschläge, wie die Interferenzproblematik im Unterricht behandelt werden sollte.

Löffler (s.o., S. 67ff) geht aus von der regio-kulturellen Deprivation der Dialektsprecher. Die "regionale Sprachbarriere" als Umsetzungsproblem zwischen zwei konsistenten

Psychologische und soziologische Dimensionen des Interferenzprozesses

Sprachsystemen wird in vier Bereichen (Phonetik, Morphologie, Syntax und Wortschatz) als Interferenzproblem deutlich gemacht.

Aus der Phonetik der Mundart leitet Löffler Rechtschreibschwierigkeiten in der Hochsprache ab. Er gibt weiter keine konkreten Vorschläge zur Behebung dieser Schwierigkeiten aber S. Jäger (s.o., S. 75), der auf ähnliche Weise orthographische Fehler in der Hochsprache auf den Einfluss der Muttersprache zurückführt, gibt folgende Hinweise:

a. der Spielraum der Norm soll erweitert werden
b. die Sanktionierung von Abweichungen im orthographischen Bereich und bei der Zeichensetzung muss aufgehoben werden
c. eine Rechtschreibreform müsste durchgeführt werden, mit mehr Toleranz, besonders im Hinblick auf die Groß- und Kleinschreibung

Diese Vorschläge berühren im engeren Sinne die Kommunikation im Bereich zwischen Dialekt und Hochsprache. Wo die Umgangssprache als "interferenz-tolerante" Sprachvariante von der Mehrheit der Sprachteilnehmer in den meisten Situationen gebraucht wird, sind die Forderungen Jägers zu unterstützen, da sie sich hauptsächlich auf den Aspekt der Bewertung sprachlicher Äußerungen beziehen, und die Kommunikation innerhalb dieser Sprachgemeinschaft dadurch nicht beeinträchtigt wird. Dies käme ebenfalls der Forderung Fishmans nach einer vorurteilsfreien Betrachtung der sprachlichen Gegebenheiten in einer Sprachgemeinschaft nach, in der die "Interferenz" integrierender Bestandteil der "Umgangssprache" (als Resultat der Vermischung von Sprachvarietäten) ist.

Solange die Kommunikation durch diese Forderungen nicht beeinträchtigt wird, im Gegenteil, unter Umständen sogar erleichtert wird, kann man sie voll unterstützen. Im Falle geringen Kontrasts zwischen zwei Sprachvarietäten (z, B. Dialekt-Hochsprache) ist dies auch sicherlich der Fall; meistens besorgt die Sprachgemeinschaft selbst die Durchsetzung der Umgangssprache - in der täglichen, mündlichen Kommunikation. Im Falle größeren Kontrasts jedoch (z.B. bei Fremdsprachen) verlieren diese Forderungen ihre Gültigkeit, da die Effektivität der Kommunikation (als wichtigstes Kriterium jeder sprachlichen Interaktion) dadurch verringert würde.

Zu den Aspekten der <u>Wortbildung und Flexion</u> bemerkt Löffler, dass die ausgesprochen produktiven Wortbildungssysteme vieler Mundarten in der Zielsprache nur realisiert werden, wenn in dieser eine Mindestkompetenz vorhanden ist (s.o., S. 70) Jäger (S. 75) fordert die Erweiterung der Sprachkompetenz der Schüler ("weniger lernen durch Fehler als Lernen durch Ermutigung").. Für Löffler wird eine Mindestkompetenz in der Zielsprache hauptsächlich durch Belesenheit erreicht.

Belesenheit als Übungsform könnte dem entsprechen, was Overing & Travers als "Übung unter Vorhandensein nicht-relevanter Information" bezeichnen. Besonders unter dem morphologischen Aspekt werden hier Wortbildungen und Flexionssysteme

Psychologische und soziologische Dimensionen des Interferenzprozesses

im zielsprachlichen Kontext erfahren. Resultat dieser Übung wäre also eine Erleichterung des Transfers. Obwohl diese Forderung in ihrer Allgemeinheit sich auf alle in unseren Modell enthaltenen Übertragungsprozesse auswirkt oder auswirken kann, bestehen besondere Erleichterungen in dem Fall, wo in L2 nach Äquivalenten für die ausgangssprachliche Formulierung gesucht wird.

Im Bereich des Wortschatzes bestehen nach Löffler die größten Schwierigkeiten, da Wörter nach ihm die hauptsächlichsten Informationsträger und Vehikel bei kognitiven Prozessen sind. Obwohl diese Auffassung Löfflers zu spezifisch ist - nur wenige Individuen sind im "geistigen Geschäft" tätig ist seine Forderung nach ‚zweisprachigen Lehrern' und nach 'Spezialwörterbüchern', die er mit Braun teilt, begrüßenswert. (s.o., S. 73) Braun und Löffler betonen jedoch unterschiedlich stark die aktive Rolle der Schüler an der Erstellung der Spezialwörterbücher. Wir würden eher Braun rechtgeben, wenn er meint, dass durch die Aktivität der Schüler bei diesen eine "lebendige Konkurrenz zweier Sprachhaltungen" erwächst und andererseits der Lehrer ermutigt wird, seine normative Einstellung zu korrigieren. Dies entspräche auch dem Untersuchungsergebnis Overing & Travers, dass der Transfer erleichtert wird, wenn "eine Einstellung gebildet wird, die das zu lernende Material in Verbindung zu einer praktischen Situation bringt" (s.o.). Dies bedeutet, dass dem Schüler die Möglichkeit gegeben wird (oder er sich diese selbst erarbeitet), verschiedene Ausdrucksweisen in verschiedenen sprachlichen Systemen als <u>gleichberechtigte</u> Ausdrucksformen desselben Sachverhaltes zu erkennen und als stilistisches Mittel bewusst einzusetzen. Diese Einstellung gegenüber der Sprache überhaupt betrachten wir als durchaus sinnvoll: Sie ermöglicht eine kritische Distanz hinsichtlich der Beziehung zwischen Begriffssystem und Realität nicht nur im Kontaktbereich zweier Sprachen, sondern rückwirkend auch im Bereich der Ausgangssprache. Lerntheoretisch könnte man fast von einer Generalisierung des Erfolgs (in diesem Falle die kritische Distanz) sprechen.

Im Bereich der <u>Syntax</u> stellt sich wieder das Problem, was als zielsprachliche Norm definiert wird, bzw. was man als Abweichung versteht. Nach Löffler (s.o., 1.300) kann die Zielsprache kein einheitliches System sein, gerade nicht in der Syntax, wo die Textsorte "je nach dem Gegenstand, der sprachlichen Situation und der Intention der sprachlichen Äußerung" jeweils verschiedene Regeln kennt. Da auch die <u>Mundart</u> verschiedene Stilebenen kennt, wird die Bestimmung von Interferenzmöglichkeiten erschwert. In der Praxis des <u>Fremdsprachenunterrichts</u> ist es jedoch zweckmäßiger, eine bestimmte Variante der Zielsprache zu lehren, nämlich die, die sich in den einzelnen Ländern als überregionale Kommunikationsform durchgesetzt hat.

Solange die bisher in den Schulen gesetzte hochsprachliche Norm nicht durch eine, an der sprachlichen Realität gemessenen Norm abgelöst ist, kann man keine verbindlichen Vorschläge zur Behebung mundartbedingter Schwierigkeiten machen. Deshalb unterstützen wir die Forderung Löfflers, in kontrastiven Studien die Sprachwirklichkeit zu analysieren, um so eine "exakte Diagnose der Symptome und Ursachen" mundart-

Psychologische und soziologische Dimensionen des Interferenzprozesses

bedingter Schwierigkeiten zu erarbeiten. Dies gilt ebenso für die Kontaktbereiche zweier Fremdsprachen.

Auf die Interferenzproblematik allgemein bezogen werden in der Literatur zusätzliche Vorschläge geäußert, wie z.B. die Forderungen Jägers, Sprachunterricht müsse schon im Vorschulalter beginnen, Mundart sollte gleichberechtigt neben der Hochsprache im Unterricht existieren. In dem Punkt, dass regionale Mundarten als Ausgangssprache im Unterricht dienen sollten, sind sich alle Autoren einig.

Der Charakter aller angeführten Vorschläge besteht also einerseits in der <u>Vermeidung von Interferenzen durch die Relativierung des Gültigkeitsbereichs der hochsprachlichen Norm</u> und andererseits in der <u>Optimierung positiven Transfers</u> durch Übung. Das Erlernen bestimmter Strategien zur Vermeidung von Interferenzfehlern bleibt ausgeklammert.

Die Wichtigkeit der Interferenzproblematik zwischen Dialekt und Hochsprache wird in unserer Arbeit unterstrichen. Damit unterstützen wir die Bemühungen, deutscher und luxemburgische Linguisten, die auf diese Problematik aufmerksam machen. Es scheint gesichert, dass Schüler, die zuhause ausschließlich Dialekt sprechen, gegenüber denjenigen Schülern, die zuhause eher Hochsprache sprechen, stark benachteiligt sind, wenn sie mit denselben Maßstäben beurteilt werden. Diese Benachteiligung ist umso grösser, je stärker der Dialekt von der Hochsprache abweicht, d.h., je grösser das Ausmaß ist, in dem der Schüler umschalten muss. In einigen Fällen ist dann für ihn die Hochsprache genauso schwer zu erlernen wie eine Fremdsprache.

Dies ist in Luxemburg sicherlich der Fall, denn obschon der luxemburgische Dialekt eine mundartlich: Form des Deutschen ist, existieren keine Zwischenstufen (Umgangssprache ...). Die Umgangssprache ist der Dialekt selber. In Luxemburg erfährt der Dialektsprecher deshalb auch keine Diskriminierung: seine Altersgenossen haben prinzipiell den gleichen sprachlichen Erfahrungsbereich.

In dem Masse jedoch, wie in der BRD die hochsprachliche Norm relativiert wird, werden auch die luxemburgischen Schüler von der dadurch erreichten Verminderung der Interferenzfehler profitieren.

Das Problem der Interferenzvermeidung bleibt jedoch weiterhin aktuell: Wenn wir uns in unserer Arbeit vor allem auf die Beziehungen zwischen der luxemburgischen Mundart und dem Schriftdeutschen bezogen haben (mit dem Ziel, kognitive Komponenten des Interferenzprozesses zu untersuchen), so gelten dieselben Probleme für den Kontaktbereich zwischen Luxemburgisch und Französisch, bzw. den Kontaktbereich zwischen Sprachvarietäten generell. Auch wenn durch, eine Relativierung der Norm Fehlermöglichkeiten ausgeschaltet werden, bleibt der Prozess, der zu diesem bestimmten linguistischen Resultat geführt hat (egal ob es "falsch", "unglücklich formuliert" oder "richtig" ist) derselbe.

Psychologische und soziologische Dimensionen des Interferenzprozesses

Die Vorschläge, die sich aus unserer Untersuchung ableiten lassen, bewegen sich also einmal auf der Ebene der (institutionellen) Relativierung der Norm, besonders in der Schulpraxis, zum anderen auf der Ebene der empirischen Weiterarbeit. Diese muss vor allem zentriert sein auf eine experimentelle Überprüfung unseres Modells des Interferenzprozesses. In diesem Sinne können wir keine "Kochbuchrezepte" für die Schulpraxis geben, denn der vorläufige Charakter unserer Resultate gestattet dies nicht.

Literatur

Alatis J.E. (ed.): Report of the 21st Annual Round Table Meeting on Linguistics and Language Studies. Bilingualism and Language Contact: Anthropological, Linguistic, Psychological and Sociological Aspects. Monograph Series on Languages and Linguistics No. 23 Washington D.C. 1970

Ammon U.: Dialekt, soziale Ungleichheit und Schule. Weinheim: Beltz.1972 a

Ammon U. : Dialekt, Sozialschicht und dialektbedingte Schulschwierigkeiten. In Linguistische Berichte 22 (1972 b),80-93

Ammon U. : Dialekt und Einheitssprache in ihrer sozialen Verflechtung. Weinheim : Beltz 1973 a

Ammon U. : Probleme der Soziolinguistik. Tübingen: Niemeyer 1973 b

Ammon U.: Die Schwierigkeiten der Dialektsprecher im Leseunterricht. In: Dialekt als Sprachbarriere. Tübingen 1973, 111 ff

Baumgartner H. : Erziehung zur Zweisprachigkeit. Erfahrungen und Beobachtungen in Luxemburg. In : Bieler Jahrbuch VI (1932) ,70-91

Baumgartner H. : Stadtmundart und Landmundart. Schriften der literarischen Gesellschaft Bern N.F.3.Bern 1940

Bellugi & Brown R. (ed.): The Acquisition of Language; Report of the Fourth Conference Sponsored by the Committee on Intelligence Process Research of the Social Science Research Council. Monographs of the Society for Research in Child Development Vol.29 (1964)

Bellmann G. : Mundart - Schriftsprache   Umgangssprache. Eine Betrachtung zur soziologischen Sprachschichtung an der Grenze des oberlausitzischen Mundartgebietes. In : Beiträge zur Geschichte der deutschen Sprache und Literatur. 79. Sonderband Halle 1957, 168-181

Bergmann G.: Mundarten und Mundartforschung. Leipzig 1964
Bergmann G.: Das Vorerzbirgische. Mundart und Umgangssprache im Industriegebiet um Karl-Marx-Stadt-Zwickau. Mitteldeutsche Studien 27.Halle 1965

Bernstein B. : Soziale Struktur, Sozialisation und Sprachverhalten. Aufsätze 1958-1970. Amsterdam : De Munter 1970 a

Bernstein u.a. : Lernen und soziale Struktur. Aufsätze 1965-1970. Amsterdam : De Munter 1970 b

Bernstein B. : Studien zur sprachlichen Sozialisation. Düsseldorf : Schwann 1972

Bernstein B. (ed.): Class, Codes and Control. London : Routledge & Kegan 1973

Bernstein B., Henderson D.: Social Class Differences in the Relevance of Language to Socialisation. In: Sociology 3 (1969), 1-20

Besch W.: Sprachhefte: Hochsprache/Mundart - Kontrastiv. In: Dialekt als Sprachbarriere. Tübingen 1973, 88-99

Betz W. : Neuere Literatur zu Hochsprache, Mundart und Umgangssprache. In : Der Deutschunterricht 8 (1956) H.2, 86-92

Bloomfield L.: Literate and Illiterate Speech. In: American Speech 2 (1927), 432-439

Bloomfield L.: Language. New York 1933

Boehm St. u.a.: Rundfunknachrichten. In: Rucktäschel A.: Sprache und Gesellschaft. München 1972, 153-195

Boehm S., Koller G., Schönhut J. u. Strassner E. : Rundfunknachrichten : Sozio- und psycholinguistische Aspekte. In : Rucktäschel A. (Hrsg.): Sprache und Gesellschaft. München 1972

Bois-Reymond M.: Strategien kompensatorischer Erziehung. Das Beispiel der USA. Frankfurt/M. 1971

Bolte K.M., Kappe D. u. Neidhardt F.: Soziale Schichtung in der BRD. In : Bolte K.M. : Deutsche Gesellschaft im Wandel. 2. Auflage Opladen 1967

Bossard J.H.: Family Modes of Expression. American Sociological Review 10 (1945), 226-237

Braun P. : Sprachbarrieren und muttersprachlicher Unterricht. In : Der Deutschunterricht 21 (1969) H.4, 7-17

Bredenkamp J.: Uber die Anwendung von Signifikanztests bei theorietestenden Experimenten. Psychologische Beiträge 11 (1969), 275-285

Brickenkamp R. : Aufmerksamkeits-Belastungs-Test d2. Göttingen 1966

Brinkmann H. : Hochsprache und Mundart. In : Wirkendes Wort 6 (1955/56), 65-76

Bühler H. : Sprachbarrieren und Schulanfang 2.Aufl. Weinheim : Beltz 1972

Buschmann H. : Gemeinsame Dimensionen verschiedener Fähigkeitstest bei Oberschulanwärtern. Ein Versuch zur Verifikation von Jägers Intelligenz-Dimensionen. Unveröffentlichte . Zulassungsarbeit. Freiburg im Breisgau 1970

Carroll J.B.: Language and Thought. Englewood Cliffs, N.J.: Prentice Hall 1964

Carroll J.B.: Contrastive Linguistics and Interference Theory. In: Alatis J.E.: 19th Annual Round Table

Chomsky N.: A Review of B. F .Skinners Verbal Behaviour. In: FODOR J.A. & Katz J. : Readings in The Philosophy of Language. Englewood Cliffs Prentice Hall 1964

Chomsky N.: Le langage et la pensée. Paris: Payot 1970

Chomsky N.: Aspekte der Syntax-Theorie. Frankfurt/M 1969

Cicourel A.: Basic and Normative Rules. In: DREITZEL H.P. (Ed.): Recent Sociology 2. Pattern of Communicative Behaviour. 1970, 4-45

Cohen R., Fraenkel G. & Brewer J.: Implications for "Culture Conflict" from a Semantic Feature Analysis of the Lexicon of the Hard Core Poor. Linguistics 44 (1968), 11-21

Cohn W.: On the Language of Lower Class Children. The School Review (1959), 435-440

Cordes G. : Zur Terminologie des Begriffs "Umgangssprache". In : Werner Simon, Wolfgang Bachofer und Wolfgang Dittmann (Hrsg.) : Festgabe für Ulrich Pretzel, Berlin 1963, 338-354.

Coseriu E.: Sistema, Norma Y Habla. In: Teoria del Lenguaje de Linguïstica General. Madrid 1967, 11-113

Coulthard M.: A Discussion of Restricted and Elaborated Codes. In: Educational Review 22 (1969), 38-50

Coulthard M., Robinson W.: The Structure of the Nominal Group and Elaborateness of Code. In: Language and Speech 11 (1968), 234-.250

Cronbach L.J.: The two disciplines of Scientific Psychology. American Psychologist 12 (1957), 671-684

Dahle W. : Neutrale Sprachbetrachtung. Zur Didaktik des Deutschunterrichts. Ein Fach in der Krise. Stuttgart 1970, 133-145

Darcy T.: Bilingualism and The Measurement of Intelligence. Review of a Decade of Research. Journal of Genetic Psychology l03 (1963), 259-282

Davis E.A.: The Development of Linguistic Skill in Twins, Singletons with Siblings, and Only Children from Age Five to Ten Years. Institute of Child Welfare Monographs 14. Minneapolis 1937

Debus F.: Zwischen Mundart und Hochsprache. Ein Beitrag zur Stadtsprache, Stadtmundart und Umgangssprache. In: Zeitschrift für Mundartforschung 29 (1962), 1-43

DeCamp D.: Is a Sociolinguistic Theory Possible? In: Alatis: 19th Annual Round Table

Deutrich K.H. und Schank G. : Redekonstellation und Sprachverhalten 1. Funkkolleg Sprache, Studienbegleitbrief 11. 1972, 12-24

Deutsch M. : Die Rolle der sozialen Schicht in Sprachentwicklung und Kognition. In : Klein W. Wunderlich D. (Hrsg.) 1 Aspekte der Soziolinguistik, Frankfurt 1971, 24-40

Deutsch M. et al.: The Disadvantaged Child. N.Y. 1967

DeVriendt S. : Interferenzen einer ersten Fremdsprache beim Erlernen einer zweiten. In: Nickel G. (Hrsg.) Paks.1972,43-51

Diebold A.: Incipient Bilingualism. In: Hymes D. (ed.): Language in Culture and Society. A Reader in Linguistics and Anthropology. New-York 1964

Dittmar N.: Soziolinguistik. Exemplarische und kritische Darstellung ihrer Theorie, Empirie und Anwendung mit kommentierter Bibliographie. Frankfurt/M.: Fischer-Athenäum 1973

Eels K.et al.: Intelligence and Cultural Differences. Chicago 1951

Engel U. : Mundart und Umgangssprache in Württemberg. Beiträge zur Sprachsoziologie der Gegenwart. Dissertation Tübingen 1954

Engel U. : Die Auflösung der Mundart. In: Muttersprache 71 (1961) 129-135

Engel U.: Schwäbische Mundart und Umgangssprache. In : Muttersprache 72 (1962a)257-261

Engel U. : Sprachkreise, Sprachschichten, Stilbereiche. Zur Gliederung der Alltagssprache. In : Muttersprache 72 (1962 b) 298-307

Erwin-Tripp S.M.: Sociolinguistics. In: Fishman J.A. (ed.): Advances in the Sociology of Language. 1971 b, 15-92

Ferguson Ch. A.: Diglossia: In: Giglioli P.P. (ed.): Languages and Social Context. Selected Readings. Penguin Books 1972, in: World 15 (1959), 325-340

Ferguson Ch. A. & Gumperz J.J. (eds.): Linguistic Diversity in South Asia: Studies in Regional, Social and Functional Variation. Publication of the Research Center in Anthropology, Folklore and Linguistics, No.13. Bloomington (Indiana)

Fikenscher F.: Von der Mundart in der Schule, in : Sprachlehre - Sprachkunde - Sprecherziehung - Rechtschreiben. Zur muttersprachlichen Bildung. 1. Ausgewählte Beiträge aus der Monatsschrift "Die Scholle". Ansbach 1966, 103-105

Fippinger F. : Allgemeiner Schulleistungstest für 4.Klassen AST4. Weinheim 1967

Fishman J.: Who Speaks What Language to Whom and When? In: La linguistique (1965) nr.2, 67-88

Fishman J.: Bilingualism With And Without Diglossia. Diglossia With And Without Bilingualism. Journal of Social Issues 23 (1967), 29-39

Fishman J.: Sociolinguistic Perspective on the Study of Bilingualism. In : Linguistics 39 (1968a), 21-49

Fishman J.: Readings in The Sociology Of Language. The Hague Mouton 1968b

Fishman J.: Sociolinguistics. A brief Introduction. Rowley (Mass.) 1971a

Fishman J.: (ed.) Advances in the Sociology of Language.

Vol. I: Basic Concepts, Theories and Problems: Alternative Approaches. The Hague: Mouton 1971b

Fischer J.L.: Social Influences on the Choice of a Linguistic Variant. In: Word 14 (1958), 47-56, in: Hymes D. (ed.): Language in Culture and Society. (1964), 483-488

Fraisse P. et Piaget J.: Traité de psychologie expérimentale. Vol VIII: Langage, Communication et Décision. PUF 1972

Frei H.: La grammaire des fautes. Paris 1929

Fürntratt E.: Zur Bestimmung der Anzahl interpretierbarer gemeinsamer Faktoren in Faktorenanalysen psychologischer Daten. Diagnostica 1968, 62-75

Furth H.G.: Thinking Without Language. Psychological Implications of Deafness. New-York 1966

Furth H.G. : Intelligenz und Erkennen. Die Grundlagen der genetischen Erkenntnistheorie Piagets. Frankfurt 1972

Gebhardt F.: Verteilung und Signifikanzschranken des 3. Und 4. Stichprobenmoments bei normalverteilten Variablen. In : Biometrische Zeitschrift 8 (1966), 219-241

Getzels J., Jackson P.: Creativity and Intelligence. N.Y. 1962

Ginsburg H.: The Myth of the Deprived Child. Prentice-Hall 1972

Ginsburg H. et al.: The Natural Development of Academic Knowledge: The Case of Printing and Related Graphic Activities. 1971

Graumann C.F.: Die Beziehungen zwischen Denken und Sprechen als psychologisches Problem. In: RUCKTAESCHL A.: Sprache und Gesellschaft.

Gray S., Klaus R.: The Early Training Project for Disadvantaged Children. Monographs of the Society for Research in Child Development 33 (1968)

Grebe P.: Sprachnorm und Sprachwirklichkeit. In : Wirkendes Wort 16 (1966), 145-156

Greyerz O. von: Die Mundart im Deutschunterricht. In : Greissler G.: Quellen zur Unterrichtslehre 5 (1956), 103-105

Grimminger R.: Kaum aufklärender Konsum. Strategie des Spiegel in der gegenwärtigen Massenkommunikation. In Rucktäschel A.: Sprache und Gesellschaft.

Grimshaw A.D.: Sociolinguistics. In: Fishman J.A. (ed.) Advances in the Sociology of Language 1971b, 92-152

Grosse R. & Neubert A.: Thesen zur Marxistischen Soziolinguistik. In: Linguistische Arbeitsberichte 1 (1970),3-15

Guchman M.M., Jarceva V.N.& Semenjuk N.N. (eds.) Norma i social naja differenciacija jazyka, Moskva 1969 (Normen und soziale Differenzierung der Sprache)

Guilford J.P.: Drei Aspekte der intellektuellen Begabung. In: Weinert F.E. (Hrsg.): Pädagogische Psychologie. Köln 1972, 118-136

Guilford J.P.: Persönlichkeit. Weinheim 1970
Gumperz J.J.: On the Linguistic Markers of Bilingual Communication. Journal of Social Issues 23 (1967), 48-58

Gutt A. & Salffner R. : Sozialisation und Sprache. Frankfurt/M. : Eva 1972

Habermas J.: Vorbereitende Bemerkungen zur kommunikativen Kompetenz. In: Habermas J., Luhmann N.: Theorie der Gesellschaft oder Sozialtechnologie - Was leistet die Systemforschung? Frankfurt 1971, 101-141

Hager,Haberland & Paris : Soziologie und Linguistik, Stuttgart : Metzler 1973

Halliday M.: Categories of the Theory of Grammar. In: Word 17 (1961) 241-292

Hartig M. & Kurz U. : Sprache als soziale Kontrolle. Frankfurt/M. : Suhrkamp 1971

Hasselberg J. : Dialekt und Schulerfolg. Muttersprache 82 (1972) H.4, 201-223

Haugen E.: Linguistics and Dialinguistics. In: Alatis J.E. (ed.) "Report ... " 1970, 1-13

Havranek B.: Zum Problem der Norm in der heutigen Sprachwissenschaft und Sprachkultur. In : Actes du quatrième congrès international de linguistes, tenu à Copenhague du 27 aout au 1er septembre 1936.Copenhague: Munksgaard 1938, 151-156 In : Vacher (ed.) : A Prague School Leader in Linguistics. Bloomington 1964, 413-420

Hawkins P.: Social Class, the Nominal Group and Reference. In: Language and Speech 12 (1969), 125-135

Henle P.Sprache, Denken, Kultur. Theorie/Suhrkamp 1969, Frankfurt/M.: Suhrkamp 1969

Henzen W. : Schriftsprache und Mundarten. Ein Überblick über ihr Verhältnis und ihre Zwischenstufen im Deutschen. 2. neubearbeitete Auflage. Bibliotheca Germanica 5 (1954)

Herrmann Th.: Einführung in die Psychologie. Band 5:Sprache . Frankfurt /M.: Akademische Verlagsgesellschaft. 1972
Hess R., Shipman V.: Early Experience and the Socialization of Cognitive Modes in Children. In: Child Development 36 (1965), 869-886

Hess R., Shipman V.: Cognitive Elements in Maternal Behaviour. In: HILL J.P. (ed.): Minnesota Symposia on Child Psychology Minneapolis 1967

Hilgard E;: Zur Beziehung zwischen Lerntheorie und Unterrichtspraxis. In: Hofer M., Weinert F.: Reader zum Funk-Kolleg Pädagogische Psychologie, Bd. 2. Frankfurt/M. 1973, 12-28

Hinze F. Deutsche Schulgrammatik. Stuttgart: Klett 1966

Holzer H. & Steinbacher K. (eds.) : Sprache und Gesellschaft. Hamburg: Hoffmann und Campe 1972

Hoeger D. & Buschmann H. : Zur Reproduzierbarkeit von Jägers Intelligenzfaktoren. Psychologische Beiträge 13 (1971), 618 ff

Hörmann H.: Psychologie der Sprache. Berlin 1967

Hoffmann F. : Geschichte der Luxemburger Mundartdichtung Bd.1 Luxemburg 1964

Hoffmann F. : Das Luxemburgische im Unterricht. Courrier de L' Éducation Nationale No.7a (1969)

Homberger D. : Methoden strukturalistischer Sprachbetrachtung. Ein Beitrag zum Thema Linguistik und Schule. In : Der Deutschunterricht 24 (1972) H.1
Horn H. Schwarz E. & Raatz U. (Bearbeiter): Aufgaben zum Nachdenken AzN4+. Weinheim 1970

Horn W. : Prüfsystem für Schul-und Bildungsberatung PSB. Göttingen 1969

Hymes D.: Models of the Interaction of Language and Social Setting. Journal of Social Issues 23 (1967), 8-29

Ingenkamp K.H. : Möglichkeiten und Grenzen des Lehrerurteils und der Schultests. In : Roth H. (Hrsg.) : Begabung und Lernen. Ergebnisse und Folgerungen neuer Forschungen.3 Aufl. Stuttgart 1969, 407-431
Irwin O.C.: Infant Speech. The Effects of Family Occupational Status and of Age on Sound Frequency. Journal of Speech and Hearing Disorders 13 (1948), 320-323

Jäger A.O. : Dimensionen der Intelligenz. 2.Aufl.Göttingen 1970 (1967)

Jäger S. : Die Sprachnorm als Aufgabe von Sprachwissenschaft und Sprachpflege. In : Wirkendes Wort 6 (1968),361-375

Jäger S. : Zum Problem der sprachlichen Norm und seiner Relevanz für die Schule. In : Muttersprache 81 (1971 a),162-176

Jäger S. Sprachnorm und Schülersprache. In : Moser H.(Hrsg.) : Sprache und Gesellschaft. Düsseldorf 1971 b, 166-233

Jäger S. "Sprachbarrieren" und kompensatorische Erziehung : Ein bürgerliches Trauerspiel. In : Linguistische Berichte 19 (1972), 80-99

Jäger S. Huber J. & Schätzle P. : Sprache - Sprecher - Sprechen. Institut für deutsche Sprache Mannheim : 1972

Jäger S. : Sprechen und soziale Schicht. Werkstattbericht aus dem Forschungsprojekt "Schichtenspezifischer Sprachgebrauch von Schülern". Frankfurt/M.: Fischer-Athenäum 1973

Jencks C.: Chancengleichheit. Reinbek: Rowohlt 1973

John V.: Cognitive Development in the Bilingual Child. In: Alatis J.E.(ed.) :"Report ..." 1970, 59-67

Juhasz J. : Probleme der Interferenz. München : Hueber 1970

Kainz F. : Psychologie der Sprache.Bd.1-5. Stuttgart 1954-1965

Kjolseth R. & Sack F. (eds.) : Zur Soziologie der Sprache. Kölner Zeitschrift für Soziologie und Sozialpsychologie, Sonderheft 15 (1971)

Kochan D.C. (Hrsg.) : Stilistik und Soziolinguistik. Beiträge der Prager Schule zur strukturellen Sprachbetrachtung und Spracherziehung. Berichte und Untersuchungen aus der Arbeitsgemeinschaft für Linguistik und Didaktik der deutschen Sprache und Literatur Serie A, Nr.1. Berlin 1971

Koeck W.: Manipulation durch Trivialisierung. In: Rucktäschel Sprache und Gesellschaft.

Kloss H.: Bilingualism and Nationalism. Journal of Social Issues 23 (1967), 39-48

Klein W. & Wunderlich D. (Hrsg.) : Aspekte der Soziolinguistik. Frankfurt/M. : Fischer-Athenäum 1972

Kraus K.: Die Sprache. München : München Kösel 1962

Kraus K.: Beim Wort genommen. München Kösel 1965

Kuenzi A. & Boder H. : Enquête sur le bilinguisme ä Luxembourg. In : Bieler Jahrbuch VI (1932), 34-69

Kupfer H. : Spracherwerb und Sprachbesitz von Schülern der Grund- und Hauptschule. Weinheim 1972

Labov W.: Stages in the Acquisition of Standard English. In: SHUY R.W. (ed.) Social Dialects and Language Learning 1964, 77-104

Labov W.: On the Mechanisms of Linguistic Change. In: Kreidler Ch.W. (ed.): Monograph Series on Languages and Linguistics Vol.18 (1965), 91-114

Labov W.: The Study of Language in its Social Context. In: Studium Generale 23 (1970), 30-87, In: Klein-Wunderlich (Hrsg.):Aspekte ... (1971), 111-194, In: Fishman (ed.):Advances ... (1971), 152-216

Labov W.: Variation in Language. In: Reed C.E. (ed.): The Learning of Language. Publication of the National Council of Teachers of English. New-York 1971, 187-221

Labov W., Waletzky J.: Narrative Analysis: Oral Versions of Personal Experience. In: MacNeish J.: Essays on the Verbal and Visual Arts. Proceedings of the 1966 Annual Spring Meeting. Seattle 1967, 12-44

Labov W. et al.: A Study of the Non-Standard English of Negro and Puerto Rican Speakers in New York City. U.S. Office of Education and Welfare. Washington 1968

Lambert W.E., Gardner R.C., Barik H.C. & Tunstall K.: Attitudinal and Cognitive Aspects of Intensive Study of a Second Language. Journal of abnormal social Psychology 66, (1963), 358-368
Lambert W.E.: A Social Psychology of Bilingualism. Journal .of Social Issues 23 (1967), 91-107

Lambert W.E., Gardner R.C., OLTON R. & Tunstall K. A Study of the Roles of Attitudes and Motivation in Second-Language Learning. In: Fishman J.A. (ed.): "Readings ..." 1968, 473-491

Lawton D.: Soziale Klasse, Sprache und Erziehung. Düsseldorf 1970

Lee W.R.: Types of Interference and Contrasting -The Kinds of Research Needed. In: Nickel C. (ed.): Paks 1972, 13-27

Lenneberg E.H. : Neue Perspektiven in der Erforschung der Sprache Frankfurt/M. : Suhrkamp 1972

Lenneberg E.: Biological Foundation of Language. N.Y. 1967

Lienert G.A.: Testaufbau und Testanalyse. 3.Aufl.Weinheim 1969 (1961)

Lienert G.A. : Verteilungsfreie Methoden in der Biostatistik. Bd. 1, 2. Aufl. Meisenheim: Hain 1973
Loban ff.: The Language of Elementary School Children. Champaign, 111. 1963

Löffler H.: Mundart als Sprachbarriere. In: ? Heft 1, Jahrgang 22, Düsseldorf: Schwann

Löffler H: Kontrastive Grammatik Mundart-Hochsprache. Ein Werkstatt-Bericht. In: Dialekt als Sprachbarriere. Tübingen 1973, 100-110

Luhmann N. : Normen in soziologischer Perspektive. In : Soziale Welt 20 (1969), 28-45

Lurija A.R. & Judowitsch F.JA. : Die Funktion der Sprache in der geistigen Entwicklung des Kindes. Düsseldorf: Schwarm 1970

Maas U. & Wunderlich D. : Pragmatik und sprachliches Handeln. Frankfurt/M. 1972

MacCorquodale K. & Meehl P.E.: On a Distinction Between Hypothetical Constructs and Intervening Variables. Psychological Review 55 (1948), 95-107
Mackey W.F.: Language Teaching Analysis. London: Longmans Green 1965

Mackey W.F.: The Description of Bilingualism. In : Fishman J.A.(ed.) "Readings ": 1968, 554-584 In: Canadian J. of Linguistics 7 (1962) 51-85

Mackey W.F.: Interference, Integration and the Synchronic Fallacy. In: Atalis J.E. (ed.): "Report" 1970, 195-223

MacNamara J.: Bilingualism and Primary Education. Edinburgh: University Press 1966.

MacNamara J. (ed.): Problems of Bilingualism. Journal of Social Issues 23 (1967a)

MacNamara J.: The Effects of Instruction in a Weaker Language. Journal of Social Issues 23 (1967b), 121-136

MacNamara J.: The Bilinguals Linguistic Performance - A Psychological Overview. Journal of Social Issues 23 (1967c) 58-78

MacNamara J.: Bilingualism and Thought. In   Alatis J.E. (ed.): "Report... " 1970, 25-47

MacCarthy D.: Language Development in Children. In : Carmichael L. (ed.): Manual of Child Psychology. New-York 1954, 476-581

Mayntz R. : Soziale Schichtung und sozialer Wandel in einer Industriegemeinde. Stuttgart 1958

Mayntz R. : Soziale Schichtung. In : Bernsdorf W. (Hrsg.) : Wörterbuch der Soziologie Bd.3. Frankfurt 1972

G.: Geist, Identität und Gesellschaft. Frankfurt 1973

Ministère de l'Education Nationale: Informations Statistiques n° 7. Luxembourg 1974

Moore H. & Kleining G. : Das soziale Selbstbild der Gesellschaftsschichten in Deutschland. In: Kölner Zeitschrift für Soziologie und Sozialpsychologie 12 (1960)

Moser H.: Sprache - Freiheit oder Lenkung? Zum Verhältnis von Sprachnorm, Sprachwandel, Sprachpflege. Mannheim 1967
Moser H. U.a. (eds.): Sprachnorm, Sprachpflege, Sprachkritik. Jahrbuch des Instituts für deutsche Sprache 1966-67. Düsseldorf 1968

Moser H. U.a.(eds.): Sprache und Gesellschaft. Beiträge zur soziolinguistischen Beschreibung der deutschen Gegenwartssprache. Sprache der Gegenwart 13. Schriften des Instituts für deutsche Sprache in Mannheim, Jahrbuch 1970

Moser H. Sprachbarrieren als linguistisches und soziales Problem. In: Rucktäschel A. (Hrsg.) Sprache und Gesellschaft. München 1972

Nickel G.: Kontrastive Linguistik. Frankfurt/M 1972

Nickel G. (ed.) Pacs: Papers from the International Symposium an Applied Contrastive Linguistics. Cornelsen-Velhagen 1972

Nickel G. : Aspekte der Fehleranalyse. Paks-Arbeitsbericht no.7. Cornelsen-Velhagen 1973, 157-167

Nie N., Bent D.H. & Hull C.H.: Statistical Package for the Social Sciences. New-York: McGraw-Hill 1970

Niepold W. : Sprache und soziale Schicht. Berlin: Spiess 1971

Oevermann U.: Schichtenspezifische Formen des Sprachverhaltens und ihr Einfluss auf kognitive Prozesse. In Roth (Hrsg.): Begabung und Lernen. Stuttgart 1969, 297-355

Oevermann: Sprache und soziale Herkunft. Frankfurt 1972

Overing R., Travers R.: Die Wirkungen verschiedener Übungsbedingungen auf die Übertragung des Gelernten. In: Hofer M. Weinert F.: Reader zum Funk-Kolleg Pädagogische Psychologie, Bd. 2. Frankfurt/M. 1973, 89-106

Pfütze M.: Satzbau, Stil und Klasse - kritische Bemerkungen zur sozialen Grundlage einiger Anschauungen über Normen in der deutschen Satzstruktur. In: Wissenschaftliche Zeitschrift der Pädagogischen Hochschule Potsdam I0 (1966), 203-210

Piaget J.: Le langage et la pensée chez l'enfant. Neuchâtel, Delachaux et Niestlé 1970

Piaget Jean: La Formation du Symbole chez l'Enfant. Neuchâtel 1946

Piaget Jean: Le langage et la pensée chez l'enfant. Neuchâtel 1972 (8. Auflage)

Picht G.: Die deutsche Bildungskatastrophe. Olten 1965

Plan d'études (Pour les Ecoles Primaires du Grand-Duché) Courrier de l'Education Nationale, numéro spécial 1964

Polenz P. Sprachnorm, Sprachnormung, Sprachnormenkritik. In: Linguistische Berichte 17 (1972), 76-84

Putnam G., O'Hern E.: The Status Significance of an Isolated Urban Dialect. In: Language Supplement Nr. 55, 1955

Raven J.C.: Standard Progressive Matrices: London 1960 (1938)

Ravenette R.: Intelligence and Social Class. Unveröffentlichte Dissertation London 1963

Reichstein R.: Etude des Variations Sociales et Géographiques des Faits Linguistiques. In: Word 16 (1960), 55-99

Reichwein R.: Sprachstruktur und Sozialschicht. In: Soziale Welt 18 (1967), 309-330

Reiners L.: Stilfibel, München: DTV 1967

Robinson W.: The Elaborated Code in Working Class Language. In: Language and Speech 8 (1965), 243-252

Roeder P.: Sprache, Sozialstatus und Schulerfolg. In: betrifft: Erziehung 6 (1968), 14-20

Roth E., Oswald W.D. & Daumenlang K.: Intelligenz: Aspekte, Probleme, Perspektiven. Stuttgart: Kohlhammer 1972

Rucktäschel A. (Hrsg.): Sprache und Gesellschaft, München 1972

Rupp H. & Wiesmann L. : Gesetz und Freiheit in unserer Sprache. Schriften des deutschschweizerischen Sprachvereins 6. Frauenfeld: Huber 1970

Sandig B.: Bildzeitungstexte. In: Rucktäschel A. 1972

Sapir E.: Die Sprache. München 1961

Saussure F.: Cours de Linguistique Générale. Paris 1962

Schatzman L. & Strauss A.: Social Class and Modes of Communication. American Journal of Sociology 60 (1955) 329-338

Scheuch E.K. u.a. : Sozialprestige und soziale Schichtung. In : Glase D.V., Koenig R. (Hrsg.) : Soziale Schichtung und Mobilität. Kölner Zeitschrift für Soziologie und Sozialpsychologie, Sonderheft 5. 4.Aufl.Köln 1970
Schieben-Lange B.: Soziolinguistik - Eine Einführung. 7.Aufl. Stuttgart: Kohlhammer 1973 (1958)

Schmidt S.J.: Sprache und Politik. Zum Postulat rationalen politischen Handelns. In : Rucktäschel A. (Hrsg.): Sprache und Gesellschaft, München 1972

Schulz G.: Satzkomplexität - Ein zweifelhaftes linguistisches Kriterium. In: Diskussion Deutsch 3 (1971), 27-36

Sinclair de Zwart H. : Acquisition du langage et développement de la pensée. Paris : Dunod 1967

Sozialisation und kompensatorische Erziehung (Autorenkollektiv). Hamburg 1971

Spittler G. : Norm und Sanktion. Untersuchungen zum Sanktionsmechanismus. 1967

Sprache (Funkkolleg). Einführung in die Linguistik. Frankfurt/M.: Fischer 1973

Sprache : Brücke und Hindernis : 23 Beiträge nach einer Sendereihe des NDR. München Piper 1972

Sprachenbarrieren (Autorenkollektiv). Hamburg 1972

STATEC : Recensement de la population 1966. Luxembourg 1968

Stern C.+W.: Sprachanfänge. In: Graumann C.F., Heckhausen H. (Hrsg.): Reader zum Funk-Kolleg Pädagogische Psychologie, Bd. 1. Frankfurt/M. 1973, 221-245

Stolz W., Bills G.: An Investigation of the Standard-Nonstandard Dimension of Central Texas English. Austin 1968

Süllwold F. : Prinzipien und Ergebnisse faktorenanalytischer Intelligenzforschung. Archiv für die gesamte Psychologie 12 (1968),231-246

Tabouret-Keller A.: Plurilinguismus und Interferenzen. In: Martinet A.: Linguistik. Ein Handbuch 1973, 226-231

Templin M.C.: Certain Language Skills in Children. Minneanapolis 1957

Thomas D.: Oral Language Sentence, Structure and Vocabulary of Kindergarten Children Living in Low Socio-Economic Urban Areas. Detroit 1962

Titone R. : La fonction symbolique et le langage. Bruxelles 1969

Togerson W.S.: Theory and Methods of Scaling. 7. ed., New-York : Willey 1967

Trausch G.: La croissance démographique du Grand-Duché de Luxembourg. Luxembourg 1972

Tyler R.W.: Can Intelligence Tests Be Used to Predict Educability? In: Eels K. et al.: Intelligence and Culture Difference. Chicago 1951, 39-47

Überla Faktorenanalyse. Heidelberg 1968

Verdoodt A. : Zweisprachige Nachbarn. Ethnos 6 (1968)

Weimer H. : Psychologie der Fehler. Leipzig 1929

Wolfram W.: A Sociolinguistic Description of Detroit Negro Speech. Urban Language Series 5. Washington 1969

Whorf B.L. : Sprache, Denken, Wirklichkeit. Reinbek bei Hamburg 1971

Wygotsky L.S. : Denken und Sprechen. Stuttgart 1969

Zigler E., Butterfield E.: Motivational Aspects of Changes in IQ-Test Performance of Culturally Deprived Nursery School Children. In: Child Development (1969) 39, 1-14

Zulliger H. : Der Z-Test. Bern: Huber 1948

Anhang

Vorentwurf zur Diplomarbeit:

"Dialekt und kognitive Leistung in ihrer sozialen Verflechtung"

Jean Schoos
Robert Soisson
Claude Vandivinit

Vorbemerkung:

Wir versuchen, in diesem Paper die Anstöße, die wir erhalten haben sowie unsere eigenen Überlegungen für alle Teilnehmer der Übung verständlich darzustellen. Der erste Punkt (Theoretischer Rahmen) ist alles andere als vollständig; ebenso fehlen einige Überlegungen zur Vorgehensweise: Begründung der Verfahren, der Methodik usw. Diese Überlegungen sind theoretisch noch nicht soweit abgesichert, dass wir sie an dieser Stelle bringen könnten. Zu einzelnen Fragen können wir jedoch in der Übung Stellung nehmen.

1) Theoretischer Rahmen

Sprache als gesellschaftliches Phänomen begreifen heißt, sich über ihre Partikularisierung zum Gegenstand verschiedener Einzelwissenschaften hinwegsetzen. Nicht umsonst büßen viele Sprach-Theorien an Erklärungswert ein, wenn ihre Urheber gemäß ihrem. positivistischen Wissenschaftsbegriff einen Aspekt der Sprache isolieren und andere als irrelevant für ihre Aussagen abtun. Es ist auch kein Zufall, dass sich in letzter Zeit mehr und mehr Theorien profilieren, die Sprache in ihrer Entwicklung (phylo- wie auch ontogenetisch) und in ihren Erscheinungsformen zu einer Reihe von Merkmalen (gesellschaftlicher wie individueller Natur) in Beziehung setzen.

Eine Renaissance der Theorien Whorfs, Wygotskis und Piagets geht einher mit neueren Ansätzen, die versuchen, das Bild, was man sich von Sprache machte, abzurunden.

Es kann an dieser Stelle nicht unsere Aufgabe sein, alles, was im Zusammenhang mit Sprache publiziert wurde aufzuzählen, sondern wir müssen uns darauf beschränken, auf die für uns unmittelbar relevanten Publikationen einzugehen.

Psychologische und soziologische Dimensionen des Interferenzprozesses

II

Allgemein werden in den Sozialwissenschaften "Konstanten" angenommen, die das Individuum bei seiner Geburt in einen schon sehr eng umschriebenen Rahmen stellen: die Natur der Gesellschaft, die Kultur, die Familie und nicht zuletzt auch die Sprache; Gegebenheiten also, gegenüber denen sich das Kind in seinen ersten Lebensjahren überwiegend rezeptiv verhalten muss. Präzisiert man diese biographischen Daten, denen das Kind wenig hinzufügen kann, lässt sich schon mit einiger Sicherheit vorhersagen, welchen Verlauf seine Entwicklung nehmen wird.

Die - nennen wir sie erst einmal - Kultursprache (Deutsch, Französisch usw.) welche dieses Individuum übernimmt, ist, global gesehen deswegen interessant, weil sie unter den aufgezählten gesellschaftlichen Merkmalen das konstanteste ist. Der "sprachliche Wandel" vollzieht sich langsamer als die familiale, kulturelle oder gesellschaftliche Entwicklung. In diesem Zusammenhang gewinnen die kulturanthropologischen Studien zur Entwicklung und Funktion von Sprache in verschieden gestalteten Gesellschaften an Bedeutung. Die immer wieder in diesem Zusammenhang zitierten Werke von Sapir, Whorf und Malinowsky belegen die These, dass die jeweilige Kultursprache einen erheblichen Einfluss auf Denken und Wahrnehmung des Kindes und des Erwachsenen ausübt.

III

Ist nun ein gewisser Teil der Sprech-, Denk- und Wahrnehmungsfähigkeit des Kindes derart vorgegeben, so tendieren weitere Merkmale seiner Entwicklungsgeschichte dazu, diese Fähigkeiten noch weiter einzuengen. Alle diese Merkmale sind im Zusammenhang mit der kommunikativen Funktion der Sprache zu sehen. Je nach Art und Ausprägung dieser Merkmale differenziert sich die kommunikative Funktion der Sprache. Eine gegenläufige Tendenz zeichnet sich jedoch bei der individuellen Aneignung und Verwendung der Sprache ab. Genauer:

1. Wird das Individuum in einer bestimmten Gesellschaft geboren, kann es entweder zu den unteren oder zu den oberen sozialen Schichten gehören. Innerhalb dieser Schichten variieren die Formen des Sprachgebrauchs jedoch erheblich.
2. Wird in seiner Umgebung eine bestimmte Sprache gesprochen (z.B. Deutsch) kann diese in bestimmten Regionen einem mehr-oder weniger ausgeprägtem Dialekt weichen.
3. Diese beiden Merkmale vorausgesetzt, hängt noch vieles vom Verhalten der Eltern dem Kind gegenüber ab. (Sprach-fördernde oder sprachhemmende Funktion der Eltern-Kind-Interaktion).
4. Innerhalb dieses Rahmens - vorausgesetzt, man unterstützt die Theorie vom Werkzeugcharakter der Sprache - hat das Kind jedoch die Möglichkeit, seine

Psychologische und soziologische Dimensionen des Interferenzprozesses

IV

Sprache so einzusetzen, dass sie den Rahmen des sozial vorgegebenen übersteigen und sich seiner Entwicklung als förderlich erweisen kann.

Zu diesen einzelnen Merkmalsbereichen gibt es eine umfassende Literatur, die ziemlich grob verschiedenen Fachrichtungen zugeordnet werden kann.

a) Entwicklungspsychologie

Piaget, Wygotski u.a. legten Wert darauf, die Entwicklung der "Symbolfunktion" (bei Piaget) sowie -der 'inneren Sprache" (bei Wygotski) zu beschreiben, in engem Zusammenhang mit der Entwicklung der Intelligenz bzw. des Bewusstseins, Dies entspräche also mehr dem 4. Punkt des vorhergehenden Abschnitts, wo die Entwicklungstendenzen relativ unabhängig von sozialen Determinanten betrachtet werden.

b) Soziolinguistik

Außer einigen älteren empirischen Evidenzen zu Sprache und sozialer Schicht beginnt die Soziolinguistik eigentlich erst bei Bernstein. Er, Lawton, Oevermann u.a. versuchten, die Struktur von "subkulturellen" Einzelsprachen zu analysieren und gelangten so zu dem Code-Begriff. Demnach sprechen Angehörige der oberen sozialen Schichten eher den elaborierten Code, Angehörige der unteren sozialen Schichten eher den restringierten Code.

c) Dialektforschung

In älteren Arbeiten wurde schon öfters ein Zusammenhang zwischen Dialektniveau und Schichtzugehörigkeit angenommen. Erst U. Ammon untersuchte diesen Zusammenhang systematisch und sah seine Hypothesen bestätigt.

d) Linguistik

Alle Untersuchungen, die bis jetzt zitiert wurden, kommen natürlich nicht daran vorbei, ihr begriffliches Instrumentarium aus der Linguistik, wenigstens was die sprachlichen Aspekte angeht, zu entlehnen. Auch theoretische Modelle gehen in die Sprachforschung ein, die ursprünglich von rein linguistischem Interesse schienen.

V

Außer der Literatur, die sich diesen vier Bereichen zuordnen lässt, gibt es eine große Zahl von Einzelwerken, empirische Arbeiten und theoretische Abhandlungen, die in die Bestimmung der Ausrichtung unserer Arbeit eingehen. So wird etwa die Saussuresche Unterscheidung zwischen langue, langage und parole zu diskutieren sein, wenn wir begründen wollen, warum wir schriftliches anstatt mündliches Material erheben. Ebenso werden die bekanntesten psycholinguistischen Arbeiten mit in unsere Überlegungen einbezogen (z.B. die Unterscheidung zwischen Kompetenz und Performanz bei Chomsky...). Über den Zusammenhang zwischen sprachlichen und gesellschaftlichen Phänomenen müssen wir uns im Klaren sein. Jeder einzelne Schritt in unserer Arbeit muss sich auf empirisch. abgesicherte Ergebnisse stützen können - außer denen, die neu sind natürlich. Das sind allerdings Punkte, die in dieser kurzen Einführung unter den Tisch fallen. Der theoretische Einstieg bestimmt ja auch wesentlich die Erwartungen, die man an die Daten stellt. Inwieweit die Daten diesen Erwartungen gerecht werden, muss die Arbeit zeigen.

2) Fragestellung und Hypothesen

2.1. Variablen

Aus dem Feld der bisher umschriebenen Variablen zu unserem Forschungsbereich (siehe Pkt. 1) wollen wir folgende herausstellen um ihre gegenseitigen Beziehungen zu messen:

1. Dialektniveau (DN)
2. Kognitive Leistung (KL)
3. Soziale Schicht (SS)
4. Linguistischer Code (LC)

Begründung für die Auswahl dieser Variablen:

ad 1 und 2: Diese beiden Variablen wurden deshalb ausgewählt, weil wir mit dieser Arbeit einen Beitrag zu einer übergeordneten Fragestellung liefern wollen, nämlich der ob und inwieweit Dialektsprechen als ein Denkhindernis anzusehen ist. Damit verbindet sich die Hoffnung der Autoren diese Untersuchung in die Sprachbarrierenforschung einordnen zu können.
ad 3: Wegen der bereits angedeuteten Verflechtung von sozialer Schicht und kognitiver Leistung (N.N.), bzw. Dialektniveau (Ammon, 1971 u. 1973) schien uns die Miteinbeziehung dieser Variable unumgänglich. Außerdem kann so das Ausmaß des Verhältnisses dieser Zusammenhänge geprüft werden. (Verhältnis der Beziehung SS - KL zu der Beziehung SS - DN; ebenso Verhältnis der Beziehung SS - KL zu der Beziehung DN - KL)

ad 4: Die Variable linguistischer Code wurde eingeführt um zu prüfen, ob durch ihren Zusammenhang mit den anderen Variablen (besonders aber mit der Variablen DN) eine zusätzliche Dimension gewonnen werden kann, über die der Anschluss an die

Bernstein-Oevermannsche Forschung hergestellt werden kann. Außerdem wollen wir diese Hypothese (Beziehung LC - SSC für das Untersuchungsgebiet überprüfen.

Stellen wir diese ausgewählten Variablen in ihren gegenseitigen Beziehungen dar, so ergibt sich folgendes Bild:

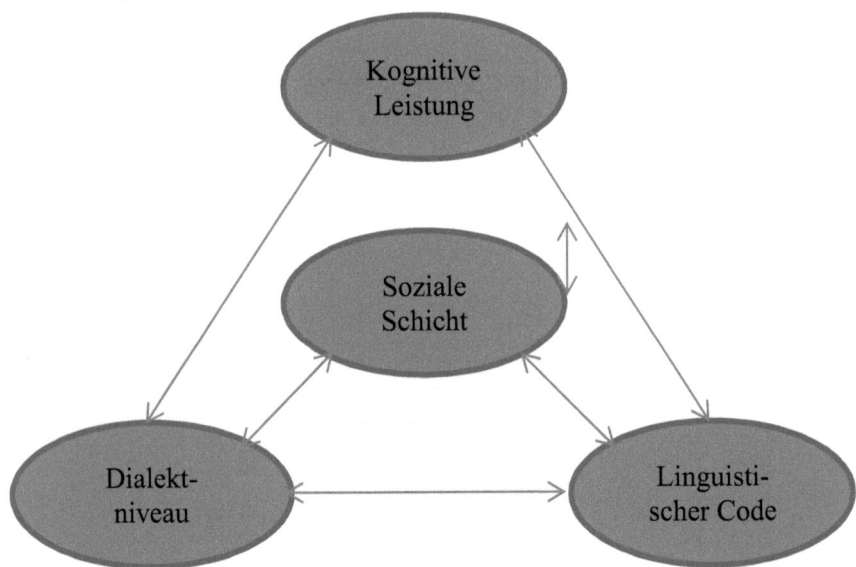

Hieraus ergeben sich folgende Beziehungen:

1. DN-KL
2. DN-LC
3. DN – SS
4. KL-LC
5. KL-SS
6. LC - SS

2.2. Fragestellung

Wegen des von uns gewählten methodischen Ansatzes (Interdependenzanalyse) können wir keine funktionalen Bezüge untersuchen, sondern müssen uns vielmehr damit begnügen Zusammenhänge, d.h. das Ausmaß der gemeinsamen Variation, zu messen.

So bezieht sich unsere Fragestellung deshalb auch auf den Zusammenhang zwischen den Hauptvariablen DN und KL:

Welcher Zusammenhang besteht zwischen dem Dialektniveau Luxemburger Dialektsprecher der 6. Primärschulklasse und ihrer kognitiven Leistung?

Eine weitere Frage bezieht sich auf das Verhältnis zwischen DN und LC.

Welcher Zusammenhang besteht zwischen dem Dialektniveau Luxemburger Dialektsprecher der 6. Primärschulklasse und ihrem linguistischen Code?

Diese beiden Fragen entsprechen den Beziehungen 1 und 2 (siehe oben). Die Beziehungen 3 - 6, die von anderen Autoren bereits untersucht wurden, müssen für unser Untersuchungsgebiet überprüft werden.

2.3. Hypothesen

Aus der Fragestellung werden folgende Hypothesen abgeleitet:

1. Zur Beziehung DN – KL

   Vpn mit guten kognitiven Leistungen verfügen über ein hohes Dialektniveau; Vpn mit schlechten kognitiven Leistungen verfügen über ein niedriges Dialektniveau und umgekehrt, d. h. es wird erwartet, dass Dialektniveau und kognitive Leistungen positiv korrelieren.

2. Zur Beziehung DN – LC

   Vpn mit hohem Dialektniveau verfügen über ein hohes Codeniveau; Vpn mit niedrigem Dialektniveau verfügen über ein niedriges Codeniveau und umgekehrt, d.h. es wird erwartet, dass Dialektniveau und Codeniveau positiv korrelieren.

Zur Überprüfung für das Untersuchungsgebiet werden folgende Hypothesen aufgeführt:

3. Zur Beziehung DN – SS

   Vpn der höheren sozialen Schichten haben ein höheres Dialektniveau als Vpn der unteren sozialen Schichten.

4. Zur Beziehung KL – LC

   Vpn mit besseren kognitiven Leistungen verfügen über ein höheres Codeniveau als Vpn mit schlechteren kognitiven Leistungen.

5. Zur Beziehung KL – SS

Vpn mit besseren kognitiven Leistungen stammen aus höheren sozialen Schichten als Vpn mit schlechteren kognitiven Leistungen.

6. Zur Beziehung LC – SS

Vpn aus höheren sozialen Schichten verfügen über ein höheres Codeniveau als Vpn aus unteren sozialen Schichten.

3. Variablen: Bestimmung und Messung

3.1. Dialektniveau (DN)

Das DN bestimmen wir anhand der "typischen Fehler", die ein dialektsprechendes Individuum produziert, wenn es gezwungen ist sich in der Hochsprache zu äußern. Demnach würden wir das DN folgendermaßen definieren:

Ein Individuum, das wenige Fehler produziert, hat ein hohes DN; ein Individuum, das viele Fehler produziert, hat ein niedriges DN. Die Bezeichnungen hoch und niedrig sind in diesem Zusammenhang willkürlich eingesetzt. Bei U. Ammon bedeutet ein hohes DN das Verfügen über die Hochsprache (verbunden mit weitgehenden Dialektkenntnissen), ein niedriges DN das annähernd ausschließliche Verfügen über den Dialekt. Im Anschluss an diese "Tradition" halten wir uns an die Terminologie von Ammon.

Typische Dialektfehler im Luxemburgischen treten auf bei der Flexion der Substantive, bei der Steigerung der Adjektive, bei Pronomina usw. Die Operationalisierung erfolgt über eine Fehlerliste, die einen Rohwert (= Zahl der typischen Fehler) ergibt, wobei allerdings noch unklar ist, ob nicht verschiedene Fehlerarten unterschiedlich gewichtet werden müssen. Außerdem wollen wir die linguistischen Prozesse, die diesen sprachlichen Vorgängen zugrunde liegen, herausarbeiten um die Auswahl gerade dieses Kriteriums theoretisch abzusichern.

Das Material an dem wir das DN bestimmen wollen besteht aus 2 Aufsätzen und der Übersetzung eines luxemburgischen Diktats ins Deutsche.

3.2. Linguistischer Code (LC)

Haben wir die Bezeichnung Dialektniveau direkt von Ammon übernommen, so gebrauchen wir die Bezeichnung Codeniveau lediglich um die oft kritisierte Dichotomisierung in restringierten versus elaborierten Code zu verhindern. Wir bestimmen das Codeniveau ähnlich wie U. Oevermann (anhand eines Code-sheet), nur lassen wir die Items heraus, die sich bei Oevermann als schichtunspezifisch erwiesen haben.

Indem wir Codeniveau und Dialektniveau miteinander korrelieren, wollen wir herausfinden ob Personen mit einem niedrigen DN auch eher den restringierten Code gebrauchen und Personen mit einem hohen DN auch ein hohes Codeniveau haben.

Wir bestimmen das Codeniveau anhand von 2 Aufsätzen, und zwar denselben die wir auch schon zur Bestimmung des DN verwendet haben. Auch in diesem Zusammenhang werden wir eine Reihe von Überlegungen machen müssen (linguistische Grundlagen, Kritik an der Theorie der sprachlichen Codes), die jedoch an dieser Stelle nicht referiert werden können.

3.3. Soziale Schicht (SS)

Zur Bestimmung der sozialen Schicht werden wir uns an den Sozialfragebogen von Oevermann halten, obschon dort einige Daten nicht erhoben werden, die sich für unsere Untersuchung als stark schichtspezifisch erweisen könnten. So meint H. Bühler, dass die Fernsehgewohnheiten einen starken Einfluss auf die Sprache ausüben könnten, ebenso meinen wir, dass die Wohngegend (Stadt - Land) in diesem Zusammenhang nicht irrelevant ist. Wir werden also zusätzliche Daten erheben und auch vielleicht einzelne Items aus dem Fragebogen extrahieren und gesondert mit anderen Variablen korrelieren (z.B. Bildungsaspirationen der Eltern).

3.4. Kognitive Leistung (KL)

Es ist zu erwarten, dass das DN mit verschiedenen kognitiven Fähigkeiten unterschiedlich hoch korreliert. Deshalb empfiehlt es sich, die Intelligenz nicht global zu messen, sondern gleich von bestimmten Dimensionen der Intelligenz auszugehen. Dies impliziert 1 dass wir von einer Theorie ausgehen, welche das Konstrukt der Intelligenz möglichst umfassend beschreibt, zugleich aber die Möglichkeit gibt zwischen verschiedenen kognitiven Bereichen zu differenzieren.

Am brauchbarsten erscheint uns A.O. Jägers Ansatz, der im Folgenden kurz beschrieben wird. Aus einer möglichst repräsentativen Stichprobe intellektueller Leistungsformen versuchte Jäger die Faktorenstruktur von überdurchschnittlich intelligenten, an der Schwelle zum Erwachsenenalter stehenden Probanden herauszuarbeiten. (Vpn: 301 Primaner; Intelligenzaufgaben: 234; Ausgangsdaten für die FA: u.a. Korrelationen zwischen den individuellen Leistungen bei den Einzelaufgaben) Eine Analyse der Einzelaufgaben ergab 6 Hauptfaktoren, die den Großteil der gemeinsamen Varianz im Gesamtmaterial beschreiben.

Faktor 1: Anschauungsgebundenes Denken
Faktor 2: Einfallsreichtum und Produktivität
Faktor 3: Konzentrationskraft und Tempo-Motivation, insbesondere bei einfach strukturierten Aufgaben
Faktor 4: Verarbeitungskapazität, formallogisches Denken und Urteilsfähigkeit
Faktor 5: Zahlengebundenes Denken
Faktor 6: Sprachgebundenes Denken

In einem Verifikationsversuch überprüften D. Höger und H. Buschmann inwieweit die von Jäger ermittelten Dimensionen der Intelligenz auch bei einer anderen Population als der bei ihm verwandten nachweisbar sind. Hierzu wurden 120 Kinder (54 Jungen und 66 Mädchen) der 4. Grundschulklasse mit einer Reihe von Intelligenz-und Leistungsprüfverfahren untersucht. Die FA der erhaltenen Daten führte zu 6 Faktoren, die sämtlich im Sinne der Jägerschen Dimensionen interpretierbar waren.

Wir haben in Jägers Modell also eine Anzahl von Gruppenfaktoren, deren Geltungsbereiche groß sind, und deren Invarianzen an der Stichprobe aus einer anderen Population bereits nachgewiesen wurden. Selbstverständlich können wir damit noch nicht behaupten, den Gesamtbereich des Konstrukts "Intelligenz" erfassen zu können. Wie für jedes faktorenanalytische Intelligenzmodell, stellen sich auch für Jaegers Grundfaktoren einige Fragen: Ist seine Stichprobe der Einzelaufgaben repräsentativ für den Gesamtbereich? Sind die Einzelaufgaben hinsichtlich adäquater "Außenkriterien" relevant? Diese und weitere Fragen, auf die wir hier nicht weiter eingehen können, schränken den Aussagewert des Modells natürlich ein. Wir hoffen, wenn wir dieses Modell übernehmen, lediglich einen möglichst großen Teil der Intelligenz differenziert erfassen zu können.

Zur Messung müssen wir nun Tests zusammenstellen, welche die Faktoren optimal repräsentieren. Dafür gibt es mehrere Möglichkeiten:

Einmal können wir eine Auswahl der Einzelaufgaben treffen (und damit kämen wir einer Aufforderung Jaegers nach), welche in den einzelnen Faktoren die größten Ladungen hatten. Dabei stellt sich die Frage nach den Kriterien dieser Auswahl.

Wir könnten auch die Einzelaufgaben zu Subtests zusammenfassen.

Andererseits könnten wir uns aber auch an der Untersuchung von Hoger und Buschmann orientieren. Diese bezogen sich auf Untertestergebnisse aus in sich ähnlichen Aufgabentypen und nicht auf Einzelaufgaben. Dies hätte den Vorteil, dass unsere Aufgaben gleich altersangepasst wären.

Probleme zu diesem Punkt:

Psychologische und soziologische Dimensionen des Interferenzprozesses

1. Welche dieser drei Möglichkeiten ist praktikabler?
2. Wie lassen sich die einzelnen Rohwerte zu einem Gruppenrohwert zusammenfassen?

ALLGEMEINE PROBLEME:

1. Für die Verteilung der Rohwerte erwarten wir rechtsgipflige Verteilungskurven, da unsere Stichprobe nach sozialen Kriterien strukturiert werden soll, die Unterschichtkinder also den größeren Teil der Vpn stellen. Wie lassen sich nun diese Rohwertskalen miteinander vergleichen?

2. Wie lässt sich der Zusammenhang zwischen den einzelnen Skalen messen? Welche Korrelationskoeffizienten können nach welchen Verfahren gerechnet werden? Signifikanztests?

3. Kann eine lineare Beziehung zwischen den Variablen angenommen werden, oder welche Regressionsgleichung kommt in Frage?

4. Stichprobe?

Drei psychologische Testverfahren zur Schulberatung in der 6. Primärschulklasse

Gliederung:

1. Vorwort
2. Die Vorhersage schulischer Leistungen
3. Zum Intelligenzbegriff
4. Zur Intelligenzmessung
5. Beschreibung der verwendeten Testverfahren
6. Durchführung und Normierung der Tests
7. Anleitungen zur Interpretation der Testresultate
8. Literatur
9. Anhang: Ergebnisbogen

Jean Schoos - Robert Soisson - Claude Vandivinit
Studenten am Psychologischen Institut der Universität Heidelberg: in Zusammenarbeit mit den Institut Pédagogique in Walferdingen (Luxemburg), 1974

1. Vorwort

In Luxemburg kommt der 6. Primärschulklasse eine besondere Bedeutung zu, denn in diesem Abschnitt des Bildungsweges wird für jeden Schüler die weiterführende Schulart bestimmt. Lehrer und Eltern haben in diesem Zusammenhang eine Reihe schwerwiegender Entscheidungen zu fällen. Wir haben versucht mit dieser Schulberatung eine Entscheidungshilfe zu liefern, über die wir in folgender Darstellung informieren wollen.

Nachdem wir den Stellenwert der Schulleistung und die Möglichkeiten ihrer Vorhersage kurz erläutert haben, sind wir -auf die Begriffe Intelligenz und Intelligenzmessung eingegangen um festzustellen, dass psychologische Tests dieses Problem (das der Vorhersage) zwar nicht befriedigend lösen können, jedoch schon eine Verbesserung gegenüber den herkömmlichen Mitteln (Zeugnisnoten, Lehrerurteil, Aufnahmeprüfung) bedeuten. Nach einer Beschreibung der verwendeten Tests und ihrer Normen, haben wir uns bemüht dem Lehrer konkrete Anleitungen zu geben, wie er die Testresultate am besten verwenden sollte.

Wir haben uns bei diesem Überblicke möglichst genau an den Stand der pädagogisch-psychologischen Forschung, wie er sich im Besonderen in Westdeutschland darstellt, gehalten. Wir können jedoch keinesfalls den Anspruch auf Vollständigkeit erheben. Vieles haben wir weggelassen und manches konnten wir nur thesenhaft anführen. So mag das Ganze auch vielleicht manchen Lesern als zu komprimiert oder gar unverständlich erscheinen. Wir verweisen deshalb am Schluss auf zwei von den zahlreichen Abhandlungen zu diesem Thema; aus denen der interessierte Leser weitere Informationen beziehen kann.

2. Die Vorhersage schulischer Leistungen

"In unserer Gesellschaft herrscht weitgehender Konsensus darüber, dass statushöhere Positionen in Beruf, Wirtschaft, Kultur usw. nicht nach Merkmalen der Geburt, der Herkunft oder des Standes vergeben werden sollten, sondern auf Grund von Leistungsfähigkeiten und Leistungsnachweisen. Da die Schule nicht nur qualifizierende Kenntnisse und Fähigkeiten entwickelt, sondern auch die Leistungen der Schüler bewertet und damit zugleich Schuldauer, Schulart und Schulabschluss mitbestimmt, gilt sie mehr oder minder unkritisch als prognostisch valider, objektiver Selektionsmechanismus zur Auslese und (intensivierten) Förderung der Tüchtigsten. ... Hinsichtlich der späteren sozialen Mobilität und der beruflichen Position kommt der Schule eine motivierende, qualifizierende und selegierende Funktion zu." (Weinert a, s.11f)

Angesichts der Wichtigkeit dieser Funktionen der Schule für den einzelnen Schüler muss man sich fragen, wie gerecht dieses System ist. Gerecht kann es doch nur sein, wenn jeder Schüler die gleiche Chance hat sich zu qualifizieren, und wenn die Selektionsmethoden tatsächlich eine objektive und gültige Vorhersage gestatten. Das Problem der Chancengleichheit hat inzwischen viele Autoren beschäftigt und es gilt als Tatsache, dass Schüler aus der sozialen Mittelschicht begünstigt, diejenigen aus der sozialen Unterschicht dagegen stark benachteiligt werden. Die Erziehung in der Unterschicht bewirkt schlechtere Voraussetzungen für die auf Mittelschichtnormen hin orientierte Schulbildung.

"Dieser Umstand, die häufig konstatierte Bildungsdistanz der Eltern und ihre geringen Möglichkeiten der Lernhilfe, führen mit überzufälliger Wahrscheinlichkeit zu einem schichtspezifischen 'kumulativen Lerndefizit'." (Weinert a, s.8)

Das Problem der objektiven und gültigen Vorhersage schulischer Leistung stellt sich am dringendsten beim Übergang in weiterführende Schulen, am Ende des 6. Schuljahres also. Hier liegen viele empirische Untersuchungen vor, die sich darin einig sind, dass Lehrerempfehlung, Zensuren der Grundschule, Aufnahmeprüfung ... geringen bis keinen prognostischen Wert haben. Auch Tests, wenn sie auch die genannten Auswahlverfahren übertreffen, können keine befriedigende Lösung bieten.

Man weiß heute, dass bei einer Vorhersage eine ganze Reihe von Variablen berücksichtigt werden muss. So spielen neben Intelligenz besondere Aspekte des schöpferischen Denkens und verschiedene nicht intellektuelle Faktoren (wie Ängstlichkeit, Leistungsmotivation, Anspruchsniveau, Extraversion, Introversion) eine große Rolle. Natürlich müssten auch die Interessen der Kinder erfasst werden, jedoch sind diese zum Zeitpunkt des Übergangs in weiterführende Schulen nur schwach, wenn überhaupt schon entwickelt. Diese keineswegs erschöpfende Aufzählung möglicherweise beteiligter Variablen mag genügen um zu zeigen, dass es riskiert wäre, anhand einiger Intelligenztests genaue Vorhersagen über den Erfolg in Schule und Beruf treffen zu wollen.

Bevor wir darauf eingehen wie die Testresultate am besten verwertet werden können, wollen wir einige Anmerkungen zu den Begriffen Intelligenz und Intelligenzmessung machen.

3. Zum Intelligenzbegriff

Dieser Begriff, von dem es bis heute keine allgemein akzeptierte Definition gibt, hat häufig zu Kontroversen geführt. Wir können hier keinen historischen Rückblick geben, sondern wir wollen lediglich versuchen den heutigen Stand der Dinge, wie er sich im Besonderen in der pädagogisch-psychologischen Forschung darstellt, zum skizzieren.

Kein Psychologe wird wohl mehr behaupten, Intelligenz werde ausschließlich vererbt und könne durch die Umwelt nicht beeinflusst werden. Genau so wird auch keiner mehr die Meinung vertreten, alle Leistungsunterschiede zwischen Menschen seien letztlich auf differierende Umweltbedingungen zurückzuführen. Man neigt heute vielmehr dazu, sich solche Unterschiede als das Produkt komplizierter Wechselwirkungen von Anlage- und Umweltbedingungen vorzustellen.

Viele Autoren sprechen daher auch nicht mehr von Intelligenz oder Begabung, sondern ersetzen diese ideologisch vorbelasteten Begriffe durch den Begriff 'Fähigkeit'. Dazu gibt Weinert folgende Definition:

"Unter Fähigkeit verstehen wir ... die zu einem bestimmten Zeitpunkt bei einem Individuum identifizierbaren kognitiven Voraussetzungen, unter bestimmten Bedingungen bestimmte Leistungen zu erreichen oder die dafür notwendigen Kenntnisse und Operationen zu erlernen Fähigkeiten werden demnach als interindividuell und intraindividuell unterschiedliche Lern- und Leistungsbereitschaften aufgefasst." (Weinert c, s.44)

Weinert betont wie notwendig es ist eine Vielzahl mehr oder minder unabhängiger Fähigkeiten anzunehmen, wenn man alle Leistungsunterschiede hinreichend aufklären. will. Dabei bedeutet 'mehr oder minder große Unabhängigkeit, dass zwischen den verschiedenen Fähigkeiten keine systematischen Beziehungen stehen.

Dies zu erreichen ist seit Jahren das Ziel zahlreicher psychologischer Untersuchungen. Eigens dazu schuf man ein statistisches Verfahren, die sogenannte Faktorenanalyse.

Ohne auf die Methode im Einzelnen einzugehen, wollen wir sie dennoch kurz vorstellen. Mit Hilfe der Faktorenanalyse (FA) kann man eine Vielzahl von beobachtbaren Variablen (z.B. Testleistungen) so zusammenfassen, dass diejenigen, die mehr oder weniger in Beziehung zueinander stehen, gemeinsame, übergreifende und unabhängige Faktoren ergeben. Jeder Faktor wird dann interpretiert als die Fähigkeit, die beim Erbringen der einzelnen, ihn konstituierenden Testleistungen, ausschlaggebend war. Man 'entdeckt' also nicht die Fähigkeit, sondern man schließt auf sie indem man die entsprechenden Testaufgaben nach denkpsychologischen Gesichtspunkten analysiert. Damit sei angedeutet, dass auch die FA nicht ohne theoretische Annahmen über den Begriff der Intelligenz auskommen kann. Diese beeinflussen sowohl die Wahl der zu analysierenden Testaufgaben als auch die Interpretation der einzelnen Faktoren, ja sogar die- Methode selbst. Da aber keine volle Übereinstimmung besteht über das was unter Intelligenz verstanden werden soll, können die Resultate einer FA nur im Rahmen der vom betreffenden Faktorenanalytiker getroffenen Annahmen über die Intelligenz betrachtet werden.

Wir müssen uns die Intelligenz vorstellen als eine theoretische Konstruktion (eine sogenannte 'Intervenierende Variable'), von der wir nur langsam einzelne unabhängige Komponenten (Fähigkeiten) herausarbeiten können, und deren Gesamterfassung noch in weiter Ferne liegt.

4. Zur Intelligenzmessung

Übertragen wir die im vorigen Abschnitt dargestellten Erkenntnisse auf die Intelligenzmessung, so können wir sagen, dass es den Intelligenztest eigentlich gar nicht geben kann. Man sollte lieber von Fähigkeitstests sprechen, welche "weitgehend jene Gruppe von Anforderungen messen, die unsere Gesellschaft an den einzelnen in der Schule, im Beruf und im Leben allgemein zu stellen pflegt." (Weinert b, s.5) Sie geben demnach keineswegs Aufschluss über die angeborene intellektuelle Befähigung eines Individuums, sondern "messen stets konkrete Leistungen, von denen wir mit Hilfe psychologischer Theorien auf mehr oder minder überdauernde Leistungsbereitschaften schließen." (ebda)

Nach Wewetzer ist ein Test nicht mehr als "eine standardisierte Stichprobe aus dem Leistungsverhalten eines Probanden". Von einem guten Test erwartet er, dass er "genügend differenziert, zuverlässig und gültig (valide)" ist. (Wewetzer, S.43) Sind die Kriterien der Differenziertheit und der Zuverlässigkeit (Reliabilität) noch relativ leicht zu erfüllen, so ergibt sich eine Schwierigkeit bei der Festlegung der Gültigkeit (Validität). Die Validität besagt ob, und mit welcher Genauigkeit, ein Test das misst was er zu messen vorgibt. Hier ist man angewiesen auf einen Vergleich mit gerade jenen Außenkriterien, deren Gültigkeit angezweifelt wird (Lehrerurteil, Schulnoten ...). Deshalb kann man eigentlich gar nicht sagen, dass ein Test im engeren Sinne misst. Viel lieber be-

trachten wir ihn als ein Schätzverfahren, das ebenso wie Lehrerurteile, Prüfungen usw. die Leistungen der Schüler auf einer Skala einstuft, wobei bestimmten Leistungen bestimmte Fähigkeiten zugeordnet werden.
Allerdings, und das ist wesentlich, hat der Test den anderen Schätzverfahren einiges voraus Die Bedingungen, unter denen getestet wird, werden weitgehend konstant gehalten (Objektivität), die Aufgaben werden sorgfältig ausgesucht und sind für jeden Schüler gleich. Auch die Auswertung ist standardisiert und schaltet subjektive Einflüsse der Bewerter weitgehend aus (Objektivität). Durch eine Reihe von weitentwickelten Konstruktions- und Prüftechniken wird die Qualität von psychologischen Testverfahren untersucht und dargestellt, was die Überlegenheit dieser Verfahren gegenüber anderen 'Leistungsschätzverfahren' ausmacht.

Aus den bisherigen Ausführungen dürfte ersichtlich geworden sein, dass es sich bei den psychologischen Tests, die wir anschließend vorstellen wollen, um standardisierte Verfahren handelt, mit deren Hilfe verschiedene Leistungen erfasst und als Ausdruck von bestimmten Fähigkeiten beschrieben werden können. Es sei ausdrücklich darauf hingewiesen, dass diese Fähigkeiten nicht als Potentiale im Sinne von angeborener Intelligenz aufgefasst werden können, sondern vielmehr als das Resultat einer langjährigen Wechselwirkung dieser Potentiale mit sehr verschieden gestalteten Umwelten anzusehen sind. Als Testergebnisse werden Denk-, Lern- und Gedächtnisleistungen in Form von kognitiven Fähigkeiten beschrieben, so wie sie zum Zeitpunkt der Testdurchführung unter den gegebenen Bedingungen erfasst wurden.

5. Beschreibung der verwendeten Testverfahren

Aus der in unserer Diplomarbeit verwendeten Testbatterie haben wir 3 Tests ausgewählt, die sich, wie es uns scheint, am ehesten für eine Schulberatung eignen. Es handelt sich dabei um den sprachfreien SPM (Standard Progressive Matrices) von Raven, den PSB (Prüfsystem für Schul- und Bildungsberatung) von Horn, sowie den Schultest AZN4+ (Aufgaben zum Nachdenken) von Hylla und Kraak

(1) Der SPM besteht aus 5 Serien oder Sets (A, B, C, D, E) mit jeweils 12 Aufgaben. Jede Aufgabe besteht aus einer 'Matrice', einem rechteckigen Feld, auf dem Symbole oder Figuren nach einem bestimmten Prinzip angeordnet sind. Ein Teil der 'Matrice' fehlt als Lücke und muss, nachdem das Aufbaugesetz erkannt wurde, unter den 6 oder 8 angebotenen Einfügungen bestimmt werden.

Die Darbietungsfolge der Matrizen geschieht nach steigenden Schwierigkeitsgraden, so dass bereits gelöste Aufgaben die Lösung nachfolgender Aufgaben erleichtern. Die erste Lösung eines Sets ist fast immer evident.

Psychologische und soziologische Dimensionen des Interferenzprozesses

Jedes Set steht unter einem anderen Thema:

A. ein bestimmtes Muster ist unterbrochen,
B. Analogien zwischen Figurenpaaren,
C. zunehmender Austausch von Figuren,
D. Permutation von Figuren,
E. Zerlegung einer Figur in die sie konstituierenden Bestandteile

Der Test soll 'die augenblickliche Fähigkeit einer Person, Vergleiche anzustellen, Analogien zu bilden und eine logische Denkmethode unabhängig von vorher erworbenen Informationen zu entwickeln' einschätzen. Während die Aufgaben in Set A und B relativ leicht zu lösen sind (durch einfaches Vergleichen und durch Analogieschlüsse), erfordern nach Raven die darauffolgenden Sets geistige Fähigkeiten, die erst nach einer Phase vollkommener Umstrukturierung der Denkprozesse, zwischen dem 8. und 11. Lebensjahr, vorhanden sind.. Hier wird genaues Betrachten und logisches Urteilen verlangt, Fähigkeiten also, die bei 6-Klässlern bereits entwickelt sein müssten. Der SPM ist also kein Test der allgemeinen Intelligenz, sondern 'a test of observation and clear thinking'. Da sprachfrei, eignet er sich gut zur Ergänzung eher sprachgebundener Tests; er hat jedoch "bei der starken verbalen Leistungsbetonung unserer Schulen ... in der Schülerberatung seine Grenzen." (Ingenkamp, S.160)

(2) Der PSB besteht aus folgenden l0 Untertests:

1 + 2: Allgemeinbildung, Rechtschreibkenntnisse, Wortschatz. Dieser Test prüft stichprobenartig den Umfang des Wortschatzes und der Allgemeinbildung. Nach Horn zeigt sich hier 'eine gewisse Milieuabhängigkeit', jedoch spielt 'das Interesse an einer vielseitigen Lektüre und ein gutes Gedächtnis für Schreibweisen' hier auch eine Rolle. In diesem Untertest treten die größten Unterschiede zwischen Studenten und Hilfsarbeitern, zwischen höheren Schülern und Hilfsschülern, zwischen Stadt- und Landschülern auf.

3+ 4: Denkfähigkeit, Erkennen von Gesetzmäßigkeiten, logisches Denken (vgl. SPM). Der gemeinsame Faktor für diese beiden Untertests hängt eng zusammen mit den Leistungen in Mathematik. Gute Schülerleistungen in diesen Testreihen lassen nach Horn 'hervorragende Leistungen als Akademiker' erwarten.

5 + 6: Worteinfall, Verbalität. Diese Testreihen 'messen' Wortverständnis und Wortflüssigkeit und ergeben hoch signifikante Werte in Diskriminanzanalysen zwischen verschiedenen Schuleignungsgruppen (Aurin).

7+ 8: Raumvorstellung, Gliederungsfähigkeit. Diese Untertests werden vom Autor als ein 'gutes Maß' der potentiellen technischen Begabung angesehen. Zusammen mit dem Resultat in 3 + 4 sollte das Ergebnis in diesen Untertests bei der Entscheidung für eine mathematisch-naturwissenschaftliche Ausbildung herangezogen werden.

9+ l0: Addieren, Wahrnehmungstempo. In diesen Testreihen geht es um die Leichtigkeit im Umgang mit einfachen Rechenaufgaben und Zahlen. Sie sollen lediglich die Schnelligkeit und die Sorgfältigkeit von Routinearbeiten erfassen und sind für die Beurteilung der 'Schuleignung' nicht relevant.

(3) Der AZN4+ soll dem deutschen Grundschullehrer bei Entscheidungen über den weiteren Bildungsgang seiner Schüler nach der 4. Klasse Aufschluss geben. Er soll ihm als Grundlage für Gutachten, Empfehlungen und für die Beratung der Eltern dienen. Die Autoren des Tests hielten sich bei seiner Konstruktion an folgende Richtlinien: „(a) der Test muss in erster Linie Anforderungen an das abstrahierende, logische Denken stellen, (b) er muss eine ausreichende Beherrschung der beiden großen Symbolsysteme. Unserer Kultur, der Sprache und des Zahlensystems voraussetzen und über den Grad der Sicherheit im Operieren mit diesen Symbolen Auskunft geben, (c) er soll die Anpassungsfähigkeit an neuartige Situationen prüfen...(d) er soll nicht eine Prüfung des schulischen Wissens und Könnens sein. Vor allem soll der Erfolg der Bearbeitung so wenig wie möglich von der Qualität des bisher erhaltenen Unterrichts abhängen. Wohl aber muss er die Lernfähigkeit des Kindes berücksichtigen; denn zweifellos ist die Fähigkeit, Kenntnisse und Fertigkeiten zu erwerben, ein wesentlicher Zug intelligenten Verhaltens." (Hylla u. Kraak, S.5)

Dieser letzte Punkt hebt unserer Meinung nach den Wert dieses Tests. Es ist allerdings zu bezweifeln, dass er (dieser Punkt) für Luxemburg zutrifft. Wahrscheinlich hängen hier die Leistungen in den einzelnen Untertests sehr stark von den in der Schule erworbenen Deutschkenntnissen ab. Dies muss bei der Interpretation der Resultate aus diesem Test berücksichtigt werden.

6. Durchführung und Normierung der Tests

Im Rahmen unserer Diplomarbeit wurden die oben beschriebenen psychologischen Tests, zusammen mit einigen anderen Verfahren, im Laufe der Monate Oktober und November 1973 durchgeführt. Um eine gute Vergleichbarkeit der Testresultate zu erreichen, wurde darauf geachtet, dass die einzelnen Verfahren unter möglichst gleichen Bedingungen dargeboten wurden, d.h. Tageszeit, Testfolge, Versuchsleiter und Anweisungen zur Testdurchführung wurden für alle untersuchten Schulklassen konstant gehalten.

Getestet wurden insgesamt 20 Klassen mit 399 Schülern, die bis auf eine Voruntersuchungsklasse mit 21 Schülern alle nach einem Quotenplan und nach Zufall aus der Gesamtheit der 6. Primärschulklassen gezogen wurden. Mit dem genannten Quoten-

Psychologische und soziologische Dimensionen des Interferenzprozesses

plan wurde der unterschiedlichen Verteilung der Schüler über die Regionen Rechnung getragen. Auch wurde darauf geachtet, dass Mädchen und Jungen zu gleichen Anteilen vertreten waren.

Von dieser Stichprobe können wir nach statistischen Grundregeln annehmen, dass ihre Resultate die Resultate aller 6-Klässler repräsentieren. Vergleichen wir also im Folgenden die Testleistungen eines Schülers mit allen anderen von uns erhobenen Testleistungen, so vergleichen wir die einzelne Schülerleistung indirekt auch, mit den Leistungen aller 6-Klässler. Auf einige in diesem Zusammenhang notwendige Einschränkungen können wir an dieser Stelle nicht eingehen. Es sei jedoch darauf aufmerksam gemacht, dass wir, von den Zielsetzungen unserer Diplomarbeit her, die ausländischen Schüler von diesem Vergleich ausnehmen mussten, d.h. die Testresultate ausländischer Kinder können immer nur im Hinblick auf die Leistungenn der luxemburgischen Kinder interpretiert werden.

In den meisten Tests wird das erzielte Ergebnis durch einen Punktwert, den sogenannten Rohwert, der die Zahl der richtigen Antworten angibt, ausgedrückt. Dieser Rohwert ist nur in einem sehr engen Rahmen interpretierbar. Deshalb haben wir einen neuen Wert aus dem Rohwert abgeleitet, der den von uns angestrebt. Vergleich ermöglicht. Diesen Vergleichswert, den wir im Folgenden mit Norm bezeichnen wollen, wird über die Verteilung der Rohwerte ermittelt, d.h. die von den untersuchten Schülern erreichten Rohwerte werden ausgezählt, so dass man für jeden Punktwert angeben kann, wie oft er erreicht wurde und wie groß sein Anteil (in %) an der Gesamtzahl der Rohwerte ist.

Fasst man die niedrigsten 4 % der Rohwerte zusammen und weist ihnen die Zahl 1 zu, den nächsthöheren 7 % die Zahl 2 usw., so erhält man eine übersichtliche, wenn auch grobe Normenskala, die sogenannte 'Standard Nine Point Scale' (Stanine-Werte):

Stanine-Wert	Anteil %	Kumulierte Anteile
1	4%	4%
2	7%	11%
3	12%	23%
4	17%	40%
5	20%	60&
6	17%	77%
7	12%	89%
8	7%	96%
9	4%	100%

In der ersten Kolonne stehen die Stanine-Werte, in der zweiten die Anteile an der Gesamtzahl der Testrohwerte und in der dritten die von unten nach oben kumulierten

Anteile. So werden z.B. im 6. Stanine-Wert 17 % der Testrohwerte zusammengefasst, die obere Grenze wird in der dritten Kolonne mit 77 % angegeben, d.h. nur 100 - 77 = 23 % haben einen höheren Rohwert. Die obere Grenze des nächstniedrigen Stanine-Wertes besagt, dass 60 % der Rohwerte tiefer als die dieses Stanines liegen.

Um die Interpretation in Form von Stanines zu erleichtern, haben wir die Stanine-Werte 4,5 und 6 in "einer Gruppe zusammengefasst, in die die mittleren 54 % der Testrohwerte fallen, und deren entsprechenden Testleistungen wir folgerichtig als durchschnittlich bezeichnen möchten. Liegen 54 % der Rohwerte in diesem mittleren Bereich, so liegen 23 % tiefer bzw. höher. Trennen wir innerhalb dieser beiden Gruppen die äußersten 4 % ab, so kommen wir zu folgender Beurteilungsskala:

Stanine-Werte	Anteil %	Beurteilung
1	4%	schwach
2, 3	19%	unterdurchschnittlich
4,5,6,	54%	durchschnittlich
7,8	19%	überdurchschnittlich
9	4%	Sehr gut

Um die Testleistung differenzierter einstufen zu können, als das mit Hilfe der beiden vorgestellten Skalen möglich ist, wollen wir eine feinere Testnorm einführen, den sogenannten T-Wert. Auf die Ableitung dieser Norm können wir hier nicht eingehen, wir wollen lediglich ihre Verbindung zu der Stanine-Skala herstellen Somit ist jede Testleistung in dieser Untersuchung sowohl in Form von T-Werten als auch von Stanines interpretierbar.

Die eigentliche Normierung der Testrohwerte bestand darin, die erzielten Rohwerte an die beschriebenen Normenskalen anzulegen, so dass vom Rohwert ausgehend die Norm bestimmt werden kann. Hierbei wird die Rohwertskala zusammengedrückt bzw. auseinandergezogen, so wie das von ihrer Verteilung her notwendig ist. Dies wird auf den Ergebnisbögen (siehe Anhang) sichtbar, wo die Testrohwerte in den Spalten 1 bis 11 für jeden Test aufgelistet sind. In diesen Spalten konnten wir somit die in den entsprechenden Tests erreichten Rohwertpunkte markieren und zugleich ihre Stellung in Gesamtfeld der erbrachten Leistungen bestimmen.

7 Anleitungen zur Interpretation der Testresultate

Auf den beiliegenden Ergebnisbögen sind die Testergebnisse für jeden Schüler dargestellt. Sie. sind im Sinne unserer bisherigen Ausführungen zu interpretieren, die wir im Folgenden kurz zusammenfassen und konkretisieren wollen.

Psychologische und soziologische Dimensionen des Interferenzprozesses

Aussagen über Schüler können nur im Hinblick auf ihre Testleistung gemacht werden. Inhaltlich werden diese Leistungen als Ausprägungen einer kognitiven Fähigkeit interpretiert. Es ist dabei zu bedenken, dass ein Test die entsprechenden Fähigkeiten nur unvollkommen erfassen kann. Wir können lediglich annehmen, dass jeder Test (Untertest oder Testreihe) einen Ausschnitt oder Aspekt jener Fähigkeit erfasst, die er zu messen vorgibt.

Die Fähigkeiten, die in den 11 Tests angesprochen werden, lassen sich zu 5 Teilbereichen intelligenten Verhaltens zusammenstellen: Denkvermögen (Tests 1 bis 4), verbale Fähigkeiten (Tests 5 bis 8), Rechnerisches Denken (Test 9), Schnelligkeit und Sorgfältigkeit des Arbeitens (Test l0) und Anpassungsfähigkeit an neue Aufgaben (Test 11). In den beiden ersten Bereichen liegen Resultate aus je 4 Tests vor, Hier wollen wir annehmen, dass die Resultate umso zuverlässiger sind, je stärker sie mit einander übereinstimmen. Schwankungen können folgende Ursachen haben: (a) Durch die spezifischen Anforderungen der Tests können verschiedene, auch sonst erkennbare, Stärken und Schwächen der Leistungsfähigkeit eines Schülers unterschiedlich angesprochen worden sein, (b) sie können auch eine persönlichkeitsspezifische Leistungslabilität ausdrücken. Hier sollte der Lehrer sich seiner Erfahrungen mit dem jeweiligen Schüler bedienen.

Das Ergebnis wird für jeden Test durch einen Punkt in der entsprechenden Spalte markiert. Für diesen Testrohwert kann in derselben Zeile in der Spalte ‚T'° der T-Wert, in der Spalte ‚St' der Stanine-Wert und links davon die Beurteilung abgelesen werden. Die Markierungspunkte für die 11 Tests sind mit Linien verbunden. Diese sollen lediglich die Beständigkeit bzw. die Schwankung im Leistungsniveau deutlich machen. Die Farbe für die Darstellung der Testergebnisse des Schülers wird unten rechts auf dem Ergebnisbogen angegeben. Die zweite Linie gibt die Klassenmediane, d.h. die Durchschnittswerte für die Schulklasse an, aus der der Schüler stammt. Auf diese Weise kann der Lehrer die Leistung eines Schülers mit der durchschnittlichen Leistung seiner Klasse vergleichen. Die Normen (T-Werte und Stanines). und die Beurteilung beziehen sich auf die Verhältnisse in der Grundgesamtheit, d.h. auf alle 6-Klässler. Danach liegt der 'Landesdurchschnitt° einer Testleistung in der Zeile mit dem T-Wert 50: Wir wollen noch einmal darauf aufmerksam machen, dass 54 % der Schüler im mittleren Bereich zwischen den T-Werten 44 Bund 56 zu finden sind.

WIr haben schon darauf hingewiesen, dass wir die von uns verwendeten Tests als Schätzverfahren ansehen wollen. Umso mehr als sie mit einem bestimmbaren 'Messfehler' behaftet sind, so dass die erzielten Testrohwerte etwas von den 'wahren' Werten abweichen können. Dies dürfte in den meisten Fällen zu keinen großen Veränderungen führen, außer in den Bereichen, wo ein Rohwertpunkt bereits ein paar T-Werte ausmacht (siehe z.B. T-Werte 66 und 80 bei Tests 2, 5, 6 u. 11). Die Messfehler, die auf die Ungenauigkeit des Testverfahrens zurückgehen, sind mit etwa einem halben Rohwertpunkt relativ klein gegenüber den Messfehlern, die auf situationsgebundene Umstände, körperliches Befinden, Motivation usw. zurückzuführen sind. Besonders diese letzte Fehlerquelle, die je nach Test schätzungsweise Abweichungen bis zu 3 Rohwertpunkten hervorrufen kann, ist zu beachten.

Literatur

Horn W.: Prüfsystem für Schul- und Bildungsberatung (PSB), Verlag für Psychologie Dr. C.J. Hogrefe, Göttingen 1969

Hylla E. u. Kraak B.: Aufgaben zum Nachdenken (AzN4+), Verlag Julius Beltz, Weinheim 1965

Ingenkamp K.: Psychologische Tests für die Hand des Lehrers, Verlag Julius Beltz, Weinheim 1963

Gronlund: Measurement and Evaluation in Teaching, London 1965

Karmel: Measurement and Evaluation in the Schools, London 1970

Lienert G. : Testaufbau und Analyse, 3. Aufl., Verlag Julius Beltz, Weinheim 1969

Raven J.C.: Standard Progressive Matrices, H.K. Lewis + Co. Ltd, London 1960

Roth E. u. a.: Intelligenz, Aspekte - Probleme - Perspektiven, Verlag W. Kohlhammer, Stuttgart 1972 (Urban Taschenbuch 144)

Weinert F.E. a: Schule und Beruf als institutionelle Sozialisationsbedingungen (Manuskript)

Weinert F.E. b: Ist Intelligenz lernbar? Bildungsfragen der Gegenwart, Hessischer Rundfunk Red.: Dr. Kachelbach

Weinert F.E. c: Fähigkeits- und Kenntnisunterschiede zwischen Schülern, Funkkolleg Pädagogische Psychologie, Studienbegleitbrief I0 5. 43 ff., Verlag Julius Beltz

Wewetzer K-H.: Intelligenz und Intelligenzmessung, Wissenschaftliche Buchgesellschaft, Darmstadt 1972

In Schrägschrift: empfohlene Literatur zur Einführung

Diese Schulberatung wurde im Rahmen einer Diplomarbeit über "Dialekt und kognitive Leistung in ihrer sozialen Verflechtung" durchgeführt und steht als Gegenleistung für die Unterstützung, die uns von Seiten der Schulbehörden, des Lehrpersonals und der Eltern gewährt wurde.

Auswertungstabelle

ORIENTATION SCOLAIRE 1974 (Schoos, Soisson, Vandivinit, étudiants en psychologie) 1. Teil

Anmerkungen zur Tabelle :

1. Denkfähigkeit, logisches Urteilen nach Raven
2. Logisches Denkvermögen im Umgang mit Zahlenreihen nach Hylla &Kraak
3. Schlussfolgerndes Denken, Erkennen von Gesetzmässigkeiten nach Horn (3+4)
4. Technisch-konstruktives Denken XE "Denken" nach Horn (7+8)
5. Verbale und sprachlogische Fähigkeiten nach Hylla &Kraak (AN)
6. Verbale und sprachlogische Fähigkeiten nach Hylla &Kraak (SE)
7. Wortschtz, Allgemeonbildung nach Horn (1+2)
8. Wortflüssigkeit und Wortverständnis nach Horn(5+6)
9. Rechnerisches Denkvermögen nach Hylla &Kraak(RE)
10. Schnelligkeit und Sorgfältigkeit ders Arbeitens nach Horn(9+10)
11. Anpassungsfähigkeit an neuartige Aufgabenstellungen nach & Kraak (IV)

Be: = Beurteilung
St.= Stannine
T.= T-Wert

1 = sehr gut
2 = gut
3 = überdurchschnittlich
4 = durchschnittlich
5 = unterdurchschnittlich
6 = schlecht

Nr. : Klasse:	1.	2.	3.	4	5.	6.	7.	8.	9.	10.	11

Psychologische und soziologische Dimensionen des Interferenzprozesses

Be.	St.	T										
1	9	80	42	17	65	71	20	12	61	67	15	76	12
		78	41		64	69			56	64		74	
		76	40		62	67			51	59	14	74	
		74	39			66			50			71	
		72			61	65			47	58		70	
		70	38		58	62			44	55	13	67	
		68			56	60			43	54		64	
2	8	66	37	16	55	57	19	11	40	51	12	61	11
		64	36		53	55			38	50		59	
	7	62	35	15	52	53			37	48	11	57	
			34		50	51	60		35	47		54	
		58	33	14	49	49	18	10	33	44	10	52	10
3	6	56	31	13	47	47	17		31	41	9	48	
		54	30		46	44	16	9	30	40	8	47	9
	5	52	29	12	44	40			28	37		43	
		50	28	11	43	38	15	8	26	36	7	42	8
		48	27		41	34	14		24	34		40	
4	4	46	26	10	39	32	13	7	22	31	6	37	7
		44	25	9	37	29	12		20	30	5	35	6
5	3	42	24	8	36	27	11	6	19	28		33	5
		40	21		34	24	10	5	17	24	4	32	
		38	19	7	32	22	9		15	23		29	4
	2	36	17		31	21	8	4	14	22	3	25	3
		34	14	6	30	19	7		13	21		24	
6	1	32	11	5	28	17	5	3	11	19	2	21	2
		30		4	24	15		2	9	18		19	1
		28	10	3	22	13	4		3	14	1	14	0
		26	8	2	21	12		1	1	13		10	
		24	6	1	15	11	3	0	0	12		7	

Psychologische und soziologische Dimensionen des Interferenzprozesses

Elternfragebogen

INSTITUT PÉDAGOGIQUE
Service de psychologie

Name : _____
Klasse : _____
Nummer : _____

FRAGEBOGEN

Beantworten Sie bitte Frage nach Frage, indem Sie in die Klammer, die Ihrer Antwort entspricht, ein Kreuz machen: (X), oder indem Sie Ihre Antwort auf die vorgedruckte Zeile schreiben: _____. Bei den meisten Fragen sind die möglichen Antworten vorgegeben. Sie sollen immer nur eine mögliche Antwort ankreuzen.

In allen Fragen, die sich auf Ihr Kind beziehen, ist das Kind gemeint, das den Fragebogen aus der Schule mitgebracht hat.

01	Manche Eltern sagen, die Kinder würden in der Schule zu wenig lernen; andere meinen dagegen, die Kinder würden überfordert. Wenn Sie einmal an Ihr Kind denken, welchen Eindruck haben Sie da? ( ) Es könnte mehr von Ihm gefordert werden ( ) Es wird überfordert ( ) Die Anforderungen sind richtig
02	Wie ist das bei Ihnen, wenn Ihr Kind Schularbeiten macht? Hilft (oder half) ihm jemand dabei? Sieht jemand die Aufgaben nach oder lassen Sie dem Kind da freie Hand? (.) Es setzt (setzte) sich jemand mit dem Kind zusammen und hilft (half) ihm bei den Aufgaben (auch Nachhilfestunden) ( ) Es sieht jemand die fertigen Aufgaben nach ( ) Das Kind macht die Aufgaben allein und niemand sieht sie nach.
03	Am Ende dieses Schuljahres wird sich die Frage stellen, welche weiterführende Schule ihr Kind besuchen wird. Welche Schule soll Ihr Kind, Ihrer Meinung nach, besuchen? ( ) classes complémentaires ( ) 7. Schuljahr ( ) Berufsschule (auch Handwerkerschule, Ackerbauschule und Haushaltungsschule) ( ) Mittelschule (enseignement moyen) ( ) Lycée, Athénée (enseignement secondaire)

Psychologische und soziologische Dimensionen des Interferenzprozesses

04	Wenn Ihr Kind Sie fragen würde, welchen Beruf es ergreifen soll, wozu würden Sie Ihm raten? _____ _____
05	Ist der Vater des Kindes zurzeit berufstätig? ( ) Ja ( ) Nein Wenn JA: Welchen Beruf hat er gelernt? Berufsbezeichnung: Welchen Beruf übt er zurzeit aus? Berufsbezeichnung: Kreuzen Sie bitte jetzt in dem „SCHEMA DER BERUFSZWEIGE" an, welcher der Berufszweige für den jetzigen Beruf des Vaters zutrifft. Wenn NEIN: Ist er: ( ) Invalide, Rentner, Pensionär ( ) stellungslos ( ) tot, oder hat er ( ) den Haushalt verlassen? Welches war sein früherer Beruf? Berufsbezeichnung: Kreuzen Sie bitte in dem „SCHEMA DER BERUFSZWEIGE" an, welcher der Berufszweige auf den früheren Beruf des Vaters zutrifft.
06	In welchem Beruf ist (oder war) der Vater des Ehemannes tätig? Berufsbezeichnung:
07	Welche Schule hat der Vater des Kindes zuletzt besucht? Kreuzen Sie bitte auf dem Schema „SCHULAUSBILDUNG" an, um welche Schule es sich handelt.
08	Ist die Mutter des Kindes zurzeit berufstätig? ( ) Ja ( ) Nein Wenn JA: Welchen Beruf hat sie gelernt? Berufsbezeichnung:

Psychologische und soziologische Dimensionen des Interferenzprozesses

	Welchen Beruf übt sie zurzeit aus? Berufsbezeichnung: _____ Kreuzen Sie bitte in dem „SCHEMA DER BERUFSZWEIGE" an, welcher der Berufszweige auf den Beruf der Mutter des Kindes zutrifft. Wenn NEIN: Ist die Mutter des Kindes früher einmal berufstätig gewesen? Berufsbezeichnung: _____ Kreuzen Sie bitte in dem „SCHEMA DER BERUFSZWEIGE" an, welcher der Berufszweige auf den früheren Beruf der Mutter zutrifft.

	SCHEMA DER BERUFSZWEIGE	
Vater		Mutter
( )	Hilfsarbeiter, Arbeiter, Land- und Forstarbeiter	( )
( )	Angelernte Arbeiter (ouvriers spécialisés)	( )
( )	Nicht selbstständige Handwerker (Vorarbeiter usw.)	( )
( )	Kleinere Selbstständige in Handel und Handwerk (z.B. Einzelhändler, Handwerker mit weniger als drei Beschäftigten)	( )
( )	Mittlere Selbstständige in Handel und Handwerk (z.B. kleinere Unternehmer, Händler und Handwerker mit 3 - 20 Beschäftigten)	( )
( )	Größere Selbstständige in Handel und Hand- werk (z. B. Unternehmer, Fabrikanten mit über 20 Beschäftigten	( )
( )	Selbstständige Landwirte (unter 20 ha)	( )
( )	Größere Landwirte (über 20 ha)	( )
( )	Einfache Angestellte, Beamte (z.B. Büroangestellte, Schreibkräfte usw.)	( )
( )	Mittlere Angestellte, Beamte (z. B. chef de bureau, Abteilungsleiter usw.)	( )
( )	Leitende Angestellte, Beamte (z. B. Geschäftsführer, Direktor usw.)	( )
( )	Freie und Akademische Berufe (z.B. Makler, Arzt, Rechtsanwalt usw.)	( )
( )	Seit Schul- bzw. Studienabschluss noch nicht berufstätig	( )
	SCHULAUSBILDUNG	
Vater		Mutter
( )	Primärschule unvollständig	( )
( )	Primärschule mit 7. und 8. Schuljahr	( )

( )	Abgeschlossene Lehre mit Berufsschule	( )
( )	Handwerkerschule ohne Examen	( )
( )	Handwerkerschule mit Examen	( )
( )	Handels- oder Oberprimärschule ohne Examen	( )
( )	Handels- oder Oberprimärschule mit Examen	( )
( )	Lycée, Athénée ohne Passage-Examen	( )
( )	Passage-Examen	( )
( )	Technikum oder gleichwertige Fachausbildung	( )
( )	Examen de fin d'études secondaires	( )
( )	Höhere Fachausbildung mit Examen de fin d'études secondaires	( )
( )	Universität ohne Diplom	( )
( )	Universität mit Diplom	( )

09	In welchem Beruf ist (oder war) der Vater der Ehefrau tätig? Berufsbezeichnung: _____
10	Welche Schule hat die Mutter des Kindes zuletzt besucht? Bitte kreuzen Sie in dem Schema SCHULAUSBILDUNG an, um welche Schule es sich handelt.
11	Wie hoch war im letzten Monat das gesamte Einkommen Ihrer Familie nach allen Abzügen (Netto)? ( ) unter 15.3000 Franken ( ) zwischen 15.000 und 35.000 Franken ( ) über 35.000 Franken
12	Wir wüssten gerne, wie sich Ihre Familie zusammensetzt und was die einzelnen Kinder tun. Würden Sie bitte die Angaben über das Alter, die Schulausbildung und den Beruf Ihrer Kinder in das folgende Schema eintragen:

Kind	Alter	Wenn noch in der Schule: in welcher?	Wenn schon im Beruf: in welchem?
1			
2			
3			
4			

	5		

13	Lesen Sie eine oder mehrere Tageszeitungen? ( ) eine ( ) mehrere ( ) keine

14	Welche Teile der Tageszeitung(en) lesen Sie im Allgemeinen genauer, welche überfliegen Sie und welche lesen Sie überhaupt nicht? (Bitte machen Sie ein Kreuz in die entsprechenden Kästchen)

	Lese genauer	Überfliege	Lese gar nicht
Lokales. Unfälle usw.			
Sport			
Politische Meldungen, Berichte, Kommentare			
Wirtschaftsnachrichten			
Kultur, Theater usw.			

15	Kommen Sie oft, gelegentlich, nur selten oder nie dazu, ein Buch zu lesen? ( ) oft ( ) gelegentlich ( ) selten ( ) fast nie oder nie
16	Lesen Sie mehr deutsche oder mehr französische Bücher? (.) mehr deutsche ( ) mehr französische ( ) gleich viel
17	Hören Sie oft, gelegentlich, nur selten oder überhaupt kein Radio? ( ) oft, ( ) gelegentlich ( ) selten ( ) fast nie oder nie

| 18 | Welche Radioprogramms interessieren Sie am meisten, welche interessieren Sie nicht so sehr und welche überhaupt nicht |

	Starkes Interesse	Weniger Interesse	Kein Interesse
Unterhaltungssendungen, Schlager			
Sport			
Politische Informationen. Reportagen			
Wirtschaftsnachrichten			
Kulturelle Sendungen, anspruchsvolle Musik			

| 19 | Sehen Sie oft, gelegentlich, nur selten, fast nie oder nie Fernsehen?

( ) oft
( ) gelegentlich
( ) selten
( ) fast nie oder nie |

| 20 | Welche Fernsehprogramme interessieren Sie am meisten, welche interessieren Sie nicht so sehr, und welche überhaupt nicht? |

	Starkes Interesse	Weniger Interesse	Kein Interesse
Unterhaltung, Show, Serien, Krimis			
Sport			
Spielfilme			
Politische und wirtschaftliche Sendungen			
Kulturelle Sendungen, Opern, Konzerte			

| 21 | Wenn Sie Radio hörend oder fernsehen, Verfolgen Sie dann eher deutsche oder eher französische Programme oder beides?

( ) eher deutsche
( ) eher französische
( ) beides |

22	In welche Sprachgebiete fahren Sie öfters, wenn Sie Ferien oder Ausflüge machen, bzw. Freunde und Bekannte besuchen? deutschsprachige Gebiete französischsprachig Gebiete gleich oft
23	Welche Sprache sprechen Sie täglich zuhause? a) Vater und Mutter ( ) Luxemburgisch ( ) eine andere b) Vater und Kind ( ) Luxemburgisch ( ) eine andere c) Mutter und Kind ( ) Luxemburgisch ( ) eine andere
24	24) Welche Nationalität besitzen Sie heute? a) Vater ( ) Luxemburgisch ( ) eine andere b) Mutter ( ) Luxemburgisch ( ) eine andere c) Kind ( ) Luxemburgisch ( ) eine andere
25	Bitte geben Sie zum Schluss noch an, wer diesen Fragebogen ausgefüllt hat: ( ) Vater des Kindes ( ) Mutter des Kindes ( ) eine andere Person; bitte geben Sie in diesem Fall an, um wen es sich handelt:
	Falls Sie Schwierigkeiten mit dem Ausfüllen des Fragebogens haben sollten, benachrichtigen Sie den Lehrer Ihres Kindes: Wir werden Ihnen dann behilflich sein!

Auswertungstabelle für den Fragebogen

Bewertung des Berufs:

0	nicht berufstätig
2	Hilfsarbeiter usw.
7	angelernte Arbeiter, Facharbeiter

10	einfache Angestellte und Beamte
14	kleine Landwirte
15	kleine Selbständige
16	mittlere Angestellte und Beamte
18	größere Landwirte
20	mittlere Selbständige
24	freie und akademische Berufe
26	leitende Angestellte und Beamte
30	größere Selbständige

Bewertung der Ausbildung	
0	unvollständige Primärschulausbildung
1	vollständige Primärschulausbildung
2	Handwerkerschule ohne Abschluss
3	Handelsschule ohne Abschluss
4	Gymnasium ohne mittlere Reife
6	abgeschlossene Lehre
7	Handwerkerschule mit Abschluss
8	Handelsschule mit Abschluss
9	mittlere Reife
10	Technikerschule
14	Abitur
16	Studium ohne Abschluss
17	höhere Fachausbildung mit Abschluss
20	abgeschlossene akademische Ausbildung

Bewertung des Einkommens	
2	unter 15.000 Franken
7	15.000 bis 35.000 Franken
12	über 35.000 Franken

Auswertung der Fragen 15, 17 und 19	
3	oft
2	gelegentlich
1	Selten
0	Nie

Psychologische und soziologische Dimensionen des Interferenzprozesses

Übersetzungsdiktat

Instruktion:

"Wir machen jetzt ein Diktat, das jedoch etwas anders ist als diejenigen, die Ihr normalerweise in der Schule macht. Ich diktiere einen luxemburgischen Text, den Ihr sofort ins Deutsche übersetzt. Ihr könnt ja alle gut Deutsch lesen und schreiben. In diesem Diktat müsst Ihr also zusätzlich vom Luxemburgischen ins Deutsche übersetzen. Wenn ich z.B. diktiere "Ech gin an d'Schoul", wie müsst Ihr dann schreiben? ... Richtig: "Ich gehe in die Schule". Habt Ihr jetzt alle verstanden? Dann können wir beginnen."

Text (in deutscher Übersetzung mit Angabe der von uns vorgesehenen Interferenzfallen sowie deren Identifizierungsnummer):

"Gestern (36) fragte (34) ich meine Mutter, ob wir nicht Ferien machen sollten (16)."Ich muss Vater (5) fragen", sagte sie, "ob wir dafür auch Geld haben." - "dann sag es ihm (18) aber noch heute Abend", sagte ich. Nachdem mein Vater sich die Sache (37) überlegt hatte, sagte er: "Wir fahren zur (6) Côte d'Azur!"

Am (7) nächsten Morgen wurden (23) meine Schwester und ich früh geweckt (4), da (19) wir um fünf Uhr fortfahren mussten (17). Gabi (8) war froh, von (20) zuhause (21) fortzukommen. Es war zum (9) ersten Mal, dass (3) sie (35) Ferien machte. Als (10) wir wegfuhren (27), stand unsere Nachbarin an (11) der Tür. Da nahm (25, 28) ich den Hut meines Vaters (1) und winkte (29) ihr. Der Hund des Nachbarn (2) bellte (30) uns noch hinterher.

Nach zwei Stunden waren wir bereits in (12) Nancy. Mittags machten (31) wir eine lange Pause (37). Dann nahmen (26, 32) wir hinter Grenoble die 'Route Napoléon'. Die Strecke (39) von Grenoble bis nach (13) Nice gefiel (33) mir am besten. Solch hohe Berge und solch klare Flüsse hatte ich noch nie gesehen. Gegen (40) acht Uhr wurde (24) es plötzlich dunkel. Glücklicherweise (41) war es aber nicht mehr weit. "Jetzt kommen wir nach (14) Nice!", sagte mein Vater und schon waren wir da. Als (15) wir unser Hotel gefunden hatten, gingen wir schnell (22) ins Bett."

Untertest 'Verschiedene Möglichkeiten'

Die Probanden wurden aufgefordert zu jeder Frage jeweils alle die Wörter aufzuschreiben, die ihnen einfielen.
Testzeit: 3 Minuten pro Frage

1. Frage: Was kannst Du alles benutzen, um einen Nagel in die Wand zu schlagen?
2. Frage: Was kannst Du in einem Elektrogeschäft alles kaufen?

Ausgezählt wurde die Zahl der sachgerechten Antworten, die vor der Auswertung in einer Liste festgelegt worden waren.

Untertest 'Konsequenzen'

Zuerst wurde erklärt was die Konsequenz oder die Folge eines Ereignisses sei, dann wurden die Probanden aufgefordert die Frage in kurzen Sätzen (mit "dann" beginnend) zu beantworten.
Testzeit : 3 Minuten pro Frage

1. Frage: Was geschähe, wenn plötzlich für einen ganzen Tag der Strom ausfallen würde?
2. Frage: Was geschähe, wenn keine Züge und Autos mehr fahren würden?

Jede Lösung, die nicht völlig absurd erschien, wurde berücksichtigt. Auszählungen ähnlicher Antworten wurden nur einmal gezählt.

Untersuchungsregionen und Klassen der Untersuchungsstichprobe

Psychologische und soziologische Dimensionen des Interferenzprozesses

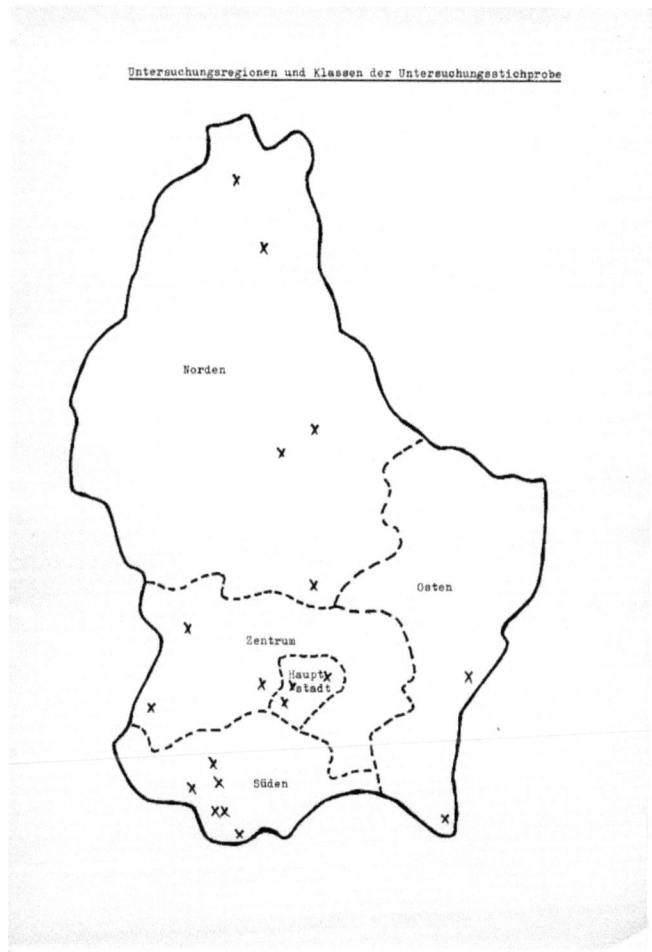

Untersuchungsregionen und Klassen der Untersuchungsstichprobe

Erklärung

Wir versichern hiermit, dass wir die anliegende Arbeit mit dem Thema

<u>Psychologische und soziologische Dimensionen des Interferenzprozesses</u>
Eine soziolinguistische Untersuchung in Luxemburg

selbstständig verfasst und keine anderen Hilfsmittel als die angegebenen benutzt haben. Die Stellen, die anderen Werken dem Wortlaut oder dem Sinne nach entnommen sind, haben wir in jedem einzelnen Falle durch Angabe der Quelle, auch der benutzten Sekundärliteratur, als Entlehnung kenntlich gemacht.

Heidelberg, den 17.1.1975

Jean Schoos   Robert Soisson   Claude Vandivinit

Index

Abstraktionsniveau 19, 52, 169
Adelung 86
Affektivität 29
Alatis 256, 258, 260, 263, 266, 269
Alltagssprache 84, 129, 260
Ambivalenztoleranz 54
America 62
Ammon 68, 69, 70, 71, 72, 73, 89, 169, 180, 256, 276, 278, 280, 281
Analogieschlüsse 52, 81, 290
Anlage- und Umweltbedingungen . 287
Arbeiterkinder 21, 49, 66, 98
Arbeiterschicht 20, 21, 23, 25, 32, 35, 40, 41, 98, 157
Arbeitsbedingungen 25
Assimilationsprozess 21
Aufsätze 13, 14, 40, 45, 47, 48, 49, 81, 187, 212, 220, 232, 257
Aurin 291
Ausbildung 55, 154, 179, 180, 185, 186, 205, 207, 208, 209, 214, 215, 229, 233, 234, 236, 291, 306
Ausdrucksmöglichkeiten 39, 59, 73, 83
Ausgangssprache 70, 82, 240, 254
Ausubel 233
Autorenkollektiv 272
AZN4+ 203, 290, 291
Bachofer 259
balance-dominance 147
Barik 267
Barriere 72, 75, 101
Baumgartner 115, 116, 256
Bedeutungssystem 25, 42
Begabung 77, 263, 265, 270, 287, 291
Begriff 11, 12, 23, 26, 36, 37, 53, 54, 58, 70, 74, 75, 78, 83, 96, 98, 101, 107, 109, 110, 113, 136, 137, 142, 145, 178, 183, 184, 249, 276, 287, 288
Begriffsbildung 96, 97, 99, 157, 168
behavioristisch 57
Behn 195
Bellmann 256
Bellugi 256
Bergmann 256, 257
Bernsdorf 269
Bernstein 9, 10, 13, 14, 15, 16, 17, 18, 19, 20, 21, 23, 24, 25, 26, 27, 28, 29, 30, 31, 32, 33, 34, 35, 36, 37, 38, 39, 40, 41, 42, 43, 44, 45, 48, 49, 54, 55, 65, 68, 69, 71, 81, 94, 97, 98, 99, 110, 157, 158, 160, 168, 170, 232, 257, 276, 278
Besch 70, 74, 78, 79, 83, 257
Betz 257
Beutel 175
Bierwisch 150
Bildung 16, 70, 76, 84, 95, 99, 117, 130, 170, 181, 190, 261
Bildungselite 94
Bilingualismus 10, 11, 12, 102, 105, 107, 108, 109, 110, 111, 113, 129, 130, 131, 144, 147, 149, 151, 152, 180, 235, 251
Bilingualismusforschung 61, 102
Bilingualität 58, 110, 245, 246
Bilinguismus 102, 103, 105
Bills 64, 272
black box 251
Bloomfield 57, 257
Boder 266
Boehm 257
Bois-Reymond 258
Bolte 178, 179, 211, 258
Bossard 15, 258
Braun 70, 79, 253, 258
BRD 9, 10, 11, 68, 255, 258
Bredel 85
Bredenkamp 258
Brewer 16, 18, 259
Brickenkamp 195, 258
Brinkmann 70, 258
Brown 256
Bruch 114, 119, 122
Bühler 258
Buschmann 48, 193, 194, 195, 224, 225, 258, 264, 282, 283
Butterfield 166, 273
Carmichael 269
Carroll 138, 139, 258
Cassirer 13
ceiling effect 204
Chancengleichheit 266, 286
CHI^2-Unabhängigkeitstest 211
Cicourel 259
Code 11, 22, 23, 24, 25, 26, 27, 29, 30, 31, 38, 39, 40, 41, 42, 53, 68, 69, 70, 71, 72, 73, 75, 83, 101, 158, 232, 259, 271, 276, 277, 278, 279, 281
Codeniveau 279, 280, 281

Codes 10, 23, 24, 26, 27, 28, 29, 30, 31, 32, 33, 34, 35, 39, 41, 43, 53, 54, 69, 71, 78, 97, 183, 257, 259, 281
Cohen 16, 18, 61, 64, 259
Cohn 16
compound system 103
coordinate system 104
Cordes 259
Coseriu 91, 259
Cotman 233
Coulthard 31, 32, 33, 43, 259
Courtenay 150
Cronbach 171, 172, 259
cross-cultural studies 162
Dahle 259
Darcy 147, 149, 259
Daten 12, 17, 32, 46, 62, 97, 107, 146, 168, 181, 194, 198, 203, 205, 262, 275, 277, 281, 282
Datenerhebung 108, 153, 172, 180, 192, 201, 235
Daumenlang 271
Davis 14, 259
Debus 259
Decamp 56, 57
DeCamp 107, 260
defizient 62, 97, 158
Defizit-Hypothese 13, 16, 17, 18, 19, 28, 30, 47, 50, 51, 60, 61, 62, 71, 72, 82, 96
Defizittheoretiker 159
Defizittheorie 55
Defizit-Theorie 9, 20, 44, 55, 58, 59, 68, 72, 76, 83, 94, 97, 98, 100, 183, 231, 232
Demokratisierung 21
Denken 9, 13, 34, 52, 59, 77, 84, 94, 96, 97, 98, 99, 101, 144, 146, 148, 150, 151, 157, 185, 224, 225, 226, 227, 229, 230, 231, 237, 238, 239, 245, 262, 264, 273, 275, 282, 291, 294
Denkmethode 290
Denkprozesse 290
Deprivierung 59
Deutrich 260

Deutsch 16, 47, 50, 87, 116, 117, 123, 128, 129, 130, 135, 157, 191, 260, 272, 275, 307
Deutsche 69, 88, 95, 115, 116, 119, 120, 122, 123, 124, 125, 129, 130, 189, 192, 217, 232, 235, 239, 241, 258, 264, 281, 307
Deutschland 10, 20, 120, 123, 155, 158, 169, 269
DeVriendt 260
Dialekt 10, 11, 27, 68, 69, 70, 71, 72, 73, 74, 75, 83, 102, 110, 121, 124, 130, 169, 182, 252, 253, 255, 256, 257, 263, 268, 275, 281, 296
Dialekte 10, 27, 56, 59, 60, 70, 75, 110, 136
Dialektforschung 276
Dialektniveau 276, 277, 278, 279, 280, 281
Dialektologen 10, 27
Dialektsprechen als Denkhindernis 277
Dialektsprecher 10, 27, 28, 68, 69, 72, 73, 95, 175, 186, 199, 204, 205, 211, 212, 252, 255, 256, 279
Dichotomie 27, 40, 80
Dichotomisierung 20, 39, 43, 281
Dichotomisierungspraxis 28, 168
Dichtersprache 77
Didaktik 37, 126, 259, 266
Differenzkonzeption 36
Differenz-Konzeption 43, 44, 55, 57, 58, 59, 60, 61, 83
Differenz-Theorie 9
Diglossie 109, 110, 111, 129
diglott 103
Diskriminierung 255
Disziplinierungsmittel 31, 94
Dittmann 259
Dittmar 13, 14, 18, 19, 34, 36, 46, 47, 49, 50, 51, 52, 55, 56, 57, 58, 59, 60, 61, 62, 63, 64, 65, 67, 83, 111, 112, 113, 135, 156, 157, 159, 163, 260
Domänen 112, 113, 123, 124, 130
Duden 86, 87, 88
Eels 157, 260, 273
Einheitssprache ... 11, 72, 73, 74, 89, 256

290

Einkommen 179, 180, 185, 186, 205, 207, 209, 210, 302
elaborated 46, 62, 80
elaboriert...............43, 48, 53, 73, 80, 232
Elaboriertheit 45, 72
Empathie 54
Engel...70, 260
Entwicklung 14, 22, 23, 26, 35, 37, 38, 41, 44, 48, 67, 68, 69, 84, 85, 94, 95, 99, 100, 101, 116, 119, 122, 126, 144, 145, 147, 148, 151, 158, 159, 160, 251, 268, 274, 275, 276
Entwicklungspsychologie...13, 161, 276
Erfahrung 25, 33, 34, 43, 52, 98, 101, 191, 251
Erfolg . 16, 21, 22, 48, 50, 97, 99, 287, 291
Ergebnisse 32, 45, 77, 82, 100, 133, 139, 145, 156, 157, 163, 164, 167, 168, 170, 176, 184, 209, 214, 231, 232, 250, 265, 272, 277
Erklärungswert 274
Erwin.............64, 103, 104, 106, 156, 260
facilitation 138, 139, 140, 142
Faktoren 11, 34, 39, 41, 58, 74, 88, 94, 95, 98, 99, 102, 133, 139, 141, 142, 143, 144, 147, 150, 152, 153, 172, 181, 194, 208, 221, 223, 224, 228, 229, 230, 233, 234, 262, 282, 283, 287, 288
Faktorenanalyse 184, 221, 234, 273, 288
faktorenanalytisches Intelligenzmodell 283
Fehler 10, 79, 80, 81, 83, 84, 93, 94, 96, 127, 136, 137, 146, 149, 155, 182, 187, 189, 190, 191, 193, 197, 217, 218, 219, 230, 238, 252, 253, 273, 280, 281
Fehlerarten... 281
Fehlerbestimmung 93
Fehlerrisiko 79
Ferguson 58, 109, 110, 261
Feuchtwanger.................................... 85
Fikenscher 261
Fippinger 194, 261
Fischer.......... 63, 260, 261, 265, 266, 272

Fishman 11, 56, 58, 64, 65, 105, 106, 107, 108, 109, 110, 112, 113, 124, 129, 130, 135, 141, 147, 151, 260, 261, 262, 267, 268
Flexion 76, 189, 193, 217, 253, 281
Fraenkel.....................................16, 18, 259
Fragebogen 185, 203, 204, 205, 207, 235, 282, 299, 305
Fraisse...261
Frankreich .. 115, 117, 120, 123, 154, 188
Französische 115, 116, 117, 119, 122, 123, 124, 125, 126, 129, 130, 134
Frei 262
Fremdsprache 73, 95, 129, 130, 138, 140, 255, 260
Fremdsprachenlernen 74, 127, 250
Fremdsprachenunterricht........28, 128, 129
Fremdwort...87
Fremdwörter 73, 87, 136
Funktionale Varietäten........................56
Fürntratt....................................221, 262
Furth 99, 101, 262
Gabelentz..150
Gagné...249, 250
Gardner...................................134, 267
Gebhardt 175, 220, 262
Gedächtnis....................133, 183, 291
Germanisierungspolitik 117
Germanistik..68
Gesellschaft 21, 28, 33, 48, 54, 66, 67, 69, 87, 90, 92, 93, 98, 106, 110, 113, 153, 169, 170, 179, 256, 257, 258, 262, 263, 264, 265, 266, 269, 271, 272, 275, 286, 288
Gesellschaftsordnung.........................42
Getzels 165, 262
Giglioli...261
Ginsburg 61, 62, 156, 158, 159, 161, 162, 163, 164, 165, 166, 167, 234, 262
Glase 272
Grammatik 19, 30, 31, 33, 46, 57, 62, 67, 73, 79, 81, 86, 87, 232, 268
Gray 157, 262
Grebe..............................86, 87, 88, 262
Greissler..262

Greyerz 262
Grimminger 90, 262
Grimshaw 262
Gronlund 296
Grosse 263
Grundgesamtheit 174, 175, 197, 204, 212, 232, 295
Guchman 263
Guilford 20, 184, 225, 237, 238, 263
Gumperz 56, 64, 65, 107, 110, 113, 135, 261, 263
Gutt 263
Haberland 13, 14, 15, 63, 263
Habermas 54, 263
Hager 13, 14, 15, 16, 44, 47, 63, 263
Halliday 46, 263
Handeln 36, 52, 54, 56, 61, 67, 268
Handlungssituationen 53
Hard Core Poor 16, 18, 259
Hartig 263
Hasselberg 263
Haugen 108, 145, 146, 182, 263
Havranek 86, 263
Hawkins 44, 46, 264
Heckhausen 272
Hemmer 120
Henderson 160, 257
Hendrickson 249
Henle 264
Henzen 264
Herchen 118
Herrmann 264
Hess 160, 264
Hilgard 264
Hinze 264
Hochsprache 10, 11, 27, 68, 69, 70, 71, 72, 75, 80, 81, 89, 94, 95, 110, 116, 118, 169, 191, 232, 235, 252, 253, 254, 255, 257, 258, 259, 268, 280
Hoeger 264
Hofer 249, 264, 270
Hoffmann 115, 116, 118, 119, 122, 123, 182, 189, 190, 191, 264

Hoger 48, 283
Hoijer 14
Holzer 264
Homberger 183, 188, 265
Hörger 193
Hörmann 104, 264
Horn 194, 265, 290, 291, 295, 297
Huber 14, 271, 273
Hull 270
Humboldt 13
Hylla 194, 290, 292, 296, 297
Hymes 56, 260, 261, 265
Identität 51, 52, 53, 54, 171, 269
Idiolekt 10, 27, 136
Ingenkamp 265, 290, 296
innere Repräsentation 101
innere Sprache 100, 101
Integration 18, 21, 66, 136, 137, 238, 268
Integrationscode 22
Intelligenz 9, 11, 12, 17, 20, 23, 24, 34, 35, 36, 37, 38, 39, 44, 48, 50, 68, 76, 82, 94, 95, 96, 100, 101, 105, 130, 133, 134, 139, 144, 148, 149, 151, 153, 156, 157, 158, 164, 167, 170, 171, 183, 184, 193, 195, 228, 231, 236, 258, 262, 265, 271, 276, 282, 283, 285, 287, 288, 289, 290, 296
Intelligenzquotient 144
Intelligenztestbatterie 193
Intelligenztests 17, 39, 97, 147, 148, 149, 164, 167, 220, 287
Intelligenztheorie 38, 184
Interaktion 11, 59, 67, 107, 111, 113, 253, 276
Interaktionen 56, 57, 64, 113
Interferenz 10, 11, 12, 58, 70, 73, 75, 79, 84, 93, 95, 99, 107, 108, 127, 130, 131, 135, 136, 137, 139, 140, 141, 142, 144, 152, 153, 171, 181, 182, 192, 215, 217, 218, 219, 228, 231, 235, 236, 237, 239, 240, 241, 242, 243, 244, 245, 250, 252, 266
Interferenzfehler 136, 137, 142, 146, 151, 152, 181, 182, 189, 190, 191, 217, 218,

219, 236, 237, 239, 241, 242, 243, 244, 246, 255
Interferenzproblematik 127, 252, 254, 255
Interferenzprozess............................ 181
Interpretation 32, 48, 51, 100, 101, 133, 151, 165, 168, 221, 224, 226, 231, 235, 236, 285, 288, 292, 293, 294
Invarianzen 283
IQ 37, 96, 147, 149, 157, 164, 165, 166, 167, 273
IQ-Tests.................................... 165, 166
Irwin..14, 265
J.-P. Klein.. 74
Jackson 165, 262
Jäger............................10, 14, 76, 92, 282
Jargon... 27
Jencks..233, 266
John 266
Judd 249
Judowitsch 268
Juhasz 84, 85, 94, 95, 96, 97, 127, 133, 137, 140, 149, 150, 191, 192, 193, 266
Karl Kraus 87, 88, 266
Kanada...................................... 11, 134
Kappe 178, 179, 211, 258
Karmel 296
Karoly... 95
Kinder 14, 15, 16, 21, 22, 23, 25, 30, 40, 42, 46, 47, 51, 59, 60, 74, 79, 82, 94, 97, 98, 121, 125, 126, 127, 128, 146, 149, 155, 156, 157, 158, 159, 160, 161, 163, 164, 165, 166, 167, 168, 169, 183, 186, 187, 188, 195, 218, 219, 232, 235, 282, 287, 292, 299, 302
Kindergarten 15, 60, 273
Kindverhalten.................................. 160
Kjolseth.. 266
Klassen 15, 18, 56, 86, 119, 146, 194, 198, 199, 200, 201, 213, 261, 292, 308
Klaus....................................... 157, 262
Klein 31, 153, 235, 260, 266, 267
Kleining..207, 269

Kloss...266
Kochan 266
Kock...90
Koeck..266
Koeffizient 228
Koenig 272
kognitive Entwicklung...............151, 159
Kognitive Fähigkeiten......................220
kognitive Strategie 53
kognitiven Fähigkeiten 72, 94, 144, 148, 171, 236, 282, 289
Koller..257
Kommunalität 221, 224, 225
Kommunikation 21, 36, 42, 49, 54, 56, 60, 61, 66, 67, 68, 75, 89, 92, 113, 158, 159, 160, 252, 253
Kommunikationsform..................41, 254
Kommunikationsmittel.............37, 57, 72
Kommunikationssymbole 53
Kommunikationssystem 41
kommunikative Funktion............68, 275
kommunikative Kompetenz 54, 91
kompensatorische Erziehung 40, 265
kompensatorische Spracherziehungsprogramme................21
Kompetenz 49, 50, 54, 60, 65, 67, 68, 91, 105, 106, 107, 147, 167, 263, 277
Kontrollvariable 175
Kontrollvariablen.......................152, 175
Kontrollverfahren................................41
Kraak 194, 290, 292, 296, 297
Kuenzi...266
Kultur 21, 34, 35, 36, 41, 84, 97, 98, 117, 122, 130, 235, 264, 275, 286, 291, 303
kulturelle Unterdrückung....................25
Kupfer..266
Kurz.........................35, 43, 94, 147, 263
Labov 57, 59, 60, 61, 62, 63, 64, 65, 110, 161, 266, 267
Lambert 133, 134, 267
langages...102

language 30, 31, 34, 48, 58, 106, 107, 109, 110, 131, 133, 134, 136, 137, 139, 141, 148, 149, 154, 162
langue 91, 102, 107, 119, 131, 136, 137, 277
langues 102, 104
Lawton 32, 44, 45, 267, 276
learning sets 249, 250
Lee 137, 140, 267
Lehrerberatung 203
Lehrer-Kind-Verhältnis 21
Lehrpersonal 200, 201
Lein 60
Leistung 20, 21, 22, 23, 45, 48, 50, 97, 99, 101, 164, 165, 173, 183, 277, 278, 279, 282, 286, 295, 296
Leistungen 17, 19, 34, 43, 93, 100, 134, 164, 165, 183, 225, 279, 280, 282, 285, 286, 288, 289, 291, 292, 294
Leistungskapazitäten 166
Leistungsniveau 295
Lenneberg 99, 159, 267
Lernmotivation 163
Lernprozess 27, 35, 37, 250
Lernpsychologie 138, 140
Lernsituation 35
Lernstoff 35
Lernübertragung 251
Lernverhalten 27
Lewis 61, 64, 296
Lexikon 19, 81
Lienert 172, 173, 174, 197, 228, 267, 268, 296
Linguistik 9, 13, 18, 19, 24, 28, 31, 49, 57, 67, 74, 80, 90, 102, 106, 107, 140, 263, 265, 266, 269, 272, 273, 276, 277
linguistische Variablen 36, 50, 228
linguistischen Codes 11, 24, 41, 44, 46, 53
Literatursprache 88, 89
Loban 44, 46, 268
Loch 17, 18, 54
Löffler 70, 71, 74, 75, 77, 78, 79, 81, 83, 231, 252, 253, 254, 268

logic operations 148
Logik 72
Ludovicy 119
Luhmann 54, 263, 268
Luria 99
Lurija 268
Luxemburg 11, 68, 111, 114, 115, 116, 117, 119, 120, 123, 126, 129, 144, 154, 155, 156, 169, 176, 177, 197, 198, 199, 213, 214, 232, 255, 256, 264, 285, 292, 310
Luxemburger 11, 114, 117, 118, 119, 120, 122, 123, 129, 130, 135, 145, 146, 151, 182, 190, 191, 196, 198, 232, 264, 279
Luxemburgische 116, 117, 118, 124, 130, 182, 190, 203, 264
Maas 268
MacCarthy 269
MacCorquodale 171
Mackey 11, 131, 132, 133, 136, 137, 141, 142, 147, 152, 153, 180, 181, 235, 236, 268
Macnamara 104, 106, 109, 110, 147, 148, 149
MacNamara 268, 269
MacNeish 267
Macroebene 57
Majoribanks 233, 234
Malinowsky 13, 275
Mann 85, 101
Margue 123
Martinet 273
Marx 13, 85, 257
matched-guise-technique 74
Matrizen 196, 225, 230, 238, 290
Mayntz 179, 269
McCarthy 14
McNemar 157
Mead 54
Meehl 171, 268
Meili 184
Merkmale 17, 19, 23, 27, 32, 36, 48, 100, 173, 179, 184, 190, 275, 276
Messfehler 295
Messtheorie 30

294

Psychologische und soziologische Dimensionen des Interferenzprozesses

Messungen........ 30, 73, 97, 106, 173, 232
Microebene.. 57
middle class bias............................ 234
Milmeister.. 182
Ministère de l'Education Nationale 269
Mittelschicht 15, 17, 18, 23, 25, 28, 30, 32, 35, 39, 40, 41, 46, 48, 49, 50, 51, 59, 63, 75, 97, 98, 99, 100, 155, 157, 158, 168, 183, 286
Mittelschichtsnorm......................... 161
Mittelschichtsprache..............13, 16, 83
monolingual.............................110, 149
Moore.......................................207, 269
Morphologie................................76, 252
Moser................70, 82, 265, 269
Motivation 11, 12, 106, 114, 126, 130, 133, 134, 139, 152, 153, 166, 168, 185, 226, 235, 244, 245, 251, 267, 282, 295
Multilinguismus......................102, 110
Mundart 68, 69, 70, 75, 77, 78, 80, 81, 82, 114, 115, 116, 117, 118, 119, 121, 122, 123, 124, 127, 128, 129, 130, 155, 189, 190, 231, 232, 252, 254, 255, 256, 257, 258, 259, 260, 261, 262, 268
Mundartforscher............................. 69
Mundartforschung 10, 27, 57, 68, 69, 71, 72, 82, 83, 256, 259
Mundartsprecher....................68, 70, 77
Mutter-Kind-Hypothese............159, 160
Mutterverhalten 160
Neidhardt....................178, 179, 211, 258
Neubert.. 263
Nickel............ 74, 137, 260, 267, 269, 270
Nie.............................175, 228, 270
Niepold 14, 29, 40, 45, 47, 270
Norm 9, 10, 17, 23, 43, 61, 66, 75, 76, 78, 80, 81, 82, 83, 84, 86, 89, 90, 91, 92, 93, 94, 96, 107, 136, 137, 138, 142, 149, 158, 181, 182, 189, 252, 254, 255, 263, 265, 272, 293, 294
Normalverteilung....... 174, 214, 219, 220
Normbegriff........................83, 85, 90
Normfestlegung..........................87, 89

O'Hern 63, 271
Oevermann 9, 11, 39, 43, 44, 47, 48, 49, 50, 51, 52, 53, 54, 55, 73, 77, 80, 99, 100, 101, 168, 169, 180, 181, 183, 185, 187, 231, 232, 270, 276, 281
'open classroom'.................................163
ordinale Skalen 174
Osgood...........................103, 104, 139
Oswald 271
Overing.....................249, 250, 253, 270
P. von Polenz..............................89, 91
Paris.......... 13, 14, 63, 258, 262, 271, 272
parole............... 82, 91, 131, 137, 277
Partikularisierung 274
Peer-Gruppe...41
Performanz 107, 277
Persönlichkeitsmerkmale...................39
Pescatore.......................121, 122, 123
Pfleiderer..86
Pfütze 85, 86, 232, 270
Phonetik 76, 252
Piaget 13, 66, 68, 100, 101, 144, 148, 151, 159, 162, 261, 270, 276
Picht...270
'pilot study......................................172
Plan d'études.......................................270
Pretzel 259
Priesmann.............................17, 18, 54
Primärsystem..71
Proaktion 138
Probanden 184, 192, 195, 212, 213, 225, 232, 239, 282, 289, 308
prognostischer Wert 204, 286
Pronomen..51
PSB..... 194, 196, 202, 203, 265, 290, 295
Putnam 63, 271
Raatz 265
Rahn 86
Rasse 154, 157
Raven 195, 271, 290, 296, 297
Ravenette..................................157, 271
Realität ... 24, 98, 101, 107, 108, 151, 254
Rechtschreibung. 76, 119, 121, 229, 230

295

Regionale Varietäten 56
Reichstein 63, 271
Reichwein 9, 44, 47, 233, 271
Reimen 124
Reiners 191, 271
Reliabilität 194, 289
Repräsentativität 168, 200
Restriktion 75
restringierter Code 27
Restringiertheit 72, 160
Retest-Reliabilität 195
Retroaktion 138, 139
Robins 61, 64
Robinson 44, 45, 259, 271
Roeder 9, 44, 47, 271
Rohwerte 174, 283, 293, 294
role-taking 54
Rolle 15, 16, 19, 22, 24, 39, 41, 42, 52, 58, 66, 67, 74, 79, 80, 84, 92, 93, 123, 129, 137, 141, 142, 150, 151, 158, 159, 169, 208, 232, 234, 235, 237, 238, 239, 241, 253, 260, 287, 291
Rollenbeziehungen 23, 25, 40, 113
Rollensystem 24, 41
Rollentheorie 40, 42, 54, 169
Rorschach 195
Roth 183, 265, 270, 271, 296
Rucktäschel 90, 257, 262, 266, 269, 271, 272
Rupp 271
Sack 266
Salffner 263
Sammelcode 22
Sandig 90, 271
Sapir 13, 20, 33, 34, 35, 271
Satzkomplexität 50, 183, 188, 220, 231, 232, 272
Satzrahmen 85, 86
Saussure 57, 91, 271
Schank 260
Schätzle 14, 83, 265
Schatzman 271
Schatzmann 14

Scheuch 179, 180, 186, 272
Schieben-Lange 272
Schizoglossie 93
Schlieben-Lange 170
Schmidt 145, 146, 272
Schmidt-Rohr 145, 146
Schnell 175
Schönhut 257
Schoos 204, 274, 285, 297, 310
Schreibsprache 77
Schriftdeutsch 73
Schröder 249
Schulbildung 48, 156, 179, 209, 286
Schule 10, 16, 21, 30, 31, 41, 45, 46, 47, 50, 59, 60, 69, 70, 74, 80, 85, 93, 94, 98, 112, 113, 128, 149, 151, 155, 181, 187, 234, 256, 261, 265, 266, 286, 287, 288, 292, 296, 299, 300, 302, 307
Schuleintritt 40
Schüler 9, 21, 22, 44, 45, 49, 70, 79, 80, 81, 93, 100, 127, 128, 135, 151, 182, 187, 190, 198, 199, 200, 203, 204, 212, 217, 218, 219, 220, 232, 233, 253, 255, 285, 286, 289, 291, 292, 294, 295
Schulerziehung 40
Schulleistung 59, 149, 285
Schultz 50, 231
Schulz 272
Schwarz 40, 265
Seghers 85
Sekundärsystem 71
Selektionsmechanismus 286
self-fulfilling-prophecy 100
Semantik 51
Semenjuk 263
Serant 117
Shipman 160, 264
Simon 259
Sinclair de Zwart 99, 272
Situationsgebundenheit 26, 30
Skalenniveau 174
social desirability 39
Soisson 204, 274, 285, 297, 310

Sozialbeziehung 34, 38
soziale Diskriminierung 94
soziale Mobilität 42, 64, 69
Soziale Schicht 20, 23, 156, 178, 211, 227, 277, 281
soziale Schichtung..............63, 180, 272
soziale Schichtzugehörigkeit............18, 26
soziale Varietäten................................ 56
sozialen Beziehungen....36, 37, 40, 113
sozialen Status 56, 80, 82, 179, 180, 181, 209, 214, 231, 233, 234, 235, 236
sozialer Aufstieg......................97, 156
soziales Verhalten 42, 65, 66, 68
Sozialisation 14, 17, 19, 22, 30, 34, 40, 42, 47, 54, 60, 95, 156, 257, 263
Sozialisation und kompensatorische Erziehung... 272
Sozialisationsprozess 22, 53, 169
Sozialisationstheorie......20, 39, 40, 50, 53
Sozialstruktur 9, 18, 24, 28, 33, 34, 35, 62, 65, 66, 67, 75, 82
Sozialverhalten........................66, 67, 92
Soziolekte 10, 56, 136
Soziolinguistik 9, 10, 13, 31, 36, 54, 61, 65, 83, 107, 169, 170, 256, 260, 263, 266, 272, 276
Soziologie 9, 18, 19, 24, 28, 102, 108, 263, 266, 269, 272
Spearman.. 228
Spiegel 90, 262
Spittler 272
SPM 195, 196, 202, 290, 291
Sprachanalyse...................................... 50
Sprachbarriere 68, 71, 74, 76, 78, 252, 256, 257, 268
Sprachbarrierenforschung 17, 71, 72, 78, 278
Sprachbeschreibung........................ 114
Sprachcode...........................30, 36
Sprache 9, 10, 13, 14, 15, 16, 17, 18, 19, 23, 24, 26, 28, 31, 33, 34, 36, 37, 38, 41, 42, 44, 45, 46, 49, 52, 57, 59, 60, 62, 63, 65, 66, 67, 69, 70, 71, 72, 73, 75, 76, 77,
78, 80, 81, 82, 83, 84, 85, 86, 87, 88, 89, 90, 91, 92, 93, 94, 95, 96, 97, 98, 99, 100,101, 102, 105, 106, 107, 108, 109, 110, 112, 115, 116, 117, 118, 121, 122, 123, 124, 128, 130, 131, 132, 134, 135, 136, 137, 139, 141, 142, 144, 145, 146, 148, 149, 150, 151, 152, 158, 160, 165, 169, 170, 175, 181, 185, 186, 189, 234, 254, 256, 257, 260, 262, 263, 264, 265, 266, 267, 268, 269, 270, 271, 272, 273, 274, 275, 276, 282, 291, 305
Sprache (Funkkolleg).....................272
Sprache der Schwarzen...................62
Spracherwerb 60, 63, 67, 93, 266
Spracherziehung.......................82, 266
Sprachfehler..94
Sprachformen....26, 35, 37, 38, 41, 72, 78
Sprachfunktion 58
Sprachgebrauch 20, 21, 22, 26, 27, 31, 34, 35, 36, 38, 40, 45, 51, 53, 54, 63, 70, 71, 80, 84, 85, 87, 88, 92, 93, 95, 97, 98, 113, 133, 135, 157, 197, 265, 275
Sprachgefühl 70, 77, 95, 133, 241
Sprachgemeinschaft 55, 56, 64, 75, 87, 88, 89, 92, 93, 94, 107, 109, 111, 119, 129, 134, 154, 232, 252, 253
Sprachgemeinschaften 33, 55, 57, 110, 111, 137
Sprachkenntnisse 133, 156, 181
Sprachkompetenz...........81, 82, 91, 253
Sprachkontakte 180, 181, 185, 186, 213, 214, 215
sprachliche Wandel 275
sprachlichen Kompetenz 60
Sprachmuster..24
Sprachnorm 80, 89, 91, 92, 262, 265, 269, 270
Sprachschwierigkeiten 70, 75
Sprachsituation 11, 68, 110, 111, 113, 114, 119, 154, 156, 214
Sprachsystem......................................91
Sprachteilhaber..................................92
Sprachunterricht..............69, 81, 82, 254

Sprachvarianten 10, 19, 26, 28, 30, 31, 39, 42, 43, 110
Sprachvariation 55, 60, 61, 63, 67
Sprachvarietäten 10, 27, 55, 61, 71, 83, 107, 110, 112, 119, 161, 252, 253, 255
Sprachverhalten 9, 33, 46, 48, 49, 59, 61, 62, 64, 65, 67, 87, 88, 100, 107, 113, 257, 260
Sprachverkehr 91, 93
Sprachverwendung 33, 56, 57, 91, 98, 107, 112, 123
Sprachwandel 11, 35, 60, 63, 67, 269
Sprachwirklichkeit 78, 86, 254, 262
Sprechen 9, 13, 31, 52, 57, 77, 96, 98, 99, 101, 145, 262, 265, 273
Sprecher 10, 15, 17, 19, 27, 32, 35, 38, 39, 53, 57, 63, 64, 65, 66, 67, 72, 73, 92, 107, 141, 235, 241, 244, 245, 265
Sprechmuster 59, 60
Sprechstile 53
Sprechweise 10, 15, 25, 38, 40, 62, 63, 97, 187
Sprechweisen 18, 19, 26, 28, 30, 34, 36, 37, 39, 42, 48
Sputnik-Schock 20
Srole 134
Standard-Englisch 61, 62
standardisierte Sprache 58
Standard-Varietät 56
Standardwert 174
Stanford-Binet-Intelligenztest 157
Stanine 293, 294, 295
'Statistical Package for the Social Sciences (SPSS) 175
statistischen Methoden 174
Statusindiktator 207
Steinbacher 264
Stem 13, 272
Stichprobe 47, 48, 49, 67, 153, 154, 168, 174, 175, 184, 194, 197, 199, 200, 203, 204, 205, 211, 212, 213, 214, 232, 235, 282, 283, 284, 289, 292

Stil 81, 93, 94, 141, 143, 182, 190, 192, 193, 218, 270
Stimulierung 158, 159
Stolz 64, 118, 272
Strassner 257
Strauss 14, 271
Strukturalismus 57
Subkultur 35, 40, 53
Subtests 283
Süllwold 184, 272
Tabouret-Keller 102, 273
Tagespresse 89
Templin 15, 273
Testaufgaben 97, 184, 195, 288
Testbatterie .. 48, 168, 194, 195, 203, 290
Testbedingungen 201
Testverfahren 184, 194, 203, 204, 285, 289
Testwert 204
Thomas 15, 85, 273
Thorndyke 15
Titone 273
Togerson 173, 273
Transfer 10, 75, 138, 139, 140, 142, 238, 240, 241, 242, 243, 244, 249, 250, 251, 253
Trausch 176, 273
Travers 249, 250, 253, 270
Tripp 64, 260
Tulis 159, 163
Tunstall 267
Typologisierung 159, 169
Überla 221, 273
Übertragung 38, 138, 140, 142, 182, 239, 245, 249, 250, 251, 270
Umgangssprache 70, 77, 79, 116, 117, 121, 128, 252, 253, 255, 256, 257, 259, 260
Unterricht 24, 47, 81, 125, 128, 198, 252, 254, 258, 264
Unterrichtsreform 78
Unterschicht 15, 16, 17, 18, 27, 29, 39, 46, 47, 48, 50, 51, 71, 100, 158, 159, 163, 168, 169, 187, 286
Unterschichtfamilie 40

Unterschichtkinder 15, 18, 29, 37, 51, 170, 231, 233, 283
Untersuchungsgebiet 176, 199, 213, 278, 279, 280
Untersuchungsresultat 37
Untersuchungsverlauf 201
USA 11, 18, 20, 61, 66, 157, 169, 258
Vacher 263
Validität 289
Vandivinit 204, 274, 285, 297, 310
Variation . 62, 64, 112, 172, 261, 267, 279
Varimax 221, 223
verbale Defizit 59
verbale Planungsstrategien 49, 160
verbales Repertoire 56
Verbalisierung 37, 55, 160, 168, 234
Verdoodt 114, 117, 118, 119, 120, 121, 122, 123, 124, 125, 271
Versuchsleiter 188, 201, 213, 292
Verteilungsschlüssel 199
Volkszählung 118, 176, 178
Vorhersagbarkeit 30, 32
Vorschulerziehung 21
Wahrnehmungsaktivität 157
Wahrnehmung 20, 26, 34, 35, 36, 98, 150, 275
Wahrnehmungstätigkeit 29
Weimer 273

Weinert 249, 251, 263, 264, 270, 286, 287, 288, 296
Weinreich 58, 106, 132, 136, 137, 140, 141, 142, 153, 154, 235
Weisgerbers 150
Westdeutschland 285
Wewetzer 289, 296
Wheeler 159, 163
Whorf 13, 275
Wiesmann 271
Williams 134
Wolfram 57, 64, 273
Wortbedeutung 237
Wortbildung 76, 253
Wörter 14, 77, 127, 137, 149, 165, 196, 219, 220, 224, 237, 240, 253, 308
Wortschatz 15, 32, 34, 51, 76, 77, 127, 196, 224, 225, 230, 237, 239, 245, 246, 252, 253, 291
Wunderlich 31, 60, 260, 266, 267, 268
Wygotsky 13, 100, 101, 273
Zielsprache 70, 76, 77, 232, 240, 244, 245, 253, 254
Zigler 166, 273
Zulliger 195, 273
Zusammenhang zwischen Denken und Sprechen 101
Zweisprachigkeit 64, 70, 131, 132, 144, 145, 147, 149, 151, 256

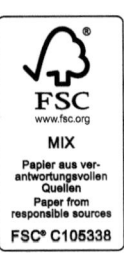

Herstellung und Verlag:
BoD - Books on Demand, Norderstedt
ISBN 978-3-7392-4439-6